國醫典藏影印系列

外臺秘要

中册

唐·王燾 撰

人民衛生出版社
·北京·

圖書在版編目（CIP）數據

外臺秘要：全 3 册 /（唐）王燾撰 .—北京：人民衛生出版社，2022.11

（國醫典藏影印系列）

ISBN 978-7-117-33976-6

Ⅰ. ①外…　Ⅱ. ①王…　Ⅲ. ①《外臺秘要》 Ⅳ. ①R289.342

中國版本圖書館 CIP 數據核字（2022）第 202472 號

國醫典藏影印系列

外臺秘要

Guoyi Diancang Yingyin Xilie

Waitai Miyao

（全 3 册）

撰　　者：王　燾

出版發行：人民衛生出版社（中繼綫 010-59780011）

地　　址：北京市朝陽區潘家園南里 19 號

郵　　編：100021

E - mail：pmph @ pmph.com

購書熱綫：010-59787592　010-59787584　010-65264830

印　　刷：三河市宏達印刷有限公司（勝利）

經　　銷：新華書店

開　　本：787 × 1092　1/16　　**總印張：**79.5　　**總插頁：**3

總 字 數：1694 千字

版　　次：2022 年 11 月第 1 版

印　　次：2022 年 12 月第 1 次印刷

標準書號：ISBN 978-7-117-33976-6

定價（全 3 册）**：**388.00 元

打擊盜版舉報電話：010-59787491　E-mail：WQ @ pmph.com

質量問題聯系電話：010-59787234　E-mail：zhiliang @ pmph.com

數字融合服務電話：4001118166　E-mail：zengzhi @ pmph.com

新安程敬通訂梓

重校唐王燾先生外臺秘要

此書肇集于唐再鐫于宋自元迄今未有刻板不佞購得寫本訛舛頗多殫力校讐付諸剞劂期以流傳宇內用爲醫家考古者之一助云

歙西槐塘經餘居藏板

重訂唐王燾先生外臺秘要方第十六卷目録虛勞上四十九門

唐王燾先生外臺秘要方第十六卷

宋朝散大夫守光祿卿直秘閣判登聞簡院上護軍臣林億等 上進

新安後學程衍道敬通父訂梓

五藏勞論一首

删繁論曰。夫五藏勞者。其源從藏腑起也。鼓生死之浮沉。動百病之虛實。厥陰陽。逆腠理。皆因勞瘠而生。故曰五藏勞也。出第七卷中

肝勞論一首

删繁論曰。凡肝勞病者。補心氣以益之。心王則感於肝矣。人逆春氣。則足少陽不生。而肝氣內變。順之則生。逆之則死。順之則治。逆之則亂。反順爲逆。是謂關格。病則生矣。所以肝恐不止則傷精。精傷則面離色。目青盲而無所見。毛悴色夭死於秋。出第七卷中

肝實熱方二首

删繁療肝勞實熱悶怒。精神不守。恐畏不能獨卧。目視無明。氣逆上不下。胷中滿塞。半夏下氣消悶明目吐熱湯方。

半夏洗破 生薑各八兩 麻黄去節 芍藥

杜衡 枳實炙 細辛 杏人去皮尖碎

烏梅擘各三兩 松蘿二兩 淡竹葉切一升

右十一味。切。以水一斗。先煮麻黄去沫。下諸藥。煮取三升。分爲三服。忌羊肉餳生菜。出第七卷中

深師療肝氣實。目赤若黄。脅下急。小便難。瀉肝湯方。

人參 甘草炙各三兩 生薑五兩 黄芩二兩

半夏洗一升 大棗十四枚擘

右六味。切。以水五升。煮半夏三四沸。内藥最後内薑。煎取二升。去滓。分爲二服。羸人三服。忌海藻菘菜羊肉餳。出第十三卷中

肝勞虛熱方四首

删繁療肝勞虛熱。兩目爲赤。閉塞不開。煩悶宛轉。熱氣胷裹炎炎。前胡瀉肝除熱湯方。

前胡 乾薑 大青 細辛

秦皮 决明子 梔子人 子芩各一兩

淡竹葉切一升 車前子切一升 石膏八兩碎綿裹

右十一味。切。以水一斗。煮取三升。去滓。平旦分爲三服。須利加芒消三兩。忌生菜。

又療肝勞熱悶。關格不通。精神不守。氣逆上胷。熱炎炎不止。柴胡下熱湯方。

柴胡 黄芩 澤瀉 升麻

芒消各三兩 玄參六兩 淡竹葉切 生地黄切各一升

乾薑二兩

右九味切，以水九升，煮取三升，去滓，下芒消，平旦分三服。忌蕪荑。

又療肝勞熱，恐畏不安，精神不守，悶怒不能獨卧，感激惆悵，志氣錯越，不得安守，茯苓安肝定精神丸方。

茯苓　遠志去心　防風　人參

柏子人熬各五分　龍骨七分　牡蠣熬　大棗肉各八分

甘草炙四分

右九味擣篩，白蜜和爲丸如梧子，初服二十丸，加至三十丸爲度，煖清白飲進之，日再服。忌海藻、菘菜、大酢。

又扁鵲療勞邪氣熱眼赤方。

炙當容百壯，兩邊各爾。當容在眼小眥近後，在耳之前客主人三陽三陰之會處，以手按之，有上下行脉則是，與耳相對。並出第七卷中

肝勞虛寒方五首

删繁療肝勞寒，眩忘欬唾，憂恚內傷，面離色，目青盲，硫黃丸方。

硫黃　乾薑　吳茱萸　人參

當歸　防風各七分　礜石泥裹燒半日　烏頭炮各八分

桂心　天雄炮　甘草炙各六分　蜀椒汗

皂莢炙去皮子　枳實炙各五分　細辛　甘菊花各四分

右十六味擣篩，白蜜和爲丸如梧子，初服二十丸，加至三十丸，日再，溫清酒進之。忌猪肉、冷水、生葱、生菜、海藻、菘菜。

又肝勞虛寒，關格勞澁，閉塞不通，毛悴色夭，猪膏酒方。

猪膏七升　生薑汁二升

右二味，微火煎取三升，下酒五升，和分爲三服。千金同

又療肝氣虛寒，眼青盲䀮䀮不見物，真珠煎方。

真珠研四分　白蜜二合　鯉魚膽一枚

右三味和合，微火上煎兩沸，綿裹內眼中，眼汁當自出，藥歇更爲之。本方又有鯉魚腦一枚

又療肝虛寒勞損，口苦，骨節疼痛，筋攣縮，煩悶，虎骨酒補勞損骨節疼痛方。

虎骨一升，炙取黃焦，碎如雀頭　乾薑　芎藭

地骨皮　白朮各四兩　猪椒根　五加皮

枳實熬各五兩　丹參八兩　乾地黃七兩

右十味㕮咀，以絹囊貯清酒四升，漬四宿，初服六七合，加至一升，日再服。忌蕪荑、桃李、雀肉等。並出第七卷中

千金療肝勞虛寒，脅下痛，脹滿氣急，眼昏濁，視不明，檳榔湯方。

生薑　附子炮各七兩　檳榔七枚合皮碎　茯苓三兩
桔梗四兩　橘皮　桂心各三兩　白朮四兩
吴茱萸五兩

右九味。切。以水九升。煮取三升。去滓。分爲三服。若氣喘加芎藭三兩。半夏四兩洗。甘草二兩炙。忌酢物。生葱。猪肉。冷水。海藻。菘菜。桃李。雀肉等。出第十一卷中

膽實熱方二首

删繁療膽腑實熱。精神不守。瀉熱梔子煎方。

梔子二十一枚　甘竹茹一兩熬　香豉六合熬　大青
橘皮去脉各二兩　赤蜜三合

右六味。細切。以水六升。煮取一升七合。去滓。下蜜。更微火上煎兩三沸。分再服。出第四卷中

千金療膽腑實熱。精神不守。瀉熱半夏千里水湯方。

半夏洗　宿薑各三兩　酸棗五合　黄芩一兩
遠志去心　茯苓各二兩　生地黄五兩　秫米一斗

右八味。細切。取流水五斗。煮秫米。令蟹目沸。揚之三千下。澄清取五升。煮藥取二升半。分爲三服。忌羊肉。餳。酢物。蕪荑。出第十二卷中

髓虚實方二首

删繁論曰。髓虚者。腦痛不安。髓實者。勇悍。凡髓虚實之應。主於肝膽。若其腑藏有病。從髓生。熱則應藏。寒則應腑。千金同出第三卷中

千金療髓虚。腦痛不安。膽腑中寒。羌活補髓丸方。

羌活　芎藭　當歸各三兩　桂心二兩
人參四兩　酥一升　棗肉一斤研爲脂　牛髓一升
羊髓一升　大麻人二升熬研爲脂

右十味。先擣五種乾藥爲散。下棗膏麻人。又擣相濡爲一家。下二髓并酥。内銅鉢中。重湯煎之。取好爲丸如梧子。酒服三十丸。日再。加至四十丸。忌生葱。

又療髓實。勇悍驚熱。主肝熱。柴胡發泄湯方。

柴胡　升麻　黄芩　細辛
枳實炙　梔子人　芒消各三兩　澤瀉四兩
淡竹葉切一升　生地黄切一升

右十味。切。以水九升。煮取三升。去滓。下芒消。分爲三服。忌生菜。蕪荑。並出第十二卷中

咽門論并傷破聲嘶方二首

千金論曰。夫咽門者。應五藏六腑。往還神氣。陰陽通塞之道也。喉嚨胞囊舌者。並津液調五味之氣本也。不可不研乎。咽門者。肝膽之候也。其重十兩。廣二寸五分。至胃管長一尺六寸。主通五藏六腑津液神氣。應十二時。若藏熱。咽

門則閉而氣塞若腑寒咽門則破而聲嘶母薑酒主之熱則通之寒則補之若寒熱調和病不生矣。删繁同出第十二卷中

又療咽閉主膽腑咽門傷破聲嘶母薑酒方。

母薑汁二升　牛髓　酥　油各一升別煎取熱
桂心　秦椒各四分　芎藭　獨活各五分
防風六分

右九味將五物合擣下篩爲散內薑汁中煎取相淹濡下髓酥油等攪令調微火上三上三下平旦溫清酒一升下二合膏細細吞之日三服忌生葱。删繁同此方今錄附此論後出第六卷中

六極論一首

删繁論曰夫六極者天氣通於肺地氣通於嗌風氣應於肝雷氣動於心穀素問作谷氣感於脾雨氣潤於腎六經爲川腸胃爲海九竅爲水注之於氣所以竅應於五藏五藏邪傷則六腑生極故曰五藏六極也。出第八卷中

筋極論一首

删繁論曰凡筋極者主肝也肝應筋筋與肝合肝有病從筋生又曰以春遇病爲筋痹筋痹不已復感於邪內舍於肝陽氣入於內陰氣出於外凡陰氣外出出則虛虛則筋虛筋虛則善悲色青蒼白見於眼下而傷寒則筋不能動十指爪皆痛數好轉筋其源以春甲乙日得之於傷風風在筋爲肝虛風也若陽氣內發發則實實則筋實筋實則善怒嗌乾傷熱則欬欬則脅下痛不能轉側又脚下滿痛故曰肝實風也然則因其輕而揚之因其重而減之因其衰而彰之審其陰陽以別柔剛陽病療陰陰病療陽善療病者病在皮毛肌膚筋脉而療之次療六腑若至五藏則半死半生矣鶣鵲曰筋絕不治九日死何以知之手足爪甲青黑呼罵口不息筋應足厥陰足厥陰氣絕於筋則筋縮引卵與舌足厥陰者肝脉也肝者筋之合也筋者聚於陰器而脉絡於舌本故脉不營則筋急筋急則引卵與舌故脣青舌卷卵縮則筋先死庚篤辛死金勝木醫之拱手也。千金同出第八卷中

筋實極方四首

删繁療筋實極則好怒口乾燥好嗔身躁不定調筋止怒定氣黃耆湯方。

黃耆　芎藭　白杬皮無刺者各三兩　白朮
通草　芍藥各四兩　甘草炙　桂心各二兩
大棗四十枚擘去核　石膏八兩碎綿裹　竹葉切一升

右十一味切以水九升煮取三升去滓分爲三服忌海藻菘菜生葱桃李雀肉等。

又療筋實極則欬。欬則兩脅下縮痛。痛甚則不可動轉。橘皮通氣湯方。

橘皮四兩　白朮　石膏碎，綿裹，各五兩　桂心

細辛　當歸　茯苓各三兩　香豉一升，熬，別裹

右八味切。以水九升。煮取三升。去滓。分爲三服。忌桃李、雀肉、生葱、生菜、酢物。千金同，並出第八卷中

千金療筋實極則兩脚下滿。滿而痛不得遠行。脚心如割。筋斷折。痛不可忍。丹參煮散方。

丹參十二分　芎藭　杜仲　續斷

地骨皮各八分　通草　當歸　乾地黄

麥門冬去心　禹餘粮練　麻黄七分，去節　甘草炙

桂心各五分　牛膝九分　生薑薄切，炒取焦燥　牡蠣各十分，熬

升麻六分

右十七味。擣下篩爲散。以絹袋子盛散二方寸匕。以井華水二升煮。數動絹囊子。煮取一升爲一服。日再。煮忌海藻、菘菜、生葱、蕪荑。刪繁同

又療筋實極則手足爪甲或青或黄或黑烏黯。四肢筋急煩滿。地黄煎方。

生地黄汁三升　生葛汁一升，澄清　生玄參汁一升　大黄二兩

梔子人　升麻　麻黄去節　犀角屑，各三兩

石膏五兩，碎　芍藥四兩

右一十味切。以水七升。煮取二升。去滓。下地黄汁一兩沸。次下葛汁等煎取三升。分爲三服。日再。忌蕪荑。刪繁、肘後同，並出第十一卷中

筋虚極方二首

刪繁療筋虚極則筋痺。好悲思。顔色蒼白。四肢噓噏。脚手拘攣。伸動縮急。腹中轉痛。五加皮酒方。

五加皮一斤　枳刺二升，㕮咀，炙　猪椒根皮　丹參各八兩

桂心　當歸　甘草炙，各三兩　天雄炮

秦椒汗　白鮮皮　通草各四兩　芎藭

乾薑各五兩　薏苡人半升　大麻人三升，爲末，研

右十五味㕮咀。以絹袋貯。酒四斗漬。春夏四宿。秋冬六七宿。初服六七合。稍稍加之。以知爲度。忌生葱、猪肉、冷水、海藻、菘菜。

又療筋虚極傷風。爲風所傷。入筋縮攣。腰背不伸。強直苦痛。或爲脚氣。牛膝湯方。

牛膝　防風　甘李根皮　丹參

前胡各四兩　石斛五兩　杜仲　秦艽

續斷　鼈甲炙，各三兩　陳橘皮二兩　大麻人二升，熬，研

右十二味切。以水一斗四升。煮取五升。去滓。下麻人。更

煎取二升。分三服。忌莧菜。並出第八卷中

筋虛胞轉方二首

删繁療筋虛實暴損絶。極。或因霍亂轉筋腹滿痛。或因服藥吐利過度。脚手虛轉。腸胞轉痛。人參湯方。

人參　厚朴炙各二兩　葱白一虎口　白术四兩

蓼一把長三升

右五味切。以水五升。煮取二升。去滓分再服。忌桃李雀肉等。

又療胞轉筋急方。

白术　通草各四兩　梔子人　子芩

茯苓各三兩　榆白皮三兩　香豉一升綿裹熬

右七味切。以水七升。煮取三升。去滓。分三服。忌酢物桃李雀肉等。並出第八卷中一方無香豉

轉筋方七首

范汪療轉筋方。

以鹽一升。水一升半。作湯洗漬良。

又療轉筋在兩臂若胷脅者方。

灸手掌白肉際七壯。並出第八卷中

删繁療轉筋十指筋攣急不得屈伸灸法。

灸手踝骨上七壯良。

又鶻鶘療轉筋。脛骨痛不可忍方。

灸屈膝下廉筋上三壯。

又治轉筋方。

灸漏泉。漏泉在脚心下。當大母指大筋。灸七壯。亦可灸大都在足大母指本節內側白肉際。灸七壯。

又腹腸轉筋方。

灸臍上一寸十四壯。並出第八卷中

近效療脚轉筋及渾身轉筋方。

煖水稍熱於浴斛中坐浸須臾便差。如湯沃雪。

心勞論一首

删繁論曰。凡心勞病者。補脾氣以益之。脾王則感於心矣。人逆夏氣則手太陽不長。心氣內消。順之則生。逆之則死。順之則治。逆之則亂。反順爲逆。是謂關格。病則生矣。心主竅。竅主耳。耳枯燥而鳴。不能聽遠。毛悴色夭死於冬。出第七卷中

心勞實熱方五首

删繁療心勞實熱。好笑無度自喜。四肢煩熱。麻黃止煩下氣湯方。

麻黃去節　梔子人　茯苓　子芩

白术各三兩　石膏八兩碎綿裹　桂心二兩　芒消三兩

生地黃切一升　大棗三十枚　雞子二枚　甘草炙一兩

赤小豆二合

右十三味切。以水一斗。煎和。下鷄子白攪調。去沫。下諸藥。煮取二升五合。去滓。下竹瀝芒消。煎一沸。分爲三服。忌生葱酢物桃李雀肉海藻菘菜等。前無竹瀝復下竹瀝恐有失

又療心勞熱。口爲生瘡。大便難。閉塞不通。心滿痛小腹熱。大黄瀉熱湯方。

大黄　澤瀉　黄芩　梔子人

芒消各二兩　桂心二兩　大棗三十枚　石膏八兩碎綿裹

甘草一兩炙

右九味切。以水九升。先取一升水。別漬大黄一宿。以餘八升煮諸藥。取二升五合。去滓。下大黄。更煮兩沸。去大黄滓。下芒消。分爲三服。忌海藻生葱菘菜。

又療心勞熱傷心。有長蟲名蠱蟲。長一尺。周心爲病。雷丸丸方。

雷丸熬　橘皮　石蠶炙　桃皮炙各五分

狼牙六分　貫衆二枚　蕪荑熬　青葙子

蜀漆各四分　殭蠶三七枚熬　茱萸根皮七分　亂髮如鷄子大燒末

右十二味蒸切擣篩。白蜜和爲丸如梧子。清白飲一服七丸。不覺更加至二七丸爲度。日再。

又療心勞熱。心主竅。竅主耳。耳枯焦而鳴。不能聽遠。磁石湯方。

磁石五兩碎綿裹　茯苓　大青　人參

白朮　菖蒲　芍藥各三兩　竹葉切一升

赤石脂二兩綿裹

右九味切。以水九升。煮取二升五合。去滓。分爲三服。忌羊肉餳酢物桃李雀肉等。本方無芍藥

又療心勞熱不止。肉毛焦色無潤。口赤乾燥心悶。麥門冬飲方。

生麥門冬一升去心　陳粟米一升　鷄子二七枚取白　淡竹葉切三升

右四味。先以水一斗八升。煮粟米竹葉。取九升。去滓。澄清。接取七升。冷下鷄子白。攪五百轉。去上白沫。下麥門冬。煮取三升。去滓。分三服。並出第七卷中

心實熱方三首

千金瀉心湯。療心實熱。或欲吐。吐而不出。悶喘急頭痛方。

小麥三升　香豉一升綿裹　石膏一斤碎綿裹　地骨皮五兩

梔子人二十一枚　茯苓二兩　淡竹葉切一升

右七味切。以水一斗五升。煮小麥竹葉。取八升。澄清。下諸藥。煮取三升。去滓。分溫三服。忌酢物。本名石膏湯

又療心實熱。驚夢喜恐畏悸懼不安。竹瀝湯方。

淡竹瀝一升　石膏八兩碎綿裹　人參　知母去毛

赤石脂　梔子人　芍藥　白术各三兩
茯神　紫菀各二兩　生地黄汁二升

右十一味切以水九升煮十味取二升七合去滓下竹瀝更煎取三升若須利下芒消二兩去芍藥分爲三服忌桃李雀肉酢物蕪荑

又茯神煮散主心實熱口乾煩渴眠卧不安方

茯神　麥門冬去心各六分　通草六分　升麻五分
淡竹茹一丸如雞子大熬　知母四分去毛　赤石脂七分
紫菀　桂心各三分　大棗二十枚擘

右十味擣麤篩爲散取方寸七帛裹之以井華水二升半煮取九合時動藥裹子平旦爲一服日再服忌生葱酢物并出第十三卷中

脉極論一首

删繁論曰凡脉極者主心也心應脉脉與心合心有病從脉起又曰以夏遇病爲脉痹脉痹不已復感於邪内舍於心則食飲不爲肌膚頹脱面色白不澤其脉空虚口唇見赤色凡脉氣衰血焦髮墮以夏丙丁日得之於傷風風損脉爲心風心風狀汗多若脉氣實則熱熱則傷心使人好怒口爲色赤甚則言語不快血脱色乾燥不澤食飲不爲肌膚若脉氣虚則寒寒則欬欬則心痛喉中介介如哽甚則咽腫喉痹故曰心風虚實候也若陽經脉病療陰絡陰絡脉病療陽經定其血氣各守其鄉脉實宜瀉氣虚宜補善療病者病在皮毛肌膚筋脉則全療之至六腑五藏則半死半生扁鵲曰脉絶不療三日死何以知之脉氣空虚則衰顔焦髮落脉應手少陰手少陰氣絶則脉不通手少陰者心脉也心者脉之合也脉不通則血不流血不流則髮色不澤故面黑如漆柴則血脉先死壬篤癸死水勝火故非治藥所効也出第八卷中千金同

脉熱極方三首

删繁療脉實熱極血氣傷心使心好生赫怒口爲色變赤言語不快消熱止血氣調脉理中茯苓湯方

茯苓　黄芩　梔子人　芒消各五兩
赤石脂　升麻　紫菀各二兩　生麥門冬五兩去心
竹葉切一升　香豉一升熬　石膏八兩碎綿裹　生地黄切一升

右十二味切以水九升煮取二升去滓下芒消分爲三服忌酢物蕪荑

又療脉極熱傷風損脉爲心風心風狀多汗無滋潤消虚熱極止汗麻黄湯方

麻黄去節　杏人各四兩去尖皮兩人碎　梔子人
黄芩　防風　紫菀各三兩　升麻

桂心　茯神　人參各三兩　大棗二十枚擘

石膏六兩碎綿裹　桑根白皮一升

右十三味，切。以水一斗。先煮麻黄三沸。去沫。下諸藥。煮取三升。去滓。分爲三服。忌生葱酢物。

又療脉熱極。遇風爲痹。痹感心。顏脱面色白不澤。脉空虚。口唇色赤乾燥。升麻潤色消痹止熱極湯方。

升麻　射干　芎藭　人參各三兩

赤小豆五合　生薑四合　麥門冬四兩去心　葳蕤四兩

生地黄一升切　甘草二兩炙　竹葉一升切

右十一味。切。以水一斗。煮取二升。去滓。分爲三服。忌海藻菘菜蕪荑。並出第八卷中

脉寒極方四首

删繁療脉極虚寒。則欬。欬則心痛。喉中介介如哽。甚則咽腫喉痹。半夏消痛止極益氣湯方。

半夏一升洗四破　宿薑八兩　芎藭　細辛

附子炮　玄參　當歸各三兩　桂心

甘草炙　茯苓各二兩　杏人六十枚去兩人皮尖碎

右十一味。切。以水一斗。煮取三升。去滓。分温三服。忌羊肉餳生葱菜豬肉冷水菘菜海藻酢物等。

又療脉極虚寒。鬢髮墮落。安髮潤生。桑白皮沐頭方。

桑白皮二升細切

右一味。以水淹漬。煮五六沸。去滓。洗沐鬢髮。數數爲之。自不復落。

又方

麻子三升研　白桐葉一把切

右二味。以淘米甘汁二斗。煮取五六沸。去滓。以洗沐頭。則鬢髮不落而長。

又療髮墮落方。

生柏葉一升　附子四枚炮　豬膏三斤

右三味。末。以膏三斤和爲三十丸。用布裹一丸。内煎沐頭汁中。令髮長不復落也。並出第八卷中

脾勞論一首

删繁論曰。凡脾勞病者。補肺氣以益之。肺王則感脾。是以聖人春夏養陽。秋冬養陰。以順其根矣。肝心爲陽。脾肺腎爲陰。一云太陰陽明爲根逆其根則伐其本。陰陽四時者。萬物之始終也。千金同出第七卷中

脾勞實熱方四首

删繁療脾勞熱。身體眼目口唇悉痿黄。舌本强直。不能得咽唾。生地黄煎方。

生地黄汁三升　赤蜜　石膏各一升碎綿裹　升麻

射干　子芩各三兩　生玄參八兩　梔子人

葳蕤各四兩　甘草二兩，炙

右十味，切，以水七升，先煮石膏等取二升，去滓，下生地黄汁，更煎取四升，綿濾，分爲四服。若須利泄，加芒消三兩，分爲三服，餘一服停下芒消，留晚，若熱不止，更進服之，得利泄止後一服也。忌海藻、菘菜、蕪荑。

又療脾勞熱，有白蟲長一寸，在脾爲病，令人好嘔，胷中塞，嘔而不出，前胡吐熱湯方。

前胡　白术　赤茯苓　枳實炙

細辛　旋復花　龍膽　杏人去尖皮雙人

常山　松蘿各三兩　竹葉切，一升

右十一味，切，以水一斗，煮取三升，去滓，分爲三服。若腹中熱滿，加芒消、山梔子人、黄芩各三兩，苦參二兩，加水二升。忌酢物、桃李、雀肉、生葱、生菜。

又療脾勞熱，有白蟲在脾中爲病，令人好嘔，茱萸根下蟲酒方。

東行茱萸根大者一尺　大麻子八升　橘皮二兩，切

右三味，㕮茱萸根，擣麻子，並和以酒一斗漬一宿，微火上薄煖之，三上三下，絞去滓，平旦空腹爲一服，取盡，蟲便下出，或死或半爛，或下黄汁。凡作藥法，禁聲，勿語道作藥，蟲便下驗。並出第七卷中

千金療脾勞實熱，四肢不用，五藏乖，皮脹滿，肩息氣急不安，承氣泄實熱半夏湯方。

半夏洗　宿薑各八兩　橘皮　芍藥各八兩

茯苓　白术　杏人各三兩，去皮尖，兩人，研

大棗二十枚，擘　竹葉切，一升

右九味，切，以水一斗，煮取三升，去滓，分爲三服。忌羊肉、餳、大酢、桃李、雀肉等。删繁同，出第十五卷中

脾勞虚寒方三首

删繁療脾勞虚損消瘦，四肢不舉，毛悴色夭，牛髓補虚寒丸方。

牛髓　鹿髓　羊髓　白蜜

酥　棗肉研爲脂，各一升　人參四分　生地黄十斤，切，酒二升漬三宿，出暴，還內酒中，取盡暴乾

桂心　茯苓各四分

乾薑　白术　芎藭各五分　甘草六分

右十四味，擣篩，內五髓中，微火煎，攪，可爲丸如梧子，初服三十丸，加至四十丸爲劑，日再服，温清酒進之。忌海藻、菘菜、生葱、蕪荑、桃李、雀肉、酢。髓字恐誤，并酥蜜爲五物耳

又療脾虚勞寒，飲食不消，勞倦，氣脹噫滿，憂恚不解，人參消食八味等散方。

人參　茯苓　陳麥麴熬　麥蘖熬
白朮　吳茱萸　厚朴炙　檳榔人炙各八分
合子用
右藥擣篩爲散。食後服方寸匕。日再服。清酒進之。忌酢物桃李雀肉等。千金同並出第七卷中

千金療脾虛寒勞損氣脹噫滿。食不下。通噫消食膏酒方。
猪膏二升　宿薑汁五升　吳茱萸一升　白朮一斤
右四味。擣篩茱萸朮等二物爲細散。內薑汁膏中。煎取六升。溫清酒一升。進方寸匕。日再。忌桃李雀肉等。刪繁同出第十五卷中

脾實熱方六首

千金療脾實熱。舌本強直。或夢歌樂而體重不能行。瀉熱湯方。
前胡　茯苓各三兩　龍膽　細辛各三兩
芒消三兩　玄參　大青各二兩　苦竹葉切一升
杏人四兩去尖皮兩人者
右九味。切。以水九升。煮取三升。分三服。忌酢物生菜。

又射干湯。主療與前方同。
射干八兩　大青三兩　石膏十兩碎綿裹　赤蜜一升
右四味。切。以水五升。煮取一升五合。去滓。下蜜煎取二升。分三服。

又療脾熱脅痛。熱滿不歇。目赤不止。口脣乾裂方。
石膏一斤碎綿裹　生地黃汁一升　赤蜜一升　淡竹葉切五升
右四味。以水一斗二升。煮竹葉。取七升。去滓澄清。煮石膏取一升五合。去滓。下地黃汁兩沸。下蜜煎取三升。細細服之。忌蕪荑。

又療脾熱偏一邊痛。胸滿脅偏脹方。
茯苓　橘皮　澤瀉各三兩　石膏八兩碎綿裹
桑白皮根一升　芍藥　白朮各四兩　桂心
人參各二兩　生薑切一升　半夏洗六兩
右十一味。切。以水一斗二升。煮取三升。分爲三服。若須利。加芒消二兩。忌羊肉餳桃李雀肉生葱酢物。並出第十五卷中

千金翼瀉脾湯。主脾藏病。氣實胸中滿。不能食方。
茯苓　厚朴炙各四兩　甘草炙　人參
黃芩各二兩　桂心五兩　生薑八兩　半夏洗一升
右八味。切。以水七升。煮取三升。分爲三服。此方又主冷氣在脾藏。走出四肢。手足流腫。亦逐水氣。忌海藻菘菜羊肉餳生葱酢等物。

又主脾氣實。其人口中淡。甘臥憒憒。痛無常處。嘔吐反胃方。

大黃六兩

右一味。以水六升。煮取一升。分再服。又主食即吐。并大便不通者。加甘草二兩。煮取二升半。分爲三服。忌海藻菘菜。並出第十七卷中

瀉脾丸主脾氣不調及腹滿方三首

深師調中利飲食。除胃中積聚寒熱。老人將服長肌肉。令人光澤瀉脾丸方。

黄芩　杏人去尖皮兩人熬　澤瀉　通草

芎藭　桂心　白术　乾薑各五分

茯苓　黄耆　乾地黄各六分　附子炮二分

麥門冬四分去心

右十三味擣篩。蜜和服如梧子二丸。日三服。忌猪肉冷水桃李雀肉生葱酢蕪荑等物。出第十三卷中

千金翼瀉脾丸。主脾氣不調。有寒熱或下閉塞。調五藏不利。嘔逆飲食者方。

大黄六分　杏人去尖皮兩人熬　附子炮　當歸

乾薑　桂心各四分　人參　細辛

芍藥　茯苓　半夏洗　黄芩

蜀椒各三分汗　玄參三分

右十四味擣篩蜜和丸如梧子。飲服六丸。日三增至十丸。忌猪羊肉冷水餳生葱生菜酢等物。深師無半夏附子

又瀉脾丸主毒風在脾中。流腫腹滿。短氣食輙嚮嚮不消。時時微下方。

當歸三分　吴茱萸二分　乾薑二分　大黄二分

狼毒炙一分　桂心三分　芎藭二分　蜀椒汗二分

白薇一分　甘遂熬一分　附子炮二分　葶藶熬令紫色三分

右十二味擣篩。蜜和丸如梧子。飲服三丸。日三。忌猪肉冷水生葱。並出第十七卷中

温脾湯主脾氣不足及不調下痢方六首

深師厚朴湯。療冷實。服温脾湯不差。乃服此湯方。

厚朴四兩炙　桂心二兩　枳實三兩炙　生薑五兩

右四味切。以水五升。煮取二升。分爲三服。相去五里久。不過五劑。忌生葱。

又温脾湯。療脾胃中冷結實。頭痛壯熱。但苦下痢。或冷滯赤白如魚腦方。

人參一兩半　乾薑　附子炮各二兩　大黄三兩

右四味切。以水六升。煮取一升半。分爲三服。忌猪肉冷水。

又大温脾湯。療脾胃中冷。不得食。又穀不消。嚮嚮脹滿。時苦下痢方。

黄芩　人參　芍藥　附子炮各一兩

甘草炙　乾薑　大黄　厚朴炙各二兩

右八味切。以水八升。煮取二升八合。分爲三服。亦可四服。得下佳。不下須臾復服。甚良。忌猪肉海藻菘菜。並出第二十一卷中

千金翼温脾湯。主脾氣不足。虚弱下痢。上入下出方。

乾薑　大黄各三兩　人參　附子炮

甘草炙各二兩

右五味切。以水八升。煮取二升半。去滓。分爲三服。忌海藻菘菜猪肉冷水。深師文仲同

又温脾湯。主脾氣不足。水穀下痢。腹痛食不消方。

半夏四兩洗　乾薑　赤石脂　白石脂

厚朴炙　桂心各三兩　當歸　芎藭

附子炮　甘草炙　人參各二兩

右十一味切。以水九升。煮取三升。分爲三服。忌海藻菘菜猪肉冷水羊肉餳生葱。

又建脾湯。主脾氣不調。使人身重如石。飲食卽嘔。四肢酸削不收方。

芍藥　甘草炙　黄耆各一兩　生薑二兩

生地黄一兩　白蜜一升

右六味切。以水九升。煮取三升。去滓。内蜜攪令調。煎令微沸。服八合。日三夜一。忌海藻菘菜蕪荑。深師同出第十七卷中

温脾丸主脾胃中冷及不足方四首

深師療宿寒。脾胃中冷。心腹脹滿。食不消化。温脾丸方。

大黄二兩　麥麴熬　乾薑各三兩　厚朴炙

附子炮　當歸　甘草炙　桂心

人參　枳實炙各一兩

右十味擣下篩。蜜和服如梧子十五丸。日三。增至二十丸。亦得。食已服之。無當歸者。用芎藭一兩代之。忌猪肉冷水海藻菘菜生葱等。

又療藏氣不足。温養五藏。消水穀。下氣。令人能食。温脾丸方。

法麴五兩熬　乾薑炮　枳實炙各五兩　附子三兩炮

人參　甘草炙各二兩　蜀椒一兩汗

右七味擣篩。蜜和服如梧子十五丸。酒飲皆得。不知增之。忌猪肉冷水海藻菘菜。並出第十三卷中

千金翼大温脾丸。主脾胃中冷。水穀不化。脹滿。或時寒極方

法麴五合熬　甘草炙　桔梗　人參

乾薑各三兩　桂心五兩　附子炮　細辛各二兩

枳實三枚炙　吳茱萸　大麥糵熬各五兩

右十一味，擣篩。蜜和丸如梧子。酒服七丸。日三。加至十五丸。忌海藻菘菜猪肉生菜。

又溫脾丸。主脾胃氣弱。大腹冷則下痢。少腹熱則小便難。氣嚮腹滿。喘氣虛乏。乾嘔不得食。溫中消穀療脾益氣方。

法麴熬　吳茱萸　小麥糵各五合熬　枳實三枚炙

甘草炙　桂心　厚朴炙　當歸

茯苓各三兩　細辛　乾薑　麥門冬去心

人參　桔梗　附子各一兩炮

右十五味，擣篩。蜜和丸如梧子。空腹飲服七丸。日三。亦可加大黃二兩。忌海藻菘菜猪肉冷水生葱生菜酢物。

文仲附後同並出第十

肉極論一首

删繁論曰。凡肉極者。主脾也。脾應肉。肉與脾合。若脾病則肉變色。又曰。至陰遇病爲肌痺。肌痺不已。復感於邪。內舍於脾。體淫淫如鼠走其身上。津液脫。腠理開。汗大泄。鼻上色黃。是其相也。凡風氣藏於皮膚。肉色則敗。以季夏戊巳日得之。於傷風爲脾風。脾風之狀多汗。陰動傷寒。寒則虛。虛則體重怠墮。四肢不欲舉。不嗜飲食。食則欬。欬則右脅下痛。陰陰引肩背。不可以動轉。名曰厲風。裏虛外實。若陽動傷熱。熱則實。實則身上如鼠走。脣口壞。皮膚色變。身體津液脫。腠理開。汗大泄。名曰惡風。而須決其紀。知其終始。陰陽動靜。肉之虛實。實則瀉之。虛則補之。善療病者。風始入肉皮毛肌膚筋脉之間。即須決之。若入六腑五藏則半生半死。鶣鵲曰。肉絕不療。五日死。何以知之。皮膚不通。外不得泄。肉應足太陰。足太陰氣絕。則脉不營其口脣。口脣者。肌肉之本也。脉不營則肌肉濡。肌肉濡則人中滿。人中滿則脣反。脣反則肉先死。甲篤乙死。木勝土。若使良醫妙藥。終不可療。千金同出第八卷中

肉極熱方四首

删繁療肉極熱。肌痺淫淫如鼠走身上。津液脫。腠理開。汗大泄。爲脾風。風氣藏於皮膚。肉色則敗。鼻見黃色。麻黃止汗通肉解風痺湯方。

麻黃去節　枳實炙　防風　白朮

細辛各三兩　石膏八兩碎綿裹　生薑　附子炮各四兩

甘草炙　桂心各二兩

右十味，切。以水九升。先煮麻黃去沫。下諸藥煮取三升。分三服。忌猪肉海藻菘菜生葱生菜桃李雀肉等。千金同

又療肉極熱則體上如鼠走或風痺。脣口壞。皮膚色變。石南散方。

石南炙五分　署預　天雄炮　桃花
菊花　甘草炙各四分　黄耆三分　山茱萸七分
真珠二分　石膏碎八分　升麻　葳蕤各六分

右十二味擣篩爲散服方寸匕食後服日再温清酒進之忌猪肉海藻菘菜千金同並出第八卷中

千金療肉極熱則身體津液脱腠理開汗大泄厲風氣下焦脚弱越婢湯方

麻黄六兩去節　石膏八兩碎綿裹　生薑二兩　甘草炙二兩
附子一枚炮　大棗十五枚擘

右六味切以水七升煮取二升五合去滓分爲三服一名起脾湯忌猪肉海藻菘菜本方無附子删繁同出第七卷中

又療肉極虚熱肌膚淫淫如鼠走津液脱腠理開汗大泄或痺不仁四肢急痛西州續命湯方

麻黄去節　生薑各三兩　當歸　石膏碎綿裹各二兩
芎藭　桂心　甘草炙　黄芩
防風　芍藥各一兩　杏人四十枚去尖皮兩人

右十一味切以水九升先煮麻黄去上沫下諸藥煮取二升去滓分爲四服日再忌海藻菘菜生葱删繁同出第八卷中

肉極寒方五首

千金療肉極虚爲脾風陰動傷寒體重怠墮四肢不欲舉關節疼痛不嗜飲食虚極所致大黄耆酒方

黄耆　巴戟天去心　桂心　石斛
蜀椒汗　澤瀉　茯苓　柏子人
乾薑各三兩　防風　人參　獨活各一兩
芍藥　山茱萸　天雄炮　附子炮
烏頭炮　茵芋　栝樓　半夏洗
細辛　白朮　黄芩各一兩

右二十三味㕮咀絹澄貯以清酒三斗漬之秋冬七日春夏三日初服三合漸漸加微痺爲度日再忌猪羊肉桃李雀肉生菜生葱酢物删繁同出第十五卷中

删繁療肉極虚寒則脾欬其狀右脅下痛陰陰引肩背痛不可以動動則欬腹脹滿留飲痰癖大小便不利少腹切痛膈上寒大半夏湯方

半夏一升洗　白朮　茯苓　人參
甘草炙　附子炮　橘皮各二兩　生薑八兩
桂心三兩

右九味切以水一斗煮取三升去滓分爲四服忌羊肉餳桃李雀肉生葱海藻菘菜猪肉冷水

又療肉極虚寒則皮膚不通外不得泄名曰厲風内虚外實腰脚疼弱大風引湯方

獨活四兩 當歸 茯苓各二兩 乾薑

甘草炙 人參 黄耆 防風各二兩

桂心 附子炮各一兩 大豆二升熬去皮

右十一味切，以水一斗、酒三升，煮取四升，去滓，分爲四服，晝三夜一。忌海藻、菘菜、豬肉、生葱、酢等物。

又療肉極寒，肌肉變，舌痿，名曰惡風，腰脚疼弱，小風引湯方。

獨活 防風 茯苓 甘草炙

人參各三兩 當歸 乾薑各二兩 附子一枚炮

大豆二升熬去皮

右九味切，以水一斗、酒三升，煮取二升，去滓，分爲四服，日三夜一。忌豬肉、冷水、海藻、菘菜、酢等物。

又療肉極虛寒，四肢怠墮，或欬脅下堅滿痛，飲食不嗜欲舉，不能，手足厥冷，憂恚思慮，五膈丸方。

人參十分 附子炮 乾薑各三分 遠志二分去心

桂心 椒汗 麥門冬去心 甘草炙各五分

細辛四分

右九味擣篩，蜜和丸如彈子大，取一丸著喉中，稍稍咽之，覺胷中熱，藥勢盡又服，日三夜一。亦可丸如梧子十丸酒服。忌豬肉、冷水、海藻、菘菜、生葱、生菜。並出第八卷中

肺勞論一首

刪繁論曰：凡肺勞病者，補腎氣以益之，腎王則感於肺矣。人逆秋氣，則手太陰不收，肺氣焦滿，順之則生，逆之則死。順之則治，逆之則亂，反順爲逆，是謂關格，病則生矣。千金同出第七卷中

肺勞實熱方五首

刪繁療肺勞實熱，氣喘息鼻張，面目苦腫，麻黄引氣湯方。

麻黄去節 杏人去皮尖兩人 生薑 半夏洗各五兩

石膏八兩碎綿裹 白前 細辛 桂心各一兩

竹葉切一升 橘皮一升 乾紫蘇

右十一味切，以水一斗，煮取三升，去滓，分爲三服。忌羊肉、餳、生葱、生菜。

又療肺勞熱，損肺生蟲，形如蠶，在肺爲病，令人欬逆氣喘，或爲憂膈、氣膈、恚膈、寒膈、熱膈，皆從勞氣所生，名曰膏肓鍼灸不著，麥門冬五膈下氣丸方。

麥門冬十分去心 椒四分汗 遠志皮 附子炮

細辛各六分 甘草十分炙 乾薑 桂心

人參 百部 白术 黄耆各五分

杏人四十枚熬去尖皮兩人者

右十三味擣篩，以白蜜和爲丸如彈子大，將一丸內牙

齒間含稍稍咽其汁。忌猪肉海藻菘菜生葱桃李雀肉等。

又療肺勞熱生肺蟲在肺爲病。桑白皮根煎方。

桑根東引白皮切一升 狼牙三兩 東行茱萸根皮五兩

右三味切。以酒三升。煮取一升。平旦服之良。

又療肺熱不問冬夏老少頭生白屑搔之痒起者。然肺爲五藏之蓋。其勞損傷肺氣衝頭頂。致使頭皮白屑搔之而起。人多患此。皆從肺來。世呼爲頭風也。沐頭湯方。

大麻人三升 秦椒二兩 皂莢屑五兩

右三味熟研。内米泔汁中一宿漬。去滓。米泔攪之三五百遍。取勞乃用沐髪。燥訖。別用皂莢湯洗之。通理然後傅膏。

又療頭風頭中痒搔之白屑起。五香膏方。

藿香 甘松香 甲香炙 雞舌香

附子炮 續斷 烏喙炮各五分 澤蘭

防風 細辛 白朮各四分 白芷

松葉 莽草各七分 柏葉炙八分 大皂莢炙二寸

甘草炙三分 猪膏四升

右十八味㕮咀。綿裹。以苦酒二升漬一宿。用膏煎之。取附子黄爲度。去滓。準前沐頭了。將膏傅用。手揩頭皮。令膏翕翕著皮。非唯白屑差。亦能長髪光黑滋潤。並出第七卷中

肺勞虚寒方二首

删繁療肺虚勞寒。腹脹彭彭。氣急。小便數少。厚朴湯方

厚朴炙四兩 枳實炙 桂心 橘皮

大黄各三兩 甘草炙二兩 五加皮 生薑各五兩

大棗二十枚擘

右九味切。以水一斗二升。煮取三升。去滓。分温三服。忌海藻菘菜生葱。

又療肺虚勞寒損。則腰背苦痛。難以俛仰。短氣。唾如膿。生薑温中下氣湯方。

生薑一斤 大棗三十枚 杜仲皮五兩 萆薢

桂心各四兩 白朮五兩 甘草炙 附子炮三兩

右八味切。以水九升。煮取三升。去滓。分温三服。忌猪肉海藻菘菜生葱桃李雀肉等。並出第七卷中

肺虚勞損方三首

删繁療肺虚勞損。腹中寒鳴切痛。胷脅逆滿氣喘。附子湯方。

附子炮 甘草炙各二兩 宿薑 半夏洗破各四兩

大棗二十枚擘去皮核 白朮三兩 倉米半升

右七味切。以水一斗。煮取三升。去滓。分爲三服。忌猪羊

肉餳海藻菘菜桃李雀肉等。

又建中湯。療肺虛損不足。補氣方。

黃耆　芍藥各三兩　甘草炙二兩　桂心三兩

生薑六兩　半夏五兩洗　大棗十二枚擘　飴糖十兩

右八味切。以水八升煮取三升。分爲三服。忌羊肉餳海藻菘菜生葱。

又療肺虛勞損致腸中生痔。名曰腸痔肛門邊有核痛寒熱得之。好挺出。良久乃縮而生瘡。豬懸蹄青龍五生膏方。

豬後懸蹄三枚炙黃　生梧桐白皮四兩

生桑根白皮　龍膽　雄黃研各五分　蛇蛻皮五十炙

生青竹皮六分　露蜂房炙　蜀椒各三分汗　猬皮燒

附子炮各四分　生柏皮炙七分　杏人三十枚去皮尖

右十三味細切綿裹。以苦酒二升半潰一宿。於火上炙燥擣篩。以豬膏三升和。微火上煎如薄糖。傳瘡并酒服如棗大。並出第七卷中

氣極論一首

千金論曰。凡氣極者主肺也。肺應氣。氣與肺合。又曰以秋遇病爲皮痺。皮痺不已。復感於邪。內舍於肺。則寒濕之氣客於六腑也。凡肺有病。先發氣。氣上衝胷。常欲自恚。以秋庚辛日傷風邪之氣爲肺風。肺風之狀多汗。若陰傷則寒。寒則虛。虛則氣逆欬。欬則短氣。暮則甚。陰氣至濕氣生。故甚。陰畏陽氣。晝日則差者。陽傷則熱。熱則實。實則氣喘息上胷臆。甚則唾血也。然陽病療陰。陰是其裏。陰病療陽。陽是其表。是以陰陽表裏衰王之源。故知以陽調陰。以陰調陽。陽氣實則決。陰氣虛則引。善療病者。病初入皮毛肌膚筋脉則治之。若至六腑五藏。則半死半生矣。鶣鵲曰。氣絶不療。喘而冷汗出。二日死。氣應手太陰。手太陰氣絶則皮毛焦。太陰者。行氣溫皮毛者也。氣不營則皮毛焦。皮毛焦則津液去。津液去則皮節傷。皮節傷則爪枯毛折。毛折則氣先死。丙篤丁死。火勝金。非療所及也。删繁同出第十七卷中

氣極熱方三首

删繁療氣極傷熱。氣喘息衝胷。常欲自恚。心腹滿痛。內外有熱。煩嘔不安。大前胡湯方。

前胡八兩　半夏洗　麻黃去節　芍藥各四兩

枳實四枚炙　生薑五兩　黃芩三兩　乾棗十二枚擘

右八味切。以水九升煮取三升。去滓。溫分三服。如人行四五里進一服。忌羊肉餳。

又療氣極傷熱氣喘。甚則唾血。氣短乏不欲食。口燥咽乾。竹葉湯方。

竹葉切一升　麥門冬去心　小麥　生地黃切各一升

生薑六兩　乾棗十枚擘去核　麻黃三兩去節　甘草一兩炙
石膏六兩碎綿裹
右九味切。以水一斗。煮取三升。去滓。分爲三服。忌海藻菘菜蕪荑。

又療氣極傷熱。肺虚多汗。欬唾上氣喘急。麻黃湯方。

麻黃四兩去節　甘草二兩炙　杏人四十枚去皮尖兩人
桂心二兩　生薑二兩　半夏五十枚洗四破　石膏六兩碎
紫菀一兩
右八味切。以水九升。煮麻黃兩沸。去上沫。下藥。煮取三升。去滓。分爲三服。忌海藻生葱菘菜羊肉餳。並出第八卷中

氣極寒方二首

删繁療氣極寒。傷風肺虚欬氣短不得息。胷中迫急。五味子湯方。

五味子　甘草炙　紫菀　桂心
附子炮　麻黃去節　乾薑　芎藭各二兩
細辛一兩　乾棗二十枚擘
右十味切。以水九升。煮取三升。去滓。分爲三服。忌海藻菘菜猪肉生葱生菜。出第八卷中

千金療氣極虚寒。皮毛焦。津液不通。虚勞百病。氣力損乏。黃耆湯方。

黃耆四兩　人參　白术　桂心各二兩
生薑八兩　乾棗十枚擘去核　附子五分炮
右七味切。以水八升。煮取二升。去滓。分爲四服。忌桃李雀肉生葱。本方無附子删繁同出第十七卷中

腎勞論一首

删繁論曰。凡腎勞病者。補肝氣以益之。肝王則感於腎矣。人逆冬氣。則足少陰不藏。腎氣沈濁。順之則生。逆之則死。順之則治。逆之則亂。反順爲逆。是謂關格。病則生矣。千金同出第七卷中

腎勞實熱方二首

删繁療腎勞實熱。少腹脹滿。小便黃赤。末有餘瀝。數而少。莖中痛。陰囊生瘡。梔子湯方。

梔子三兩　子芩四兩　石膏五兩碎綿裹　淡竹葉切
生地黃切　榆白皮各一升　芍藥　通草
石韋去毛各三兩　滑石八兩碎綿裹
右十味切。以水一斗。煮取三升。絞去滓。分爲三服。忌蕪荑。千金同出第七卷中

千金療腎實熱。少腹脹滿。四肢正黑。耳聾。夢腰脊離解。及伏水等氣急。瀉腎湯方。

黃芩三兩　磁石八兩碎如雀頭綿裹　大黃三兩切以水一升密器中漬一宿

甘草炙二兩　茯苓三兩　芒消三兩　生地黄取汁
菖蒲　玄參各五兩四兩　細辛二兩

右十味，切，以水九升，煮七物，取二升五合，去滓，内大黄更煮取二升三合，去大黄滓，下地黄汁，微火上煎一兩沸，下芒消，分爲三服。忌海藻、菘菜、羊肉、餳、生菜、酢物、蕪荑。出第十九卷中

腎勞虚寒方二首

删繁療腎勞虚寒，關格塞，腰背強直，飲食減少，日日氣力羸，人參補腎湯。

人參　甘草炙　桂心　橘皮
茯苓各三兩　杜仲　白术各四兩　生薑五兩
羊腎一具去膏四破　猪腎一具去膏四破　薤白切一升

右十一味，切，以水三斗，煮取六升，去滓，分爲六服，晝四夜二服，覆頭眠。忌海藻、菘菜、生葱、酢物、桃李、雀肉等。

又療腎虚寒，損耳鳴好嚏欠呿委頓，羊腎補腎湯方。

羊腎一具細切　磁石碎綿裹　白术各八兩　黄耆
茯苓　乾薑各四兩　桂心三兩

右七味，切，以水三斗，煮取七升，絞去滓，分服一升，晝四服夜三服，燥器貯之，六月減水。忌生葱、桃李、雀肉、酢等物。並出第八卷中

腎勞熱方二首

千金療腎勞熱，陰囊生瘡，麻黄根粉方。

麻黄根三兩　石硫黄三兩研　米粉五合

右三味，擣下篩，合研，安絮如常用粉法搨瘡上，粉濕更搨之。删繁、肘後同。出第十九卷中

删繁療勞熱，四肢腫急，少腹滿痛，顔色黑黄，關格不通，鼈甲湯方。

鼈甲炙　麻黄去節　升麻　前胡
羚羊角屑各三兩　桑根白皮五兩　薤白切一升　香豉一升熬綿裹
黄芩三兩

右九味，切，以水一斗，煮取三升，去滓，分爲三服。忌莧菜。出第八卷中

腎熱方三首

删繁療腎熱，四肢腫急，有蟯蟲如果中蟲，生在腎，爲病貫衆散方。

貫衆大者三枚切熬　乾漆三兩熬　吴茱萸五十粒　蕪荑熬
胡粉熬　槐皮燒各四分　杏人四十枚去尖皮熬研

右七味，擣篩，和胡粉研平，旦以井花水調服方寸匕。並出第八卷中

千金療腎熱好忘，耳聽無聞，四肢滿急，腰背動轉強直方。

柴胡　茯苓（本方云茯神）　澤瀉　黃芩

磁石（碎綿裹）　升麻　杏人（去尖皮兩人者）　大青

芒消（各三兩）　生地黃（切一升）　羚羊角（屑四兩）　淡竹葉（切一升）

右十二味切。以水一斗。煮取三升。去滓。下芒消。分爲三服。日再。忌酢物。

又療腎熱小便黃赤不出。出如梔子汁。輙如黃蘗汁。每欲小便即莖頭痛方。

榆白皮（切三升）　滑石（八兩碎）　子芩　瞿麥

通草（各三兩）　石葦（四兩拭去毛）　冬葵子（一升）　車前草（切二升）

右八味切。以水二斗。煮車前草取一斗。去滓。澄清取九升。下諸藥煮取三升五合。去滓。溫分四服。（並出第十九卷中）

骨極論一首

删繁論曰。凡骨極者。主腎也。腎應骨。骨與腎合。又曰以冬遇病爲骨痺。骨痺不已。復感於邪。內舍於腎。耳鳴見黑色。是其候也。凡腎病則骨極。牙齒苦痛。手足痟疼。不能久立。屈伸不利。身痺腦髓痠。以冬壬癸日中邪傷風爲腎風。風歷骨。故曰骨極。若氣陰。陰則虛。虛則寒。寒則面腫垢黑。腰脊痛。不能久立。屈伸不利。其氣衰則髮墮齒槁。腰背相引而痛。痛甚則欬唾。若氣陽。陽則實。實則熱。熱則面色炲。隱曲膀胱不通。牙齒腦髓苦痛。手足痠痟。耳鳴色黑。是骨極之至也。須精別陰陽。審其清濁。知其分部。視其喘息。善療病者。病始於皮毛肌膚筋脉。即須療之。若入六腑五藏。則半生半死矣。鶣鵲曰。骨絕不治。痟而切痛。伸縮不得。十日死。骨應足少陰。足少陰氣絕。則骨枯。足少陰者冬脉也。伏行而濡滑骨髓者也。故骨不濡。則肉不能著骨也。骨肉不相親。則肉濡而却。肉濡而却。故齒長而垢。髮無澤。髮無澤則骨先死。戊篤己死。土勝水。醫所不能療。（千金同並出第八卷中）

骨極實方四首

删繁療骨極。主腎實熱。病則色炲。隱曲膀胱不通。大便壅塞。四肢滿急。乾棗湯方。

乾棗（十枚擘）　大黃　大戟（切炒）　甘草（炙）

甘遂　黃芩（各一兩）　芫花（炒半兩）　芒消（二兩）

蕘花（炒半兩）

右九味切。以水五升。煮取一升六合。後下芒消。分爲四服。忌海藻菘菜。（出第八卷中）

千金療骨極。主腎熱病。則膀胱不通。大小便閉塞。面顏枯黑。耳鳴虛熱。三黃湯方。

大黃（切別漬水一斗）　黃芩　芒消（各三兩）　梔子（十四枚）

甘草（一兩炙）

右五味切。以水四升。先煮三物取一升五合。去滓。下大

黃更煎兩沸下芒消分爲三服忌海藻菘菜。删繁同出第十九卷中

又療骨實酸疼苦煩熱煎方。

葛根汁一升 生地黃汁一升 生麥門冬汁一升 赤蜜

右四味汁相攪調微火上煎之三沸分三服忌蕪荑。

又療骨髓中疼方。

芍藥一斤 生地黃五斤 虎骨四兩炙

右三味切以酒一斗漬三宿暴乾復入酒如此取酒盡

爲度擣篩酒服方寸匕日三忌蕪荑。出第十九卷中

骨極虛方七首

删繁骨極虛寒主腎病則面腫垢黑腰脊痛不能久立屈

伸不利夢寤驚悸上氣少腹裹急痛引腰腰脊四肢常苦

寒冷大小便或白腎瀝湯方。

羊腎一具猪腎亦得 芍藥 麥門冬去心 乾地黃

當歸各三兩 乾薑四兩 五味子二合 人參

茯苓 甘草炙 芎藭 遠志去心各二兩

黃芩一兩 桂心六兩 大棗二十枚擘

右十五味切以水一斗五升煮腎取一斗除腎内藥煮

取四升去滓分爲四服晝三夜一若遺小便加桑螵蛸

二十枚炙忌海藻菘菜生葱酢物蕪荑。

又灸法。

鶣鵲曰第十八椎名曰小腸俞主小便不利少腹脹

滿虛乏兩邊各一寸五分隨年壯灸之主骨極並出第八

卷中

千金療骨虛酸疼不安好倦主膀胱寒虎骨酒方。

虎骨一具並通炙取黃焦汁盡碎之如雀頭大釀米

三石麴四斗水三石如常釀酒法所以加水麴者其

骨消麴而飲水也酒熟封頭五十日開飲

又療虛勞冷骨節痛無力方。

豉二斗 地黃八斤切

右二味再遍蒸暴乾擣篩食後以酒一升服二方寸匕

再服亦療虛熱等疾忌蕪荑。

又虛勞體疼方。

天門冬爲散酒服方寸匕日三二百日差忌鯉魚。

又方

地黃一石取汁酒二斗相攪重煎溫服日三補髓忌

蕪荑

又療骨髓冷疼痛灸法。

灸上廉七十壯三里下三寸是。並出第十九卷中

精極論并方三首

删繁論曰凡精極者通主五臟六腑之病候也若五藏六

腑衰則形體皆極目視無明齒焦而髮落身重則腎水生耳聾行歩不正邪風逆於六腑淫虛厥於五藏故曰精極也凡陽邪害五藏陰邪損六腑陽實則從陰引陽陰虛則從陽引陰若陽病者主高高則實實則熱眼視無明齒焦髮脫腹中滿滿則歷節痛痛則宜瀉於內若陰病者主下下則虛虛則寒體重則腎水生耳聾行歩不正邪氣入內行於五藏則欬欬則多涕唾面腫氣逆所以形不足者溫之以氣精不足者補之以味善療精者先療肌膚筋脉次療六腑五藏若邪至五藏則半死半生矣鶣鵲曰五陰氣俱絶不可療絶則目系轉轉則目精奪爲志先死遠至一日半日矣非醫所及也宜須精研以表療裏以左療右以右療左以我知彼疾皆差也（千金同並出第八卷中）

千金療精極實熱眼視無明齒焦髮落形衰體痛通身虛熱竹葉黄芩湯方

竹葉（切三升） 黄芩 茯苓（各三兩） 生薑（六兩）
麥門冬（去心） 甘草（炙） 大黄（各二兩） 芍藥（四兩）
生地黄（切一升）

右九味切以水九升煮取三升去滓分爲三服忌酢物海藻菘菜蕪荑（删繁同）

又療精極五藏六腑俱損傷虛熱遍身煩疼骨中痟痛煩悶方

生地黄（汁二升） 生麥門冬（汁） 赤蜜 竹瀝（各一升）
石膏（八兩碎） 人參（三兩） 芎藭（三兩） 甘草（一兩炙）
黄芩（三兩） 當歸（四兩） 桂心（四兩） 麻黄（二兩去節）

右十二味切以水七升先煮八物取二升去滓下地黄汁等煮取四升分四服日三夜一忌海藻菘菜生葱蕪荑（删繁桂三兩删繁同並出第十九卷中）

虛勞失精方五首

病源腎氣虛損不能藏精故精漏失其病少腹弦急陰頭寒目眶痛髮落診其脉數而散者失精脉也凡脉芤動微緊男子失精（出第四卷中）

深師人參丸療虛勞失精方

人參（二兩） 桂心 牡蠣（熬） 署預
黄蘗 細辛 附子（炮） 苦參（各三分）
澤瀉（五分） 麥門冬（去心） 乾薑 乾地黄（各四分）
菟絲子（二分）

右十三味擣合下篩和以白蜜爲丸酒服如梧子大三丸痺加附子一分炮婦人血崩加乾地黄好者二分一本云黄蘗四分忌猪肉冷水生葱生菜蕪荑（出第三卷中）

范汪療男子虛失精三物天雄散方

天雄三兩，炮　白术八分　桂心六分

右藥擣下篩，服半錢匕，日三，稍稍增之。忌猪肉、冷水、桃李、雀肉、生葱。張仲景方有龍骨，文仲同，出第六十八卷中

千金療男子虛勞失精陰縮灸法。

灸中封五十壯。

又男子虛勞失精，陰上縮，莖中痛方。

灸大赫三十壯，穴在夾屈骨端三寸。並出第十九卷中

以上灸穴尺寸遠近具在第三十九卷中

古今録驗療虛損失精，黄耆湯方。

黄耆　當歸　甘草炙，各二兩　桂心六兩

茯苓　石斛各三兩　乾棗百三十枚　白蜜二升

右八味，切，以水一斗，煮取四升，内蜜，煎取三升，分爲四服，日三夜一，以食相間。忌海藻、菘菜、生葱。范汪同，出第三卷中

虛勞尿精方八首

病源虛勞尿精者，腎氣衰弱故也。腎藏精，其氣通於陰，勞傷腎虛，不能藏其精，故因小便而精液出也。出第四卷中

深師療男子尿精方。

栝樓根　澤瀉　土瓜根各二兩

右三味，擣合下篩，以牛膝和爲丸如梧子，先食服三丸良。范汪云用四分，餘並同

又尿精，小便白濁，夢泄，韭子散方。

韭子　菟絲子　車前子各一升　附子三枚，炮

當歸　芎藭　礬石燒，各三兩　桂心一兩

右八味，擣合下篩，温酒服方寸匕，日三，亦可蜜和爲丸，酒服如梧子大五丸。忌猪肉、冷水、生葱。千金同，出第三卷中

千金療虛勞尿精方。

韭子二升　糯米一升

右二味，以水一斗七升，煮如粥，取汁六升，分爲三服，精溢同此。

又方

柘白皮五合　桑白皮五合，切

右二味，切，以酒五升，煮取三升，分爲三服。一方柘白皮作石榴皮

又方

乾膠二兩，炙

右一味，擣末，酒二升和，温分三服，差。一方用鹿角膠

又方

新韭子二升，十月霜後採

右一味，好酒八合漬一宿，明旦日色好，童子向南擣一萬杵，平旦温酒五合，服方寸匕，日再服。

又小便失精及夢泄精方。

韭子一升熬　麥門冬一升去心　菟絲子二合　車前子二合
芎藭二兩　白龍骨三兩
右六味擣篩。以酒服方寸匕日三。不知。稍稍增之。甚者夜一服。肘後用澤瀉一兩半並出第十九卷中

古今録驗棘刺丸。療男子百病。小便過多失精方。
棘刺二兩　麥門冬去心　萆薢　厚朴炙
菟絲子　柏子人　蓯蓉　桂心
石斛　小草　細辛　杜仲
牛膝　防葵　乾地黄各一兩　石龍芮二兩
巴戟天二兩　烏頭半兩炮削去皮
右十八味擣下篩。以蜜雞子黄各半和之。擣五六千杵。以飲服如梧子十丸。日三。稍稍增至三十丸。以知爲度。忌猪肉冷水生葱生菜。千金有萎蕤深師同並出第十卷中

虚勞夢泄精方一十首

病源腎虚爲邪所乘。邪客於陰。則夢交接。腎藏精。今腎虚弱不能制於精。故因夢感動而泄也。出第四卷中

深師韭子丸。療虚勞夢泄精方。
韭子五合熬　大棗五枚　黄耆　人參
甘草炙　乾薑　當歸　龍骨
半夏洗　芍藥各三兩
右十味擣合下篩。和以白蜜棗膏。丸如梧子。服十丸。日三四。忌海藻菘菜羊肉餳。千金同

又棘刺丸。療虚勞諸氣不足。數夢或精自泄方。
棘刺　天門冬去心各二兩　乾薑
菟絲子　烏頭炮　小草　防葵
薯蕷　石龍芮　枸杞子　巴戟天
萆薢　細辛　萎蕤　石斛
厚朴炙　牛膝　桂心各二兩
右十八味擣合下篩。和以蜜雞子白各半相和。丸如梧子。先食服五丸。日三。若患風痿痺。氣體不便。熱煩滿。少氣消渴。枯悴。加萎蕤天門冬菟絲子。身黄汗。小便赤黄不利。加石龍芮枸杞子。關節腰背痛。加萆薢牛膝。寒中氣脹。時泄數噦嘔吐。加厚朴乾薑桂心。陰囊下濕。精少。小便餘瀝。加石斛。以意增之。菟絲子酒漬之。經一宿後有一方十四物。長陰加肉蓯蓉磁石。其説小異。故兩存焉。忌猪肉冷水生葱菘菜鯉魚等。

又鹿角湯。療勞夢泄精方。
鹿角一具屑　韭白半斤　生薑一斤　芎藭
茯苓各二兩　當歸　鹿茸炙各二兩　白米五合
右八味切。先以水五斗煮鹿角。取一斗二升。去滓。内諸

藥煮取四升。分服一升。日三夜一。鹿角唯取肥而解者。打令碎也。忌酢物。

又桂心湯。療虛喜夢與女邪交接精爲自出方。一名喜湯

桂心　牡蠣熬　芍藥　龍骨

甘草各二兩炙　大棗三七枚一方十枚　生薑五兩

右七味。㕮咀。以水八升。煎取三升。去滓。溫分三服。忌海藻菘菜生葱。范汪同。並出第三卷中

千金療夢泄失精。尿後餘瀝尿精方。

人參　麥門冬去心　赤石脂　遠志去心

續斷　鹿茸炙各六分　茯神一云茯苓　龍齒炙

磁石研　蓯蓉各八分　乾地黃十二分　丹參

韭子熬　柏子人各五分

右十四味。擣篩。蜜和丸如梧子。以酒服二十丸。日再。稍稍加至三十丸。忌酢物蕪荑。

又療夢失精方。

韭子一升熬

右一味。擣篩。以酒服方寸匕。日再。神效。並出第十九卷中

古今録驗石斛散。療男子夢泄精方。

石斛七分　桑螵蛸　紫菀各二分　乾漆熬

五味子　乾地黃　鍾乳研　遠志皮

附子各二分炮

右九味。擣合下篩。以酒服方寸匕。漸漸增至二七。日三服。忌豬肉冷水蕪荑。出第十卷中

小品龍骨湯。療夢失精。諸脉浮動。心悸少急。隱處寒。目眶疼。頭髮脱者。常七日許一劑。至良方。

龍骨　甘草炙各二分　牡蠣熬三分　桂心

芍藥各四分　大棗四枚擘　生薑五分

右七味。切。以水四升。煮取一升半。分再服。虛羸浮熱汗出者。除桂。加白薇三分。附子三分炮。故曰二加龍骨湯。忌海藻菘菜生葱豬肉冷水。

又薰草湯。療夢失精方。

薰草　人參　乾地黃　白术

芍藥各三兩　茯神　桂心　甘草炙各二兩

大棗十二枚擘

右九味。切。以水八升。煮取三升。分爲二服。每服如人行四五里。一方又有茯苓三兩。忌桃李雀肉大酢海藻菘菜生葱。一本無薰草人參又有薰草人參龍骨別是一方范汪同並出第三卷中

集驗灸丈夫夢泄法。

灸足內踝上一寸。一名三陰交。二七壯。兩脚皆灸。內踝踝大脉並四指是。范汪文仲同出第五卷中

右廸功郎充兩浙東路提舉茶塩司幹辦公事張寔校勘

重訂唐王燾先生外臺秘要方第十六卷終

重訂唐王燾先生外臺秘要方第十七卷目錄虛勞下二十九門

唐王燾先生外臺秘要方第十七卷

宋朝散大夫守光祿卿直秘閣判登聞簡院上護軍臣林億等　上進

新安後學程衍道敬通父訂梓

素女經四季補益方七首

素女經黄帝問素女曰男子受氣陰陽俱等男子行陽常先病耳目本其所好陰痿不起氣力衰弱不能彊健敢問療之道素女曰帝之所問衆人同有陰陽爲身各皆由婦人夭年損壽男性節操故不能專心貪女色犯之竭力七傷之情不可不思常能審愼長生之道也其爲疾病宜以藥療之今所說犯者七第一之忌日月晦朔上下弦望六丁之日以合陰陽傷子之精令人臨敵不戰時時獨起小便赤黄精空自出夭壽喪身第二之忌雷電風雨陰陽晦暝振動天地日月無精光以合陰陽生子令狂癲或有聾盲瘖瘂失神或多忘誤心意不安忽常喜驚恐悲憂不樂第三之忌新飽食飲穀力未行太倉內實五藏防響以合陰陽六腑損傷小便當赤或白或黄腰脊疼痛頭項寄彊或身體浮腫心腹脹滿毁形夭壽天道之常第四之忌新小便精氣微弱榮氣不固衛氣未散以合陰陽令人虚乏陰陽氣閉絶食無味腹脹滿結怫鬱不安忘誤或喜怒無常狀如癲發第五之忌作事步行身體勞榮氣不定衛氣未散以合陰陽藏氣相干令人氣乏喘息爲難脣口乾燥身體流汗穀不消化心腹脹滿百處酸疼起臥不安第六之忌新息沐浴頭身髮濕舉重作事流汗如雨以合陰陽風冷必傷少腹急痛腰脊疼彊四肢酸疼五藏防響上攻頭面或生漏瀝第七之忌共女語話玉莖盛彊以合陰陽不將禮防氣腠理開莖中痛傷外動肌體內損腑藏結髮塞耳目視䀮䀮心中怵惕恍惚喜忘如杵舂膈欬逆上氣內絶傷中女絶痿弱身可不防犯此七篇形證已彰天生神藥療之有方

黄帝問高陽負曰吾知素女明知經脉藏腑虚盈男子五勞七傷婦人陰陽隔閉漏下赤白或絶產無子男子受氣陰陽同等其病緣由因何而起故欲問之請爲具說對曰深哉問也男子五勞六極七傷病皆有元本由狀帝曰善哉七傷之病幸願悉說對曰一曰陰汗二曰陰衰三曰精清四曰精少五曰陰下濕癢六曰小便數少七曰陰痿行事不遂病形如是此謂七傷黄帝曰七傷如是療之柰何對曰有四時神藥名曰茯苓春秋冬夏療隨病形冷加熱藥溫以冷漿風加風藥色脉診評隨病加藥悉如本經春三月宜以更生丸（更生者茯苓也）療男子五勞七傷陰衰消小囊

下生瘡。膂背疼痛。不得俛仰。兩膝臏冷。時時熱癢。或時浮腫。難以行步。目風淚出。遠視䀮䀮。欬逆上氣。身體痿黃。遶臍弦急。痛及膀胱。小便尿血。莖痛損傷。時有遺瀝。汗衣赤黃。或夢驚恐。口乾舌彊。渴欲飲水。得食不常。或氣力不足。時時氣逆。坐犯七忌。以成勞傷。此藥主之甚驗方。

茯苓四分若不消食三分加一　菖蒲四分若耳聾三分加一

山茱萸四分若身癢三分加一　括樓根四分若熱渴三分加一

菟絲子四分若痿洩二分加一　牛膝四分若機關不利加一倍

赤石脂四分若內傷三分加一　乾地黃七分若煩熱三分加一

細辛四分若目䀮䀮三分加一　防風四分若風邪三分加一

薯蕷四分若陰濕癢三分加一　續斷四分若有痔加一倍

蛇牀子四分若少氣三分加一　栢實四分若少力加一倍

巴戟天四分若痿弱三分加一　天雄四分炮若有風三分加一

遠志皮四分驚恐不安三分加一　石斛四分若體疼加一倍

杜仲四分若絶陽膂痛三分加一　蓯蓉四分若冷痿加一倍

右二十味擣篩。蜜和丸如梧桐子。先食服三丸。日三。不知漸增。以知爲度。亦可散服。以清粥飲服方寸匕。七日知。十日愈。三十日餘氣平。長服老而更少。忌豬羊肉餳冷水生菜蕪荑等物。

又黃帝問曰。夏三月以何方藥。幸得具聞。對曰。宜以補腎茯苓丸。療男子內虛。不能食飲。忽忽喜忘。悲憂不樂。恚怒無常。或身體浮腫。小便赤黃。精泄淋瀝。痛絞膀胱。脛疼冷痺。伸不得行。渴欲飲水。心腹脹滿。皆犯七忌。上已具記。當療之法。隨病度量。方用如左。

茯苓二兩食不消加一倍　附子二兩炮有風三分加一

山茱萸三兩身癢三分加一　杜仲二兩膂痛三分加一

牡丹二兩腹中遊氣三分加一　澤瀉三兩有水氣三分加一

薯蕷三兩頭風加一倍　桂心六兩顏色不足三分加一

細辛三兩目視䀮䀮三分加一　石斛二兩陰濕癢三分加一

蓯蓉三兩身痿三分加一　黃耆四兩體疼三分加一

右十二味擣篩。蜜和丸如梧桐子。先食服七丸。日二服。忌生葱生菜豬肉冷水大酢胡荽等物。

又黃帝問曰。春夏之療已聞良驗。秋三月以何方藥。對曰。宜以補腎茯苓丸。療男子腎虛冷。五藏內傷。風冷所苦。令人身體濕痒。足行失顧。不自覺省。或食飲失味。目視䀮䀮。身偏拘急。膂脊痛彊。不能食飲。日漸羸瘦。胷心懊悶。欬逆上氣。轉側須人。起則扶舁。鍼灸服藥。療之小折。或乘馬觸風。或因房室不自將護。飲食不量。用力過度。或口乾舌燥。或流涎出口。或夢寤精便自出。或尿血尿有淋瀝。陰下痒濕。心驚動悸。少腹偏急。四肢酸疼。氣息噓吸。身體浮腫。氣逆胷脅。醫不能識。妄加餘療。方用如左。

茯苓三兩 防風二兩 桂心二兩 白朮二兩

細辛二兩 山茱萸二兩 薯蕷二兩 澤瀉二兩

附子二兩炮 乾地黃二兩 紫菀二兩 牛膝三兩

芍藥二兩 丹參二兩 黃耆二兩 沙參二兩

蓯蓉二兩 乾薑二兩 玄參二兩 人參二兩

苦參二兩 獨活二兩

右二十二味擣篩。蜜和丸如梧桐子。食前服五丸。臨時以酒飲下之。忌酢物生葱桃李雀肉生菜豬肉蕪荑等。

又黃帝問曰。春夏秋皆有良方。冬三月復以何方治之。對曰。宜以番命茯苓丸。療男子五勞七傷。兩目䀮䀮。得風淚出。頭項寄彊。不得迴展。心腹脹滿。上支胷脅。下引腰脊。表裏疼痛。不得喘息。飲食欬逆。面目痿黃。小便淋瀝。清精自出。陰痿不起。臨事不對。足脛酸疼。或五心煩熱。身體浮腫。盜汗流離。四肢拘攣。或緩或急。夢寤驚恐。呼吸短氣。口乾舌燥。狀如消渴。忽忽喜忘。或悲憂嗚咽。此藥主之。補諸絕。令人肥壯。彊健氣力倍常。飲食百病除愈方。

茯苓二兩 白朮二兩 澤瀉二兩 牡蒙二兩

桂心二兩 牡蠣二兩熬 牡荊子二兩 薯蕷二兩

杜仲二兩 天雄二兩炮 人參二兩 石長生二兩

附子二兩 乾薑二兩 菟絲子二兩 巴戟天二兩

蓯蓉二兩 山茱萸二兩 甘草二兩炙 天門冬二兩去心

右二十味擣篩。以蜜和丸如梧桐子。先食服五丸。酒飲皆得。忌海藻菘菜鯉魚生葱豬肉酢等物。

又黃帝問曰。四時之藥。具已聞之。此藥四時通服得不。對曰。有四時之散。名茯苓散。不避寒暑。但能久服。長生延年。老而更壯。方用如左。

茯苓 鍾乳研 雲母粉 石斛

菖蒲 栢子人 菟絲子 續斷

杜仲 天門冬去心 牛膝 五味子

澤瀉 遠志去心 甘菊花 蛇床子

薯蕷 山茱萸 天雄炮 石韋去毛

乾地黃 蓯蓉並等分

右二十二味擣篩為散。以酒服方寸匕。日再。二十日知。三十日病悉愈。百日以上體氣康彊。長服八十九十老公還如童子。忌酢物羊肉餳鯉魚豬肉蕪荑等。

高陽負曰。凡經方神仙所造。服之療病。具已論訖。如是所擬。說從開闢以來。無病不治。無生不救也。並出古今錄驗二十五卷中

五勞六極七傷方一十首

病源夫虚勞者五勞六極七傷是也五勞者一日志勞二日思勞三日心勞四日憂勞五日瘦勞又有五勞肺勞者短氣而面腫鼻不聞香臭肝勞者面目乾黑口苦精神不守恐畏不能獨卧目視不明心勞者忽忽喜忘大便苦難或時鴨溏口內生瘡脾勞者舌本苦直不得咽唾腎勞者背難以俛仰小便不利色赤黄而有餘瀝莖內痛陰濕囊生瘡少腹急滿也

六極者一日氣極令人內虚五藏不足邪氣多正氣少不欲言二日血極令人無顏色眉髮墮落忽忽喜忘三日筋極令人數轉筋十指爪甲皆痛苦倦不能久立四日骨極令人痠削齒苦痛手足煩疼不可以立不欲行動五日肌極令人羸瘦無潤澤飲食不生肌膚六日精極令人少氣噏噏然內虚五藏氣不足髮毛落悲傷喜忘七傷者一日陰寒二日陰痿三日裏急四日精連連五日精少陰下濕六日精液清七日小便苦數臨事不舉又一日大飽傷脾脾傷善噫欲卧面黄二日大怒氣逆傷肝肝傷少血目暗三日彊力舉重久坐濕地傷腎腎傷少精腰背痛厥逆下冷四日形寒寒飲傷肺肺傷少氣欬嗽鼻鳴五日憂愁思慮傷心心傷苦驚喜忘善怒六日風雨寒暑傷形形傷髮落肌膚枯夭七日大恐懼不節傷志志傷恍惚不樂男子平人脉大爲勞極虚亦爲勞男子勞之爲病其脉浮大手足煩春夏劇秋冬差陰寒精自出痠削診寸口脉浮而遲浮即爲虚遲即爲勞遲即衛氣不足浮即榮氣竭脉直上者逆虚也脉澀無陽是腎氣少寸關澀無血氣逆冷是大虚脉浮微緩皆爲虚緩而大者勞也脉微濡相薄爲五勞微弱相薄虚損爲七傷其湯熨鍼石別有正方補養宣導今附於後養生方導引法云唯欲嘿氣養神閉氣使極吐氣使微又不得多言語大喚呼令神勞損亦云不可泣淚及多唾洟此皆爲損液漏津使喉澀大渴又云雞鳴時扣齒三十六下訖舐口脣漱舌聊上齒表咽之三過殺蟲補虚勞令人彊壯又云兩手拓兩頰手不動摟肚肘使急腰內亦然住定放兩肘頭向外肘髆腰氣散盡勢大悶始起來去七通去肘臂之勞又云兩足跟相對坐上兩足指相向外扒兩膝頭柱席兩向外扒使急始長舒兩手兩向取勢一一皆急三七去五勞腰脊膝疼傷冷脾痺又云跪一足坐上兩手髀內捲足努踹向下身外扒一時取勢向心來去二七左右亦然去五勞足臂疼悶膝冷陰冷又云坐抱兩膝下去三里二寸急抱向身極勢足兩向身起欲似胡牀住勢還坐上下來去二七去腰足臂內虚勞膀胱冷又云外轉兩脚平踏向陰端急蹙將兩手捧膝頭兩向極

勢捺之二七畢。身側兩向取勢二七。前後努腰去心勞痔病。膝頭冷。調和未損盡時。須言語不瞋喜。偏跏兩手抱膝頭。努膝向外。身手膝各兩極勢挽之三七。左右亦然。頭須左右仰扒。去背急臂勞。又云兩足相蹹。令足掌合也。蹙足極勢。兩手長舒。掌相向腦項之後。兼至髆。相挽向頭髆。手向席來去七。仰手七。合手七。始兩手角上極勢。腰正。足不動。去五勞七傷。臍下冷暖不和。數用之。常和調適。又云。一足蹹地。一足屈膝。兩手抱犢鼻下。急挽向身極勢。左右換易四七。去五勞。三里氣不下。又蛇行氣。曲臥以正身。復起踞。閉目隨氣所在。不息。少食裁通腸。服氣爲食。以舐爲漿。春出冬藏。不財不養。以治五勞七傷。又云。蝦蟇行氣。正動搖兩臂。不息十二通。以治五勞七傷。水腫之病。又云。外轉兩足十徧。引去心腹諸勞。內轉兩足十徧。引去心五息止。去身一切諸勞疾疹。出第三卷中

廣濟療五勞七傷六極八風十二痺。消渴。心下積聚。使人身體潤。服之多情性。補益養精方。

生乾地黃十二分 天門冬十分去心 乾薑六分 菟絲十分酒漬二宿焙乾別擣
石斛八分 當歸六分 白朮六分 甘草八分炙
肉蓯蓉七分 芍藥六分 人參八分 玄參六分
麥門冬十分去心 大黃八分 牛膝六分 紫菀六分
茯苓八分 防風六分 杏人八分去皮尖熬 麻子人八分
地骨皮六分 椒三分去目汗

右二十二味。擣篩。蜜和丸如梧子。空腹酒下二十丸。日再服。漸加至三十丸。忌鯉魚海藻菘菜桃李雀肉大酢蕪荑等。

崔氏腎瀝湯。療五勞六極八風十二痺。補諸不足方。

豬腎一具去脂膜 附子四分炮 芎藭四分 牡丹四分
桂心四分 茯苓八分 乾地黃六分 人參四分
桑螵蛸八分炙 磁石八分研如粉 牡荊子八分 當歸四分
黃耆八分 菖蒲八分

右十四味。切。以水一斗七升。煑腎取一斗一升。去腎。內藥煎。取四升。分四服。忌羊肉餳冷水酢生葱蕪荑胡荽。古今錄驗同

又治丈夫五勞七傷。百病無不補之乾漆散方。

乾漆八兩熬令斷煙 蓯蓉八兩 石斛八分 枸杞子一升
乾地黃十兩 遠志皮五兩 續斷五兩 菟絲子五兩
天雄三兩炮 桂心三兩

右十味。擣篩爲散。每旦服一匕。暮一匕。酒飲皆得。忌豬肉生葱蕪荑冷水。

又七味乾漆散方。韋都水服不踰月光悅倍常療虛羸無比

乾漆三兩熬煙斷　乾地黄八兩　芍藥二兩　蓯蓉二兩
五味子二兩　食茱萸四兩　枸杞子四兩

右藥擣篩爲散。酒服方寸匕。漸加至二匕。日二服。以知爲度。忌蕪荑。

又五落散。主五勞六極七傷八不足。裏急。胷脅脹滿。背痛頭眩。四肢重。腰脊彊。環臍腹痛。小便或難或數。劇者大便去血。歛歛少氣。手足煩熱。臥不能舉。起起行不能久立。有病若此。名曰內極。或生愁憂恐怖。生熱。或飽食飲酒。房室自極。陽氣虛竭。耳鳴消渴。甚則手足浮腫。逆害飲食。名曰內消五勞七傷。視病所苦加其藥方。

大黄六分　麥門冬七分去心　栝樓五分　白薇七分
甘草五分炙　當歸十分　乾地黄七分　山茱萸七分
桑螵蛸七分炙　石斛九分六安者　茯苓五分　桂心三分
鐵屑三分研　厚朴三分炙　吴茱萸二分

右十五味合擣篩。以白蜜一斤。棗膏一斤。當蒸之。以温湯浸之和溲疎有切前藥。令如乾飲狀。藥悉成。又別取牛膝五兩。肉蓯蓉六兩。附子三兩。炮。三物合擣下篩。內諸藥。和令相得。以酒服之方寸匕。日三。不知稍增之。長肌肉。補不足。久服益氣力。若少氣力。加石斛。消渴加栝樓。止痛結煩。裏急加芍藥。腹中痛下濃血。加厚朴四兩炙。四肢酸疼。加當歸。歛歛少氣。加天門冬。白薇。一名五若散。忌海藻菘菜生葱蕪荑酢物鯉魚等。逼按音搜沃也又淘米声

又落腎散。一名腎著散。療腰背痛。少腹攣急。尿難。自汗出。耳聾。陰痿。脚冷。皆其病候方。

羊腎一雙作脯炙燥　磁石六分研　天門冬五分去心　人參二分
防風三分　天雄三分炮　龍骨五分　茯苓一分
續斷七分　肉蓯蓉五分　玄參三分　乾地黄四分
桑白皮三分　白膠五分炙　乾漆五分熬

右十五味下篩。空腹以大麥飲下二方寸匕。日五六服。忌鯉魚猪肉冷水蕪荑酢等物。

又枸杞酒。療五內邪氣。消渴風濕。下胸脅間氣。頭痛。堅筋骨。彊陰。利大小腸。填骨髓。長肌肉。破除結氣。五勞七傷。去胃中宿食。利耳目鼻衄吐血。內濕風疰。補中逐水。破積瘀膿惡血石淋。長髮。傷寒瘴氣。煩躁滿悶。虛勞喘吸。逐熱破血及脚氣腫痺方。

用米一石爲一劑黍糯並得計常醸酒米一石用麴一斗此加五升弥佳其麴唯須上好者末之
枸杞三十斤去赤皮半寸剉之以水一石浸之三日煮取五斗汁
生地黄二十斤洗去土細切共米同炊之
秋麻子三斗微熬細粉蒸氣出以枸杞湯淋取汁　豆豉二斗以枸杞湯煮取汁

右四味。地黄一味。共米同蒸之。三物藥汁。總合得五斗。

分半漬米饙半及麴和釀飯如人肌溫總和一酘。盖瓮口經二七日壓取封泥復經七日。初一度釀用麻子二斗多即恐令人頭痛服酒慎蕪荑生冷陳宿猪犬雞魚麪蒜油膩白酒房室等服經一二七日將息病退 並出第八卷中

千金五勞六極七傷虛損何謂五勞。五藏病。六極六腑病。七傷表裏受病。凡遠思彊慮傷人憂恚悲哀傷人。喜樂過差傷人忿怒不解傷人汲汲所願傷人慼慼所患傷人寒溫失節傷人故曰五勞六極七傷也論傷甚衆且言其七。悉主之方。

蓯蓉七分　五味子八分　地膚子五合　續斷五分
蛇床子五分　車前子五合　菟絲子七合　乾地黃八分
牡蠣六分左顧者熬　天雄七分炮　桑寄生七分　韭子五合
天門冬八分去心　地骨皮八分　白石英八分　陽起石七分
白龍骨七分

右十七味合擣篩。以酒服方寸匕。日三。忌猪肉冷水鯉魚蕪荑等。出第十九卷中

古今錄驗淮南八公石斛萬病散療五勞七傷。大風緩急濕痺不仁甚則偏枯筋縮拘攣胷脇支滿引身彊直或頸項腰背疼痛四肢酸煩陰痿臨事不起。痒濕臥便盜汗心腹滿急。小便莖中疼痛或時便血咽乾口燥飲食不消往來寒熱羸瘦短氣肌肉損減或無子。若生男女。纔欲及人便死。此皆極勞傷血氣。心神不足所致藥悉主之令人康健多子方。

牛膝二分　遠志二分去心　續斷二分　蛇牀子三分
菟絲子三兩酒漬　蓯蓉二分　茯苓二分　杜仲二分
桂心二分　乾薑一分　蜀椒一分汗　細辛二分
附子二分炮　天雄二分炮　防風二分　乾地黃二分
白朮二分　萆薢二分　石斛二分　雲母粉二分
菊花二分　菖蒲二分

右二十二味。隨病倍其分擣篩為散。先食以酒服方寸匕日三。以知為度神良。忌猪羊肉冷水桃李雀肉生葱生菜大酢餳等。千金有人參山芋巴戟天五味子山茱萸為二十七味

又淮南王枕中丸療五勞六極七傷。胃氣不和。發於五藏虛勞。小便或難或數。令人多思脾氣不和。宿食熱所為。流入百脉。食飲不進沉滯著中隔。并來著一邊或食不消。夜服三丸方。

芎藭二兩　附子二兩炮　桂心二兩　甘草二兩炙
黃芩二兩　芍藥二兩　乾薑二兩　蜀椒二兩汗
杏人四兩去皮尖熬　白朮五兩　當歸二兩　大黃一兩

右十二味擣篩蜜和丸如梧子。以酒服五丸日三。忌海藻菘菜生葱猪肉冷水桃李雀肉等。並出第二十五卷中

雜療五勞七傷方三首

古今錄驗署蕷丸。療丈夫五勞七傷。頭痛目眩。手足逆冷。或煩熱有時。或冷痺骨疼。要髖不隨。食雖多不生肌肉。或少食而脹滿。體澀無光澤。陽氣衰絶。陰氣不行。此藥能補十二經脉。起發陰陽。通內制外。安魂定魄。開三焦。破積聚。厚腸胃。消五藏邪氣。除心內伏熱。彊筋練骨。輕身明目。除風去冷。無所不療。補益處廣。常須服餌爲佳。七十老人服之尚有非常力。况少者乎。謹具方如左。

乾署蕷二兩　蓯蓉四兩　牛膝二兩　菟絲子二兩酒漬
杜仲二兩　赤石脂二兩　澤瀉二兩　乾地黄二兩
山茱萸二兩　茯苓二兩　巴戟天二兩去心　五味子一兩半
石膏二兩研　遠志一兩去心　栢子人一兩　白馬莖筋乾之二兩炙

右十六味擣篩。蜜和丸如梧子。以酒空腹服二十九至三十九。日再。忌大酢蕪荑蒜陳臭物。

又療五勞七傷諸虛。補益及下元後用甚驗。五石黄耆丸方。

黄耆二兩　紫石英二兩研　赤石脂二兩　石硫黄二兩研
石斛二兩　白石脂二兩　白礬石二兩鍊研　桂心四兩
烏頭二兩炮去皮　鍾乳二兩研　芎藭二兩　防風二兩
茯苓三兩　乾薑四兩　棗一百枚　當歸二兩
細辛三兩　人參二兩　肉蓯蓉二兩　附子二兩炮
乾地黄二兩　芍藥三兩　甘草三兩炙　白朮二兩

右二十四味草石各别擣篩。棗蜜和丸如梧子。空腹酒下十九。日三。漸加至三十九。忌海藻菘菜猪肉冷水桃李雀肉生葱酢物蕪荑生菜。千金有羊腎羌活無白朮鍾乳紫石英石硫黄赤石脂白石脂礜石此十九味

又大署蕷丸。療男子五勞七傷。晨夜氣喘急。內冷身重。骨節煩疼。腰背彊痛引腹內。羸瘦不得飲食。婦人絶孕疝瘕諸病。服此藥令人肥白。補虛益氣方。

著黄五分　大黄六分　前胡三分　茯苓二分
人參二分　杏人三分熬去皮尖　當歸十分　桔梗二分
防風二分　黄芩八分　麥門冬八分　甘草五分炙加二分
五味子四分　乾地黄十分　棗一百顆　芍藥四分
石膏四分研　澤瀉八分　阿膠四分炙　白朮二分
乾薑四分　桂心四分　乾漆三分　黄耆五分

右二十四味擣篩。蜜和丸如梧桐子。空腹以酒下三十九。日再。忌猪肉冷水桃李雀肉海藻菘菜生葱蕪荑。千金

無防風麥門冬茯苓黃耆有天門冬卷白歛附子張仲景方有大豆黃卷麴柴胡白歛芎藭無附子黃芩石膏黃耆前胡爲二十一味

腰痛方六首

病源腎主腰腳。腎經虛損。風冷乘之。故腰痛也。又邪客於足少陰之絡。令人腰痛引少腹。不可以仰息。診其尺脈沈主腰背痛。寸口脈弱腰背痛。尺寸俱浮直下。此爲督脈腰強痛。凡腰痛有五。一曰少陰。少陰腎也。十月萬物陽氣皆衰。是以腰痛。二曰風痺。風寒著腰。是以腰痛。三曰腎虛役用傷腎。是以腰痛。四曰臂腰墜墮傷損腰。是以腰痛。五曰寢臥濕地。是以腰痛。其湯熨鍼石。別有正方。補養宣導。今附於後。養生方云。飲食了勿即臥。久作氣病。令人腰疼痛。又曰。大便勿強努。令人腰疼目澀。又笑過多。即腎轉動。令人腰痛。又云。人汗出次。勿企牀懸腳。久成血痺。兩足重腰痛。導引法云。凡學將息人。先須正坐。並膝頭足。初坐先足指相對。足跟外扒。坐上少欲安穩。須兩足跟向內相對。坐上足指外扒。覺悶痛。漸漸舉身似欵便坐足上。待共內坐相似不痛。始雙豎足跟向上。坐上足指竝反向外。每坐常學。去膀胱內冷風膝冷。足疼。上氣腰疼。盡自消適。出第五卷中集驗千金同

范汪腰疼方。

用鼈甲一枚炙令黃刮削令淨潔

右一味擣篩。空腹以湯飲酒服方寸匕。日三。忌莧菜。小品亦主腎腰痛

備急療腰痛方。

用萌藿葉火燎。厚鋪牀上。及熱。臥眠上。冷復易之。冬月採取根舂碎熬。及熱準上用。兼療風濕冷痺。及產婦人患傷冷。腰痛不得動。亦用彌良。

又療腰膝髀連腿腳疼酸者方。

杜仲八兩　獨活四兩　乾地黃四兩　當歸四兩
芎藭四兩　丹參四兩

右六味切。以絹袋盛。以清酒二斗漬五宿。初服二合。日再服。以知爲度。忌蕪荑。

古今錄驗寄生湯療腰痛方。

桑寄生四兩　附子三兩炮　獨活四兩　狗脊五兩黑者
桂心四兩　杜仲五兩　芎藭一兩　甘草二兩炙
芍藥三兩　石斛三兩　牛膝三兩　白朮三兩
人參二兩

右十三味切。以水一斗。煮取三升。分三服。忌海藻菘菜生葱豬肉冷水桃李雀肉等。

又玄參湯療腰痛方。

玄參三兩　人參三兩　杜仲四兩　芍藥四兩

桂心一兩　生薑二兩　乾地黃三兩　白术三兩

通草三兩　當歸三兩　寄生四兩　芎藭四兩

防風二兩　丹皮二兩　獨活二兩

右十五味㕮咀。以水一斗二升。煮取三升。日三夜一服。忌生葱桃李雀肉胡荽蕪荑等。

又杜仲獨活湯。療腰痛方。

獨活四兩　生薑六分　麻黃二兩　桂心三兩

芍藥三兩　甘草三兩炙　葛根三兩　括樓子二兩

防風二兩　杜仲四兩　附子一兩炮　杏人二兩去尖皮碎

乾地黃二兩

右十三味切。以水八升。清酒二升。煮取三升。分三服。忌生葱菘菜海藻豬肉冷水。並出第十七卷中

風濕腰痛方四首

病源勞傷腎氣。經絡既虛。或因卧濕當風。而風濕乘虛搏於腎。腎經與血氣相擊而腰痛。故云風濕腰痛。出第五卷中

集驗療風濕客於腰。令人腰痛。獨活湯方。

獨活三兩　生薑六兩　乾地黃五兩　芍藥四兩

防風三兩　桂心三兩　括樓三兩　甘草二兩炙

麻黃二兩去節　乾葛三兩

右十味切。以水八升。酒二升。煎取三升。分三服。不差重作。忌海藻生葱菘菜蕪荑。出第五卷中此方比前方但無杜仲附子杏仁耳

延年療腰痛熨法。

菊花二升　芫花二升　羊躑躅二升

右三味。以醋拌令濕潤。分為兩劑。內二布囊中蒸之。如炊一斗米許。頃適寒溫。隔衣熨之。冷即易熨痛處。定即差。集驗范汪同一云酒拌

又療腰痛大豆熨法。

大豆六升。水拌令濕。炒令熱。以布裹。隔一重衣熨痛處。令暖氣徹。冷即易之。張文仲處

又方

取黃狗皮裹腰痛處。取暖徹即定。並出第十五卷中

腎著腰痛方二首

病源腎主腰腳。腎經虛則受風冷。內有積水。風水相搏。浸漬於腎。腎氣內著。不能宣通。故令腰痛。其病之狀。身重腰冷。腹重如帶五千錢。狀如坐水中。形狀如水。不渴。小便自利。飲食如故。久久變為水病。腎濕故也。出第五卷中

古今錄驗腎著之為病。其人身體重。從腰以下冷。如坐水中。形狀如水。不渴。小便自利。食飲如故。是其證也。從作勞汗出。衣裹冷濕。久之故得也。腰以下冷痛。腹重如帶五千

錢甘草湯方。

甘草二兩，炙　乾薑三兩，炮　白术四兩　茯苓四兩

右四味，切，以水五升，煮取三升，分服一升，日三。腰中卽溫。忌海藻、菘菜、桃李、雀肉、酢物。經心錄方甘草一兩，乾薑二兩，餘同。出第二十七卷中。千金名腎著湯

經心錄腎著散方。

桂心三兩　白术四兩　茯苓四兩　甘草二兩，炙

澤瀉二兩　牛膝二兩　乾薑二兩　杜仲三兩

右八味，擣篩爲散，每服三方寸匕，酒一升，煮五六沸，去滓，頓服之，日三。忌生葱、桃李、雀肉、海藻、菘菜、酢物。千金同。出第四卷中

腎虛腰痛方七首

小品腎虛腰痛治之方。

丹皮二分，去心　萆薢三分　白术三分　桂心三分

右四味，擣篩，以酒服方寸匕，日三。亦可作湯服之。忌生葱、胡荽、桃李、雀肉等。必效、備急、范汪同

又療腰痛少氣，陰弱寒冷，小便清冷瀝滴，陰下濕癢，少腹急，無子息方。

甘草十四分，炙　續斷三分　麥門冬三分　署預三分

附子三分，炮　乾薑二分　棘刺四分

右七味，擣篩，酒服方寸匕，日三。忌豬肉、冷水、海藻、菘菜。必效同。並出第五卷中。一方無乾薑

備急陶氏腎氣丸，主短氣腰痛身重，調中補筋脉不足方。

乾地黄五分　續斷五分　人參五分　萆薢三分

阿膠三分，炙

右五味，擣篩，蜜和丸如梧子大，以酒下十丸，加至二十丸，日再服。忌蕪荑、生冷。出第四卷中

必效寄生散，療腎虛腰痛方。

桑寄生　鹿茸炙　杜仲

右三味，各一分，作散，酒服方寸匕，日三服。

又方

鹿茸炙，作散，酒服方寸匕，一味任多少爲之。並出第三卷中。范汪亦主腎腰痛

古今錄驗療腰痛，皆猶腎氣虛弱，臥冷濕地，當風所得，不時差，久久流入脚膝，冷痹疼弱重滯，或偏枯，腰脚疼攣，脚重急痛，獨活續斷湯方。

獨活二兩　續斷二兩　杜仲二兩　桂心二兩

防風二兩　芎藭三兩　牛膝二兩　細辛二兩

秦艽三兩　茯苓三兩　人參二兩　當歸二兩

芍藥二兩，白者　乾地黄三兩　甘草三兩，炙

右十五味切。以水一斗。煮取三升。分三服。温將息勿取冷。宜用蒴藋葉火燎厚安牀上及熱臥上。冷即易之。冬月取根擣用。事須熬之。忌蕪荑生葱生菜海藻菘菜酢物。
肘後有附子無續斷茸草牛膝人參當歸止十二味

又療男子患腰腎疼痛。髀膝有風冷。耳鳴。食飲無味。并有冷氣方。

乾地黄四兩　茯苓三兩　白朮二兩　澤瀉三兩
山茱萸三兩　菝葜二兩　五味子三兩　桂心二兩
石斛二兩　巴戟天二兩　防風二兩　人參二兩
磁石二兩研

右十三味擣篩。蜜丸如梧子。酒下二十九至三十九。日再。忌桃李雀肉生葱酢物蕪荑。

腎腰痛方三首

病源腎腰者。謂卒然損傷於腰而致痛也。此由損血搏於背脊所爲。久不已。令人氣息乏少。面無顔色。損腎故也。出第五卷中

范汪療腎腰有血痛不可忍者方。

桂心

右一味擣末。以苦酒和塗痛處。此令人喜臥可勤用之。再爲必差。

又療腎腰方。

生地黄

右一味擣絞取汁三升。煎得二升。内蜜一升。和煎之三五沸。日服一升。亦可一日盡三升。以差止。甚效。

經心錄療腎腰痛方。

桑寄生二兩　丹皮二兩去心　鹿茸二兩炙　桂心二兩

右四味擣散。以酒服方寸匕。日三。忌生葱胡荽。范汪千金同 出第五卷中

卒腰痛方七首

病源夫勞傷之人。腎氣虚損。而腎主腰腳。其經貫腎絡脊。風邪乘虚卒入腎經。故卒然而腰痛也。出第五卷中

集驗療腰卒然痛。杜仲酒方。

杜仲半斤　丹參半斤　芎藭五兩　桂心四兩
細辛二兩

右五味切。以酒一斗。浸五宿。隨多少飲之。延年忌生葱生菜。
經心錄同無桂心 出第五卷中

延年療腰卒痛拘急。不得喘息。若醉飽得之欲死者。大豆紫湯方。

大豆一升熬令焦

右一味。以好酒二升。煮豆令熱。隨多少飲。勿至醉。亦云

用酒一升。出第十五卷中

文仲葛氏療卒腰痛。不得俛仰方。

正立以小竹柱地度至臍斷竹。乃以度度後當背脊灸竹上頭處。隨年壯。灸畢藏竹。勿令人知之。千金同

又方

鹿角長六寸燒

右一味。擣篩爲末。以酒服方寸匕。陶云。鹿茸尤良。小品范汪同

又方

桂心八分　丹皮去心四分　附子炮二分

右三味擣篩爲末。以酒服一刀圭。日再服。此主脅肋氣痛如打者。忌生葱胡荽豬肉冷水。千金同

又方

灸脊窮骨上一寸七壯。左右各一寸灸七壯差。備急同

經心錄杜仲酒。療卒腰痛方。

杜仲半斤　丹參半斤　芎藭五兩

右三味切。以酒一斗漬五宿。隨性少少飲之。即差。出第四卷中

久腰痛方二首

病源夫腰痛皆由傷腎氣所爲。腎虚而受於風邪。風邪停滯於腎經。與血氣相擊。久而不散。故爲久腰痛也。出第五卷中

小品療腰痛。及積年痛者方。

乾地黄十分　白术五分　乾漆五分　桂心八分

甘草炙五分

右五味擣末。以酒服方寸匕。日三。忌桃李雀肉生葱海藻菘菜蕪荑等。范汪同

必効療積年腰痛方。

取一杖令病人端腰立杖。以杖頭當臍中分。以墨點訖。迴杖於背。取墨點處當脊量兩口吻。折中分灸兩頭。隨年壯。妙。

腰胯痛方二首

廣濟療臍下冷。連腰胯痛。食冷物即劇方。

牛膝八分　當歸八分　黄耆八分　芍藥八分

厚朴炙六分　白术八分　茯苓六分　人參六分

橘皮八分　訶梨勒皮熬八分　桂心六分

右十一味擣篩。蜜和丸如梧子。空腹酒服二十丸。加至四十丸。日再。忌桃李雀肉生葱酢物。

又療腹中冷氣。食不消。腰胯冷痛者方。

檳榔人八分　當歸六分　牛膝八分　芍藥六分

枳實炙八分　人參六分　白术八分　桂心六分

芎藭六分　吳茱萸六分　橘皮六分

右十一味擣篩。蜜和丸如梧子。酒下二十丸至三十丸。若飲酒衝上頭面。宜煮薑棗湯下。飲服亦得。忌桃李雀肉生葱。並出第四卷中

腰腳疼痛方三首

病源腎氣不足。受風邪之所爲也。勞傷則腎虛。虛則受於風冷。風冷與真氣交爭。故腰腳疼痛也。出第五卷中

廣濟療患腰腎虛冷。腳膝疼痛。胷膈中風氣。重聽丸方。

石斛五分　五味子六分　牡丹皮八分　桂心四分
白朮六分　丹參六分　磁毛石十分研　芍藥四分
檳榔人十分　枳實六分炙　通草六分　細辛四分

右十二味擣篩。蜜和丸如梧子。空腹以酒服二十丸。漸加至三十丸。日再。忌生葱雀肉桃李生菜胡荽。出第四卷中

集驗秦艽散。療風冷虛勞。腰腳疼痛諸病。悉主之方。

秦艽四分　白朮十四分　桔梗四分　乾薑五分
附子三分炮　牡蠣熬　防風六分　人參四分
茯苓四分　椒子二分汗　黄芩三分　桂心五分
細辛三分　甘草三分炙　杜仲三分

右十五味擣篩爲散。以酒服方寸匕。日再服。一方加鍾乳粉一兩。亦好。忌桃李雀肉生葱生菜豬肉冷水。

文仲療腰髀連腳疼方。

杜仲八兩　獨活　當歸　芎藭
乾地黄各四兩　丹參五兩

右六味切。以絹袋盛。上清酒二斗漬之五宿。服二合。日再。忌蕪荑。備急同

腰胯疼冷方二首

廣濟療下冷。腰胯。肋下結氣刺痛方。

當歸六分　鼈甲八分炙　桑耳八分炙　禹餘粮八分研
白石脂八分　芍藥八分炙　厚朴六分炙　吳茱萸六分
茯苓六分　橘皮六分　檳榔人六分　人參六分

右十二味擣篩。蜜和丸如梧子。空腹以飲服二十丸。日再。加至三十丸。忌莧菜酢物。

延年生石斛酒。主風痺腳弱。腰胯疼冷。利關節。堅筋骨。令強健悅澤方。

生石斛三斤搥碎　牛膝一斤　杜仲八兩
丹參八兩　生地黄三升切暴令乾

右五味切。以絹袋盛。以上清酒二斗。入器中漬七日。每食前温服三合。日三夜一服。加至六七合。至一升。忌蕪荑。出第一卷中

腰腎膿水方二首

必効療腰腎病膿水方。

牛膝六分 檳榔人七枚 防巳六分 牽牛子八分熬

右四味擣篩爲散。空腹以酒下三錢匕。以宣瀉即差。如利三五行。即以醋飲止之。慎生冷油膩麫等物。後以補腎氣湯丸也。

深師療腰疼下膿水方。

石鹽 乾薑 杏人去尖 醬瓣各等分

右四味擣。以綿裹導之六七過。下膿水兼下氣。妙差止。

虚勞補益方九首

深師黄耆湯。療丈夫虚勞風冷少損。或大病後未平復而早勞。腰背彊直。脚中疼弱。利諸不足方。

黄耆二兩 遠志二兩去心 麥門冬二兩去心 茯苓二兩
生薑三兩 人參三兩 甘草三兩炙 半夏二兩洗
當歸一兩 前胡二兩 橘皮二兩 蜀椒一兩汗
芍藥二兩 烏頭三枚炮 大棗二十枚 桂心二兩

右十六味切。以水一斗二升。煮取三升。分三服。增減量性服之。忌羊肉餳海藻菘菜生葱生菜豬肉冷水酢物等。出第三卷中。千金無遠志橘皮蜀椒烏頭有細辛五味了止十四味

千金療虚勞補養方。

豬肚一具淨洗切 白术一升切

右二味。以水一斗。煮取六升。分服一升。日三。忌桃李雀肉等。

又方

豉二升蒸三斗米下 薤白一斤切

右二味。以水七升。煮取三升。分三服。取汗。出第十九卷中

崔氏腎瀝湯。療腎藏虚勞所傷。補益方。李子豫增損

羊腎一具切 黄耆二兩 乾薑四分 當歸二兩
甘草二兩炙 黄芩二兩 遠志二兩去心 五味子三合
芍藥二兩 澤瀉二兩 人參二兩 茯苓二兩
大棗二十枚擘 桂心二兩 防風二兩 麥門冬四兩去心
乾地黄三兩

右十七味切。以水一斗九升。先煮腎減四升。即去腎。入諸藥。煮取三升二合。絞去滓。空腹分服八合。日三。忌生葱酢物海藻菘菜蕪荑等。出第八卷中

文仲益州長史蔡淳妻褚氏所上補益方。

蓯蓉 桂心 菟絲子酒漬 乾漆熬
蛇牀子各三兩並擣爲末 生地黄一斤切以上好酒一斗漬之晝暴夜漬酒盡則止暴乾擣篩以和前藥

右六味。蜜和丸如彈丸。酒飲任下二丸。嚼破。日三。褚云。

奴年七十六，患腰脚，服之即差，顏色如三十時。常服者髓滿骨中。忌生葱、蕪荑。出第二十九卷中

延年鍾乳散，主補虚勞，益氣力，消食，彊腰脚無比方。

鍾乳粉二分　防風一分　人參一分　細辛半分　桂心二銖　乾薑一銖

右六味爲散，分作三貼，每日温酒服一貼，食時服，進食不用過飽，亦不得饑。日一服，常飲酒令體中醺醺。若熱煩，以冷水洗手面即定。不用熱食，亦不得大冷。忌生葱、生菜。出第一卷中

又單服鹿角膠，主補虚勞，益髓長肌，悦顔色，令人肥健方。

鹿角膠

右一味，擣末，以酒服方寸匕，日三，增至二三匕，効。

又枸杞根釀酒，療風冷虚勞方。

枸杞根切，一石五斗　鹿骨一具，炙碎

右二味，以水四石煎取六斗，去滓澄清，麴一斗，須乾好糯米一石，炊如常法造酒。酒熟，蜜封頭，然後壓取清酒，服之，除風補益，悦澤人無比。

古今録驗調中湯，療虚勞，補益氣力方。

麥門冬半兩　乾棗一兩　茯苓半兩　甘草半兩，炙　桂心半兩　當歸半兩　芍藥半兩

右七味，切，以水八升，煮取三升，去滓，分服一升，日三。忌生葱、海藻、菘菜、酢物。

補益虚損方七首

延年常服枸杞補益延年方。

春夏採苗葉，如常食法；秋冬採子根。以九月日採子，暴乾，十月採根取皮，作散，任服。至於造酒服餌，各有常宜，及羹粥爲妙。

又生枸杞子酒，主補虚，長肌肉，益顔色，肥健人方。

枸杞子二升

右一味，以上清酒二升，搦碎，更添酒浸七日，漉去滓，任情飲之。

又生地黄煎，主補虚損，填骨髓，長肌肉，去客熱方。

生地黄汁五升　棗膏六合　白蜜七合　酒一升　牛酥四合　生薑汁三合　紫蘇子一升，研，以酒一升絞取汁　鹿角膠四兩，炙末

右八味，先煎地黄等三分減一，内蜜、酥，以蜜調入膠末，候煎成，以器盛之，酒和服。

又方

黄耆三分　人參三分　防風二分　茯神二分　甘草八分

右五味擣篩爲散。內前煎中。更錬爲丸。服之大効。忌海藻菘菜酢物。張文仲同

又生地黃煎。主補虛損。塡骨髓。長肌肉。去客熱方。

生地黃汁五升　棗膏六合　白蜜一升　好酒七合

犛牛酥三合

右五味。先煎生地黃汁如稠糖。攪不停手。次內棗膏蜜錬如糖。煎成可丸。如彈丸。日以酒服一枚。日服漸至二枚。食訖。以酒送。含咽並得。無所忌。唯禁蕪荑。蔣孝璋處

又地黃煎中加補益鎮心強志力方。

鹿茸八分炙　人參六分　枸杞子十二分　茯神六分

乾薑三分　桂心三分　遠志二分去心

右七味。擣篩細末。取前地黃煎一升。內藥臼中和擣。令勻。丸如梧子大。每食前酒下三十丸。日再服。忌生葱大酢。張文仲處

又枸杞子煎方。是西河女子神秘有驗。千金不傳。又名神丹煎。服者去萬病。通知神理。安五藏。延年長生。并主婦人久無子。冷病。有能常服。大益人。好顏色。年如十五時方。

枸杞子三升　杏人一升去皮尖研　生地黃三升研取汁　人參十分

茯苓十分　天門冬半斤擣汁乾者末亦得　白蜜五升

牛髓一具無亦得　酥五升

右九味。各別依法料理。先煎汁等如稀餳。內諸藥煎候如神膏。入水不散即成。一服兩匙。酒和服之。忌鯉魚酢物。當合之時。淨潔向善。即得延年。彊記益心力。用王相日合。雖此日。復須天晴明無風雨。成滿日大良。文仲云。此藥性非冷非熱。除風理氣。鎮心塡骨髓。更於方內加白朮。令人能食。時節既熱。又非好日。且可五分中合二分。多合恐酢壞。服覺安穩。續合不遲。忌桃李雀肉等。張文仲處出第二卷中

虛勞羸瘦方五首

病源夫血氣者。所以榮養其身也。虛勞之人。精髓萎竭。血氣虛弱。不能充盛肌膚。故羸瘦也。其湯熨鍼石。別有正方。補養宣導。今附於後。養生方云。朝朝服玉泉。使人丁壯。有顏色。去蟲而牢齒也。玉泉者口中唾也。朝未起。早漱令滿口。乃吞之。輒琢齒二七遍。如此者三乃止。名曰錬精。又云。咽之三過乃止。補養虛勞。令人彊壯。出第三卷中

崔氏地黃酒。療虛羸。令人充悅。益氣力。輕身明目方。雍州高長史得効

生地黃肥大者一石二斗擣以生布絞取汁四斗四升　杏人一斗去尖皮雙人熬擣末

大麻子一斗熬擣末　糯米一石暴乾　上麴一斗五升暴乾細剉

右五味。先以地黃汁四斗四升。浸麴候發。炊米二斗作

飯冷暖如人肌。酘麴汁中和之。候飯消。更炊米一斗作飯酘如前法。又取杏人麻子末。各一升二合半。和飯攪之酘麴汁中。待飯消。依前炊米飯一斗。以杏人麻子末各一升二合半。一如前法酘之。凡如此可八酘訖。待酒發定封泥之。二七日壓取清。每温飲一升。漸加至二升。日再服。令人能食。久飲之去萬病。婦人服之更佳。無子者令人有子。忌蕪荑。

又療虛羸無比署預丸方。

薯蕷二兩　蓯蓉四兩　牛膝二兩　菟絲子二兩酒漬

杜仲二兩　五味子十分　澤瀉二兩　乾地黄三兩

巴戟天二兩　茯神三兩本方作茯苓　山茱萸二兩　赤石脂二兩

右十二味擣篩。以蜜和丸如梧子。食前以酒下二十丸至三十丸。日再夜一服。無所忌。唯禁大醋蕪荑蒜陳臭物。服之七日。令人健。四體潤澤。脣口赤。手足暖。面有光澤。消食。身體安和。音聲清明。是其驗。十日後日長肌肉。其藥通中入腦鼻。必酸疼不可恠。若欲求大肥。加燉煌石膏二兩。若失性健忘。加遠志一兩。少津液加栢子人一兩。一月許即充足。

古今錄驗通命丸。療虛勞百病。七傷六極。少氣羸弱。不能飲食方。

茯苓六分　甘草六分炙　杏人六分去皮尖熬　牛膝七分

黄芩五分　阿膠三分炙　防風四分　乾天門冬六分去心

芍藥六分　大黄六分　當歸六分　乾薑六分

乾地黄七分　人參六分　桂心三分　乾漆四分熬

紫菀五分　白术四分　蓯蓉五分　吳茱萸三分

蜀椒三分汗　石斛三分

右二十二味擣篩。以棗膏蜜相拌和作丸。食前服七丸。日三。不知漸增。以知爲度。病劇者夜更一服。忌蕪荑鯉魚生葱海藻菘菜桃李雀肉酢等。出第二十五卷中

又療體虛少氣。羸瘦不堪。榮衛不足。善驚。胷膈痰冷。而客熱欲冷水飲食。則心腹弦滿。脾胃氣少。不能消食。或時衄血方。

黄耆二兩　附子一兩炮　大棗十四枚　甘草二兩炙

蜀椒一兩汗　生薑六兩　芍藥二兩　茯苓二兩

當歸二兩　人參三兩　黄芩二兩　桂心二兩

右十二味切。以水一斗。煮取三升半。去滓。分五服。日三夜一。適寒温。忌海藻生葱菘菜猪肉冷水大酢。

又療男子虛羸七傷八公散方。

麥門冬去心　石韋去毛　五味子　茯苓

菟絲子酒漬　乾地黄　桂心

右七味等分。擣篩爲散。以飲服方寸匕。日三。後食。二十日知。三十日自任意欲行百里並得。益顏色。久服令人耐老輕身。七十有子。忌大酢生葱蕪荑。出第二十卷中

虛勞食不生肌膚方三首

范汪療男子七傷。面目黃黑。飲食不生肌肉。手足惰疼。少腹重急。小便利方。

石斛六分 山茱萸六分 肉蓯蓉六分 牛膝六分
五味子六分 附子四分炮 遠志六分去心 桂心四分
人參六分 茯苓六分 菟絲子八分酒漬 秦艽四分

右十二味。擣篩爲散。以酒服方寸匕。日三。食前服之。忌猪肉冷水生葱酢物。出第七卷中 〇一方無牛膝用萆薢

小品黃耆湯。療虛勞。胃中客熱。冷癖痞滿。宿食不消。吐噫。脅間水氣。或流飲腸鳴。不生肌肉。頭痛上重下輕。目視䀮䀮。惚惚志損。常躁熱。臥不得安。少腹急。小便赤餘瀝。臨事不起。陰下濕。或小便白濁傷多方。

黃耆三兩 人參一兩 芍藥二兩 生薑半斤
桂肉三兩 大棗十四枚 當歸一兩 甘草一兩炙

右八味。切。以水一斗。煑取四升。分四服。有寒加厚朴二兩。忌生葱海藻菘菜。經心錄同出第三卷中

集驗淮南五柔丸。療虛勞不足。飲食不生肌膚。三焦不調。大便秘澀。此藥和腸藏。并療癖飲百病方。

大黃一斤 前胡二兩 茯苓一兩 細辛一兩
蓯蓉一兩 半夏一兩湯洗 當歸一兩 葶藶子一兩熬
芍藥一兩

右九味。擣篩。蜜和擣萬杵。丸如梧子。食前以湯飲下五丸。日再服。加至十丸。忌生菜酢物羊肉餳等。延年崔氏同出第五卷中

長肌膚方三首

范汪大行諸散。主疆中益氣。補力不足。長養肌肉。通和百脉。調利機關。輕身潤澤。安定五藏。疆識不忘方。

白防巳二兩 菴䕡子五兩 猪苓七兩 六安石斛二兩
占斯四兩一名良無極 鍾乳五兩研 蓯蓉七兩 麥門冬二兩去心
茯苓五兩 牡丹皮七兩 地膚子五兩 澤瀉二兩
桂心五兩 甘草五兩炙 白朮七兩 胡麻三升熬
當歸五兩 覆盆子五兩 薔薇五兩 牛膝三兩
八角附子三兩炮

右二十一味。擣篩。蜜一升。生地黃汁三斤。取汁合令相和。微煎。以和前藥。丸如桐子大。暴乾。以酒湯飲下三十丸。又和暴乾以作散。服方七方云作散卽恐不得丸。忌猪肉冷水海藻菘菜生葱酢物胡荽桃李雀肉等。出第七卷

中○一方無薔薇用兕蓋

延年服大豆法。令人長肌膚。益顏色。塡骨髓。加氣力。補虛又能嗜食。瘦人服兩劑。卽令肥充不可識。肥人不得服之方。

大豆五升取肥好者一依作醬法料理取黃

右一味擣末。以絹篩之。以豬肪脂好銷鍊如法。去滓。以膏和豆末作團訖。以油帛裹之。著於磁器中收之。一服如梧子五十丸。細細加至一百丸。日再。以酒飲任用下之。一無所禁。瘦人不過兩劑。卽大肥。服十日已去。食不知飽也。秘驗神方。

又甘草丸。主安養五藏。長肌肉。調經脈。下氣。補脾胃。益精神。令人能食。彊健倍力方。

甘草四兩炙　人參二兩　白朮二兩　芍藥二兩

黃耆二兩　遠志二兩去心　大麥糵二兩熬令黃

右七味擣篩爲散。以棗膏和蜜攪調和藥。令成丸。食後少時。以酒或飲任下五丸如梧子。漸加至七丸。日再服。長服勿絶。盡卽更合。非止一劑卽停。多分兩恐難盡。又壞。分兩少。服盡更常得新藥。服忌海藻菘菜桃李雀肉。並出第一卷中

腎氣不足方六首

深師療腎氣不足。心中悒悒而亂。目視𥆧𥆧。心懸少氣。陽氣不足。耳聾。目前如星火。消癉疥。一身悉痒。骨中痛。少腹拘急。乏氣咽乾。唇如膠。顏色黑。補腎方。

磁石二兩研綿裹　生薑二兩　防風二兩　桂心二兩

甘草一兩炙　五味子二兩　附子一兩炮　玄參二兩

牡丹皮三兩　大豆二十四枚

右十味切。以水一斗二升。先於銅器中揚三百遍。煮藥取六升。去滓。更煎取二升八合。分爲三服。忌海藻菘菜豬肉冷水生葱胡荽等。出第十三卷中○一方無生薑磁石有石膏揚水二千遍

小品增損腎瀝湯。療腎氣不足。消渴引飲。小便過多。腰背疼痛方。

腎一具豬羊並得　遠志二兩　麥門冬一升去心　人參二兩

五味子二合　澤瀉二兩　乾地黃二兩　茯苓一兩

桂心二兩　當歸二兩　芎藭二兩　黃芩一兩

芍藥一兩　生薑五兩　棗二十枚　螵蛸二十枚炙

雞膍胵裏黃皮一兩

右十七味。以水一斗五升。煮腎取一斗三升。去腎煎藥取三升。去滓。分三服。忌生葱蕪荑酢物。

又加減腎瀝湯。療大虛內不足。小便數。噓噏焦熵引水漿。

膀胱引急方。

腎一具猪羊並可用　遠志二兩去心　麥門冬一升去心　人參一兩

大棗四十枚　芎藭二兩　五味子二兩　當歸二兩

澤瀉二兩　桂心四兩　乾薑二兩　乾地黄三兩

黄連二兩　桑螵蛸三十枚　龍骨二兩　甘草三兩炙

右十六味切。以水一斗五升。如常法煎取三升。去滓。分三服。忌海藻菘菜生葱猪肉蕪荑等物。

古今録驗瀉腎湯。療腎氣不足方。

芒消二兩　礬石二兩熬汁盡　大豆一升

右三味。以水三升。煮取一升二合。去滓。分再服。當快下。出第二十七卷中

又療丈夫腰脚疼。腎氣不足。陽氣衰。風痺虚損。慢慢諸不足。腰背痛。耳鳴。小便餘瀝。風虚勞冷。腎氣丸方。

羊腎二具炙　細辛二兩　石斛四兩　蓯蓉四兩

乾地黄四兩　狗脊一兩黑者　桂心二兩　茯苓五兩

牡丹皮二兩　麥門冬三兩去心　黄耆四兩　人參二兩

澤瀉二兩　乾薑二兩　山茱萸二兩　附子二兩炮

署蕷二兩　大棗一百枚取膏和丸

右十八味擣篩。以棗膏少著蜜合丸如梧子大。以酒服二十丸。漸加至三十丸。日再服。忌猪肉冷水生葱生菜胡荽蕪荑酢物。出第二十五卷中

經心録羊腎湯。療腎氣不足。耳無所聞方。

羊腎一具　芎藭一兩　茯苓二兩　人參三兩

附子一兩炮　桂心二兩　牡丹皮一兩　磁石二兩

當歸二兩　乾地黄三兩　大棗五枚擘　牡荆子一兩碎

右十二味切。以水一斗七升。煮藥腎取一斗。去腎煮取四升。分四服。晝三夜一。忌猪肉冷水生葱胡荽蕪荑酢物。出第四卷中

虚勞裏急方六首

病源虚勞則腎氣不足。傷於衝脉。衝脉爲陰脉之海。起於關元。穴在臍下隨腹直上至咽喉。勞傷内損。故腹裏拘急也。上部之脉微細而卧引裏急。心膈上有熱者。口乾渴。寸口脉陽弦下急。陰弦裏急。故爲胃氣虚。食難用飽。飽則急痛不得息。寸微關實尺弦緊者。少腹腰背下苦拘急痛。外如不喜寒。身憒憒也。其湯熨鍼石。別有正方。補養宣導。今附於後。養生方云。正偃卧。以口徐徐内氣。以鼻出之。除裏急飽食。後小嚥氣數十。令温寒者乾嘔腹痛。從口内氣七十所。大䐜腹小嚥氣數十。兩手相摩。令極熱以摩腹。令氣下也。出第三卷中

深師黄耆湯。療大虚不足。少腹裏急。勞寒拘引。臍氣上衝

胷短氣。言語謬誤。不能食。吸吸氣乏悶亂者方。

黃耆三兩 半夏一升洗 大棗二十枚擘 生薑四兩
桂心四兩 芍藥四兩 人參二兩 甘草二兩炙

右八味切。以水一斗二升。煮取四升。分四服。日夜再。若手足冷。加附子一兩。忌生葱海藻菘菜羊肉餳。

又大建中湯。療內虛絕。裏急少氣。手足厥逆。少腹攣急。或腹滿絃急。不能食。起卽微汗出。陰縮。或腹中寒痛。不堪勞苦。脣口舌乾。精自出。或手足乍寒乍熱。而煩苦酸疼。不能久立。多夢寤。補中益氣方。

黃耆四兩 人參二兩 大棗二十枚擘 當歸二兩
桂心六兩 生薑一斤 半夏一升洗 芍藥四兩
附子一兩炮 甘草二兩炙

右十味切。以水一斗二升。煮取四升。分四服。先服後食。忌海藻菘菜生葱猪羊肉餳冷水等。

又樂令黃耆湯。療虛勞少氣。胷心痰冷。時驚惕。心中悸動。手足逆冷。體常自汗。補諸不足。五藏六腑虛損。腸鳴風濕。榮衛不調百病。又治風裏急方。

黃耆二兩 當歸三兩 烏頭三兩炮去皮尖四片入蜜炙之令黃色
桂心三兩 生薑四兩 蜀椒二兩汗 人參二兩
芍藥二兩 大棗二十枚擘 茯苓二兩 遠志二兩去心
半夏四兩洗

右十二味切。以水一斗五升。煮取四升。分服八合。日三夜再。忌生葱羊肉餳猪肉冷水大酢。千金有橘皮細辛前胡甘草麥門冬無烏頭蜀椒遠志爲十四味

集驗療虛勞裏急諸不足。黃耆建中湯方。

黃耆三兩 桂心三兩 甘草三兩炙 芍藥二兩
生薑四兩 大棗十二枚擘 飴糖一斤

右七味切。以水一斗二升。煮取六升。去滓。內飴糖。令消。適寒溫。服一升。間日可作。嘔者倍生薑。腹滿者去棗。加茯苓四兩。忌生葱海藻菘菜。古今錄驗同 ○此本仲景方。恐是甘草二兩芍藥六兩生薑三兩也。 ○通按當以此爲準與金匱方同

古今錄驗黃耆湯。主虛勞裏急。引少腹絞痛。極攣卵腫縮疼痛方。

黃耆三兩 甘草三兩炙 桂心二兩 芍藥六兩
生薑一斤 大棗十二枚擘 飴糖半斤

右七味切。以水一斗二升。煮取三升。去滓。內糖令消。分服一升。嘔卽除飴糖。忌海藻菘菜生葱。

又黃耆湯。療虛勞裏急。少腹痛。氣引胷脅痛。或心痛短氣方。

芍藥六兩 黃耆四兩 甘草二兩炙 桂心二兩

乾薑四兩　當歸四兩　大棗十二枚　飴糖六兩

右八味切。以水一斗。煑取三升。去滓。下飴糖令消。分三服。忌海藻生葱菘菜。並出第二十三卷中

虛勞心腹痛方二首

病源虛勞者。臟氣不足。復爲風邪所乘。邪正相干。冷熱擊搏。故令心腹俱痛。出第三卷中

古今録驗療虛勞。腹中痛。夢失精。四肢痠疼。手足煩熱。咽乾口燥。并婦人少腹痛。芍藥湯方。

芍藥六兩　桂心三兩　甘草三兩炙　生薑四兩

大棗十二枚擘　飴糖一斤

右六味切。以水九升。煑取三升。去滓。下糖。分服七合。日三夜一。忌海藻菘菜生葱。此仲景小建中湯方本云甘草二兩生薑三兩

又建中黃耆湯。療虛勞短氣。少腹急痛。五藏不足方。

黃耆三兩　甘草三兩炙　桂心三兩　生薑一斤薄切

飴糖半斤　大棗十二枚擘

右六味切。以水一斗。煑取三升。去滓。下糖。温服一升。日三。忌海藻菘菜生葱。並出第三卷中

虛勞偏枯方一首

病源夫勞損之人。體虛易傷風邪。風邪乘虛客於半身。留在肌膚。未即發作。因飲水。水未消散。即勞於腎。風水相搏。乘虛偏發。風邪留止。血氣不行。故半身手足枯細爲偏枯也。出第四卷中

古今録驗主新飲水未散而交接。令人偏枯。身偏不足。乾地黃丸方。

乾地黃五分　乾漆四分熬　萆薢三分　防風二分

椒一分汗　附子二分炮　烏頭一分炮

右七味擣篩。以蜜和丸如梧子。每服三丸。漸加至五丸。酒下。日三。以知爲度。忌蕪荑豬肉冷水。出第二十四卷中

虛勞骨熱方二首

集驗枸杞湯。療虛勞。口中苦渴。骨節煩熱或寒方。

枸杞根白皮五升切　麥門冬一升去心　小麥二升洗

右三味。以水二斗。煑麥熟。藥成。去滓。分服一升。差止。出第五卷中

古今録驗療虛勞少氣。骨節中微熱。諸疼痛。枸杞湯方。

枸杞葉十斤　乾薑二兩　桂心一兩　甘草五兩炙

大麻子人二升

右五味切碎。以河水三斗。煮取九升。去滓。每服一升。日三。忌海藻菘菜生葱。出第二十三卷中

虛勞虛煩不得眠方八首

病源夫邪氣之客於人也。或令人目不得眠者。何也。曰五

穀入於胃也。其糟粕津液宗氣分爲三隧。故宗氣積於胷中。出於喉嚨。以貫心肺而行呼吸焉。榮氣者。泌其津液注之於脉。化而爲血。以營四末。內注五藏六腑。以應刻數焉。衛氣者。其出悍慓疾利。而先行於四末分肉皮膚之間而不休息也。晝行於陽。夜行於陰。其入於陰也。常從足少陰之分。行於五藏六腑。今邪氣客於五藏六腑。則衛氣獨營於外。行於陽不得入於陰。行於陽則陽氣盛。陽氣盛則陽蹻滿。不得入於陰。陰氣虛。故目不得眠也。出第三卷中

深師小酸棗湯。療虛勞不得眠。煩不可寧者方。

酸棗人二升　知母二兩　生薑二兩　甘草一兩炙

茯苓二兩　芎藭二兩

右六味切。以水一斗。煑酸棗人。減三升。內藥。煑取三升。分三服。一方加桂二兩。忌海藻菘菜酢物。出第三卷中

小品流水湯。主虛煩不得眠方。

半夏二兩洗十遍　粳米一升　茯苓四兩

右三味切。以東流水二斗。揚之三千遍令勞。煑藥取五升。分服一升。日三夜再。忌羊肉餳醋物。有半夏必須著生薑四兩。不爾戟人咽。不審古方何以如此。今改正之。

集驗療虛煩悶不得眠。千里流水湯方。

半夏三兩洗　生薑四兩　麥門冬三兩去心　酸棗人二兩

甘草二兩炙　桂心三兩　黃芩二兩　萆薢二兩

人參二兩　茯苓四兩　秫米一升

右十一味切。以千里流水一斛。煑米令蟹目沸。揚之萬遍。澄清一斗。煑諸藥取三升。分三服。忌海藻菘菜羊肉餳酢物生葱。

又煩悶不得眠方。

生地黃五兩　香豉五合綿裹　人參二兩　粟米三合

茯苓四兩　知母四兩　麥門冬三兩去心　前胡三兩

甘草二兩炙　枸杞根皮五兩

右十味切。以水八升。煑取二升七合。去滓。分四服。忌海藻菘菜蕪荑酢物。

延年酸棗飲。主虛煩不得眠并下氣方。

酸棗二升　茯苓三兩　人參三兩　生薑一兩半

麥門冬一兩去心　橘皮二兩陳者　杏人二兩去皮尖碎　紫蘇二兩

右八味切。以水七升。煑取一升半。分再服。忌大酢。

又酸棗飲。療虛煩不得眠。肋下氣衝心方。

酸棗人一升　人參二兩　白术二兩　橘皮二兩

五味子二兩半　桂心一兩　茯苓二兩　生薑四兩

右八味切。以水六升。煑取二升半。去滓。分三服。忌桃李雀肉生葱酢物。蔣孝璋方

又酸棗飲主虛煩不得眠方。

酸棗人一升　茯神二兩　人參二兩　生薑三兩

右四味切，以水五升，煮取一升二合，去滓，分再服。忌酢物。蔣孝璋處

又茯神飲，療心虛不得睡，多不食，用此方。

茯神四兩　人參三兩　橘皮二兩　甘草一兩半炙

生薑二兩　酸棗人一升

右六味切，以水一斗，煮取二升，去滓，分三服。忌海藻菘菜酢物。蔣孝璋處。並出第十一卷中

病後不得眠方二首

病源大病之後，腑藏尚虛，榮衛未和，故生冷熱。陰氣虛，衛氣獨行於陽，不入於陰，故不得眠。若心煩而不得睡者，心熱也。若但虛煩而不得卧者，膽冷也。出第三卷中

集驗溫膽湯，療大病後虛煩不得眠，此膽寒故也，宜服此湯方。

生薑四兩　半夏二兩洗　橘皮三兩　竹茹二兩

枳實二枚炙　甘草一兩炙

右六味切，以水八升，煮取二升，去滓，分三服。忌羊肉、海藻、菘菜、餳。出第五卷中

古今錄驗療虛勞客熱，百病之後，虛勞煩擾，不得眠卧，骨間勞熱，面目青黃，口乾煩躁，傴僂渠斤切煩也不自安，短氣乏少，食不得味，縱食不生肌膚，胃中痰熱，煩滿憒悶，大竹葉湯方。

甘草二兩炙　小麥五合完用　黃耆二兩　人參二兩

知母二兩　大棗二十枚擘　半夏三兩洗　栝樓一兩

粳米一升　黃芩一兩　當歸二兩　生薑四兩

前胡二兩　芍藥二兩　麥門冬六合去心　龍骨三兩

桂心三兩　竹葉切一兩

右十八味切，用東流水二升，煮取五升，去滓，分服一升，日三夜二，不過兩劑，如湯沃雪，効。忌海藻、菘菜、羊肉、餳、生葱。

虛勞百病方五首

廣濟療虛勞百病，腎瀝湯方。

羊腎一具去脂切八片　茯苓三兩　五味子二兩

肉蓯蓉三兩　牛膝二兩　防風二兩　黃耆二兩

澤瀉二兩　五加皮二兩　地骨皮二兩　磁石六兩

桂心二兩

右十二味切，以水一斗五升，先煮腎，取一斗，去腎，入諸藥，煎取三升，去滓，分溫服，服別相去如七八里久，不利。春夏秋三時並可服之。忌生葱、酢物、油膩、陳臭。出第四卷中

古今録驗彭祖丸。無所不療延年益壽。通腑藏安神魂寧心意。固榮衛。開益智慧。寒暑風濕氣不能傷又療勞虛風冷百病方。

栢子人五合　石斛三兩　天雄一兩炮　巴戟天三兩去心
續斷三兩　天門冬三兩去心　澤瀉二兩　菟絲子五兩
人參二兩　乾地黄四兩　薯蕷二兩　遠志二兩去心
蛇牀子五合取人　鍾乳三兩鍊研成粉　覆盆子五合　蓯蓉六兩
山茱萸二兩　杜仲三兩　菖蒲二兩　五味子五兩
桂心四兩　茯苓二兩

右二十二味擣篩蜜和丸如梧子。服八丸。日再。漸加至十九丸。本方與天門冬散方同。但以覆盆子代菊花。先服藥。齋五日不食脂肉菜五辛。藥宜以酒服。勿令醉。服二十日斷白瀝。三十日漸脫。六十日眼童子白黑分明。不復淚出。溺血餘瀝斷。八十日白髮變黑。腰背不復痛。行步脚輕。百五十日都差。意氣如年少時。諸病皆除。長服如神。忌鯉魚生葱猪羊肉冷水酢物蕪荑餳。

經心録鍾乳散。療傷損虛乏少氣虛勞百病。令人丁壯能食。去風冷方。

鍾乳粉五分用　附子五分炮　白朮十四分　防風十分
牡蠣十分熬　栝樓十分　乾薑五分　桔梗五分
茯苓五分　細辛五分　桂心五分　人參五分

右十二味擣篩為散。以酒服方寸匕。日二。漸加至二匕。忌食生菜生葱猪肉冷水桃李雀肉大酢。

又更生散。療虛勞百病方。

防風十分　栝樓十分　鍾乳十分粉　赤石脂十分
海蛤十分　乾薑六分　白朮六分　桔梗五分
白石脂十分　細辛六分　人參五分　附子三分炮
桂心三分

右十三味擣篩為散。以酒服方寸匕。日再服。忌猪肉冷水生菜生葱桃李雀肉等。出第四卷中。一方以一分半為一籌以温酒一籌日再

又陸抗膏。療百病勞損傷風濕。補益神効。男女通服之方。

猪脂三升　羊脂二升　牛髓二升並鍊成　白蜜二升
生薑汁三升

右五味先煎猪脂等。次下薑汁又煎。次下蜜復煎。候膏成收之。取兩匙温酒服。又一方。加生地黄三升。忌蕪荑。出第六卷中

虛勞陰痿方七首

病源腎開竅於陰。若勞傷於腎。腎虛不能榮於陰氣。故痿弱也。診其脉瞥瞥如羹上肥者。陽氣微。連連如蜘蛛絲者。陰氣衰。陰陽衰微。而風邪入於腎經。故陰不起。或引少腹

瘍也。養生云。水銀不得令近陰。令消縮。出第四卷中

廣濟療陰痿不起。滴瀝精清。鍾乳酒方。

鍾乳三兩研絹袋盛 附子二兩炮 甘草二兩炙 當歸二兩

石斛二兩 前胡二兩 署預三兩 五味子三兩

人參二兩 生薑屑二兩 牡蠣二兩熬 桂心一兩

菟絲子五合 枳實二兩 乾地黃五兩

右十五味。切。以絹袋盛。清酒二斗漬之。春夏三日。秋冬七日。量性飲之。効。忌海藻菘菜猪肉冷水生葱蕪荑生冷粘食等。出第四卷中

范汪療男子虛勞。陰痿不起。無子方。

杜仲十分 蛇牀子八分 菟絲子五分酒漬 遠志五分去心

茯苓四分 天雄五分炮 澤瀉五分 石斛五分

蓯蓉四分 五味子四分

右十味。擣篩爲散。酒服方寸匕。日再。効。忌猪肉冷水酢物。出第七卷中

備急蓯蓉丸。療瘦弱。益精氣。男子服之外充。婦人服之內補。百病差方。

鍾乳粉三分 萆薢三分 蓯蓉三分 乾地黃六分

薏苡人三分 菟絲子四分

右六味。擣篩。以雞子黃棗膏和丸如梧子。酒服十丸。漸至二十丸。日再服。忌蕪荑。

又遠志丸。療男子痿弱丸。

續斷二兩 署預二兩 遠志二兩去心 蛇牀子二兩

肉蓯蓉二兩

右五味。擣篩。以雀卵和丸如小豆。以酒下七丸至十丸。百日知之。神良。

文仲療陰下濕癢。又瘦弱。粉散方。

白粉 乾薑 牡蠣各三分熬

右三味。擣篩爲散。欲臥時粉陰下。至起亦粉。粉盛疏布袋中撲之佳。此大驗。又方。加蔴黃根三兩。

又方

礬石熬令汁盡 蛇牀子 黃連各三分

右三味爲散。粉之同前。

經心錄雄鵝散。療五勞七傷陰痿。十年陽不起。皆繇少小房多損陽。神女養母得道方。

雄鵝十分熬 石斛三分 巴戟天二分 天雄二分炮

五味子二分 蛇牀子二分 署預二分 菟絲子二分

牛膝二分 遠志二分去心 蓯蓉五分

右十一味。擣篩爲散。以酒服方寸匕。亦可丸服。日三。忌猪肉冷水。出第四卷中

虚勞小便利方五首

病源此繇下焦虚冷故也。腎主水。與膀胱爲表裏。膀胱主藏津液。腎氣衰弱。不能制於津液。胞內虚冷。水下不禁。故小便利也。出第四卷中

深師黄耆湯。療虚乏。四肢沈重。或口乾吸吸少氣。小便利。諸不足方。

黄耆三兩　茯苓二兩　桂心二兩　芍藥二兩

甘草一兩　半夏三兩洗　生薑五兩　當歸一兩

大棗三十枚　人參二兩　桑螵蛸二十枚熬兩片破

右十一味切。以水一斗。煑取四升。分服一升。忌海藻菘菜羊肉餳生葱大酢。出第四卷中

又療虚勞。腹滿食少。小便多。黄耆建中湯方。

黄耆三兩　甘草三兩炙　大棗三十枚　桂心二兩

芍藥四兩　生薑四兩　人參二兩　半夏一升洗

右八味切。以水一斗。煑取三升。去滓。分三服。忌海藻菘菜羊肉餳生葱。古今錄驗同出第十九卷中

又阿膠湯。療虚勞。小便利而多。有人虚勞服散。又虚熱盛。當風取冷。患脚氣喜發動。兼小便利。脉細弱。服此方。利即減。

阿膠二兩　乾薑二兩　麻子一升擣碎　遠志四兩去心

附子一枚炮　人參一兩　甘草一兩炙

右七味切。以水七升。煑六味取三升。去滓。内膠烊銷。分三服。一方云。小便利多日夜數十行。一石五斗者良。忌猪肉冷水海藻菘菜。

小品黄耆湯。療虚勞少氣。小便過多方。

黄耆二兩　麥門冬二兩去心　大棗三十枚擘　芍藥二兩

乾地黄二兩　黄芩一兩　桂心二兩　生薑二兩

當歸二兩　甘草二兩炙

右十味切。以水九升。煑取三升。去滓。分三服。忌海藻菘菜生葱蕪荑猪肉冷水。出第十卷中　一方有黄連一兩

必效療虚勞。下焦虚冷。不甚渴。小便數。黄耆建中湯方。

黄耆三兩　桂心二兩　人參二兩　當歸二兩

芍藥三兩　生薑八兩　膠飴八兩　大棗三十枚

右八味切。以水一斗。煑七味取三升。去滓。下飴烊銷。分三服。若失精加龍骨一兩。白斂一兩。忌生葱。

朝奉郎提舉藥局兼太醫令醫學博士臣裴宗元較正

右廸功郎充兩浙東路提舉茶鹽司幹辦公事張　寔較勘

重訂唐王燾先生外臺秘要方第十七卷終

重訂唐王燾先生外臺秘要方第十八卷目録脚氣上十二門

唐王燾先生外臺秘要方第十八卷

宋朝散大夫守光祿卿直秘閣判登聞簡院上護軍臣林億等　上進

新安後學程衍道敬通父訂梓

脚氣論二十三首

千金論曰。考諸經方。往往有脚弱之論。而古人少有此疾。自永嘉南度。衣纓士人多有遭者。嶺表江東有支法存仰道人等。並留意經方。偏善斯術。晉朝仕望。多獲全濟。莫不由此二公。又宋齊之間有釋門僧深師仰道人述支法存等諸家舊方爲三十卷。其脚弱一方近百餘首。魏周之世蓋無此病。所以姚公集驗殊不慇懃。徐王撰録未以爲意。特以三方鼎峙。風教未一。霜露不均。寒暑不等。是以關西河北之人不識此病。自聖唐開闢。六合無外。南極之地襟帶是重。爪牙之寄。作鎭於彼。不襲水土。往者皆遭。近來中國士大夫雖不涉江表。亦有居然而患之者。良由今代天下風氣混同。物類齊等。所致之耳。然此病初得卽先從脚起。因卽脛腫。時人號爲脚氣。深師云。脚弱者。卽其義也。深師述支法存所用水平山敷施連范祖耀黃素等諸家療脚弱方凡八千餘條。皆是精要。學者尋覽。頗覺繁重。正是方集耳。卒欲救急。莫測指南。今取其所經用灼然有効者。以備倉卒。餘者不復具述。

論何以得之於脚

問曰。風毒中人。隨處皆得作病。何偏著於脚也。荅曰。夫人有五藏。心肺二藏經絡所起在手十指。肝腎與脾三藏經絡所起在足十指。夫風毒之氣。皆起於地。地之寒暑風濕。皆作蒸氣。足常履之。所以風毒之中人也。必先中脚。久而不差。遍及四肢腹背頭項也。微時不覺。痼滯乃知。經云。次傳間傳是也。

論得已便令人覺否

凡脚氣病。皆由感風毒所致。得此病多不令人卽覺。會因他病一度乃始發動。或奄然大悶。經三兩日不起。方乃覺之。諸小庸醫皆不識此疾。謾作餘病療之。莫不盡斃。故此病多不令人識也。始起甚微。食飲嬉戲。氣力如故。唯卒起脚屈弱不能動。有此爲異耳。黃帝云。緩風濕痹是也。

論風毒相貌

夫有脚氣未覺異。而頭項臂膊已有所苦。有諸處皆悉未知。而心腹五内已有所困。又風毒之中人也。或見食嘔吐。憎聞食臭。或腹痛下痢。或大小便澀秘不通。或胷中衝悸。不欲見光明。或精神惛憒。或喜迷忘。語言錯亂。或壯熱頭痛。或身體酷冷疼煩。或覺轉筋。或脚脛腫。或不腫。或胜腿頑痺或時緩縱不隨或復百節攣急或少腹不仁此皆脚氣狀貌也亦云風毒脚氣之候也其候難知當須細意察之不爾必失其機要一朝病成難可以理婦人亦爾又有婦人産後春夏取涼多中此毒宜深慎之其熱悶掣瘲驚悸心煩嘔吐氣上皆其候也又但覺臍下冷㾼愊愊然不快兼小便淋瀝不同生平即是脚氣之候頑弱名緩風疼痛爲濕痺

論得之所由

凡四時之中皆不得久立久坐濕冷之地亦不得因酒醉汗出脱衣靴襪當風取涼皆成脚氣若暑月久坐久立濕地者則熱濕之氣蒸入經絡病發必熱四肢酸疼煩悶若寒月久坐久立濕冷地者則冷濕之氣上入經絡病發則四體酷冷轉筋若當風取涼得之者病發則皮肉頑痺諸處瞤動漸漸向頭凡常之日忽然暴熱人皆不能忍得者當於此時必不得頓取於寒以快意也卒有暴寒復不得受之皆生病也世有勤功力學之士一心注意於事久坐行立於濕地不時動轉冷風來擊入於經絡不覺成病也故風毒中人或先中手足十指因汗毛孔開腠理疎通風如擊箭或先中足心或先中足趺或先中膝以下腨脛表裏者若欲使人不成病者初覺即灸所覺處三二十壯因此即愈不復發也黄帝云當風取涼醉已入房能成此疾

論冷熱不同

問曰何故得者有冷有熱答曰足有三陰三陽寒中三陽所患必冷暑中三陰所患必熱故有表裏冷熱冷熱不同熱者療以冷藥冷者療以熱藥以意消息之脾受陽毒即熱頑腎受陰濕即寒痺

論須療緩急

凡小覺病候有異即須大怖畏決意療之傷緩氣上入腹或腫或不腫胷脅逆滿氣上肩息急者死不旋踵寬者數日必死不可不急療也但看心下急則氣喘不停或白汗數出或乍寒乍熱其脉促短而數嘔吐不止者皆死也

論脉候法

凡脚氣雖復診候多途而三部之脉要須不違四時者爲吉其逆四時者勿治餘如脉經所説此中不復具載其人本黒瘦者易治本肥大肉厚赤白者難愈黒人耐風濕赤白不耐風瘦人肉硬肥人肉軟肉軟則受疾至深難已也

論腫不腫

凡有人久患脚氣不自知别於後因他病發動療之得差後直患嘔吐而復脚弱余爲診之乃告爲脚氣病者曰我平生不患脚腫何因名爲脚氣不肯服湯餘醫以爲石發

狐疑之間不過一旬而死故脚氣不得一向以腫爲候有腫者亦有不腫者其以小腹頑痺不仁者脚多不腫小腹頑後不過三五日即令人嘔吐者名脚氣入心如此者死在旦夕凡患脚氣到心難治以其腎水剋心火故也

論須慎不須慎

凡脚氣之病極須慎房室羊肉牛肉魚蒜蕺菜菘菜蔓菁瓠子酒麪酥油乳糜猪雞鵝鴨有方用鯉魚頭此等並切禁不得犯之并忌大怒唯得食粳米粱米粟米醬豉葱韭薤椒薑橘皮又不得食諸生果子酸醋之食犯之者皆不可差又大宜生牛乳生栗子

論善能療者幾日可差

凡脚氣病枉死者衆略而言之有三種一覺之傷晚二驕狠恣傲三狐疑不決此之三種正當枉死之色世間雖有良醫而病人有性靈堪受入者更復鮮少故雖有騏驥而不遇伯樂雖有尼父而人莫之師其爲枉横亦猶此也今有病者有受入性依法使余療之不過十日可得永差矣若無受入性者亦不須爲療縱令療之恐無差日也非但脚氣諸病皆然良藥善言觸目可致不可使人必服法爲信者施不爲疑者説出第七卷中

病源凡脚氣病皆由感風毒所致也得此病者多不即覺或先無他病而忽得之或因衆病後得之初甚微飲食嬉戲氣力如故當熟察之其狀自膝至脚有不仁或若痺或淫淫如蟲所緣或脚指及膝脛洒洒爾或脚屈弱不能行或微腫或酷冷或痛疼或緩縱不隨或攣急或有至困能飲食者或有不能者或見飲食而嘔吐惡聞食臭或有物如指發於腨腸逕上衝心氣上者或擧體轉筋或壯熱頭痛或胷心忪悸寢處不欲見明或腹内苦痛而兼下者或語言錯亂有善忘誤者或眼濁精神惛憒者此皆病之證也若療之緩便上入腹入腹或腫或不腫胷脅滿氣上便殺人急者不全日緩者或一二三月初得此病便宜速療之不同常病也病既入藏其脉有三品内外證候相似但脉異耳若病人脉得浮大而緩宜服續命湯兩劑若風盛宜作越婢湯加术四兩若脉轉駛而緊宜服竹瀝湯若脉微而弱宜服風引湯二三劑此皆多是因虚而得之若大虚乏短氣可間服補湯隨病體之冷熱而用之若未愈更服竹瀝湯若病人脉浮大而緊駛此是三品之中最惡脉也脉或沈細而駛者此脉正與浮大而緊者同是惡脉浮大者病在外沈細者病在内療亦不異當消息以意耳其形或尚可而手脚未及至弱數日之内上氣便死如此之脉急服竹瀝湯日服一劑湯勢常令相及勿令半日之内

空無湯也若服竹瀝湯得下者必佳也此湯竹瀝多服之皆須熱服之不熱輒停在胷膈更爲人患若已服數劑病及脉勢未折而若脹滿者可作大鼈甲湯下之湯勢盡而不得下者可以丸藥助令得下下後更服竹瀝湯輒令脉勢折氣息料理乃佳江東嶺南土地卑下風濕之氣易傷於人初得此病多從下上所以腳先屈弱然後毒氣循經絡漸入腑藏腑藏受邪氣便喘滿以其病從腳起故名腳氣其湯熨鍼石別有正方補養宣導今附於後養生方導引法云坐兩足長舒自縱身內氣向下使心內氣(一作柔)和適散然後屈一足安膝下努長舒一足仰取指向上使急仰眠頭不至席兩手急努向前頭向上努挽一時各各取勢來去二七遞互亦然去腳疼腰髖冷血冷風痺日日漸損又云覆卧傍視內踵生腰以鼻內氣自極七息除腳中弦痛轉筋腳酸疼腳痺弱又云舒兩足坐散氣向涌泉可三通氣徹到始收右足屈捲將兩手急捉腳涌泉挽足踏手手挽足踏一時取勢手足用力逆氣向下三七不失氣數壽去腎中冷氣膝冷腳疼又云一足屈之足指仰傒急一足安膝頭散心兩足跟出氣向下一手拓膝頭向下急捺一手向後拓席一時極勢左右亦然二七去膝痺疼急又云一足踏地一足向後將足解谿安腨上急努國手偏相向後側身如轉極勢二七左右亦然去足疼痛痺急腰痛(出第十三卷中)

吳氏竊壽蘇長史唐侍中徐王等腳氣方身經自患三二十年各序氣論皆有道理具述灸穴備說醫方咸言揔試但有効驗比來傳用實愈非虛今撰此三本勒爲二卷色類同者編次寫之仍以朱題蘇唐徐姓號各於方論下傳之門內以救疾耳

蘇長史論曰腳氣之爲病本因腎虛多中肥溢肌膚者無問男女若瘦而勞苦肌膚薄實皮膚厚緊者縱患亦無死憂一差已後又不可久立蒸濕等地多飲酒食麪心情憂憒亦使發動晉宋以前名爲緩風古來無腳氣名後以病從腳起初發因腫滿故名腳氣也又有不腫而緩弱行卒屈倒漸至不仁毒氣上陰攻心便死急不旋踵寬延歲月耳然則緩風毒氣得其揔稱矣近來諸醫多宗小品所說粗爲詳悉兩因循舊貫頗爲膠柱肘後單略時有可依集驗亦遵小品胡洽陶公微在梗槩並非身以經患不能原始要終也今略述病有數種形證不同一人經病三十年中便數發每發差異爲療亦殊前用經効後用便增一旬之內變候不等未能深達往往致斃固不可先方救後發也鄙年二十許時因丁憂得此病三十年中已經六七度

發每發幾死。後發時大況雖同。三分論之。二分有異。依舊用差方療。不復有効。更張乃瘳耳。一分同者。毒氣除後。手足緩弱。頑痺不仁。服側子金牙酒。往往得差。此酒脚氣之要也。餘無以加。痿蹷不能動者。服之指期取起。二分異者。毒氣入腹。冷熱不同。已經投藥。虚實亦異。或補或瀉。須臨時變革也。按小品集驗脚氣脉三種。以緩脉爲輕。沈緊爲次。洪數者爲下。自三十年凡見得此病者數百。脉沈緊者多死。洪數者並生。緩者不療自差。大況如此。療之違法。雖輕亦殆。療之得理。雖重可生也。凡脚氣爲疾。不同餘病。風毒不退。未宜停藥。比見病者皆以輕疾致斃。或以病小則言疾自愈。廢藥不服。或已服藥而患未退。諸藥病相違。乃改爲他療。皆自取危殆。如之何。略述所知。以示同病者。

蘇凡脚氣病多以春末夏初發動。得之皆因熱蒸情地憂憒。春發如輕。夏發更重。入秋少輕。至冬自歇。大約如此。亦時有異於此候者。近入京以來。見在室女及婦人。或少年學士得此病者。皆以不在江嶺。庸醫不識。以爲他病。皆錯療之。多有死者。風氣毒行。天下遍有。非獨江嶺間也。既婦人亦病。又非由腎虚而得。卑濕之土。斯病尤衆。不爲此療。寃死極多。深用哀悼。無如之何。夫療脚氣者。須順四時。春秋二時。宜兼補瀉。夏時疾盛。專須汗利。十月以後。乃用補藥。雖小小變通。終不越此法。或有凡人曾以夏時見患汗利得差。冬時遇病還令汗利。冬時見患用補藥得除。夏時遇病還用補藥。此並下愚。專固同之。醫者雖懷濟物之心。翻有致死之効。既未深達。以何差療。又如野葛救饑人乎。今録此方。並經試驗。患者披覽。當狀自療。必有驗効。殊勝庸醫也。幸當傳之。以濟危殆矣。

蘇凡脚氣病雖苦虚羸。要不可補之。補藥唯宜冬月酒中用之。丸散亦不可補。服之臚脹。非瀉不差。唯昆布丸用葶藶子大黃乃佳耳。庸醫多不曉此。謂爲腎虚。多將補藥。有不經劑而斃也。古方多用風引續命湯療之。猶十愈一二。若氣毒少而風多者。若以療脚氣法用療風。則十愈八九矣。如當病用藥。終無不差。脚氣非死病。若不肯療。蓋自取死。非病能殺人也。若在遠無藥物處。病毒深。非灸不能差病者。不論耳中華足藥。病不肯療而致死者。深可痛哉。

蘇夫脚氣病不可常服補藥。補藥多令鼓脹緊實難救也。每月之中。須五六度行利爲佳。縱常服藥。時時取利。亦宜時取汗。當候冷熱隨時消息。不可專一法。覺熱煩口乾。頭面熱悶。即須取冷。覺頑痺不仁。身體強屈冷疼者。便暖將息。此並可解。尋常飲酒。作豉酒服之。大辟風濕。兼利腰脚。晝日莫多卧。須力遨遊。舒暢情性。以勿睡也。

蘇諸毒氣所攻攻內則心急悶不療至死若攻外毒出皮膚則不仁不仁者膏摩之差若未出皮膚在榮衛刺痛者隨痛處急宜灸三五炷即差不必要在孔穴也遠方無藥物處急宜灸之腹背手足諸要穴皆能療此病縱明堂無正文但隨所苦火艾徹處痛便消散此不可不知也又候灸瘡差後瘢色赤白平復如本則風毒盡矣若色青黑者風毒未盡仍灸勿止待肢體輕乃休矣

蘇療脚氣不可全補當依前論隨四時候病虛實療之常宜食犢肉犢蹄鯽魚鱧魚猪兎肉葱芥薤蓴等菜猪肝食法先湯中淺之使纔熟作臠切以醬汁和水并著一抄米薑椒煮令極熟每食下飯大補益消得脚氣生薑蒜豉當食大隹不宜食麪及羊肉蘿蔔蔓菁韭酒醉房室久立冷濕船行水氣夏月屋中濕氣熱氣勞劇哭泣憂憤如此等類好使氣發也初以微發即服煮散以壓之服煮散不必日別二三服量病輕重日一服或二日一服以攘毒耳若毒氣盛非煮散所能救者急服麻黃等湯也毒氣既退唯苦頑痺兩脚緩弱十月服側子酒不至三劑皆即能行

蘇凡脚氣復發或似石發惡寒壯熱頭痛手足冷或似瘧發發作有時又似傷寒脉甚洪急七日以後壯熱既定則脚氣狀見也冷毒盛脹即服金牙酒熱盛脹即服紫雪平平脹者單用檳榔飲子亦差患脚氣人遠行在家常有金牙紫雪不虞病發便能起死諸大湯藥卒求難濟

蘇凡脚氣虛病猛在皮膚毒未入者可服三五劑大小竹瀝湯唯宜多熱者大小續命湯時宜可用不宜多至十劑也石斛酒及鍾乳酒惡於側子而傷緩鈍小石斛散及鍾乳散宜多冷者猶不如側子酒中加鍾乳一二十兩白石英一二斤合漬服之其力數倍兩脚緩弱者服之百日皆起行消息脚氣法依此消息必得氣愈第一忌嗔嗔即心腹煩煩即脚氣發第二忌大語大語即損肺肺損亦發動又不得露脚當風入水以冷水洗脚脚脛尤不宜冷雖暑月常須著綿袴至冬寒倍令兩脛溫暖微有汗是大隹依此將息氣漸薄損每至丑寅日割手足爪甲丑日指寅日足亦宜十二日一度割少侵肉去氣又數須用梳攏頭每梳欲得一百餘梳亦大去氣每旦長展脚坐手攀脚七度虛攀一度令手著脚指漸至脚心脚極踏手極攀每日如此脚氣亦不傷人

唐若頭面及項少似熱氣上即露背膊取冷勿使腰脊冷其背膊冷極厚著衣須如此姑息必漸差若不解將息立見危殆困篤轉加易發致損性命洗面及脚皆須熱湯小添冷水洗之又不得食酸飯不用乘馬若能步行勞筋力

其脚氣自然漸差

凡脚氣病人不能永差至春夏還復發動夏時腠理開不宜卧睡睡覺令人按搦勿使邪氣稽留數勞動關節常令通暢此並養生之要拒風邪法也尋常有力每食後行五百步罷倦便止此脚中惡氣隨即下散雖浮腫氣不能上也出上卷中

服湯藥色目方一十九首

千金風毒之氣入人體中脉有三品內外證候相似但脉有異耳若脉浮大而緩宜服續命湯兩劑應差若風盛宜作越婢湯加朮四兩若脉浮大而緊轉駃者宜服竹瀝湯若病人脉微而弱宜服風引湯兩劑應差此人脉多是因虛而得之若大虛短氣力乏可其間作補湯隨病冷熱而用之若未愈更服竹瀝湯若病人脉浮大而緊駃此是三品之中最惡脉也脉或沈細而駃者此脉正與浮大而緊者同是惡脉浮大者病在外沈細者病在內治亦不異但當消息以意耳其形尚可而手脚未及至弱數日之中氣上便終如此之脉往往有人得之無一存者急服竹瀝湯日服一劑切要湯勢常令相及勿令半日之中空無湯也此湯竹汁多服之若不極熱輒停在胸心更爲人患每服當使極熱若服竹瀝湯得下者必佳也若已服三劑竹瀝湯病及脉勢未折而若腹脹滿可以大鼈甲湯下之湯勢盡而不得下可以丸藥助湯令得下下後更服竹瀝湯趣令脉勢折氣息料理便停得服三十二物八風散佳又初得病便摩野葛膏日再頑痺脚弱都愈乃止若服竹瀝湯脉勢折如未病時氣力轉勝脚故未能行體力充足然後漸微行步病重者差後半年始能扶人行耳既覺脉及體內差但當勤服八風散勿以脚未能行輕加餘療餘療未必得益更生諸惡失此諸療也猥人邊亦勿行野葛膏有人聞竹瀝湯即云恐傷腰脚者即勿與療宜知此法人無受八性者不可醫故也不爲疑者說此之謂也竹瀝湯有三首輕者服前方重者次第服後方此風毒乃相注易病人宜將空鈌服小金牙散以少許塗鼻孔耳門病困人及新亡人喜易人強健人宜將服之亦以塗耳鼻乃可臨近亡人及視疾者絳囊帶一方寸匕男左女右臂上此散毒服宜從少始金牙散方在第十二卷中

病人唯宜服赤小豆飲冬服側子金牙酒續命湯療風毒病初得似天行毒病而脉浮緩終不變駃此不療或數日而死或十日而死或得便不識人或發黃或發斑或目赤或下部穿爛或腿膝穿漏者此最急得之即先服續命湯一劑須服葛根湯麻黃湯下之若故不折更與續命湯兩

三劑必差。此病太急，令湯勢相接，不可使半日闕湯，即便殺人。

又第一竹瀝湯，療兩脚痺弱，或轉筋，皮肉不仁，脹起如腫，按之不陷，心中惡，不欲食，或患冷方。

甘草三兩，炙　秦艽一兩　葛根一兩　附子二枚，炮
黃芩一兩　麻黃一兩，去節　防己一兩　杏人五十枚
防風一兩半　升麻一兩　茯苓三兩　細辛一兩
竹瀝五升　桂心一兩　乾薑一兩

右十五味，切，以水七升，合竹瀝煮取三升，分三服，取汗。忌海藻、菘菜、猪肉、醋物、生菜、生葱。翼方無茯苓、杏人，有白术

又第二大竹瀝湯，療卒中風，口噤不能語言，四肢緩縱，偏痺攣急痛，風經五藏，恍惚恚怒無常，手足不隨方。

竹瀝一斗四升　獨活二兩　芍藥二兩　桂心二兩
防風二兩　麻黃一兩，去節　白术二兩　葛根二兩
生薑三兩　茵芋二兩　細辛二兩　茯苓三兩
防己一兩　烏頭一枚，炮　人參一兩　石膏一兩
黃芩二兩　芎藭二兩　甘草二兩，炙

右十九味，切，以竹瀝煮取四升，分六服，先未汗者取汗，一狀相當即服。忌同。翼方無白术

又第三竹瀝湯，療風毒入人五內，短氣，心下煩熱，手足煩疼，四肢不舉，皮肉不仁，口噤不能語方。

當歸二兩　防風三兩　生薑八兩　白术三兩
人參二兩　黃芩二兩　芎藭二兩　細辛二兩
桂心二兩　茯苓三兩　甘草二兩，炙　附子二枚，炮
秦艽三兩　葛根五兩　升麻二兩　麻黃二兩，去節
蜀椒一兩，汗

右十七味，切，以甘竹汁一斗九升，煮取四升，分五服。忌同。翼方有芍藥、茯神、防己、通草，無茯苓、黃芩、芎藭、升麻、蜀椒、麻黃、生薑。並出第七卷中

千金翼療脚氣常作穀白皮粥防之法，即不發方。

穀白皮切五升，勿取斑者，有毒

右一味，以水一斗半，煮取七升，去滓，煮米粥常食之。出第十六卷中

崔氏療脚氣，夏月須食瓜及瓜飲子方。

生瓜一枚，去蒂，四破，以水五升，煮令爛，去滓　白术二兩　生薑一兩

右三味，切二物，以前汁煮取二升，去滓，分三服。禁食桃李、雀肉等。生瓜恐是木瓜。出第六卷中

又療脚氣毒遍內外，煩熱，口中生瘡者方。

服紫雪，強人服如兩棗大，弱者減之，和水服，當利熱毒。若經服石發熱毒悶者，服之如神，勝三黃湯十劑。備急同

又若冷脹毒悶方。

服金牙散，以湯如桃李許，和散如棗核大服。卒患取利及吐者，一服四分七用之，若神良。(備急同，並出第九卷中)

必効療脚氣方。

蒼耳子(五升)　赤小豆(二升)　鹽(一斤)

右三味，以水一石五斗，緩火煎取五六斗，去滓，別貯。取受斗半鐺於前，泥四面，開一畔入火處，鐺內著所煎汁，用浸脚，纔令沒踝，鐺下微著炭火，常令溫溫。如汁漸盡不沒踝，續續添使沒。浸時仍於蜜房中，牀前遮閉，爲垂脚恐風，不能久坐之，仰卧亦得，連夜浸之彌佳。浸經三日外，其欲食飲常苦饑，便食任食。此一劑藥汁盡，必差。不過用半汁，即可覺漸可。一日兩日食一頓生猪肉鱠大精，此方甚効。

又方

取上好椒未經蒸者，取三大斗，分爲兩袋，袋以布作，長八寸，椒須滿實，勿使虛。即以醋漿水三大升，鹽一大升，內在漿中，即煮椒袋，可經十餘沸即止。其鐺釜底仍微著火，勿使冷。又取冷醋漿一大升，安貯盆中，即取前件袋一枚，內於冷漿盆裏。患人於牀上坐，垂脚牀下，盆安地上，將兩脚踏盆中熱袋上，其椒袋冷熱，令可忍。覺椒袋如冷，即換取釜中熱袋，還准前盆中，以脚踏之。如冷，還於舊釜中，以火溫使熱，更互用之。其牀前可垂氈席到地，勿使風吹脚。如兩脚至膝以來，夆風如蟲行，頭項及四肢身體攙於腹中，如雷鳴，氣下即休。踏椒袋得汗，間覺心氣悶，可取冷飯喫二三口，以鹿脯下。勿食猪羊肉魚及臭穢，又不得食粳米。如須和羹，可以蘇和兼生薑合皮喫。麵餅、蒜、葱、醬、豉、醋等並得食。踏袋得汗已後，覺微利，勿怪之，此是病狀通洩之候。若不差，隔日三日二廻取舊湯袋，依前法踏之，得汗還止。覺腹中緩，空能食，起即停。如未覺損，終而復始，以差爲度。白桑葉膏服之亦可，不相妨。

又方

白椹桑葉切細，取大斗一石，如無葉，即取軟條，還細剉，取一石，以清水一石五斗，於一釜中和上件一石白桑椹葉，即火煮，使常沸，其湯可有五斗許，即濾却葉，更煎可有二斗以來，移於鐺中，又煎取三升以下二升以上，似稠餳即止。每旦空腹服一匙，至日晚又服一匙。如嘔不能下，可和羹和粥和食。能喫不嘔，能服一七日以上，即覺四肢通暢，下洩氣，洩氣以後，兩脚腫勿怪此得藥力是病差候此法已經療五六十人以上異種神効。

又方

大半夏三兩淨削去皮　生薑汁三升

右二味水五升煮取二升去滓空腹一服盡每日一劑。三劑必好。禁羊肉餳。此方梁公家出方始有本奇異神効。並出第三卷中

蘇恭云。凡患脚氣每旦早食任意飽。午後少食。日晚不食彌佳。如饑可食豉粥若瞑不消。及喫難消之物致霍亂轉筋十不一活若晚食不消欲致霍亂者方。

高良薑一兩打碎

右一味以水三升煮取一升頓服盡即消。待極饑乃食一椀薄粥。其藥唯極飲之良若卒無高良薑。取母薑一兩切之以清酒一升煮令極沸并滓飲之雖不及高良薑亦大驗。

又若已覺著脚氣宜服此方。

蒜三升去心切熬令黄色　桃人一升去皮尖雙人熬令紫色　豉一大升熬令香

右三味合和生絹袋盛以美酒一斗漬之夏月三日冬月七日初服半升漸加至二升量增減若盡更著五升美酒漬飲之加椒一二合尤妙。

又方

香豉一升小便一升和漬少時令有稠色去滓平旦空腹服三日一停。三日復作服以差為度

又紫雪療脚氣毒遍内外煩熱口中生瘡狂易叫走及解諸石草熱藥毒發邪熱卒黄等瘴疫毒癘卒死温瘧五尸五注心腹諸疾絞刺切痛蠱毒鬼魅野道熱毒小兒驚癇百病最良方。

黄金百兩　寒水石三斤　石膏三斤　磁石三斤

滑石三斤　玄參一斤　羚羊角五兩屑　犀角五兩屑

升麻一升　沉香五兩　丁子香一兩　青木香五兩

甘草八兩炙

右十三味。以水一斛。先煮五種金石藥。得四斗。去滓後内八物。煮取一斗五升。去滓。取消石四升。芒消亦可用朴消精者十斤投汁中。微炭上煎。柳木篦攪勿住手有七升。投在木盆中。半日欲凝内成研朱砂三兩細研麝香當門子五分内中攪調。寒之二日成霜雪紫色病人強壯者一服二分。當利熱毒。老弱人或熱毒微者。一服一分以意節之。合得一劑。支十年許用。大神妙。不用餘論脚氣病經服石藥發熱毒悶者。服之如神。水和四分服勝三黄湯十劑。以後依舊方用麝香丸下脚氣。或熱脹曾

用。不如金牙散。良。忌海藻菘菜生血物等。

又金牙散方。此方並要。

金牙研　曾青研　礬石研尼褁燒半日　丹砂研

雄黃研　朴消研　寒水石研　代赭研

龍骨研　犀角屑　獺肝炙　鸛骨炙

貍骨炙　巴豆去心皮熬　大黃　野葛皮炙各三分

牛黃別入　麝香別研　升麻　桂心

附子生用去皮　鬼臼　鬼督郵　黃環

蔄根本草有蔄尾此云蔄根即是用蔄尾之根也　青木香

牡蠣熬　蘇合香研別入　常山　茯苓

黃耆　知母　龍膽各二分　露蜂房

玉支　茵草一本作茵芋　鬼箭羽　徐長卿

石長生　蜀漆　當歸　桔梗

白薇各一分　蜈蚣一枚炙　蜴蜥一枚炙　芫青炙

地膽炙　亭長炙各三十九枚　椒四十九枚汗

右四十九味。合擣爲散。以湯如桃李許和散三分七。或如棗核服之。常患者日再服。平患取利。吐者服四分七。若以絳袋褁方寸七三七帶之。辟諸惡厲。忌食生冷、蘆筍、生葱、菜、豬肉、冷水、醋物、陳臭、生血等物。合藥用臘月王相日。勿令穢污風見之。以臘紙褁。得二年用。此藥能冷熱。能虛實。說其功効。卒不盡矣。

凡服藥散酒丸等。但所服者衆。蒙効者寡。或五藏證候不同。七情有所乖舛。分兩參差。冷熱有異。故陶隱居云。醫者意也。古之所謂良醫。蓋以其意量而得其節。是知療病者皆意出當時。不可以舊方醫療。今之人或異於此。病勢少與方題似便。即以和合。病機未察。診候宜然。大同小異。致令乖舛。寔取危殆。如之何。又云代無良醫。枉死者半。此之一言。深可悲也。凡患脚氣者。雖苦虛羸。不得多服補藥。服之臚脹。非瀉不差。但益虛羸也。唯冬月得用補藥。如冬月仍患氣不除者。亦不得服。可斟酌此。大都患氣尋常須微利。但不得大利。益虛耳。凡脚頑至冬則定者多。所以然。冬腎王。王則不受邪。所以腰脚得利也。凡此有五種。冷脚氣。熱脚氣。平平脚氣。大虛脚氣。大實脚氣。或患變作五者。冷者專瀉。亦兼療風毒。尋趂脚氣。乃似傷寒。參差危殆。深須曉識。若不通博。不如不爲。金牙散功少大猛。就中姑息。兼療諸病。蠱毒、注忤、鬼魅、野道、肺瘘、骨蒸、傳屍相易。爲第一藥。用物既多。斟酌用悉。要者乃爲施功。少合之。須得眞好法。得差不要盡劑用之。並出第一卷中

近効療脚氣方。

附子五兩炮　甘草五兩大炙

右二味並細剉，以水五斗，煎取二斗半，置盆中，以版子闊三寸許，橫湯上，共水面平，脚踏版上，以湯將脚。水冷即休。此湯得四五度用，脚氣永除。此方極驗。

又桑煎，療水氣、肺氣、瘫腫，兼風氣方。

桑條二兩，亦用

右一味，細剉如豆，以水一大升，煎取三大合。如欲得多造，准此增加。先熬令香，然後煎。每服肚空喫，或如茶湯，或羹粥。每服半大升，亦無禁忌。

又本方云：桑枝平，不冷不熱，可以常服。療遍體風痒乾燥，脚氣風氣，四肢拘攣，七氣眼暈，肺氣欬嗽，銷食，利小便。久服輕悅耳目，令人光澤，兼療口乾。仙經云：一切仙藥，不得桑煎不服。出抱朴子

桑枝細切一小升

右一味，熬令香，以水三大升，煎取二大升，一日服盡，無問食前後。此服只依前方。

脚氣不隨方五首

崔氏側子酒，療脚氣不隨方。

側子四兩，炮　生石斛八兩，碎　磁石八兩　獨活三兩　秦艽三兩　甘草三兩，炙　紫蘇莖一握　前胡四兩　防風三兩　茯苓八兩　黄芩三兩　五味子四兩　防己三兩　桂心二兩　丹參三兩　蜀椒二兩，出汗　山茱萸四兩　芎藭二兩　細辛二兩　當歸三兩　白术四兩　乾薑三兩　薏苡人一升三合

右二十三味，薄切，絹袋貯，以清酒四升，浸五日。一服四合，日再，細細加至八九合。溫飲，慎生冷、猪肉、蒜、麪。其中間覺熱渴，得飲豉酒，豉仍須蒸暴之。忌海藻、菘菜、桃李、雀肉、生葱、生菜及醋物等。

又煮散方。

地骨皮十二分　麻黄六分，去節　杏人八分，去皮尖兩人　防己二十分　黄芩十分　羚羊角八分，屑　茯苓十二分　澤瀉六分　細辛五分　薏苡人二十分　石斛二十分　人參六分　白术十分　大黄六分　磁石二十分　丹參十分　犀角八分，屑　葶藶子十二分　甘草十分，炙　桂心六分　生薑十二分　前胡八分

右二十二味，擣，以麤葛篩度，攪使極調。三兩爲一劑，以後藥汁二升，煮取一升，頓服之。日服一劑，以小便利爲度。忌海藻、菘菜、生葱、菜、桃李、雀肉、醋等物。

又小飲子法。用煮前散

大棗五枚，擘　桑根白皮五兩　白前二兩　橘皮二分

右四味，切，以水五升，煮取二升，將煮前散，俱如藥法。

又若脚氣上入少腹。少腹不仁。卽服張仲景八味丸方。

乾地黃八兩　澤瀉四兩　附子二兩炮　薯蕷四兩
茯苓三兩　桂心三兩　牡丹三兩去心　山茱萸五兩

右八味擣篩。蜜和爲丸如梧子。酒服二十丸。漸加至三十丸。仍灸三里絶骨。若脚數轉筋。灸承山。若脚脛內稍不仁。灸三陰交。忌猪肉冷水生葱醋物蕪荑。

又脚氣雖差。至冬季間常須服側子酒方。

側子二兩炮　乾薑二兩　石斛八兩　丹參三兩
牛膝二兩　甘草二兩炙　防風三兩　乾地黃四兩
芎藭二兩　當歸三兩　桂心三兩　五味子三兩
白朮二兩　秦艽三兩　防巳二兩　椒二兩汗
獨活三兩　山茱萸四兩　細辛二兩　黃芩二兩
茯苓四兩　附子一兩炮

右二十二味切。絹袋貯。以酒三斗五升浸。秋冬七日。春夏五日。一服四合。日二。細細加之。以知爲度。得食羊鹿麞肉。雞亦得食。忌海藻菘菜猪肉冷水桃李雀肉生葱生菜蕪荑酢物。並出第六卷中

風毒脚弱痺方六首

千金療惡風毒氣。脚弱無力。頑痺。四肢不仁。失音不能言。毒氣衝心。有人病者。但一病相當。卽服。第一服此麻黃湯。次服第二第三第四方。

麻黃一兩去節　防風二兩　大棗二十枚擘　當歸二兩
茯苓三兩　升麻二兩　芎藭二兩　白朮二兩
芍藥二兩　麥門冬二兩去心　黃芩二兩　桂心二兩
杏人三十枚去皮心　甘草二兩炙

右十四味切。以水九升清酒二升。合煮取二升半。分四服。日三夜一。覆令小汗。粉之。莫令見風。忌海藻菘菜生葱桃李雀肉酢物。

第二服獨活湯方。

獨活四兩　乾地黃三兩　芍藥二兩　葛根二兩
桂心二兩　生薑五兩　麻黃二兩去節　甘草二兩炙

右八味切。以水八升。清酒二升。合煮取二升五合。去滓。分四服。日三夜一。犯之一世不愈。忌同脚弱。特忌食瓠子蕺菜。

第三服兼補厚朴湯。并治諸氣欬嗽逆氣嘔吐方。

吳茱萸一升一方用三兩　半夏七兩洗　乾地黃二兩
生薑一斤　芎藭二兩　桂心二兩　厚朴二兩炙
芍藥二兩　當歸二兩　人參二兩　黃耆三兩
甘草三兩炙

右十二味切。以水二斗。煮猪蹄一具。取一斗二升。去上

肥。內清酒三升合煮取三升。分四服。相去如人行二十里久。忌同。

又第四服風引獨活湯。兼補方。

獨活四兩　人參二兩　附子一兩炮　大豆二升
桂心二兩　防風二兩　芍藥二兩　當歸二兩
茯苓三兩　黃耆二兩　乾薑二兩　甘草三兩炙
升麻一兩半

右十三味。切。以水九升。清酒三升。合煮取三升半。去滓。分四服。相去二十里久。忌同。

又療脚弱。神驗防風湯方。

防風三兩　獨活二兩　黃芩二兩　茵芋二兩
葛根二兩　芎藭二兩　細辛一兩　蜀椒一兩出汗
防己一兩　桂心一兩　芍藥二兩　麻黃一兩去節
石膏一兩碎　生薑三兩　烏頭二枚炮　茯苓三兩
甘草二兩

右十七味。切。以竹瀝一斗。煮取四升。去滓。分六服。一日一夜服盡。其間可常作赤小豆飲。有人脚弱。先常服竹瀝湯四劑。未覺增損。作此方後。覺得力云。脉沈細駃風在內者作此湯也。忌海藻菘菜猪肉冷水生葱生菜酢物。

又越婢湯。療風痺脚弱方。

麻黃六兩去節　石膏半斤碎　白朮四兩　大附子一枚炮
生薑三兩　大棗十五枚擘　甘草二兩炙

右七味。切。以水七升。先煮麻黃再沸。去上沫。內諸藥。煮取二升。分三服。覆取汗。一方用附子二枚。忌海藻菘菜猪肉冷水桃李雀肉等。此仲景方本云越婢加朮湯又無附子胡洽云若惡風者加附子一枚多冷痰者加白朮並出第七卷中

大小續命湯中風方二首

唐侍郎大續命湯。主手足攣急及不隨。此方療苦脚氣上。又中風四肢壯熱如火。攣急或縱不隨。氣衝胷中方

當歸二兩　芎藭一兩　桂心一兩　麻黃二兩去節
芍藥一兩　石膏一兩　生薑三兩　人參一兩
防風二兩　黃芩一兩　杏人四十枚　甘草一兩炙

右十二味。切。以水九升。煮取三升。去滓。分四服。忌海藻菘菜生葱等。深師同

又小續命湯。療中毒風。口不能言。咽中如塞。或緩或急。身體不自收。冒昧不知痛處。拘急不得轉側方。

麻黃三兩去節　甘草一兩炙　桂心一兩　石膏二兩
芎藭二兩　乾薑二分　黃芩一兩　當歸二分
杏人二十枚

右九味切以水九升煮取一升去滓分二服薄取汗莫見風不差復作禁如藥法并療久失聲上氣嘔逆面目腫皆愈服湯已多體虛宜兼補忌海藻菘菜生葱等

不仁不能行方三首

千金風引湯療兩脚疼痺腫或不仁拘急屈不得行方

麻黄二兩去節 吳茱萸一兩 獨活二兩 秦艽一兩
石膏二兩 杏人六十枚 白术三兩 茯苓二兩
桂心一兩 人參一兩 細辛一兩 乾薑一兩碎
防風一兩 防巳一兩 芎藭一兩 甘草一兩炙
附子一兩炮

右十七味切以水一斗六升煮取三升分三服取汗佳忌海藻菘菜生葱生菜桃李雀肉酢等物

又小風引湯主中風腰脚疼痛弱者方

獨活二兩 防風二兩 當歸二兩 茯苓三兩
大豆二升 人參三兩 乾薑二兩 附子一枚炮
石斛二兩 甘草二兩炙

右十味切以水九升酒三升煮取三升去滓分四服服别如人行十里又忌海藻菘菜猪肉冷水酢等 一方無乾薑石斛有桂心黄者

又金牙側子酒療風濕痺不仁脚不能行常用古方今新出

側子炮 牛膝 丹參 山茱萸
蒴藋根 杜仲去皮炙 石斛各四分 防風
乾薑 椒汗 細辛 獨活
秦艽 桂心 芎藭 當歸
白术 茵芋各三分炙 五加皮五分 薏苡人一升碎

右二十味並細切絹袋盛清酒四五升漬五六宿初服三合日再服稍加以知爲度患目昏頭旋者彌精忌猪肉冷水生葱生菜桃李雀肉等 方中無金牙未詳其名 並出第七卷中

因脚氣續生諸病方四首

千金云雖患脚氣不妨乳動石發皆須服壓石藥療之夫因脚氣續生諸病者則以餘藥對之或大小便不利則以猪苓茯苓及諸利小便藥療之大便極堅者則用五柔麻人等丸療之遍體腫滿成水病者則取療水方中諸療水之藥療之餘皆倣此更無拘忌 出第七卷中

又猪苓散主虛滿通身腫利三焦通水道方

茯苓 葶藶熬 人參 防風
澤瀉 甘草炙 桂心 白术
狼毒 椒目 乾薑各三分 赤小豆二合
大戟二分 蓯蓉二分半 猪苓三分 女萎三合熬

五味子三分

右十七味擣篩。酒服方寸匕。日三夜一。老小一錢匕。以小便利爲度。忌海藻菘菜生葱桃李雀肉醋等物。

又茯苓丸主水脹。甄權爲安康公處得差方

茯苓　白术　椒目各四分　葶藶六分熬

澤瀉　防己各五分　赤小豆　前胡

芫花熬　桂心各三分　甘遂十二分　芒消五分

右十二味擣末。蜜和丸如梧子。湯服五丸。日一。稍加。以知爲度。忌桃李雀肉生葱醋物。並第二十一卷中

又淮南五柔丸。療秘澀及澼。飲食不生肌膚。虛損不足。三焦不調。和榮衛。利腑藏。補三焦方。

葶藶熬各一兩　前胡二兩　半夏洗　蓯蓉

芍藥　茯苓　細辛　當歸

大黃一斤熬三斗米下

右九味擣篩。蜜和。擣萬杵。食後服十五丸如梧子。日三服。忌羊肉餳生菜醋物。一方有黃芩

又麻人丸。療大便堅小便利而不渴方。

麻子人一升　枳實八兩炙　杏人一升　芍藥八兩

大黃一斤　厚朴一尺炙

右六味擣篩。蜜和丸如梧子。飲服五丸。日三。加至十丸。一本芍藥六兩。此本仲景傷寒論脾約丸方。肘後無杏人。並出第十五卷中

大法春秋宜服散湯方六首千金但云宜服散此又兼湯煎

千金八風散。療風虛面青黑土色。不見日月光。腳氣痹弱。准經面青黑主腎。不見日月光主肝。補腎治肝方。

蓯蓉八分　烏頭二分炮　鍾乳四分研　薯蕷四分

續斷四分　黃耆四分　麥門冬四分去心　五味子二分

澤瀉四分　遠志皮四分去心　菟絲子十四分酒漬

細辛四分　龍膽草四分　秦艽四分　石韋四分去毛

栢子人四分　牛膝四分　杜仲四分　菖蒲四分

蛇牀子四分　山茱萸四分　防風四分　白术四分

乾薑四分　乾地黃四分　茯苓四分　附子五分炮

甘草五分炙　石斛六分　天雄六分炮　萆薢四分

人參五分　菊花十二分

右三十三味擣篩。酒服方寸匕。日三。不知加至二七。

又大八風散。療諸緩風濕痺腳弱方。

巴戟天二分去心　芎藭一分　附子三分炮　黃耆二分

白歛二分　桂心二分　細辛二分　桔梗二分

人參二分　芍藥二分　牛膝四分　薯蕷二分

菊花二分　萎蕤二分　秦艽二分　烏喙四分

牡荊子二分　天雄二分炮　蓯蓉一分　萆薢二分

茯苓四分　遠志四分去心　山茱萸二分　黄芩二分

石斛二分　白术二分　菖蒲四分　礜石二分褁燒半日

厚朴二分炙　龍膽草一分　蜀椒二分汗　五味子二分

右三十二味擣篩。溫酒服半方寸匕。日三。不知。稍增取令微覺爲度。一本有甘草乾薑無芍藥牛膝

又凡脚氣之疾。皆由氣實而死。終無一人以服藥致虚而殂。故脚氣之人。皆不得大補。亦不可大瀉。終不得畏虚。故預止湯不服也。如此者皆死不療。世間大有病人親朋故友遠來問疾。其人曾不經一事。未讀一方。自騁了了。詐作明能。談說異端。或言是虚。或言是實。或云是風。或云是蠱。或道是水。或云是痰。紛紜謬說。種種不同。破壞病人心意。莫知孰是。遷延未定。時不待人。欻然致禍。各自散走。是故大須好人及好名醫。識疾深淺。探賾方書。博覽古今。是事明解者看病。不爾。大悞人事。竊悲其如此者衆。故一一顯析具述病之錄狀。令來世病者讀之。以自防備也。但有一狀。憂恚積思。喜怒悲歡。復隨風濕結氣。欬時嘔吐食。以變大小便不利。時洩利。重下溺血。上氣吐下。乍寒乍熱。卧不安席。小便赤黄。時時惡夢。夢與死人共食飲。入冢神室。魂飛魄散。筋極則傷肝。傷肝則腰背相引。難可俛仰。氣極則傷肺。傷肺則小便有血。目不明。髓極則陰痿不起。住而不卒。骨極則傷腎。傷腎則短氣。不可久立。陰疼惡寒。甚者卵縮。陰下生瘡。濕痒搔之不欲止。汁出。此皆爲腎病。甚者多遭風毒。四肢頑痺。手足浮腫。名曰脚弱。一名脚氣。醫所不療。此皆主之方。

天門冬三斗半去心擣壓取令汁盡　麕骨一具碎以水一石煮取五斗澄清

枸杞根切三斗半淨洗水二石五斗煮取一斗三升澄清　酥三升鍊

生地黄切三斗半擣壓如天門冬法　白蜜三升鍊

右六味。並大斗。銅器中微火先煎門冬地黄汁。減半。乃合煎取大十二斗。下後散藥。煎取一斗。內銅器中。重釜煎。令隱掌可丸。平旦空腹酒服如梧子二十丸。日二。稍加至五十丸。擇四時王相日合之。

散藥如左

茯苓　柏子人　桂心　白术

萎蕤　菖蒲　遠志肉去心　澤瀉

薯蕷　人參　石斛　牛膝

杜仲　細辛　蔓荆子　獨活

枳實炙　芎藭　黄耆　從蓉

續斷　狗脊黑者　萆薢　白芷

巴戟　五加皮　覆盆子　橘皮

胡麻人　大豆黄卷各二兩　甘草六兩炙

薏苡人一升 蜀椒一兩汗 阿膠十兩炙 鹿角膠五兩炙
大棗一百枚煮作膏 石南二兩 茯神二兩
右三十八味擣篩下飾內煎中有牛髓鹿髓各加三升大佳。小便澀去栢子人加秦艽二兩。乾地黃六兩。陰痿失精去萎蕤。加五味子二兩。頭風去柏子人加菊花二兩防風二兩。小便利陰氣弱去細辛防風加山茱萸二兩。腹中冷去防風。加乾薑二兩。無他疾依方合之。凡此煎至九月下旬採藥。立冬日合而服之。至五月上旬止。若十二月臘日合者。經夏至七月下旬即服之。若停經夏不壞。當於舍北陰處入地深六尺塡沙置藥沙中。上加少土覆之。即經夏不壞也。女人先患熱者得服。冷者勿服。

又大鼈甲湯療脚弱風毒攣痹氣上。及傷寒惡風溫毒及山水瘴氣熱毒。四肢痹弱方。
鼈甲二兩炙 防風一兩 麻黃一兩去節 白朮一兩
吳茱萸五合 知母一兩 升麻一兩 大棗二十枚擘
貝齒七枚燒 茯苓一兩 橘皮一兩 芎藭一兩
杏人一兩 犀角半兩屑 生薑三兩 人參一兩
赤小豆三合 青木香半兩 麝香三銖研 羚羊角一八屑
麥門冬一兩去心 大黃一兩半 薤白十四枚 烏頭七枚炮
石膏一兩碎 雄黃二分研 半夏一兩洗 當歸一兩
萎蕤一兩 芍藥一兩 甘草一兩炙
右三十一味切。以水二斗煮取四升。去滓分六服。相去十里久。得下止。一方用大黃二分。畏下可用一分也。一方用羚羊角二分。毒盛可用三分也。忌海藻菘菜莧菜桃李雀肉醋物羊肉餳等。一方有山茱萸。翼方無知母升麻橘皮芎藭當歸萎蕤

又小鼈甲湯療身體虛脹如微腫。胷心痞滿有氣。壯熱。少腹厚重。兩脚弱方。
鼈甲三兩炙 升麻三兩 黃芩三兩 麻黃三兩去節
羚羊角三兩屑 前胡四兩 桂心三兩 烏梅二七枚擘
杏人三兩 薤白二十莖
右十味切。以水一斗煮取二升七合。去滓分三服。此常用。若體強壯須利者。加大黃二兩。忌莧菜生葱。

又療風虛脚弱。手足拘急攣疼。痹不能行動。脚趺腫上膝。少腹堅如繩約。氣息常如憂恚不能食飲者。皆由五勞七傷。腎氣不足。受風濕故也。宜服內補石斛秦艽散方。
石斛四分 秦艽五分 山茱萸三分 蜀椒二分汗
五味子二分 麻黃三分去節 桔梗三分 前胡三分
白芷二分 白朮二分 附子炮 獨活
天門冬去心 桂心各四分 烏頭五分炮 人參五分

天雄四分，炮　乾薑五分　防風五分　細辛三分

杜仲五分　莽草三分，炙　當歸五分

右二十三物，擣篩爲散，酒服方寸匕，日再服，不知加至二匕。虛人三建皆炮，實人亦可生用。風氣者本因腎虛，既得病後，毒氣外滿，則灸洩其氣，內滿則藥馳之，當其救急，理必如此，至於風消退，四體虛弱，餘毒未除，不可便止，宜服此散，推陳致新，極爲良妙，此既人情可解者，無可疑焉。忌桃李雀肉猪肉冷水生葱生菜鯉魚。並出第七卷中

脚氣嘔逆不下食方二首

文仲爪飲，療脚氣嘔逆不得食方。

生爪一枚，四破，水九升，煮取五升，去滓　白朮四兩　甘草一兩，炙

生薑二兩

右四味，切三物，內爪汁中，煮取二升，去滓，溫分三服。忌桃李雀肉海藻菘菜。生爪恐是木爪，出第九卷中

延年茯苓飲，主脚氣腫，氣急上氣，心悶熱煩，嘔逆不下食方。

茯苓三兩　紫蘇葉三兩　杏人三兩　橘皮三兩

升麻三兩　柴胡三兩　生薑四兩　犀角二兩，屑

檳榔十二枚，并皮子碎

右九味，切，以水八升，煮取二升五合，去滓，分溫三服，如人行八里久。忌酢物。出第十九卷中

脚氣疼不仁方二首

病源此由風濕毒氣與血氣相搏，正氣與邪氣交擊，而正氣不宣散，故疼痛。邪在膚腠，血氣則澀，澀則皮膚厚，搔之如隔衣物，不覺知，名爲不仁也。出第十三卷中

蘇恭療初患脚足皮膚舒緩，足上不仁，膝下疼痛，肩眼動，左脅下氣，每飽食即發，膈上熱，臍下冷，心虛陰汗且疼，兼補煮散方。

黄耆　人參　獨活　芎藭

防風　當歸　桂心　萆薢

防巳各六兩　茯苓　白朮　丹參各八兩

附子生用　甘草炙，各四兩　杏人去皮尖　生地黃

生薑　磁石三十分，碎，如小豆

右十八味，並切，分之爲三十服，服別以生薑二兩，生地黃一兩，杏人十四枚，碎，以水二升，煮取七合，布絞去滓，一服之，常以日晚或夜中服之，不妨公事。如逆嘔者，加半夏一兩，如前加減法。忌猪肉冷水海藻菘菜生葱桃李雀肉酢物羊肉蕪荑及餳。三日以後，並無禁忌。

又側子酒，主脚氣，春夏發，入秋腫消氣定，但苦脚弱不能

屈伸。足上不仁。手指脹悶。不得屈伸。四肢腰頸背皆廢者。
服此酒方。
側子生用　乾薑各五兩生者良　丹參　牛膝各六兩
金牙碎綿裹　磁石如上　生石斛各一斤乾用八兩
石南炙　獨活六兩炙　萆薢　生茱萸
生地黃各十兩乾者用八兩　防風　茯苓各四兩
五加皮　薏苡人各一兩　茵芋炙　椒各一兩汗
桂心　天雄生用　人參　芎藭
當歸　白术　細辛各二兩
右二十五味切。絹袋貯。清酒六七斗。漬之七日。成一服。
一小盞日二三服。量性多少稍加。以痺為度。若婦人服。
去石南。丈夫苦冷。著孔公孽鍾乳等。多至一二斤。少至
七八兩。服此酒時。須隨病內外炙三兩處。以洩氣。忌猪
肉冷水醋物生葱桃李雀肉生菜蕪荑等。並出第一卷中

脚氣衝心煩悶方二十二首

廣濟療脚氣衝心悶。洗脚漬湯方。
糜穰一石內釜中
右一味多煮取濃汁。去滓。內椒目一斗。更煎十餘沸。漬
脚三兩度。如冷溫漬洗。差止。無所忌。
又療脚氣急上衝心悶欲死者方。

檳榔三顆細末　生薑汁三合　童子小便二升新者不須煖
右三味攪頓服。須臾即氣退。若未全差。更服最佳。利三
兩行。無所忌。
又療脚氣心煩悶。氣急卧不安方。
半夏一升湯洗去滑　生薑八兩　桂心三兩　檳榔一兩半末
右四味切。以水八升。煮減半。內檳榔人末。煎取二升八
合。絞去滓。分溫三服。服別相去如人行五六里。進一服。
微利為度。
又療脚氣攻心悶。腹脹氣急欲死者方。
吳茱萸三升　木瓜切二合　檳榔二十顆碎　竹葉切二升
右四味。以水一斗。煮取三升。分三服。得快利即差。忌生
菜熱麪蕎麥蒜等物。
又療腎虛風。脚氣衝心。疝氣下墜。小便數。膝冷腰疼。時時
心悶。氣急欲絕。四肢無力。射干丸方。
射干六分　昆布八分洗　通草四分　犀角六分屑
杏人一分去皮尖熬　漢防已八分　茯苓六分　青木香八分
旋復花四分　白頭翁四分　獨活六分　葶藶子八分熬
右十二味擣篩。蜜和丸如梧子。酒下二十丸。漸加至三
十丸。日再服。不利。空腹服煮檳榔桑根皮下更佳。忌生
菜熱麪蕎麥蒜炙肉粘膩醋物。並第一卷中

崔氏旋復花湯療脚氣衝心欲死者。服之救病困急。此方最先。

旋復花二兩　犀角屑二兩　紫蘇莖一握　桂心一兩

赤茯苓三兩　橘皮二兩　生薑三兩　前胡四兩

乾棗七枚擘　白前一兩　香豉七合綿裹文仲用一升

右十一味切。以水八升。煮取二升四合。分三服。相去十里久。以下氣小便利爲度。忌生葱酢物。

又治脚氣痺痹不仁。兩脚緩弱。脚腫無力。重者少腹氣滿。胷中痞塞。見食卽嘔。或兩手大拇指不遂。或兩脚大拇指不遂。或小便澀。第一療氣滿嘔逆不下食。旋復飲子方。

旋復花二兩　橘皮二兩　生薑三兩　紫蘇莖一握

茯苓三兩　香豉一升綿裹　大棗十枚擘

右七味切。以水八升。煮取二升四合。分三服。服別相去十里久。日一劑。凡服五劑。上氣卽下。小便澀者。加桑根白皮四兩。愼生冷猪肉蒜麪魚粘食。如其服此飲二三劑。氣下訖。卽須服大犀角湯。第一方十四味者是也。服當小便利爲度。如其胷膈中氣滿者。加半夏四兩湯洗。待腹內氣和。脚腫欲消。皮膚猶如隔帛者。宜服犀角麻黃湯一二劑。五日後然服之。忌生葱醋物。

又大犀角湯。療脚氣毒衝心變成水。身體遍腫。悶絕死者方。

犀角屑二兩　桑根白皮四兩　白术二兩　桂心二兩

香豉一升　防己二兩　紫蘇一握　前胡四兩

橘皮三兩　黄芩三兩　茯苓三兩　大棗十枚擘

生薑一兩

右十三味切。以水九升浸一宿。煮取二升七合。或水一斗。煮取三升。分爲三服。服相去如人行十里久。以下氣利小便爲度。忌酢物桃李雀肉生葱等。

又犀角麻黄湯方。

犀角屑二兩　麻黄二兩去節　甘草一兩炙　茯苓二兩

防己二兩　黄芩一兩　石膏三兩　附子一兩炮

白术一兩　芎藭一兩　防風一兩　當歸一兩

生薑三分　細辛一兩　桂心一兩

右十五味切。以水一斗。先煮麻黄。去沫訖。取汁八升。下諸藥。煎取二升七合。分三服。相去十里久。服訖覆取汗。待三四日後。若其皮膚不仁差。卽停。不差宜更服之。不得過三劑。卽差。差訖脚中無力者。宜服獨活犀角湯二三劑卽愈。

又獨活犀角湯。

獨活三兩　犀角屑二兩　石斛二兩先煮　丹參二兩

側子一兩炮　防風二兩　防已二兩　芎藭二兩
生薑三兩　當歸二兩　芍藥三兩　茯苓四兩
桂心一兩半　甘草二兩炙
右十四味，切，以水一斗，煮取二升七合，去滓，分三服，相
去十里久。服訖任卧，不須取汗。凡服三二劑，隔五日一
服。初服此藥，覺腹內氣散，兩脚有力，行動無妨，或可即
停。又可常服香豉酒，灸三里、絶骨各三百壯。
又香豉酒方。
取香豉一斗，以酒三斗，浸三日，取飲任性多少，利即
減之。不利任性，其中用橘皮、生薑調適香味，任意服
盡，復作，以差爲度。並出第六卷中
文仲療脚氣心煩不下食方。
牛乳一升　杏人四十九枚　橘皮一分切　生薑一兩切
右四味，合煎取八合，空心頓服，令盡。虛人或微利，亦無
苦。有人服驗。備急同
又毒氣攻心欲死者方。與蘇、徐木瓜二物相加減用。
吴茱萸四升　淡竹葉一升切
右二味，以水一斗，煮取二升，去滓，分五服。兼主上氣腫
滿。蘇恭云：大快。比加檳榔人四十枚，末之，更快於本方。備急
同。徐王用尋常氣滿，日服一劑，檳榔七枚，合皮碎，橘皮一兩，厚
朴炙，吴茱萸各三兩，生薑四兩，水三升，煮取一升二合，分二
服。此湯性溫，去冷脹，亦蘇家之法。備急同
又若毒氣攻心，手足脉絶，此亦難濟，不得已作此湯，十愈
七八方。千金云治脚氣入腹困悶欲死腹脹茱萸湯方
吴茱萸六升　木瓜二枚切
右二味，以水一斗三升，煮取三升，分三服，或以吐汗，便
活。蘇恭云：服得活甚易，但鐠擊一作急，少時熱悶耳。此方
是爲起死，是高麗老師方，與徐王方相似，故應神妙。備
急、千金、蘇、徐同，方云無木瓜，可取吴茱萸一色煮服。又
方加青木香三兩、犀角二兩屑，亦云此湯起死人。
又脚氣冷毒悶，心下堅，背膊痛，上氣欲死者方。
吴茱萸三升　檳榔四十枚　青木香二兩　犀角三兩屑
半夏八兩湯洗　生薑六兩
右六味，切，以水一斗，煮取三升，分三服，大効。破毒氣尤
良。備急同
又脚氣入腹心悶者方。
濃煮大豆汁，飲一大升，不止更飲。大驗。備急同
又療脚氣入心悶絶欲死者。
半夏三兩洗切　生薑汁二升半
右二味，內半夏，煮取一升八合，分四服，極効。忌羊肉餳

備急同並出第九卷中

蘇恭云。若風熱輕。但毒氣入胃。唯心悶煩。索水灑胷面。乾嘔好叫喚。欲斷絕者。服此犀角湯効方。

犀角屑 青木香 羚羊角屑 人參

竹茹 沉香 射干各二兩 麥門冬去心

茯苓各三兩 麝香 雞舌香各二兩 石膏八兩碎綿裹

右十二味切。以水六升。煮取二升二合。分四服。相去六七里。晚再服。如覺眼明心悟。若強人作三服。此謂救死。巳試大驗。若嘔逆不下食。水漿卽吐出者。加半夏洗四兩 生薑二兩 橘皮一兩 加水一升半。煮取二升三合。忌五辛羊肉餳醋物。唐侍中同出第一卷中

近効救脚氣衝心。此方甚効。

檳榔六顆

右一味擣篩。取童子小便半升。微温和末。強半頓服如一炊久。不轉動。更取半。准前服令盡。得通卽好。甚良。

又療脚氣擡肩喘。并脚氣衝心方。

烏豆二斗

右一味。以水五大斗。煮斟酌有一斗半卽休。分向兩故瓮瓮中。以兩脚各於一瓮中浸。遣人從膝向下捋之。捋百遍以來必差。如無瓮瓮。取故瓦瓮不滲者亦得。極重不過更浸一度必差。房給事用極効

又加減青木香丸方。

崑崙青木香六分 大腹檳榔七分 桂心四分

芍藥六分 枳實七分炙 大黃十分

右六味擣篩。蜜和爲丸如梧子大。以酒若飲任性服十五丸。日二服。稍稍加至大便微微通軟爲度。忌生葱。巳前方療一切脚氣發上衝秘悶。有所不快。卽服三兩日取宣通。亦療卒心痛。腰腎間冷。臘水服亦佳。吳昇方

又療脚氣上衝心狂亂悶者方。

赤茯苓十二分 漢防巳八兩 芍藥十分 檳榔人十二分

甘草八分炙 郁李人十分 枳實八分炙

春著大黃十四分 冬著牛膝十二分

右九味擣篩。蜜和丸如梧子。空腹清酒服十五丸。日再服。漸加至二十丸。以微通洩爲度。利多減丸。冬則去大黃。加牛膝。若體中虛弱。去大黃。加牛膝服亦得。其藥皆須州土上好者。惡藥服無益。忌海藻菘菜酢物生冷油膩雜肉熱麪新炊飯及陳臭難消之物。一切勿食。

又療脚氣衝心。肺氣氣急。及水氣卧不得立驗方

葶藶子四分好者熬令紫色 杏人四分 甘草四分炙

海蛤四分別研如麪 郁李人四分 漢防巳五分

吴茱萸二分　檳榔人六分　大黄七分

右九味擣篩爲散。合研令調和。取蒸餅中裹膏二分。去皮攪和白蜜少許。更於日中擣一千二百杵。方止空腹一服十五丸如梧子。漸漸加至下洩爲度。服艮久。待丸散後可食。忌海藻菘菜。

又准前狀常服方。

白蒺藜子一升炒去刺　五味子八分　牛膝八分

杏人一升　枳實八分炙　甘草五分破炙　人參八分擘不用亦得

車前子二兩　桑根白皮一兩　通草一兩

右十味擣篩。蜜和丸如梧子。空腹一服十五丸。漸漸加至二十五丸。日再服。亦得酒飲任情服。艮久待散可食。忌海藻菘菜牛肉熱麪。潘珍侍御褒城録附

嶺南瘴氣脚氣酒湯散方一十三首

千金夫脚氣之疾。先起嶺南。稍來江東。得之無漸。或微覺疼痺。或兩脛腫滿。行起屈弱。或上入少腹不仁。或時冷時熱。小便秘澀。喘息氣衝喉。氣急欲死。食嘔不下。氣上逆者。皆其候也。是先覺此證。先與犀角旋復花湯方。

犀角三兩屑　旋復花二兩　橘皮三兩　茯苓二兩

大棗二十枚擘　香豉一升　紫蘇莖一握　生薑三兩

右八味切。以水八升。煮取二升七合。分三服。相去十里久。服之以氣下小便利爲度。如其不下。服後大犀角湯。忌醋物。崔氏名小犀角湯備急同

又大犀角湯方。

犀角二兩屑　旋復花二兩　白朮二兩　桂心二兩

防己二兩　黄芩二兩　生薑三兩　香豉一升綿裹

橘皮三兩　茯苓三兩　前胡四兩　桑根白皮四兩

紫蘇莖一握　大棗十枚擘

右十四味切。以水九升。煮取二升七合。分三服。相去十里久。取下氣爲度。若得氣下小便利。脚腫即消。能食。若服湯訖不下。氣急不定。仍服後湯。忌桃李雀肉生葱醋物。以上二方並出崔氏文仲同

又方

甘草二兩炙　犀角二兩屑　防風二兩　桂心三兩

杏人二兩　獨活二兩　防己二兩　石膏四兩

芎藭二兩　麻黄三兩去節　生薑三兩　白朮二兩

當歸二兩　羚羊角二兩屑　黄芩一兩

右十五味切。以水二斗。先煮麻黄。取八升汁。下藥煎取三升。分三服。相去十里久。三服訖。覆取汗。五日後更服一劑。取汗同前。忌海藻菘菜桃李雀肉生葱。

又療脚氣初發。從足起至膝脛腫骨疼者方。

取萆麻葉切擣。蒸薄裹之。日二三易卽消。萆麻子似牛萆蟲。故名萆麻也。若冬月無萆麻。取蒴藋根擣碎。和酒糟三分。根一分。合蒸熱。及熱封裹腫上如前法。日二。卽消。亦治不仁頑痹。

又若腫已入胜。至少腹脹小便澀少者方。

取烏特牛尿一升一服日再服。取消乃止。（翼方云羸瘦者二分尿一分牛乳合煮浮結乃服之）

又若腫已消。仍有此候者。急服此湯方。

麻黄（二兩去節）　半夏（一兩洗）　生薑（五兩）　射干（二兩）
獨活（三兩）　犀角（一兩屑）　羚羊角（一兩屑）　青木香（一兩）
橘皮（一兩）　杏人（一兩）　人參（二兩）　升麻（一兩）
吳茱萸（一升）　茯苓（二兩）　防已（二兩）　前胡（二兩）
枳實（二兩炙）

右十七味切。以水九升。煮取四升。分五服。相去二十里久。中間進少粥以助胃氣。此湯兩日服一劑。取病氣退乃止。以意消息之。若熱盛喘煩者。加石膏六兩。生麥門冬一升去心。去吳茱萸。若心下堅。加鼈甲一兩炙。忌羊肉醋物餳莧菜。（以上三方出蘇長史並出第七卷中）

又大金牙酒。療瘴癘毒氣中人。風冷濕痹。口喎面戾。半身不遂。手足拘攣。歷節腫痛。甚者少腹不仁。名曰脚氣。無所不療方。

金牙（一斤）　側子（三兩炮）　附子（三兩炮）　天雄（三兩炮）
人參（二兩）　蓯蓉（三兩）　茯苓（二兩）　獨活（半斤）
當歸（三兩）　白朮（三兩）　防風（三兩）　黄耆（三兩）
薯蕷（三兩）　細辛（三兩）　桂心（三兩）　茵芋（二兩）
石南（三兩）　芎藭（三兩）　地骨皮（三兩）　五加皮（三兩）
磁石（十兩）　丹參（五兩）　杜仲（三兩）　萆薢（三兩）
牛膝（五兩）　狗脊（三兩）　萎蕤（三兩）　薏苡人（一升）
白芷（三兩）　麥門冬（一升）　生石斛（八兩）　厚朴（三兩炙）
枳實（三兩）　桔梗（三兩）　生地黄（切二升）　蒴藋（四兩）
黄芩（三兩）　遠志（三兩去心）　荆子（三兩）

右三十九味切。以酒八斗漬七日。溫服一合。日四五夜一。石藥細研如粉。別絹袋盛。共藥同漬。藥力和善。主療極多。凡是風虛四體小覺有風疴者。皆須將服之。無不療者。服者一依方合之。不得輒信人大言浪有加減也。忌豬肉冷水生葱生菜桃李雀肉蕪荑等。（並出第七卷中）

又小金牙散。療南方瘴癘疫氣。脚弱。風邪鬼注方。

金牙（五分）　牛黄（一分）　天雄（二分）　萆薢（二分）
黄芩（二分）　麝香（二分）　蜀椒（二分汗）　由跋（二分）
雄黄（二分）　朱砂（二分）　烏頭（二分）　細辛（三分）

萎蕤三分　桂心二分　莽草二分　犀角二分
乾薑三分　黃連四分　蜈蚣一枚長六寸者炙

右十九味擣篩。合牛黃麝香擣三千杵。溫酒服錢五匕。日三夜二。以知爲度。絳囊盛帶。男左女右一方寸匕。省病問孝不避夜行塗鼻人中。晨昏霧露亦塗之。忌豬肉冷水生血物生菜等。出第十二卷中

延年療得嶺南瘴氣熱煩短氣。心悶氣欲絶方。

香豉一升　梔子十四枚擘　升麻二兩

右三味切。以水四升煮取一升半。分爲三服。卽定也。

又嶺南瘴氣面脚腫。作寒作熱似瘧狀。脚腫氣上。心悶欬嗽。攤緩頑痺方。

大麻人一兩綿裹　升麻一兩　射干一兩　菖蒲一兩
甘草一兩炙　麻黃一兩去節　大黃一兩別浸　豉三合綿裹
芒消半兩

右九味切。以水六升煮取二升。去滓。乃內芒消。分三服。微利一二行。解毒熱。忌羊肉餳海藻菘菜。並出第十九卷中

蘇唐豉酒。若能常飲此酒。極利腰脚。嶺南常服此酒必佳。及卑濕處亦准此。又恐有脚氣似者。卽宜服之方。

香豉三升　美酒香者一斗

右二味。先取香豉三升。三蒸三暴乾。內一斗酒中漬三宿。便可飲。隨人多少。用滓薄脚良。

又方

大豆新者一斗九蒸九暴

右一味。以美酒三斗。漬三宿。便可隨性多少飲。盡復作。常服甚佳。

又方

香豉三升　犀角八兩末之

右二味。其豉如前。用一生絹袋貯。用好美酒九升。漬之五日許。其犀角末散著袋外。每服常攪令犀角味入酒中。服三合。量性增減。日三服。其酒夏月勿作。多恐壞。可用此方。豉三合。橘皮生薑葱細切。任意調和。先熬油令香。次下諸物熬熟。以綿裹內鐺中。著酒任意性飲之。並出上卷中

較勘

右迪功郎充兩浙東路提舉茶塩司幹辦公事張　寔

重訂唐王燾先生外臺秘要方卷第十八終

重訂唐王燾先生外臺秘要方第十九卷目録脚氣下一十六門

唐王燾先生外臺秘要方第十九卷

宋朝散大夫守光祿卿直秘閣判登聞簡院上護軍臣林億等　上進

新安後學程衍道敬通父訂梓

脚氣腫滿方二十九首

病源此緣風濕毒氣搏於腎經。腎主水。今爲邪所搏。則腎氣不能宣通水液。水液不傳於小腸。致水氣擁溢腑藏。浸漬皮膚。故腫滿也。出第十三卷中

千金翼溫腎湯。主腰脊膝脚浮腫不隨方。

茯苓　乾薑　澤瀉各二兩　桂心三兩

右四味。切。以水六升。煮取二升。分爲三服。忌酢物生葱。

又療脚氣初發。從足起至膝脛腫骨疼者方。

烏牛尿一服一升。日二服。腫消止。羸瘦者二分尿一分牛乳合煮。乳結乃服之。

又方

生猪肝一具。細切。以淡蒜齏食之令盡。若不盡者。分再食之。並出第十六卷中

崔氏療脚氣遍身腫方。

大豆二大升以水一斗煮取五升去豆　桑根白皮一握切　檳榔二七枚碎　茯苓二兩切

右四味。將三物以前豆汁浸經宿。煮取二升。絞去滓。添酒二合。內藥中。隨多少服之。忌酢物。救急同

又療遍身腫小便澀者。用麻豆方主之療脚腫氣。

烏豆一斗水四斗煮取一斗半去豆　桑根白皮切五升　大麻子二升熬研碎

右三味。以豆汁內藥。煎取六升。一服一升。日二服。三日令盡。

又方

烏豆五升　桑根白皮切四升二物以水二斗煮取一斗半去滓　大麻子人一升熬　橘皮二兩　升麻二兩　杏人二兩　猪苓二兩　丹參三兩　生薑二兩切

右九味。切。將七物內前桑皮豆汁中。煮取四升。朝二服。相去如三食久。藥消進食。食消又更進二服。此二方並唐尚書送

又療脚氣及腰腎膀胱宿水及痰飲。桃花散方。

收桃花。陰乾。量取一大升。但隨虛滿。不須按捺。擣爲散。紗羅下之。溫清酒和一服令盡。通利爲度。空腹服之。須臾當轉。可六七行。但宿食不消化等物摠瀉盡。若中間覺饑虛。進少許軟飯及糜粥。極安穩。不似轉藥。虛人癈朝謁。但覺腰脚輕快。使人踴躍。食味倍佳。脚先腫者。一宿頓消。如囊中貯物傾却相似。又無毒。易將息。唯忌胡荽猪肉。三月內服。虛大都消息慎生

冷酸滑五辛酒麪及粘食肥膩。四五日外，諸食復常。

又余見古方論云：脚氣但腫不悶，經服利藥，法令人渴。但腫縱不服利藥，亦遣人渴，宜利方。

取大麻子熬令香，和水研，取一大升，別以三大升水煮一大升赤小豆，取一升汁，即内麻汁，更煎三五沸，渴即飲之，冷熱任取，安穩。饑時噉豆亦佳。而利小便，止渴消腫大良。穀葉及桑白皮熬炙爲飲，飲之亦良。腫盛力弱不堪大藥者，取牛乳一小升，烏牛尿一小升，無烏牛尿，用黄者亦得，和調分三服，相去十里久，小便大利，脚腫即頓消。若一劑不除，隔一二日更服。氣力好者依前服，羸弱者每日平旦唯一服六七合，以差乃止。忌雜肉。並出第六卷中

文仲大麻子酒方，療脚氣上，脚腫，小腹痺。

大麻子一升，碎研，清酒三升漬三宿，温服隨性。兼療頭風，補益。此一方傳用大良。備急同

又療脚氣滿，小便少者方。

檳榔四十枚，切　大豆三升　桑根白皮切，二升

右三味，以水二斗，煮取六升，分六服，間粥亦得。若冷脹，加呉茱萸二升，生薑二兩，用亦良。備急同

又療脚氣，非冷非熱，老人弱人脹滿者方。

檳榔穀汁中或茶飲中、豉汁中服檳榔人散方寸匕，利甚快穩良。備急同

又脚氣滿方。

大豆一升，以水四升煮之令熟，去滓，取桑根白皮切一大升，和豆汁重煎之，厚薄如酪，布絞去滓，空腹日再。備急同

又徐王枳實散，宜春秋服，消腫利小便，兼補療風虚冷脹不能食方。

枳實半斤，炙　桂心一斤　茯苓　白朮各五兩

右四味爲散，酒服方寸匕，日三服，加至二七。忌生葱、酢物、桃李、雀肉等。備急同

又手脚酸痛兼微腫方。

烏麻五升，微熬碎之

右一味，以酒一升漬一宿，隨多少飲之，盡更作大佳。備急同

又若身腫氣攻心者方。

生豬肉去脂，以漿水洗，於兩板中壓去汁，細切作膾，蒜虀噉之，日二頓，下氣除風。此方外國法。備急同

又捋脚方。

擣烏麻碎，水煮漬捋，大驗。

又方

水煮杉木浸捋脚。去腫滿。大驗。備急同

又脚洪腫方。

取小豆一升。和穀楮心一握熟煮。喫三二升即差。如湯沃雪良。此二方經用効。備急同並出第九卷中

救急療風水毒氣遍身腫方。

穀楮白皮三兩 橘皮一兩 桑根白皮五兩東引者 紫蘇 生薑各四兩 大豆二小升

右六味切。以水九升。煮取一大升。絞去滓。分爲四服。其藥並須煖。不過三劑必當差。百日來唯禁大酢。出第七卷中

必効主脚氣數發。通身滿妨氣急者方。

取大麻子一升碎。以小便二升煮。取一升。去滓。頓服之。蘇唐徐同出第三卷中

蘇恭療下焦冷。腫滿胷塞。吐不下食者。兼去温毒方。

防巳 芍藥各二兩 枳實炙 獨活 防風 桂心各三兩 生薑八兩 葛根三兩 半夏一升洗

右九味切。以水九升。煮取三升。分作四服。相去八九里久。中間食少粥。一方無防巳枳實。加附子二兩炮。餘依本方。忌羊肉餳生葱。出上卷中

唐侍中療苦脚氣攻心。此方甚散腫氣。極驗。

大檳榔七枚合子碎 生薑各二兩 橘皮 吴茱萸 紫蘇 木瓜各一兩

右六味切。以水三升。煮取一升三合。分再服。忌如藥法。

又葶藶丸。療水氣及脚并虚腫方。

葶藶子七分生用 牽牛子 澤漆葉 海藻洗去鹹炙 昆布如上炙 桑根白皮炙 甘遂熬 椒目 郁李人各三分去皮 桂心一分

右十味擣篩。蜜和爲丸如梧子。一服十五丸。日再服。加至二十丸。其藥用桑白皮切五合。赤小豆一合。通草一兩切。水二升。煮取一升下藥。忌生葱。出下卷中

蕭亮療脚氣腫盛。因生瘡積年不差。膿血長流。依狀是風毒氣。爲冬間服藥酒擁滯。散在腠理。宜服此方。療風痒及舊癬疥百病。輕腰脚。兼通大腸。療肺中熱毒氣方。

漏蘆 萎蕤 烏蛇脯炙各二十四分 枳實十二分炙 秦艽九分 苦參一斤擣去筋脉取粉 漢防巳八分 玄參二十二分 乾麥門冬十二分去心 白术 黄耆各十二分 大黄二十四分 黄芩八分

右十三味擣篩。蜜和丸如梧子。一服四十丸。日再。漸加至五十丸。無問食前食後服。酒浸藥下之。

又方

牛蒡根切二大升　枳實八兩炙　磁石一斤　薏苡人一升

玄參六兩　烏蛇脯六兩炙　生地黃切二大升　烏豆小粒者一大升

右八味細切。絹袋盛。以好無灰酒一大斗浸經三日。任性多少。將以下前藥。

又洗方。

漏蘆一大升　白斂五兩　甘草三兩炙　蒺藜子

槐白皮　五加根皮各一大升

右六味切。以水二大斗。煮取六升。內芒消半大升。痒即洗。其湯微溫如人體。如瘡熱濕布褟上。忌海藻菘菜。

又解風毒入腰脚暴悶痛飲子方。

生犀角屑　蜀升麻　黃芩　乾藍

漢防已　枳實炙各二兩　漏蘆三兩炙　白斂一兩

梔子人十箇　甘草元闕分兩

右十味切。以水八升。煮取二升三合。絞去滓。分溫三服。不問食前後。忌海藻菘菜酢。此方忌酢，恐更有茯苓。

又溻方。

取前方加大黃三兩。梔子四十顆。取軟白布剪作三二十筒孔。內藥汁中浸濕。傳瘡上。乾即換。

近効療脚氣。兩脚腫滿。暴破衝心。衆醫不差方。

小便三升　黍三斤

右二味相和煮三五沸。將浸脚。日三四度。極神効。其藥於水盆中盛。下著火煖之。如池瓮法。周廻泥塞。然後浸脚。捋使汗出。立効。

脚氣腫滿小便澀方三首

蘇恭防已湯。主通身體滿。小便澀。上氣上下痰水不能食。食則脹者方。

桑白皮五兩　大豆五升，以水二斗并桑白皮煮取一斗，去滓　防已

橘皮　赤茯苓　麻黃去節各三兩　生薑五兩

旋復花一兩　杏人八十枚　紫蘇莖葉切二兩

右十味切。以前件藥汁。煮取三升。去滓。分爲三服。力弱者。分爲五服。相去六七里久。微覆當大汗。小便利。腫氣消下。冷多加茱萸四兩。熱多加玄參四兩。忌酢物。

又腫滿小便少者湯方。

檳榔三十枚合子碎　大豆三升　桑根白皮二升　生薑一斤合皮

右四味切。以水二斗。煮取五升半。去滓。分爲六七服。各相去十里久。再服小便當利。腫即消。瘦弱不能忍者。時復以少粥止之。

又紫蘇湯方。

紫蘇莖一兩　甘草炙　橘皮各一兩半　生薑三兩

檳榔五枚

右五味切。以水五升。煮取二升。分三服。相去十里久。若能長服之。永令氣消下。忌海藻菘菜。並出上卷中

脚氣上氣方五首

病源此繇風濕毒氣。初從脚上。後轉入腹。而乘於氣。故上氣也。出第十三卷中

張文仲礪砂牛膝三物散。療脚氣上氣方。

礪砂　牛膝　細辛各三兩

右藥爲散。酒和服方寸匕。日再。經四五服即効。此方勅賜慕容寶節將軍。服者云神効。蘇恭脚氣方云。是婆羅門法。備急必効同

又脚氣上氣入腹腫方。

野椒根除上皮細剉一升

右一味。以酒二升。投安瓶中。泥頭。煻火燒得一沸。然後温服一盞。甚効。唯忌冷肥物。其餘不禁。並出第九卷中

蘇恭脚氣散。主脚弱上氣。痹滿不能食。常服方。

牛膝　礪砂　細辛　丹參

白朮　郁李人各三兩去皮

右六味。擣篩爲散。酒服方寸匕。日二服。主脹腫下氣。春秋冬三月時得服。夏熱不可服。春秋冬消腫。利小便。兼補療風虚冷脹不能食。忌桃李雀肉生菜。出上卷中

唐療上氣。檳榔湯方。

檳榔二七枚　杏人四七枚去皮尖擣

右二味。以小便一大升。煮取半升。分爲二服。相去五六里許。此方甚下氣。一日一服之佳。如腹中欲須利。檳榔并子擣碎。如前煮取汁。服之即快利也。

又風引湯。療痹滿上氣。遍身脹。膝疼。并去風濕痛方。

大豆三升　附子三兩炮　枳實炙　澤瀉

橘皮各四兩　甘草炙　茯苓　防風各二兩

右八味切。以水二斗。酒二升。煮大豆取一斗。去滓。内藥。煮取三升。分三服。三劑腫消。去大豆澤瀉。更服三劑差。忌豬肉冷水海藻菘菜酢物。並出上卷中

脚氣心腹脹急方四首

病源此繇風濕毒氣。從脚上入於内。與藏氣相搏。結聚不散。故心腹脹急也。出第十三卷中

蘇恭諸脚氣定時候間滿腹脹不能食者。四時俱得服。下氣消脹方。

昆布八兩　射干四兩　茯苓　乾薑各二兩

羚羊角屑　橘皮各三分　杏人五分去皮尖　蓽撥

吳茱萸　大黄各六分大小便澀者著大黄無不須用

右十味擣篩，蜜和爲丸如梧子大，飲服十五丸，利多服七丸，以意消息。不能食者，加白术六分，麴末十分。氣發服巳前丸得定，如不定，作檳榔皮湯壓之。忌酢物、桃李、雀肉等。

又方

檳榔七枚碎　生薑三兩切　橘皮二兩　杏人三十枚

右四味切，以水四升，煮取一升五合，分二服，相去七八里久，或作半劑一服亦得。氣脹發則服之，差止。

又若覺冷氣攻喉方。

當含吴茱萸三五粒，即氣散。

又脚氣夏盛秋歇，毒氣既謝，風緩猶在，若諸病皆退，但苦食腹脹不安，爲氣在咽喉，吐不出，嚥不入，心悶痰滿，食巳吐酢水者，宜此昆布丸。若先服諸藥及湯酒等，兼服之，不相違忤。昆布丸方。一云吴茱萸丸

吴茱萸　華撥　茯苓　白术

麴　葶藶熬　昆布各四兩洗　杏人去皮尖熬

枳實炙　大黄　乾薑各三兩　旋覆花一兩半

橘皮三兩半

右十三味擣篩，蜜和爲丸如梧子，飲服十丸，一本云二十丸，日二服，利多減之，不利加之，常令微利，覺病退則止，發便服之，不可常服，令人瘦。六七日，半合之，或三分減一分，不爾酸敗。一本有半夏六兩，以湯洗，熬之，射干三兩，又一本無旋覆花、乾薑、大黄、杏人、橘皮。忌羊肉、餳、桃李、雀肉、酢物。並出上卷中

脚氣寒熱湯酒方一十首

千金甘草湯，療脚弱，舉身洪腫，胃反，食穀吐逆，胷中氣結不安，而寒熱下痢不止，小便難，服此湯，即益，亦服女麴散利小便，腫消，服大散摩膏有驗方。

甘草一兩炙　人參一兩　半夏一升洗　桂心三兩

小麥八合完用　大棗二十枚擘　生薑八兩　吴茱萸二升

蜀椒三兩出汗

右九味切，以水一斗三升，煮麥取一斗，去麥，內諸藥，煮取四升，一服六合，作六服。忌海藻、菘菜、羊肉、餳、生葱。

又若寒熱日再三發，可服此常山甘草湯方。

常山三兩　甘草一兩半

右二味切，以水四升，煮取一升半，分三服，相去五里久，進一服。忌海藻、菘菜、生葱、生菜。

又白术膏酒，療脚弱風虚，五勞七傷，萬病皆主之方。

生白术淨洗，一石五斗，仍須揀擇，擣取汁三斗，煎取半

濕荆二十五束，束別三尺圍，各長二尺五寸，徑頭二寸，火燒取瀝三斗，煎取半

青竹三十束束別三尺圍各長二尺五十徑頭一寸燒取瀝三斗煎取半

生地黃五大斤麤大者擣取汁三斗煎取半

生五加根三十斤淨洗訖剉於大釜內以水四石煎之去滓清澄取汁七斗以銅器中盛大釜內水上煎之取汁三斗五升其煎諸藥法一準五加法

右件白术等五種藥揔計並訖得汁九斗五升上糯米一石五斗上小麥麴八斤暴乾末之以藥汁六斗漬麴五日待麴起第一淨淘米七斗令得三十遍以上下米置淨席上以生布拭之然後炊之下饙以餘藥汁澆饙調強弱更蒸之待饙上痲生然後下於席上調強弱冷熱如常釀法醖之蜜蓋頭三日後第二酘更淘米四升一如前法酘之三日後即加藥如左

桂心六兩 甘草六兩炙 白芷六兩 當歸六兩

芎藭六兩 麻黃六兩去節 乾薑一斤 五加皮一斤

細辛六兩 防風六兩 附子五兩炮 牛膝九兩

右十二味㕮咀訖第三酘以米四斗淨淘如前法還以餘汁澆饙重蒸待上痲生下置席上調冷熱如常釀法和上件藥酘之三日外後嘗甘苦得中訖密封頭二七日後押取清酒一服四合日再細細加以知爲度溫酒不得過熱慎生冷酢滑猪鯉牛肉葱菜等物

又松葉酒療脚弱十二風痺不能行服更生散數劑及衆療不得力服此一劑便能遠行不過一兩劑方

松葉六十斤

右一味㕮咀以水四石煮取四斗九升以釀五斗米如常法別煮松葉汁以漬米并饙飯醸泥封頭七日發澄飲之取醉得此酒力者甚衆神妙 並出第七卷中

崔氏療脚弱獨活湯方

獨活三兩 生石斛三兩 白术一兩 防風一兩半

茯苓四兩 白前一兩 羚羊角二兩屑 芎藭二兩

桑根白皮二兩 黃芩三兩 附子一兩炮 生薑三兩

桂心一兩 防巳一兩

右十四味切以水九升煮取二升五合去滓分三服相去十里久服隔四日一劑宜服兩劑佳慎生冷酢滑猪魚蒜桃李雀肉生葱 蘇恭同出第六卷中

備急療脚氣屈弱若田舍貧家無藥者可釀菝葜及松節酒皆善方

菝葜一斛淨洗剉之以水三斛煮取九斗以漬麴又以水二斛煮滓取一斛以漬飯釀之如酒法熟押取飲隨多少若用松節及葉亦準此法其汁不壓也患脚氣屈弱積年不能行腰脊攣痺及腹內堅結者服之不過三五劑皆平復如常神驗 肘後文仲同

又金牙酒最爲療脚氣屈弱之要。今載之方如左。

金牙　細辛　茵芋肘後作莽草　乾薑

乾地黃　防風　附子去皮　地膚子

蒴藋　升麻各四兩　人參二兩　獨活一斤

牛膝五兩　石斛五兩

右十四味，切之，以酒四斗漬之六七日，服二三合，稍加之，亦療口不能語，脚屈至良。又側子酒亦驗。肘後同。千金無升麻人參石斛牛膝茵芋乾薑，有蜀椒莽草，止十味，云冷加乾薑

又陶効驗方云，金牙酒療脚弱風冷痺曳，又令人肥健，勝舊百倍。起三十年癱曳不能行，口不能語者，昔趙寅陽癱曳二十六年，肉冷如鐵，唯餘骨爾，服此三十日便起，鄭太山家代傳秘之云，一方用茵芋四兩，初服無數，任性，令足使有酒色便止，不得食肥肉生菜，其方無牛膝石斛二物，餘同。文仲同，並出第二卷中

蘇恭獨活酒，十月以後腰脚屈弱，兼頭眩氣滿，服此方。

獨活　生薑　石斛各六兩　牛膝

丹參　萆薢　側子炮　茯苓各四兩

防風　薏苡人　山茱萸　桂心

白朮　天雄炮　芎藭　秦艽

當歸　人參各三兩　甘菊花二兩　生地黃八兩

右二十味，切，絹袋貯，以酒二斗五升漬四日，溫服三四合，日二服。頭風患冷者，加椒二兩，汗。出第一卷中

脚氣痺弱方七首

病源此繇血氣虛弱，受風寒濕毒氣，與血并行於膚腠，邪氣盛，正氣少，故血氣澀，澀則痺，虛則弱，故令痺弱也。出第十三卷中

肘後療脚氣之病，先起嶺南，稍來江東，得之無漸，或微覺疼痺，或兩脛小滿，或行起忽屈弱，或少腹不仁，或時冷時熱，皆其候也。不卽療，轉上入腹，便發氣，上則殺人。療之多用湯酒摩膏，藥種數既多，不但五三劑，今止取單行効用方。

急先取好豆豉一斗，三蒸三暴乾，以好酒三斗漬三宿，便可飲，隨人多少，欲盡，預作若不及待漬，便以酒煮豉飲之，以滓薄脚，其勢得小退，乃更營諸酒及膏湯灸之。文仲備急同

又獨活酒方。

獨活五兩切　附子五兩生用去皮破

右二味，以酒一斗漬三宿，服從一合始，以微痺爲度，忌猪肉冷水。文仲備急同

又方

好硫黄二兩，末之　牛乳五升

右二味，以水五升，先煮乳水至五升，乃内硫黄，煎取三升。一服三合，亦可直以乳煎硫黄，不用水也。卒無牛乳，羊乳亦善。千金翼云：一服一合，不知至三合。

又方

先煎牛乳三升，令減半，以五合服硫黄末一兩，服畢，厚覆取汗，勿令得風，中間更一服，至暮又一服。若已得汗，不更服，但好消息將護之。若未差愈，後數日中亦可更作。若長將，亦可煎爲丸。北人服此，療脚多效。但須極好硫黄，取預備之。並出第一卷中

千金松脂散，主一切風及大風，脚弱風痺方。薰陸法亦同

取松脂三十斤，以㯶皮袋盛，繫頭，鐵鐺底布竹木，置袋於上，石押之，下水於鐺中，令滿，煮之，膏浮出，得盡以後，量更二十沸，接取，置於冷水中，易袋洗鐺，更煮。如此九遍，藥成，擣篩爲散，以纜羅下之。用酒服一方寸匕，日二。初和藥以冷酒，藥入腹後，飲熱酒行藥，以知爲度。如覺熱，即減，不減，令人大小便秘澀，宜食葱羹，仍自不通，宜服生地黄汁，微取泄利也。除忌大麻子以外，無所禁。若欲斷米，加茯苓與松脂等分，蜜和爲丸，但食淡麪餺飥，日兩度，一食一小椀，勿多食也。作餺飥法：硬和麪，熟挼，煮五十沸，漉出，冷水淘，更置湯中煮十餘沸，然後漉出食之。服松脂三十日後，自覺有驗，兩脚如似水流下，是効。如恐秘澀，和一斤松脂、茯苓與棗栗許大，蘇，即不澀。服經一百日後，脚氣當愈。仙經曰：服松脂一年，增壽一年；服之二年，增壽二年；服之乃至十年，增壽十年。出第七卷中

蘇恭煮散，療脚氣，經春夏及秋，脚弱或腫，氣時上衝心，身體痺悶者方。

獨活　茯苓　牛膝　漢防已
白术　黄耆　麻黄去節　柴胡各六兩
當歸　防風　橘皮　桂心
人參各四兩　附子三兩，生用　磁石十六兩，碎如豆　羚羊角三兩，屑
生薑　杏人　半夏洗　吴茱萸
檳榔碎　丹參八兩

右二十二味，不著分兩，自隨時加減。餘二十物，切如豆，分作三十貼，貼著生薑一兩，合皮碎切，杏人十四枚，去皮尖，碎，以水二升，煮取七合，去滓，頓服之。日一服，或二日一服。冷多加吴茱萸半兩，熱多加麥門冬半兩，大熱以竹瀝一升代水。嘔逆食不下，加半夏一兩。毒悶加青木香二分，以意消息之。患人大便難，加大黄半兩。服湍

食不消加檳榔三二枚所加藥病差即止不常服忌猪肉冷水羊肉餳生葱桃李雀肉酢物出第一卷中

又療諸脚氣弱未至大發毒常煮散方

獨活 漢防巳 麻黄去節 茯苓
丹參 牛膝各六兩 磁石十六兩碎 黄耆
防風 人參 犀角各六兩 升麻
青木香 桂心各四兩 石膏十四兩碎 吳茱萸八兩
生薑 半夏洗 檳榔大者 杏人
大黄切

右二十一味將十六物擣切如豆分作三十分分和爲一服服以檳榔三枚生薑一兩各合皮切杏人十四枚去皮尖以水二升三合煮取七合去滓日晚或夜中服之日一服若氣盛時日二服可一服或二日一服或三日一服若心下滿嘔逆者加半夏一兩嘔定止若大便澀者可去磁石加大黄一兩大便利即停忌生葱醋物羊肉餳

脚氣痺攣方二首

病源脚氣之病有挾風毒者則風毒搏於筋筋爲攣風濕乘於血則痺故令痺攣也出第十三卷中

千金石斛酒療風虛氣滿脚疼冷痺攣弱不能行方

石斛五兩 丹參五兩 防風二兩 側子四兩
桂心三兩 乾薑三兩 羌活三兩 秦艽四兩
芎藭三兩 杜仲四兩 薏苡人一升碎 五加根皮五兩
山茱萸四兩 橘皮三兩 椒三兩 黄耆三兩
白前三兩 茵芋三兩 當歸三兩 牛膝四兩
鍾乳八兩

右二十一味切將鍾乳擣碎别絹袋盛繫於大藥袋內以清酒四斗漬三日初服三合日再稍稍加之以知爲度忌猪肉冷水生葱出第七卷中

千金翼防巳湯主風濕四肢疼痺攣急浮腫方

木防巳三兩 茯苓四兩 芎藭三兩 芍藥二兩
桂心三兩 甘草六分炙 大棗十二枚擘 麻黄三兩去節
桑根白皮切二升

右九味以水一斗二升煮麻黄減一升內藥煮取三升分三服服漸汗出令遍身以粉粉之慎風冷出第十六卷中

風偏枯方二首 此風偏枯以下五門並兼療脚氣風毒等病相類

病源風偏枯者由血氣偏虛則腠理開受於風濕風濕客於半身在分腠之間使血氣凝濇不能潤養久不差生氣去邪獨留則成偏枯其狀半身不隨肌肉偏枯小而痛言不變智不亂是也邪初在分腠之間宜温臥取汗益其不

足損其有餘，乃可復也。診其胃脉沉大，心脉小牢急，皆爲偏枯。男子則發左，女子則發右。若不瘖，舌轉者可療。三十日起。其年未滿二十者，三歲死。又左手尺中神門以後脉足太陽經也。虚者則病惡風偏枯。此繇愁思所致，憂思所爲。其湯熨鍼石，別有正方，補養宣導，今附於後。養生方導引法云：正倚壁，不息行氣，從頭至足止。愈疽痛大風偏枯諸風痹。

又云：仰兩足指，五息止。引腰背痹偏枯，令人耳聞聲。常行眼耳諸根，無有障礙。

又云：正倚壁，不息行氣，從口趣令氣至頭始止。療疽痹大風偏枯。

又云：一足蹹地，足不動，一足向側相轉，身欹勢，并手盡急廻左右迭二七。去脊風冷偏枯不通潤。出第一卷中

深師大八風湯，療毒風濕痹，嚲曳，或手脚不隨，身體偏枯，或毒弱不任，或風經五藏，恍恍惚惚，或多語喜忘，有時恐怖，或肢節疼痛，頭眩煩悶，或腰脊強直，不得俛仰，又加腹滿食少，時氣欬，或始遇病時卒倒悶絶，即不能語，便失音，半身或舉體不隨，不仁沉重，皆由體虚恃少，不避風冷所致。二十三種大八風湯方。

當歸二兩半　升麻一兩半　烏頭二兩炮　黄芩二兩
芍藥二兩　遠志二兩去心　獨活三兩　五味子一兩半
防風二兩　芎藭二兩　麻黄二兩去節　乾薑二兩半
秦艽二兩　桂心二兩　大豆二升　石斛二兩
甘草二兩炙　杏人四十枚　人參二兩　茯苓二兩
黄耆二兩　紫菀二兩　石膏二兩碎

右藥㕮咀，以水一斗三升，酒二升，合煮取四升。強人分四服，羸人分五六服。千金翼同。出第九卷中

古今録驗療三十年風躃偏枯不能行，香豉散方。

生地黄三十斤　香豉三升綿裹

右二味，洗地黄，㕮咀，先蒸半日，暴燥，更合豉蒸半日，暴令燥，擣下篩，以酒服三方寸匕，日三，亦可水服。益精爽氣。服數月有神効。出第十四卷中

風四肢拘攣不得屈伸方五首

病源：此由體虚腠理開，風邪在於筋故也。春遇痹爲筋痹，則筋屈。邪客關機，則使筋攣。邪客於足太陽之絡，令人肩背拘急也。足厥陰，肝之經也。肝通主諸筋，主在春。其經絡虚，春遇風邪，則傷於筋，使四肢拘攣，不得屈伸。診其脉急細如弦者，筋急足攣也。若筋屈不已，又遇於邪，則移變入肝。其狀夜卧則驚，小便數也。其湯熨鍼石，別有正方，補養宣導，今附於後。養生方導引法云：手前後遞互交拓，極勢

三七。手掌向下。低頭面心氣向下。至涌泉倉門。却努一時取勢散氣。放縱身體。平頭動髆。前後欹側。柔轉二七。去髆并冷血筋急。漸漸如消。又云。兩手抱左膝生腰。鼻內氣七息。展右足。除難屈伸拜起。脛中痛萎。

又云。以兩手抱左膝著膺。除下重難屈伸。

又云。踞坐伸右脚。兩手抱左膝頭生腰。以鼻內氣自極七息。展右足著外。除難屈伸拜起。脛中疼痺。

又云。立身上下正直。一手上拓。仰手如似推物勢。一手向下如捺物。極勢上下來去換易四七。去髆內風。兩髆并內冷血兩腋筋脈攣急。

又云。踞伸左脚。兩手抱右膝生腰。以鼻內氣自極七息。展左足著外。除難屈伸拜起。脛中疼痺。出第一卷中

千金療口風手足拘攣。百節疼痛。煩熱心亂。惡寒經日。不欲飲食。張仲景三黃湯方。

麻黃五分去節　獨活四分　細辛二分　黃耆二分

黃芩三分

右五味。切。以水五升。煮取二升。分二服。一服小汗。兩服大汗。心中熱加大黃二分。腹滿加枳實一分。炙氣逆加人參三分。悸加牡蠣三分。熬渴加栝樓根三分。先有寒加八角附子一枚。炮。此方神秘不傳。張文仲備急深師及翼古今錄驗同

又麻子湯。療大風周身。四肢攣急。風行在皮膚。身勞強服之不虛人。又主精神蒙昧方。

秋麻子三升淨擇水漬一宿　防風二兩　麻黃二兩去節

生薑二兩　橘皮　桂心二兩　竹葉一握洗

石膏二兩碎　細辛二兩　葱白一握　香豉一合

右十一味。切。先以水二斗半。煮麻子。令極熟。漉却滓。取九升。別煮麻黃數沸。掠去沫。內諸藥汁中。煮取三升。去滓。空腹分三服。服訖當微汗。汗出以粉塗身。然極重風者不過三劑。乃至五劑以來。無不差。輕者不過兩劑差。有人患大風賊風刺風。加獨活三兩。比小續命湯準當六七劑。忌生葱生菜。一方無細辛

又白斂薏苡湯。療風拘攣不可屈伸方。

白斂一升　薏苡人一升　芍藥一升　酸棗人一升

乾薑一升　附子三枚炮破　甘草一升炙　桂心一升

牛膝一升

右九味。淳酒二斗漬一宿。微火煎三沸。服一升。日三。扶杖起行。不耐酒服五合。忌生葱猪肉海藻。古今錄驗同翼方有車前子並出第八卷中

崔氏療暴得風。四肢攣縮拀細。不能行動。用大豆蒸。貧人不能辦藥者。可依此方。

取大豆三升淨揀擇淘之漉出蒸之。待氣溜下。甑傾二大升釅醋甑中。和攪令遍。於密屋內地上設鋪席一帛帕傾豆著帕上。仍以五六重綿衣覆豆。令病人於豆上臥。以被覆之。若豆冷漸漸却綿衣。令一人於被內引挽攣急處。却綿衣盡。豆冷收取。更著甑中。依前法蒸。熱下甑。復著升半酢和豆。一準前法。用鋪設每一收豆。作二升荆瀝湯與病人飲。饑即任食。日再度。夜一度。如此經三日三夜即休。忌風。出第三卷中

古今錄驗西州續命湯。療中風入藏。及四肢拘急不隨緩急風方。

麻黃三兩去節　石膏二兩　芎藭一兩　生薑三兩
黃芩一兩　甘草一兩炙　芍藥一兩　桂心一兩
郁李人三兩去皮　防風一兩　杏人四十枚　當歸一兩

右十二味切。以水九升。煮麻黃去上沫。內諸藥。煮取三升。分四服。初服取汗。米粉於衣裹粉之。忌海藻菘菜生葱。出第四卷中

風不仁方三首

病源風不仁者。繇榮氣虛。衛氣實。風寒入於肌肉。使血氣行不宣流。其狀搔之皮膚如隔衣也。是診其寸口脉緩則皮膚不仁。不仁脉虛數者生。牢急疾者死。其湯熨鍼石別有正方。補養宣導。今附於後。養生方導引法云。赤松子曰。偃臥展兩脛兩手。足外踵指相向。以鼻內氣。自極七息。除死肌不仁足寒。

又云。展左足右足上。除不仁脛寒。出第一卷中

深師茵芋酒。療新久風。體不仁屈曳。或拘急腫。或枯焦。皆主之。施連所增損方甚良。

茵芋二兩　狗脊二兩　躑躅花二兩生用　烏頭二兩生用
附子二兩生用　天雄一兩生用

右六味切。以酒一斗。絹囊盛藥漬之。冬八九日。夏五六日。初服半合。不知增之。以知爲度。忌豬肉冷水。千金翼同

又八風湯。療五緩六急不隨。身體不仁。下重。腹中雷鳴。失小便方。

防風二兩　芍藥二兩　茯苓二兩　黃耆三兩
獨活四兩　當歸三兩　人參三兩　乾薑三兩
甘草一兩炙　大豆二升　附子一枚大者炮

右十一味切。以水一斗。清酒二升。合煮取三升。分三服。忌海藻菘菜豬肉冷水酢物。

又犀角丸。療百病鬼注。惡風入皮膚。淫淫液液。流移無有常處。四肢不仁。牽引腰背。腹脹滿。心痛。逆胷滿。不得飲食吸吸短氣。寒熱羸瘦。夜喜惡夢。與鬼神交通。欬嗽膿血皆

療之方。

犀角屑二分　獺肝炙三分　雄黃研四分　桂心二分

丹砂研四分　貝齒炙研十分　巴豆熬去心三十枚　蜈蚣一枚去頭足炙

真珠研四分　射罔一分　麝香研一分　羖羊角屑二分

牛黃研二分　附子炮一分　鬼臼二分

右十五味，擣下篩，蜜和，更擣五千杵，平旦服如胡豆二丸，酒飲並得，日三。忌猪肉、冷水、生葱、生血物、蘆筍。並出第九卷中

風濕痺方四首

病源：風濕痺病之狀，或皮膚頑厚，或肌肉酸疼，風寒濕三氣雜至，合而成痺。其風濕氣多而寒氣少者，爲風濕痺也。由血氣虛則受風濕而成此病，久不差，入於經絡，搏於陽經，亦變令身體手足不隨。其湯熨鍼石，別有正方，補養宣導，今附於後。養生方導引法云：任縱臂不息十二通，愈足濕痺不任行，腰脊痛。又正卧疊兩手著背下，伸兩脚，不息十二通，愈足濕痺不任行，腰脊痛痺，有偏患者，患左壓右足，患右壓左足，久行，手亦如足，周行滿十方止。

又云：以手摩腹，從足至頭，正卧伸臂導引，以手持引足住，任臂，閉氣不息十二通，以療痺濕不可任，腰脊痛。出第一卷中

千金諸風痺方。

桂心一兩　當歸一兩　茯苓一兩　防風一兩

甘草炙一兩　黃芩一兩　生薑五兩　秦艽二分

葛根二分　乾棗擘三十枚　杏人去皮尖五十枚

右十一味，切，水酒各四升，煮取三升，分三服，取汗。

又療風痺遊走無定處，名曰血痺。大　主之方。

萆薢四分　薯蕷四分　牛膝四分　澤瀉四分

蠐螬熬三分　天雄炮三分　車前子三分　乾漆熬三分

白朮三分　地膚子三分　山茱萸五分　狗脊三分

茵芋一分　乾地黃十分

右十四味，擣篩，蜜和丸，酒服如梧子十丸，日三服，稍稍加之。忌桃李、雀肉、猪肉、冷水、蕪荑等物。

又白歛散，療風痺腫，筋急展轉易無常處方。

白歛二分　附子炮一分

右二味，擣下篩，酒服半刀圭，日三，不知，增至一刀圭，身中熱行爲候，十日便覺。忌猪肉、冷水。並出第八卷中

古今錄驗六生散，療急風痺，身軀拘痛方。

生菖蒲切一斤　生地黃一斤　枸杞根一斤　生商陸根一斤

生烏頭半斤　生薑二斤

右六味，以淳酒漬之一宿，出暴乾，復內酒中，令酒盡，暴令燥，擣下篩，以清酒一升，服一錢匕，日再服之。忌猪羊

肉冷水蕪荑餳。出第十四卷中

風濕方九首

病源風濕者。是風氣與濕氣共傷於人也。風者八方之虛風。濕者水濕之蒸氣。若地下濕。復少霜雪。其山水氣蒸。兼值暖。腲退人腠理開。便受風濕。其狀令人懈惰。精神昏憒。若經久亦令四肢緩縱不隨。入藏則瘖瘂。口舌不收。或脚痺弱。變爲脚氣。其湯熨鍼石。别有正方。補養宣導。今附於後。養生方眞誥云。櫛頭理髮。欲得多過。通流血脉。散風濕。數易更櫛。番用之。出第十一卷中

深師療風濕脉浮身重汗出惡風方。

漢防巳四兩　白术三兩　蜀黄耆五分　甘草二兩炙　大棗十二枚擘　生薑三兩

右六味。㕮咀。以水六升。煮取二升。分爲三服。服湯當坐被中。欲解汗出。如蟲行皮中。忌桃李雀肉海藻菘菜。千金同。此本仲景傷寒論方

又四物附子湯。療風濕相搏。骨節疼煩。掣痛不得屈伸。近之則痛。白汗出。短氣。小便不利。惡風不欲去衣。或一身悉腫方。

附子二枚炮八破　桂心四兩　白术三兩　甘草二兩炙

右藥㕮咀。以水六升。煮取三升。去滓。服一升。日三。當微汗。若汗出煩者。一服五合。蔡公數用驗。忌猪肉冷水生葱餘忌同前方。此本仲景傷寒論方

又療風濕百節疼痛。不可屈伸。痛時汗出方。

芍藥四兩　甘草三兩炙　芎藭四兩　附子三兩炮四破

右四味。㕮咀。以水五升。煮取二升。分再服。相去十里頃。忌同。

又療風濕身體疼痛。惡風微腫湯方。

桂心四兩　麻黄二兩去節　芍藥二兩　天門冬二兩去心　生薑三兩　杏人五十枚

右六味。㕮咀。以水一斗。煮取三升。一服一升。日三。忌鯉魚。忌同。並出第九卷中

古今録驗附子湯。療風濕相搏。骨節煩疼。不得屈伸。近之則痛。白汗出。短氣。小便不得利。惡風不欲去衣。或一身流腫方。

桂心三兩　白术三兩　附子二枚炮八破　甘草三兩

右四味。㕮咀。以水六升。煮取三升。分三服。微汗即止。若汗出煩者。稍服五合。驃騎使吳謝以建元元年八月二十六日。始覺如風。至七日卒起便頓倒。髀及手皆不隨。通引腰背疼痛。通身腫。心多滿。至九月四日。服此湯一劑。通身流汗。即從來所患悉愈。本方不用生薑。既有附

子今加生薑三兩忌同。

又療風濕體疼惡風微腫天門冬湯方

天門冬三兩去心　葛根四兩　生薑三兩　桂心四兩

麻黄三兩去節　芍藥二兩　杏人五十枚　甘草二兩炙

右八味切以水一斗煮取三升分三服取汗忌鯉魚餘同前深師無芍藥名天門冬湯並出第十四卷中

又療頭風濕面如鍼刺之狀身體有腫惡風汗出短氣不能飲食麻黄湯方

麻黄四兩　芎藭一兩　莽草一兩　當歸一兩

杏人三十枚

右五味切以水五升煮取二升去滓分三服日三糜粥將息佳

又辨中風偏枯風痱風懿風痺偏枯者半身偏不隨肌肉偏不用而痛言不變智不亂病在分腠之間溫卧取汗益其不足損其有餘乃可復也風痱者身無痛四肢不收智亂不甚言微知可療甚則不能言不可治也風懿者奄忽不知人咽中塞窒窒然舌強不能言病在藏腑先入陰後入陽治之先補於陰後寫於陽發其汗身轉軟者生汗不出身直者七日死風痺病不可已者足如履冰時如入湯腹中股脛淫濼煩心頭痛嘔眩時時汗出目眩悲恐短氣不樂不出三年死騎士息王恕毋年五十紗扇自扇汗出中風口不得語身緩不收積一月困篤張苗爲作七物獨活湯服五劑得愈又士度良毋年七十餘中風但苦口不得語積百餘日往來飲食如故苗又與合獨活湯四劑得愈七物獨活湯療脚弱及中風濕緩縱不隨方出胡洽

獨活五兩　葛根四兩　乾薑二兩　桂心四兩

半夏四兩洗　甘草二兩炙　防風三兩

右七味㕮咀以水一斗煮取三升每服一升日三得少微汗出好忌羊肉餳海藻菘菜生葱

又療濕家始得病時可與薏苡麻黄湯方

薏苡半升　麻黄四兩去節　甘草二兩炙　杏人二兩

右四味㕮咀以水五升煮取二升分再服汗出即愈濕家煩疼可以甘草麻黄湯發汗不差更合飲家加白朮四兩名白朮麻黄湯忌海藻菘菜桃李雀肉等此本仲景方分兩小異並出第十五卷中

許仁則療脚氣方三首

許仁則曰此病有數種有飲氣下流以成脚氣飲氣即水氣之漸亦有腎氣先虛暑月承熱以冷水洗脚濕氣不散亦成脚氣亦有腎氣既虛諸事不節因居卑濕濕氣上衝亦成脚氣此諸脚氣皆令人脚脛大脚趺腫重悶甚上衝

心腹滿悶短氣中間有乾濕二脚氣濕者脚腫乾者脚不腫漸覺枯燥皮膚甲錯須細察之若先覺心腹脅肋刺痛胷背滿悶喫食之後此狀彌加時時氣短手脚沉重骨髓疼多喝氣每食諸黏膩陳敗臭物即諸狀轉劇此即飲氣下流而成脚氣有此候者自宜依前療飲氣將成水氣細辛等八味湯葶藶子等十五味丸療之若先無前狀但覺脚腫疼悶沉重有時緩弱乍衝心腹滿悶小腹下不仁有時急痛宜依後吳茱萸等五味湯桑根白皮等十味丸側子等十味酒細細服之吳茱萸湯方

吳茱萸二兩 生薑五兩 橘皮三兩 桂心二兩

大檳榔十枚

右藥切以水七升煮取二升半去滓分溫三服服相去如人行七八里久一服覺諸狀可欲重合服亦佳服湯後將息經三四日即服後桑根白皮等十味丸忌生葱

又方

桑根白皮五兩 生薑屑六兩 蜀椒汗 桂心

升麻四兩 五味子四兩

右藥擣篩蜜和爲丸以飲下之初服十五丸日再服稍稍加至三十丸如梧子大覺熱食前服覺冷食後服之忌同 蜀椒桂心元未見分兩

又至九月以後宜合側子等十味酒服之兼將下丸方

側子五兩 生薑八兩 桑根白皮八兩 桂心四兩

白朮八兩 五加白皮六兩 丹參六兩 續斷五兩

牛膝五兩 細辛四兩

右藥切綿袋盛用無灰酒五升浸五六日初服一雞子黃許日再服稍稍加之以知爲度必用前散法不覺可宜依舊脚氣方用之忌豬肉冷水桃李雀肉生葱生菜

吳昇同並出一卷中

論陰陽表裏灸法三十七首

蘇恭云凡脚氣發有陰陽表裏當隨狀療之不可妄依古方也患陰療陽病表救裏皆爲重虛實危殆之甚也若病從陰發起兩足大指内側上循脛内及膝裹頑痺不仁或腫先發於此者皆須隨病灸復留中都陰陵泉等諸穴灸者先從上始向下引其氣使各灸二十壯向後隔七日灸七壯取差止餘穴皆依此若病從陽發起兩小指外側向上循脛外從絶骨至風市頑痺不仁或腫起於此者須灸陽輔絶骨陽陵泉風市等諸穴灸數及上向下皆依前法若氣毒兼行表裏者乃可量其輕重隨灸膏摩之若上下遍發表裏各灸一二處以此通洩之其用藥内攻各量病投藥也逐偏若處常使灸瘡不差爲佳風氣都除乃隨瘡

差。差後瘢色赤者風毒盡。青黑者猶有毒氣。仍灸勿止。待身體輕利。然後可休矣。又一本云。常須灸三里絕骨。勿令瘡差佳。

灸腳氣穴名

陽陵泉二穴在膝外側骨下宛宛陷中是也 絕骨二穴在足外踝上骨絕頭陷中又云一尺是也 風市二穴平立垂手當中指頭解兩筋間是也黃帝三部鍼灸經無風市二穴此處恐是環跳風市疑其別名未詳所出 崑崙二穴在足外踝後跟骨上陷中是也 陽輔二穴在絕骨前半寸少下是也徐云明堂無絕骨名有陽輔二穴在膝蓋下外側三寸傍廉骨當小指兩筋間是也黃帝三部鍼灸經丙卷陽輔二穴在足外踝上四寸輔骨前絕骨端前三分與此不同 上廉二穴在三里下三寸是也 條口二穴在上廉下二寸是也 下廉二穴在條口下一寸是也 太衝二穴在足大指本節後二寸是或云一寸半 犢鼻二穴在膝蓋上外角宛宛中是也一云膝下黃帝三部鍼灸經丙卷犢鼻二穴在膝臏下骭上俠解大筋中 膝目二穴在膝蓋下兩邊宛宛中是也黃帝三部鍼灸經無膝目二穴 曲泉二穴在膝內屈文頭是又云從三里上度一寸五分又橫向膕二寸當脉中是也黃帝三部鍼灸經丙卷曲泉二穴在膝內輔骨下大筋上小筋下陷者中屈膝而得之 陰陵泉二穴在膝下內側輔骨下宛宛中是蘇徐同 中都二穴在陰陵泉三陰交中間是蘇一名太陰穴黃帝三部鍼灸經中郄一名中都在內踝上七寸骭骨中央 三陰交二穴在內踝上三寸是蘇徐云名太陰也 復溜二穴在內踝上二寸是蘇徐云名曰外命黃帝三部鍼灸經復溜無外命之別名 少陽維二穴在內踝後一寸動筋中是徐同 太陰二穴在內踝上八寸骨下陷中是徐同 太陰蹻二穴在內踝下向宛宛中是黃帝三部鍼灸經并同人腧穴經並無少陽維太陰太陰蹻三穴名 委中二穴在膝後屈中央是徐蘇同 承筋二穴在腨當中陷中是徐蘇同 承山二穴在足腨腸下分肉閒陷中是徐蘇同 涌泉二穴在腳心中是蘇徐同

右件穴並要。不可摠能灸其穴。最要者有三里。絕骨承筋。大衝。崑崙。涌泉。有患者可灸。又謹按明堂制。當以立為正。取穴必須直立。膝臏骨坐立便即移動不定。故宜立取之。其寸取病人中指上節為一寸。若取尺寸有長短。取穴必不著。又按秦承祖華佗等取穴。並云三指四指為準。取三里穴四指。指闊六分。四六二十四。只闊二寸四分。取穴如何得著。黃帝為本諸說。並不可信。徐同

徐論。患腳氣體皆春發夏甚秋輕冬歇。大法春秋宜灸。冬差可行。夏都不可灸。既瘡敗又不得覆風冷因入。反更增痾。冬時血凝。又逆天理。急不得已。無藥物處可灸一二要穴。不可遍身多灸。腳氣病大論毒從下上。亦有從上向下者。或云灸上毒氣便上。謬矣。比見毒氣攻處。疼痛如刺。隨病即灸。火徹便瘳。不拘上下。凡毒氣所衝。如賊欲出。得穴即出。豈在大門也。風毒所攻。亦復如是。此皆經試。萬不失一。必不為悞耳。蘇同

蘇恭云。腳氣初發轉筋者。灸承山承筋二穴。噦逆者灸涌泉。若從頭至連背痛。寒熱如瘧及腰痛者。灸委中。頭項背痛。隨身痛即灸。不在正穴也。

又云。若腳氣盛發時。自腰以上。並不得鍼灸。當引風氣上則殺人。氣歇以後。有餘病者。灸無妨。唯冬月得灸。春夏不

可灸自風市以下固宜佳耳。

又云。若氣上擊心不退。急灸手心三七炷。氣即便退。若未退。即悶。兼煮豉酒熱飲逐之即差。不去即取烏特。牛尿一大升煖服。以利爲止。縱至三服五服彌佳。

又若已灸脚而胷中氣猶不下滿悶者。宜灸間使五十炷。兩手掌横文後。一云三寸兩筋間是也。

又若胷中氣散。而心下有脉洪大跳。其數向下。分入兩髀股内。令人心急。忪悸者。宜以手按撿少腹下兩傍接髀大斜文中。有脉跳動便當文上灸跳三七炷。即定。灸畢皆須灸三里二十炷。以引其氣下也。

又若心腹氣定。而兩髀外連膝悶者。宜灸膝眼七炷。在膝頭骨下相接處。在筋之外陷中是。若後更發。復灸三炷。

又凡人雖不患脚氣。但苦髀膝疼悶。灸此無不應手即愈。極爲要穴。然不可鍼。亦不可多灸。唯只灸七炷以下。

又若脚十指酸疼悶。漸入趺上者。宜灸指頭正中甲肉際三炷即愈。

又若大指或小指傍側疼悶。覺内有脉如流水上入髀腹者。宜隨指傍處灸三炷。即愈。並出上卷中

唐論。若手指本節間疼稍入臂者。宜灸指間疼處七炷即定。

又若心胷氣滿。已灸身脛諸穴。及服湯藥。而氣猶不下。煩急欲死者。宜灸兩足心下當中陷處各七炷。氣即下。此穴尤爲極要。而不可數灸。但極急乃灸七炷耳。以前諸灸法並經用。所試皆驗。灸畢應時即愈。故具錄記之。凡灸不廢湯藥。藥攻其内。灸瀉其外。譬如開門驅賊。賊則易出。若閉戶逐之。賊無出路。當反害人耳。

灸用火善惡補寫法一首

張仲景云。四肢者。身之支幹也。其氣係於五藏六腑。其分度淺薄。灸之不欲過多。須依經數也。過謂餘病。則宜依之。若脚氣不得拘此例。風毒灸之。務欲多也。依此經數則卒難愈疾。小品論灸有八木火。明堂論灸有補寫之法。若能依之。應有道理。八木之火。凡灸用松木火則難愈。柏木火則瘡多汁。橘木火則傷皮。桑木火則肉枯。棗木火則髓消。竹木火則傷筋。多壯則筋縱。枳木火則陷脉潰。榆木火則傷骨。多壯則骨枯。凡八木之火。皆不可用也。火用陽燧之火。其次用碏石之火。天陰則用槐木之火。陽燧是以火珠向日下。以艾於下承之。便得火也。碏石似玉堅。以此石擊實鐵即火出。仍以極爛榆木承之即得。亦用艾取之。此是匈奴取火法。今胡人猶爾。灸有補寫者。甲乙經云。用灸補者。無吹其火。須自滅也。以灸寫者。疾吹其火。拊其艾。須其

火滅也。此言以口吹艾炷令疾滅。即是寫也。不吹聽自滅者。即補也。小品又云。黃帝曰。灸不過三分。是謂從穴。此言作艾炷欲令根下闊三分也。若減此則不覆孔穴。不中經脉。火氣不行。不能除病也。若江南嶺南寒氣既少。當二分爲準。嬈小不得減一分半也。嬰兒以意減之。凡灸瘡得膿增壞。其病乃出。瘡不壞則病不除矣。甲乙經云。灸不發者。灸故履底熨之。三日即發也。甚宜解此。又近有蘇恭善醫此疾。馳名於上京。顯譽於下邑。撰脚氣方卷。論方則信爲指南。叙灸亦未成膠柱。乃云毒氣如賊。出何必要在大門。腹背手足皆須灸也。愚謂灸痛風毒所攻。腹則引賊入室。如何令賊出門。特宜知之。不可輕脫。若手指疾悶。灸無妨也。出第一卷中

雜療脚氣方一十五首

千金防風湯。療肢體虛風微經內發熱。肢節不隨。恍惚狂言。來去無時。不自覺悟。南方支法存所用多得力。溫和不損人。爲勝於續命越婢風引等湯。羅廣州一門南州人士常用。亦療脚弱甚良方。

防風三兩 麻黃三兩去節 秦艽三兩 獨活三兩
當歸三兩 遠志二兩去心 木防已二兩 甘草二兩炙
人參二兩 黃芩二兩 升麻二兩 芍藥二兩
石膏一兩碎 麝香二分 生薑二兩 半夏二兩洗

右十六味。切。以水一斗三升。煮取四升。一服一升。初服厚覆取微汗。亦當三兩行下。其間相去如人行十里久更服。有熱加大黃二兩。先有冷心痛疾者。倍當歸。加桂心三兩。去大黃。忌海藻菘菜羊肉餳。一方有白术。出第七卷中

千金翼青丸。主脚氣皮肉身體諸風方。

烏頭一兩 附子三兩炮 麻黃四兩去節 加枳實四兩炙

右四味。擣篩。蜜和丸梧子。酒服五丸。日三。忌猪肉冷水。如生用烏頭附子。服如麻子五丸。出第十六卷中

必効白楊皮酒。主脚氣偏廢及主一切風緩風手足拘攣並効方。

取白楊東南面皮。去地三尺以上。去蒼皮。勿令見風。細切。熬令黃赤色。即止。內不津器中。以酒浸。隨皮多少。每令酒浸皮二三寸。乃以泥封。冬月二七日。春夏一七日開飲。晝二夜一。隨性多少。有酒氣爲度。得春口爲佳。病可者飲至一石。若重者乃至兩石。以差爲度。酒唯須不厥。其白楊不得取丘塚者。服每日一兩行鴨溏利。蘇恭文仲備急同出第三卷中

蘇恭療諸氣方。

杏人一百二十枚 大棗六十枚去皮核 香豉三百粒熬令乾

右三味。先擣豉。次擣杏人。次擣棗。令極熟。取如彈丸大含之。細細咽之。忌如藥法。此方雖少。深有効驗。

又凡脚氣內須服藥攻擊。外須膏摩火灸發洩等。並是脚氣之要。若有攣急及有不仁之處。不問冬夏。常用膏摩之。

冶葛膏。療江南風毒。先從手脚上腫痺。及上頭痺。及面却入腹。即殺人。宜用此膏摩之方。

冶葛二兩　蛇銜二兩　犀角二兩屑　烏頭二兩
桔梗二兩　茵芋二兩　防風三兩　蜀椒二兩
乾薑二兩　巴豆三十枚又方云二兩去心皮　升麻二兩
細辛二兩　雄黃半兩　鼈甲一兩炙

右十四味細切。以酒四升漬藥一宿。以不中水猪膏五斤。以煎藥於微火上。三上三下。令藥色變黃。勿令焦黑。膏成。絞去滓。乃下之。攪令調和。以摩病上。忌猪肉冷水。生菜莧菜蘆笋等。一方有石南白芷爲十六味千金無茵芋細辛有莽草丹參躑躅花

又療風痺手足疼弱。鼠漏惡瘡毒。所有腹內絞痛。百病摩之皆愈方。

莽草三分　牡丹皮二兩　蜀椒四分　藜蘆三分
芫花二兩　大黃四分　皂莢二分　附子三兩

右八味擣篩。以苦酒三升漬一宿。以不中水猪脂三斤。微火上煎之。三上三下。令藥色黃。膏成去滓。以摩腫。傳瘡有毒。不可服及近孔要處。合藥勿令婦人孝子雞犬見之。其二膏療風毒最善。然冶葛膏救急勝於曲魚膏。久摩不已。令人肉漸枯細。曲魚膏雖稍緩。常用爲佳。常以臘月合一劑用之。極効。忌猪肉冷水胡荽。

又冶葛膏有巴豆。摩多損皮肉。用莽草膏方。

莽草五兩　附子八兩生用去皮　丹參四兩　漢防己三兩
芎藭四兩　椒三兩　吳茱萸四兩　白芷三兩
沉香半兩　零陵香半兩　雞舌香半兩　犀角二兩屑
當歸三兩　商陸根四兩　青木香半兩

右十五味切。以酢漬一宿。以好酥三大斤。煎九上九下。布絞去滓。用摩頑痺。并腫處。好膏入肉。亦無損傷。服諸藥不相妨。神効。忌猪肉冷水。

又冶葛膏方。

冶葛二兩　犀角二兩屑　漢防己二兩　莽草二兩
烏頭五兩生用　吳茱萸五兩　椒三兩生用　丹參三兩
躑躅花一升　升麻三兩　乾薑二兩　附子五兩
白芷一升　當歸三兩　桔梗三兩

右十五味切。酢漬以成煎猪肪七升。煎五上五下。去滓用之。以酥代肪善。忌猪肉冷水。舊方無白芷防己茱萸附子當歸。有巴豆雄黃蛇銜防風鼈甲。

又神明膏方。

附子十四枚小者三十枚炮　吳茱萸一升生用　蜀椒一升半

白芷一升　前胡切一升　芎藭切一升　白朮切一升

桂心三兩　當歸三兩　漢防己切一升風多去之腫者去細辛

細辛二兩

右十一味切，酢淹漬一宿，以成煎豬肪五升，煎五上五下，去滓，摩腫及不仁，大試有驗。有牛酥代豬脂大佳。忌豬肉冷水生葱生菜桃李等。

又脚氣風毒發，不與人期，攻心即死。若居僻遠無藥物處，致斃爲横死。其要藥常宜備隨身。

半夏洗　青木香　吳茱萸　木瓜

犀角屑　大黄　生薑　橘皮常須備之

檳榔　茯苓　昆布　蓽撥

紫蘇　杏人　前胡　細辛

桂心　旋復花亦其次也

並須備急救命，若卒患無藥處，隨病所在三五味濃煮服之。後依方合藥服之。

又凡人入八月，氣自漸定，非意氣大發者，作半夏獨活湯，多唾或睡覺心忪心悶，風熱故也。竹葉湯食後服之爲佳。如不已，作後湯服。

麥門冬三兩去心　茯苓二兩　石膏四兩碎　小麥五合

竹葉切一升　生薑二兩

右六味切，以水五升，煮取一升二合，食後分再服，相去七八里久。忌酢物。

又尋常氣滿，三日兩日服一劑湯方。

檳榔七枚碎　橘皮一兩　厚朴二兩炙　生薑四兩

吳茱萸二兩

右五味切，以水二升，煮取一升二合，分三服，相去五六里久復服之。此藥性温，去冷氣。

又蒼耳酒，去皮節頭足諸熱風，藥性冷不便熱方。

六月以後收取日乾，至九月剉一大斛，水三斛，煮取四斗，漬二大斗麴三度，捴以米一大斛，漬三日，如凡釀法，將息酘之。酒熟，日二三服，五合，身諸風骨髓中風若差，或發瘡，瘡差後皮痛膚堅實光悦，腰脚甚便。若虚熱羸瘦弱人，無問男女，加生地黄五升、牛膝根剉三升、丹參二升、天門冬二升、松葉五升、枸杞根五升、杏人一升去皮尖、荊根若子二升、水三石，别煮牛膝、丹參、松葉等，取六斗，并蒼耳汁，捴一石，漬五斗麴，用米二石五斗，分四度酘。杏人末著第一酘飯中下，生地黄擣如泥，著第二酘飯中下，天門冬蒸熟剥去皮擣如泥。著第三骰飯中下。又大麻子一大斗擣碎。著第四骰中下。大去皮膚風。補虛大良劾多。頭風者得甘菊花一升漬第五骰糟中下。攪之調酒熟。大小同服並得。餘無禁忌。毒魚肉並勿食。有藥處可辨。無藥處可以蒼耳爲本。如或少三兩物亦得。不必俱備。年常釀至三月服。極攘衆疾。復延齡輕身。將漬石斛等藥酒彌佳。忌鯉魚蕪荑。

又單釀鼠黏根酒。和蒼耳單酒法。大去風疼癢。止欬嗽。消淡癖。差疽瘻。亦是良藥。脚氣人作漬側子等酒彌佳。一名牛蒡根。草名惡實根。又患昏昏頭旋彌甚。氣滿背痛。取前蒼耳酒漬此後藥方。

獨活　山茱萸　天門冬去心　黄耆

甘菊花　防風　天雄炮　側子炮

防巳　白术　茯苓　牛膝各四兩

枸杞三兩　丹參四兩　生薑六兩　磁石十兩

貫衆三兩　生地黄八兩切

右十八味切。以絹袋盛。酒二大斗漬七日。温服一盞。日二三服。忌豬魚陳臭物。餘無禁。主腰脚。兼去酒風。忌豬肉冷水桃李雀肉鯉魚蕪荑酢物。並出第一卷中

右迪功郎充兩浙東路提舉茶監司幹辦公事張　寔

較勘

重訂唐王燾先生外臺秘要方第十九卷終

重訂唐王燾先生外臺秘要方第二十卷目録水病二十六門

唐王燾先生外臺秘要方第二十卷

宋朝散大夫守光祿卿直秘閣判登聞檢院上護軍臣林億等上進

新安後學程衍道敬通父訂梓

水腫方一十三首

病源腎者主水。脾胃俱主土。土性尅水。脾與胃合。相為表裏。胃為水穀之海。今胃虛不能傳化水氣。使水氣滲溢經絡。浸漬腑藏。脾得水濕之氣加之則病。脾病則不能制水。故水氣獨歸於腎。三焦不瀉。經脉閉塞。故水氣溢於皮膚而令腫也。其狀目裹上微腫。如卧起之狀。頸脉動。時欬。股間冷。以手按腫處。隨手而起。如物裹水之狀。口苦舌乾。不得正偃。偃則欬清水。不得卧。卧則驚。驚則欬甚。小便黃澀是也。水病有五不可療。第一脣黑傷肝。第二缺盆平傷心。第三臍凸傷脾。第四足下平滿傷腎。第五背平傷肺。凡此五傷。必不可療。脉沉者水也。脉洪大者可療。微細者不療也。養生方云。十一月勿食經夏自死肉脯。內動於腎。喜成水病。其湯熨鍼石。別有正方。補養宣導。今附於後。養生方導引法云。蝦蟇行氣。正坐動搖兩臂。不息十二通。以治五勞水腫之病也。又云。人卧勿以腳懸踏高處。不久必成腎水。出第二十一卷中

黃帝問曰。水與膚脹鼓脹腸覃石瘕。何以別之。岐伯對曰。水始起也。目裹上微腫。如新卧起之狀。頸脉動。時欬。陰股間寒。足脛腫。腹乃大。其水已成也。以手按其腹。隨手而起。如裹水之狀。此其候也。膚脹者。寒氣客於皮膚之間。殼殼然不堅。腹大身盡腫。皮厚。按其腹陷而不起。腹色不變。此其候也。鼓脹者。腹脹身腫大。與膚脹等。色蒼黃。腹脉起。此其候也。腸覃者。寒氣客於腸外。與衛氣相薄。正氣不得營。因有所繫。癖而內著。惡氣乃起。瘜肉乃生。其始生也。大如雞卵。稍以益大。至其成也。若懷子之狀。久者離歲月。按之則堅。推之則移。月事不以時下。此其候也。石瘕者。生於胞中。寒氣客於子門。子門閉塞。氣不得通。惡血當寫不寫。衃以留止。日以益大。狀如懷子。月事不以時下。皆生於女子。可導而下。曰。膚脹鼓脹可刺耶。對曰。先寫其腹之血絡。後調其經。亦刺去其血脉。師曰。病有風水。有皮水。有正水。有石水。有黃汗。風水其脉自浮。外證骨節疼痛。其人惡風。皮水其脉亦浮。外證胕腫。按之沒指。不惡風。其腹如鼓。不滿不渴。當發其汗。正水其脉沉遲。外證自喘。石水其脉自沉。外證腹滿不喘。黃汗其脉沉遲。身體發熱。胷滿。四肢頭面腫。久不愈。必致癰膿。千金范汪同並出甲乙經第八卷中

范汪療水腫方。

葶藶子一兩熬黑 苷遂六兩熬 吳茱萸四兩

右三味別擣異下篩和以蜜丸如梧子服可至五丸經心錄云服三丸日三服餘同

又葶藶丸療水腫方

葶藶一升熬 吳茱萸一升

右二味各別擣篩合以蜜和更擣二萬杵槩成飲服二丸如梧實不知增之當以小便利及下爲候若下者但可清旦一服若不下但小便利者日可再三服常將服腫消耳一名二利丸

又利小便消水腫郁李核丸方

郁李核人三分 松蘿三分 海藻二分 桂心

大黃五分 葶藶五分熬 黃連二分 通草一分

石韋一分去毛

右九味擣合下篩和以蜜丸如梧子先食飲服七丸日二稍增以知爲度並出第二十八卷中

又療水腫大檳榔丸方

檳榔三兩 桂心三兩 附子二兩炮 栝樓三兩

杏人三兩熬一方無 乾薑二兩 甘草二兩炙 麻黃三兩去節

黃耆三兩 茯苓三兩 厚朴二兩炙 葶藶三兩熬

椒目三兩 吳茱萸五合 白朮三兩 防己二兩

右十六味下篩蜜和服如梧子大二丸日三不知稍增至四丸不知又加二丸不下還服四丸得小下爲驗此療老小水腫虛腫大病後客腫作喘病療之佳忌海藻菘菜豬肉冷水生葱桃李雀肉大酢千金翼有海藻二兩出第四十五卷中

小品療水腫方

大豆三升

右一味以水六升煮令熟出豆澄汁更內美酒五升微火煎如餳服一升漸增之令小下

又桃皮酒療水腫方

桃皮三斤削去黑取黃皮 女麴一升 秫米一升

右三味以水三斗煮桃皮令得一斗以五升汁漬女麴五升汁饋飯釀如酒法熟漉去滓可服一合日三耐酒者增之以體中有熱爲候小便多者卽是病去便愈忌生冷酒麪一切毒物

又麝香散療水腫方千金云治婦人短氣虛羸遍身浮腫皮膚急

麝香三銖 芫花三分熬 甘遂三分

右三味合下篩酒服錢半邊七老小錢邊三分七亦可丸服之強人如小豆十丸老人五丸千金有雄黃一味并麝香各用六銖肘後又有人參二分

又療水腫商陸膏方

商陸根一斤，生者　猪膏一斤，先煎，可有二升

右二味合煎令黄。去滓，以摩腫。亦可服少許。忌大肉。經心録同。千金云：塗以紙覆之，燥即塗，不過三日愈。並出第一卷中

集驗療水腫方。

黄犍牛尿一飲三升。若不覺，更加服之，以得下爲度。

療老小者，寧從少起，飲半亦可。用後方。

又療水腫方。

猪腎一枚。分爲七臠。甘遂一分，末，篩爲散。以粉腎。微火炙令熟，食之，至三四臠，乃可止。當覺腹中鳴，轉攻兩脅下。小便利。去水即愈。若三四臠不覺。可食七臠令盡。肘後、經心録、文仲同。並第六卷中

千金翼療水腫方。

葶藶子六兩，生用　桂心二兩

右二味，擣，蜜和丸。飲服十丸，如梧子。日二。慎蒜、麪、猪、雞、油膩。出第二十卷中

必効療水腫方。

皂莢一挺，去皮子，炙　烏錫五兩

一味。以酒二升，煮取六沸。絞去滓。頓服之。須臾即小便一三升。腫消。忌一切肉及麪、生冷、鹹、酢食一周年。

又方

取苦瓠一枚

右一味，以水一石，煮一炊久。去滓，煎汁令堪丸。如胡豆。一服二丸。當小便下。後作小豆羹飯。慎勿飲水。効。並出第二卷中

水病方七首

千金論曰：大凡水病難療。差後特須慎於口味。又病水人多嗜食不廉。所以此病難愈。世有醫者隨逐時情。意在財物。不本性命。病人欲食肉，於貴勝之處。勸令食羊頭蹄肉。如此者。未見一愈者耳。又此病百脉之中。氣水俱實。療之皆令瀉之。使虚。羊頭蹄極補。那得瘳愈。所以治水藥多用葶藶等諸藥。本草云。葶藶久服令人虚。故水病非久虚不得絶其根本。又有蠱脹，但腹滿不腫。水脹，脹而四肢面目俱腫。醫者不善診候。療蠱以水藥。療水以蠱藥。或但見脹滿。皆以水藥。如此者。仲景所云醫殺之。今録慎忌如左。其療蠱方具在備急中。

喪孝、産乳、音樂、房室、諠戲，一切魚。一切肉。生冷、酢滑、蒜、粘米、豆、油膩。並不得食之。亦不得用心。

右以前禁者。並具本方之下。其房室等猶三年慎之。不復重發。不爾。差而更發。重發不可更療。古方有十水丸。歷驗多利大便。不利小便。所以不能述録也。

諸從腰以下腫，當利小便；腰以上腫，當發汗，即愈。出第二十一卷中

范汪療水病方。

黃連末

右一味，以蜜和，擣萬杵，丸如梧子，飲服二丸，可至三四丸，禁飲水并冷物。

又方

以苦酒一升飲之。一方取鹽豉各一撮，以飲飲之。一方取角木葉滿虎口，擣取汁飲之。並出第二十八卷中

崔氏療水病方。

烏豆一大升，粒小者　桑根白皮五升，細切

右二味，以水五斗，和煮，可一斗汁，濾去滓，於銅器中重湯煎如餳，可作丸，即成。所患人每服取利小便爲度，其小便復舊色，身上腫除，假體中熱煩，即服之。禁房及死牛馬肉、油膩、麪、酒等，經數日，得食羊頭肉、兎肉。水病忌食羊頭蹄，此云得食，恐悮也

又療水病，洪腫氣脹，不消食方。

乾香薷五十斤

右一味，細剉，内釜中，以水淹之，出香薷上數寸，煮使氣兩盡，去滓，清澄之，漸火煎令可丸，服五丸如梧子，日三，稍加之，以小便利爲度也。無所忌。經心録同

又療水病身腫方。

鯉魚一頭，極大者，去頭尾及骨，唯取肉

右一味，以水二斗，赤小豆一升，和魚肉煮，可取二升以上汁，生布絞去滓，頓服盡。如不能盡，分爲二服，後服溫令煖，服訖下利，利盡即差。慎牛肉、白酒、生冷、麪、猪魚油酪。藥滓埋之，勿令人食。並出第六卷中

古今録驗療水病方。

木防己八分　蜀大黃八分，錦文者，別擣　人參八分

杏人八分，熬紫色，別擣　葶藶子十分，熬

右五味，擣和擣篩，蜜和爲丸，先食後初服七丸如梧子，日再，日加一丸，至十二丸，還日減一丸，至七丸，復漸加至十二丸，循環服之，以白飲服。若病人熱多，加黃芩、茯苓各八分；如病人冷多，加厚朴八分；如病久心驚，加弔藤八分。忌酒、麪、羊肉，其牛肉一色，永斷不得食。外禁酢物，得食鵝鴨、麞兎、鯉魚、鱧魚等肉。

又療水病，牛黃桂枝丸方。

牛黃六銖，研　桂枝十二銖，又一方云桂六銖　牡蠣十二銖，熬，研

椒目十二銖，一方云海藻二十四銖，不須椒目　葶藶子半升，熬，一方云用一升

右五味，擣篩，蜜和丸如梧子，飲服七丸，日再，小便利爲度。忌生葱。並出第十一卷中

十水方三首

病源十水者，青水、赤水、黃水、白水、黑水、懸水、風水、石水、裹水、氣水也。青水者，先從面目腫遍一身，其根在肝。赤水者，先從心腫，其根在心。黃水者，先從腹腫，其根在脾。白水者，先從脚腫，上氣而欬，其根在肺。黑水者，先從脚趺腫，其根在腎。懸水者，先從面腫至足，其根在膽。風水者，先從四肢起，腹滿大，目盡腫，其根在胃。石水者，先從四肢，小腹腫獨大，其根在膀胱。裹水者，先從腹滿，其根在小腸。氣水者，乍盛乍虛，乍來乍去，其根在大腸。皆由榮衛痞澀，三焦不調，腑藏虛弱所生。雖名證不同，並令身體虛腫，喘息上氣，小便黃澀也。出第二十一卷中

古今錄驗十水丸，療十種水腫方。

腫從頭諸書云脚起，名爲白水，其根在肺，椒目主之。腫從面起，名爲青水，其根在肝，大戟主之。腫從胷起，名爲黃水，其根在脾，甘遂主之。腫從腹起，名爲氣水，乍實乍虛，其根在大腸，芫花主之。腫從股起，名爲黑水，其根在腎，玄參主之。腫從頭面起至足，名爲懸水，其根在膽，赤小豆主之。腫從內起，堅塊四肢腫，名爲石水，其根在膀胱，桑根白皮主之。腫從四肢起，腹大，名爲風水，其根在胃，澤漆主之。腫從腹起，名爲裹水，其根在小腸，巴豆主之。腫從胷中氣起，名爲赤水，其根在心，葶藶子主之。

右十味分等，隨其病始所在，增其所主藥，皆一分，巴豆四分，去心皮，擣末，合下篩，蜜和丸，服如梧子三丸，得下爲度。不下，日三，亦可散，未食服半錢匕，便利。明朝復服如法，再服病愈。禁飲，但得食乾物耳。

又方

第一之水，先從面目腫遍一身，名曰青水，其根在肝。大戟主之

第二之水，先從心腫，名曰赤水，其根在心。葶藶主之

第三之水，先從腹腫，名曰黃水，其根在脾。甘遂主之

第四之水，先從脚腫，上氣而欬，名曰白水，其根在肺氣。藁本主之

第五之水，先從足趺腫，名曰黑水，其根在腎。連翹主之

第六之水，先從面腫至足，名曰玄水，其根在膽。芫花主之

第七之水，先從四肢起，腹滿大，身盡腫，名曰風水，其根在胃。澤漆主之

第八之水，四肢小，其腹腫獨大，名曰石水，其根在膀胱。桑根白皮主之

第九之水，先從小腹滿，名曰裹水，其根在小腸。巴豆主之

第十之水，乍盛乍虛，乍來乍去，名曰氣水，其根在大

腸。赤小豆主之

右十病。藥皆分等。所病形同則倍之。擣合白蜜。丸如小豆。先食飲服一丸。日三。欲下病服三丸。人弱者以意節之。療宿食飲寒熱溫病。禁辛菜豬肉生魚。不禁熟也。范汪千金翼同

又療十水大黃丸方。

大黃一分　消石一分　大戟一分熬　甘遂一分熬

芫花一分熬　椒目一分　葶藶一分

右七味擣合下篩。以蜜和丸如小豆。先食飲服一丸。日再。漸增。以知為度。范汪同並出第十一卷中

大腹水腫方五首

病源夫水病皆由榮衛痞澀。腎脾虛弱所為。而大腹水腫者。或因大病之後。或積虛勞損。或新熱食訖。入水自漬及浴。令水氣不散。流溢腸外。三焦閉塞。小便不通。水氣結聚於內。乃腹大而腫。故四肢小。陰下濕。手足逆冷。腰痛上氣。欬嗽煩疼。故云大腹水腫也。出第二十一卷中

肘後療卒大腹水病諸方。此病本由水來。應水字而經方皆水為病。故施疾狀。水病之初。先兩目上腫起。如老蠶色。俠頸脈動。股裏冷。脛中滿。按之沒指。腹內轉側有聲。此其候也。不即療。須臾身體稍腫。腹盡脹。按之隨手起。則病已成。猶可療。此皆從虛損大病。或下痢後。婦人產後。飲水不即消。三焦決漏。小便不利。乃相結漸漸生聚。遂流諸經絡故也。療之方。

防己　甘草炙　葶藶子熬各二兩

右三味擣篩。苦酒和丸。飲服如梧子三丸。日三。常將之。取消平乃止。忌海藻菘菜。

又方

將服牛溺商陸羊肉臛及香薷煎等。在腫滿條中。其十水丸諸大方在別卷。若止皮膚水。腹內未有者。服諸發汗藥。得汗便差。然慎護風寒為急。

又方

牽牛子三分熬　厚朴一分炙

右二味擣篩。強人服三蔆角殼。弱人二殼。酒飲隨意。極筋有水氣病水腫諸藥不能瘳者。此方効驗。出第一卷中

千金療大腹水腫。氣息不通。命在旦夕者方。

牛黃二分研　昆布十分洗　海藻十分洗　牽牛子八分熬

桂心八分　椒目三分　葶藶六分熬

右七味別擣葶藶如膏。合丸如梧子。飲服十丸。日再。稍加。小便利為度。正觀九年漢陽王患水。醫所不療。余處此古方。日夜尿一二斗。五六日差。差後有他犯因爾殂

矣。許此即是神方。忌生葱。出第二十一卷中

崔氏療大腹水病。身體腫。上氣。小便澀赤。臍深。頸上有兩大脉動。喘稠不得眠睡。每腫先隨脚腫。亦有在前頭面腫。或大便澀者。服此藥大佳。若先患大便利。臍凸腹大脹。手掌平滿。即不可服此藥方。

大棗四十枚飯蒸剥去皮核　葶藶子五兩取苦者熬令紫色　杏人三兩熬令黄色

右三味。先擣葶藶子一萬杵。寫出之。乃擣杏人三百杵訖。總和合棗膏。擣一萬杵。藥成。平旦空腹服八丸。日晚食消更服五丸。以飯汁下之。三日後。每旦服五丸。日晚服三丸。丸如棗核。如大便利未得服此藥。若正服藥次忽患痢。即先食二三口飯。然後喫藥。若利過多。停藥。即可爛煮小豆。勿以鹽食之。忌鹹粘脂膩及大冷熱物等。唯得食秔粟米飯及淡醋。不得喫稀粥。唯只得喫飯佳。如欲食粥。即稠煮。不得遣大便利。一方加螢火蟲糞并。出第六卷中

風水方八首

病源風水者。由腎脾氣虛弱所爲也。腎勞則虛。虛則汗出。汗出逢風。風氣内入。還客於腎。脾虛又不能制於水。故水散溢皮膚。又與風濕相搏。故云風水也。令人身浮腫。如裹水之狀。頸脉動。時欬。按腫上凹而不起也。骨節疼痛而惡風是也。脉浮大者。名風水也。出第二十一卷中

深師療大風水。脉浮。浮爲在表。其人或頭汗出。表無他病。但下重。故知從腰以上爲和。腰以下當腫及陰。難以屈伸。木防已湯方。

生薑三兩　大棗十二枚擘　白术四兩　木防已四兩
甘草二兩炙　黄耆五兩

右六味。切。以水六升。煮取二升。分三服。喘者加麻黄。身重胃中不和者。加芍藥。氣上衝者加桂心。下久寒者加細辛防已黄耆。爲本服藥欲解。當如蟲行皮中狀。從腰以下冷如冰。服湯後坐被上。又以一被繞腰温下。令得汗。汗出則愈也。忌海藻菘菜桃李雀肉等。此本仲景傷寒論方

又療風水氣。舉身腫滿。短氣欲絶。大豆湯方。

大豆一升　杏人一升去尖皮熬　黄耆二兩　防風三兩
白术五兩　木防已四兩　茯苓四兩　麻黄四兩去節
甘草四兩炙　生薑六兩　清酒一升

右十一味。切。以水三斗。先煮豆取一斗。去滓。内酒及藥。煮取七升。分七服。一日一夜令盡。當下。小便極利。神驗。忌大醋。餘忌同前。

又療暴水風水氣水腫。或瘡中水。通身皆腫。香薷术丸方。

乾香薷一斤　白术七兩

右二味。擣术下篩。濃煮香薷取汁。和术爲丸。飲服如梧

子十丸。日夜四五服。利小便極良。夏取花葉合用亦佳。忌青魚。餘忌同前。

崔氏療風水腫。毒氣遍身方。

楮白皮三兩　桑根白皮五兩　橘皮一兩　紫蘇四兩　生薑四兩　大豆三升

右六味。切。以水九升。煮取一升。絞去滓。分溫爲四服。與三劑佳。百日內忌鹹酢。出第六卷中

古今録驗療風水惡風。舉身悉腫。脉浮不渴。欲自有汗而無大熱。越婢湯方。

麻黄六兩去節　生薑三兩　甘草二兩炙　石膏半斤碎　大棗十五枚擘

右五味。切。以水六升。先煮麻黄再沸。去上沫。内諸藥。煮取三升。分三服。惡風加附子一枚炮。風水加术四兩。服如上法。欬肺脹加半夏五合洗。一服五合。稍稍增之。忌猪羊肉。餘忌同前。此本仲景傷寒論方云裏水越婢加术湯主之

又療風水腫。癥癖酒癖方。

商陸根一斤薄切

右一味。以淳酒二斗漬三宿。服一升。當下。下者減。從半升起。日三服。盡更合。不堪酒者。以意減之。忌犬肉。

又甘遂丸。療人風水黄疸。體大如囊。面目皆合。陰腫如斗。正如霜瓜方。

甘遂二兩熬　葶藶子二兩熬　杏人五十枚熬　巴豆四十枚去心皮熬

右四味。下篩。蜜和丸如大豆。一服三丸。飲下。當吐。不知。可至五丸。禁野猪肉、蘆笋。

又麻黄湯。療風水。身體面目盡浮腫。腰背牽引髀股。不能食方。

麻黄五兩去節　桂心四兩　生薑三兩　甘草二兩炙　附子二枚炮

右五味。切。以水一斗。先煮麻黄減二升。内藥煎取三升。一服一升。日三。忌同前。

水蠱方四首

病源此由水毒氣結聚於内。令腹漸大。動摇有聲。常欲飲水。皮膚黧黑。如似腫狀。名爲水蠱也。出第二十一卷中

肘後療唯腹大。動摇水聲。皮膚黑。名曰水蠱方。

白茅根一大把切　小豆三升

右二味。以水二升。煮取乾。去茅根。食豆。水隨小便下。

又方

鼠尾草　馬鞭草各十斤

右二味。切。以水一石。煮取五斗。去滓。更煎餘五升。以粉和丸。飲服如大豆二丸。至四五丸。禁肥肉。生冷勿食。並

出第一卷中

文仲療苦唯腹大動搖水聲。皮膚黑。名曰水蠱方。

鬼扇擣絞取汁。服如雞子。即下水。更服取水盡。若渴研麻子汁飲之良。肘後同

又方

巴豆九十枚去心皮熬令黄　杏人六十枚去皮尖熬令黄

右二味擣相和。服如小豆一枚。以水下爲度。勿飲酒佳。忌猪肉蘆笋。肘後同並出於第五卷中

卒腫滿方六首

肘後療卒腫滿身面皆洪大方。

灸足內踝下白肉際三壯差。備急同

又方

香薷剉煮令濃。及熱以漬。亦可服之。

又方

商陸根一斤。刮去皮。薄切之煮令爛。去滓。內羊肉一斤。下葱鹽豉亦如常作臛法。隨意食之。腫差後亦可宜作此。可常擣商陸與米中拌蒸作餠子食之。忌犬肉。范汪方云數用愈經心録千金同並出第一卷中

范汪療卒腫滿身面皆洪大方。

用大鯉魚一頭。以淳苦酒三升煮之。令苦酒盡訖。乃食魚。勿用酢及鹽豉他物雜也。不過再作愈。備急同肘後用淳酒

又方

車下李核中人十枚研令熟。粳米三合研令破。以四升水中煮作粥。令得一二升服之。日三作。未消更增核。肘後古今録驗同並出第二十八卷中

備急療卒患腫滿。劾方。曾有人忽脚趺腫。漸上至膝。足不得踐地。諸療不差方。

以蒴藋莖葉埋熱灰中。令極熱。以薄腫上。冷又易。一日夜消盡。出第三卷中

腫入腹苦滿方三首

肘後論。凡此滿或是虛氣。或是風冷氣。或是飲氣。此方皆療之。腫入腹苦滿急害飲食方。

大戟　烏翅　白术各二兩

右三味擣篩。蜜和丸如梧子。旦服二丸。當下漸退。更服取令消乃止。

又方

葶藶七兩　椒目三兩　茯苓三兩　吴茱萸二兩

右四味擣篩。蜜和丸如梧子。飲服十丸。日三。忌酢物。

又方

鯉魚一頭重五斤者以水二斗煮取汁去魚　澤漆五兩　茯苓三兩

桑白皮切三升　澤瀉五兩

右五味。取四物內魚汁中。煮取四升。去滓。分四服。小便當利漸消也。忌酢物。並出第一卷中

水通身腫方一十一首

病源水病者。腎脾俱虛故也。腎虛不能宣通水氣。脾虛又不能制水。故水氣盈溢。滲入皮膚。流遍四肢。所以通身腫也。令人上氣。體重。小便黃澀。腫處按之隨手而起是也。出第二十一卷中

千金麻子湯。主遍身流腫方。

麻子五升　商陸一斤切　防風三兩切　附子一兩炮破

赤小豆三升

右五味。先擣麻子令熟。以水三斗。煮麻子取一斗三升。去滓。內藥及豆。合煮取四升。去滓。食豆飲汁。日再。忌豬肉及冷水犬肉。

又療水氣遍身洪腫。百藥不愈。待死者方。

大麻子一石未入窖不鬱浥者為佳　赤小豆一石不得一粒雜

右二味。取新精者。仍淨揀擇。以水淘汰。暴令乾。蒸麻子使熟。更暴令乾。貯於淨器中。欲服取五升。麻子熬令黃香。唯須緩火。勿令焦。擣極細作末。以水五升。搦取汁令盡。淨器密貯之。明旦欲服。今夜以小豆一升淨淘漬之。至旦乾漉去水。以新水煮未及好熟。即漉出令乾。內麻子汁中。煮令爛熟為佳。空腹恣意飽食。日三服。當小心悶。少時止。五日後小便數。或赤。唾粘。口乾。不足怪之。服訖。常須微行。不得即臥。十日後灸三里絕骨下氣。不爾氣不泄。盡服藥後。五日逆不可下者。取大鯉魚一頭。先死者。去鱗尾翅。以湯脫去滑。淨洗。開肚去藏。以上件麻汁中。和小豆煮令極熟。作羹。下葱豉橘皮生薑紫蘇。調和下藥食之。始終一切斷鹽。渴飲麻汁。秋冬煖飲。春夏冷飲。常食不得至飽。止得免饑而已。慎房室瞋恚大語高聲酒麵油酢生冷菜茹。一切魚肉鹽醬五辛。療十十差。神驗。并療一切氣病。服者皆差。凡作一月日服之。大良。麻子熟時。多收新瓮貯之。施人也。

又方

吳茱萸　蓽撥　昆布　杏人去尖皮兩人熬

葶藶子熬

右五味。等分。擣丸如梧子。氣急飲服五丸。勿令至利。食訖。飽悶氣急。服之即散。

又苦瓠丸。主大水。頭面遍身大腫脹滿方。

苦瓠白瓤實捻如大豆粒

右一味，以麪裹煮一沸，空腹吞七枚，至午當出水一升，三四日水自出不止，大瘦乃差，三年內慎口味也。苦瓠須好無黶翳，細理妍淨者，不爾有毒不堪用。

又方

苦瓠膜二分　葶藶子五分，熬

右二味，擣丸，服之日五丸，如梧子。

又方

葶藶子熬　桃人去皮尖，熬

右二味，等分，擣丸服之，利小便。一方用杏人。

又方

大棗七枚，去皮核　苦瓠膜如棗核大

右二味，擣丸，一服三丸，日三。

又方

燒薑石令赤，內黑牛尿中令熱，服一升，日一。並出第二十一卷中

千金翼澤漆根湯，主水通身洪腫，四肢無堪，或從消渴，或從黃疸支飲，內虛不足，榮衛不通，血氣不化，氣實皮膚中，喘息不安，腹中響響脹滿，眼不得視方。

澤漆根十兩　赤小豆二升　甘草二兩，炙　鯉魚一枚，重五斤，淨去腸　麥門冬二兩，去心　茯苓三兩　人參二兩　生薑八兩

右八味，切，以水一斗七升，先煮鯉魚、豆，減七升，去之，內藥，煮取四升半，去滓，一服三合，日三，弱人二合，日再服，氣下喘止，可至四合，晬時小便利，腫氣減，或小溏下。若小便大利，還從一合始，大利止。若無鯉魚，鮦音同魚亦可用。若水甚不得臥，臥不得轉側，加澤漆一片，渴加栝樓二兩，欬加紫菀二兩，細辛一兩，款冬花一兩，桂心三兩，增魚汁二升，忌海藻、菘菜、酢物。深師同，出第二十卷中

古今錄驗療祖承郎水腫通身，衆醫不能療，得此湯一劑，一夜小便五六升，即差，療水欬逆氣，通身流腫，短氣腹滿，晝夜倚壁不得臥，喉中水雞鳴，白前湯方。

白前六分　紫菀二兩　半夏五合，又方四兩，洗之三十遍　生澤漆根七合，切量，一方三兩

右四味，切，以水一斗，內藥，刻誌水度，復加水七升，微火煎令至刻，去滓，次內藥七種：白朮二兩，吳茱萸五合，桂心三兩，人參一兩，乾薑一兩，或生薑五兩，栝樓五合，或六合。六物微火煮取三升半，分三服，小便當利，或當溏下，勿怪，氣即低，腫減。呂詩方經傳楊氏有驗，忌羊肉、餳、桃李、雀肉、生葱。范汪同，一方有棗二十枚，擘

又小消化水丸，療水病，令通身微腫，腹大，食飲不消方。

芫花一兩，熬　甘遂一兩，熬　大黃一兩　葶藶一兩，熬

巴豆四十枚去心皮熬研

右五味合擣下篩。蜜爲丸如梧子。一服一丸。不知稍增。以知爲度。忌蘆笋野猪肉。並出第十一卷中

水氣腫皷脹方四首 數是四首

千金翼療水氣腫皷脹。小便不利。山璉治韋司業得差。司業姪雩表所送云數用神驗。莨菪丸方。

莨菪子一升　羚羊肺一具青羊亦佳湯微煠卽薄切之暴乾擣作末

右二味。以三年大酢。漬莨菪一伏時出之。熬令變色。熟擣如泥。和肺末蜜和擣作丸。食後一食久。服如梧子大四丸。麥門冬飲服之。喉中乾口粘妄語爲候。數日小便大利卽差。

麥門冬飲法。

麥門冬二十五枚去心　米二十五粒

右二味。以三合半水煮之。米大熟。去滓以下丸。每服常作。千金同出第二十卷中

救急療水氣腹皷脹硬。頻試要效方。

葶藶子七兩熬　茯苓三兩　吳茱萸二兩　椒目三兩汗水者

甘遂五兩

右五味擣篩。蜜和爲丸如梧子大。以飲服五丸。日三服。不知稍加丸。以利爲度。禁食如藥法。并酢物。出第九卷中

古今錄驗療大水腫腹如皷堅如石方。出胡洽

葶藶一升熬　椒目一升　芒消六兩　水銀十二兩

右四味。以水煮鍊水銀三日三夜。數益水。要當令黃白以合擣藥六萬杵。自令相和如梧子。先食服一丸。日三。日增一丸至十丸。不知更從一丸始。病當從小便利。當飲好牛羊肉羹。晝夜五飲。當令補養。禁猪肉生魚菜勿忘飲漿水。渴飲羹汁。釋僧深所撰方云鍊水銀一日一夜亦是也水銀用十兩芒消用七兩如小豆先食服二丸文仲陶氏集驗范汪同出第十一卷中

小腫欬逆上氣方三首

病源腎主水。肺主氣。腎虛不能制水。故水妄行。浸溢皮膚。而身體腫滿。流散不已。上乘於肺。肺得水而浮。浮則上氣欬嗽也。出第二十一卷中

深師療水欬逆上氣。通身洪腫。短氣脹滿。晝夜倚壁不得卧。喉中水雞鳴。大小便不通。不下食。而不甚渴。白前湯方。

白前三兩　紫菀四兩　半夏一升洗　生澤漆根一升切

凡四味。水一斗七升。煮取一斗汁。又內後藥。

桂心三兩　人參六分　大棗二十枚擘　白朮五兩

生薑八兩一方乾者二兩　茯苓四兩　吳茱萸五兩

杏人三兩去兩人皮尖碎　葶藶二兩　栝樓五合一方十合

右十味。內前汁中。煮取三升。分四服。當得微下。利小便

氣即下腫減深云增損用之若神忌羊肉餳生葱桃李雀肉酢物出第十九卷中

古今録驗夫水在五藏令人欬逆喘上氣腹大響響兩脚腫目下有卧蠶微渴不得安卧氣奔短氣有頃乃復小便難少而數肺病胷滿隱痛宜利小便水氣迫肺吸吸寒熱澤漆根湯方

生鯉魚一頭重五斤鱗剉 麥門冬二兩去心 甘草二兩炙

人參二兩 茯苓二兩 澤漆根八兩生者

右六味切以水一斗七升煮魚取一斗去魚以煮藥取四升分服日三小便利爲度不利增服之大便如利而小便未利者增至四合服一日氣即下得安卧有寒可內生薑八兩深師同

又防巳煮散療水腫上氣方出許諫議

漢防巳三兩 澤漆葉三兩 石韋三兩去毛 澤瀉三兩

郁李人五兩 白朮三兩 丹參三兩 赤茯苓三兩

桑白皮三兩 橘皮二兩 生薑十兩 通草二兩

右十二味麤篩爲散以水一斗七合內四方寸匕散煮取八合去滓一服令盡日三大便利者一服取小便利爲度許澄秘方忌同前千金同出第十一卷中

氣兼水身面腫方四首

張文仲周大候正大將軍平公于禮患氣兼水身面腫垂死長壽公姚僧垣處二方應手即差先服湯方

桑根白皮四兩 橘皮二兩 海藻三兩洗去鹹 茯苓

郁李人碎各四兩 赤小豆一升

右六味切以水八升煮取二升半分三服甚效古今録驗療氣水身腫脹滿姚大夫治燕公雍州録事于志光送云從來知不能服湯事較急勿不努力服之服此湯若微覺爲益頻服三兩劑勿不服此藥甚易必無逆忤如不能服可服後丸丸遲不應急耳

又方

橘皮五分 郁李人十分 茯苓八分 葶藶六分熬

防巳 桑根白皮各五分 甘遂四分熬 蘇子四合

右八味擣下篩蜜和丸取榖白皮火炙焦黄煮飲服十丸如梧子日再服若不得宣通稍稍加常以宣爲度瀉者飲此方老蔣公處與張大夫家効忌酢物

又方

灸丹田穴在臍下二寸灸三壯療水腫女子禁灸并出第五卷中

古今録驗療氣水身腫脹滿方

杏人十分去皮尖熬 蘇子五分 白前六分 昆布八分洗去鹹

李根白皮五分　橘皮六分　五味子六分　大麻人五分熬

茯苓八分　生薑八分切暴燥

右十味。擣篩蜜和丸。粥清服二十丸如梧子。日再。稍稍加至三十丸。忌酢物。出第十一卷中

水氣方六首

范汪療風虛水氣腫。豆酒方。

大豆一升

右一味。以水四升。煮取二升汁。去豆。内美酒一升。合煎取一升。能隨意飲之。日三。常令有酒氣。當清酒作之。

又療通身腫。皆是風虛水氣。亦療暴腫。蒲黄酒方。

蒲黄一升　小豆一升　大豆一升

右三味。以清酒一斗。煮取三升。去豆。分三服。

又療腫患下水氣。四肢腫聶聶動。木防已湯方。

木防已三兩　甘草二兩炙　桂心二兩　茯苓六兩

黄耆三兩　生薑二兩　白术三兩　芍藥二兩

右八味。切。以水八升。煮取三升二合。分爲四服。有人患下是胃寒。加當歸三兩。人參二兩半。龍骨二兩。水一斗。煮取三升二合。分四服。相去二十里頓服。不下即不須内此三物也。忌海藻菘菜桃李雀肉生葱大酢。並出第四十五卷中

崔氏療水氣方。

葶藶子三兩

右一味。以物盛於飯上蒸令濕徹。上即擣萬杵。自堪爲丸。不須蜜和。如不得。以少蜜和之。一服五丸。漸加之七丸。以微利爲度。得利即停。不可多服。令人不甚能食。若氣發又服之。得利氣下定即停。此方療水氣無以加。蕭駙馬時任太常卿。患水腫。見在名醫悉療不差。唯服此丸得平復。故記。

又葶藶子療水氣極効方。

取葶藶子一合。熬令色黄。擣碎別研如麪。取大棗二十顆去核。以水一大升。煮棗取半升汁。去棗滓。内前件葶藶子。并棗汁於銅器中。緩火煎令堪成丸。平旦空腹頓服盡。必不能頓者。分爲兩服。得利兩行差。至日午宜食乾飯。慎如藥法。並出第六卷中

近効療水氣方。

商陸根去皮取白者不用赤色切如小豆一大盞

右一味。以水三升。煮取一升以上。爛即取粟米一大盞。煮成粥。仍空腹服。若一日兩度服。即恐利多。每日服一頓即微利。不得喫生冷等。

皮水方三首

病源肺主於皮毛。腎主於水。腎虛則水妄行。流溢於皮膚。故令身體面目悉腫。按之沒指而無汗也。腹如故不滿亦不渴。四肢重而不惡風是也。脉浮者名皮水也。出第二十卷中

深師療皮水。如腫水氣在皮膚中。四肢集集動。木防已湯方。

木防已三兩　黃耆三兩　桂心三兩　茯苓六兩　甘草二兩炙

右五味切。以水六升。煮取二升。分再服。忌海藻菘菜生葱酢物。出第十九卷中

范汪皮水一身面目悉腫。甘草麻黃湯主之方。

甘草二兩炙　麻黃四兩去節

右二味。以五升水先煮麻黃再沸。去上沫。乃內甘草煮得一升。絞去滓。適寒温。先服一升。重覆之。日移二丈所當汗出。汗出勿復服。不汗乃復服。當慎護風寒。數日乃出入。忌海藻菘菜。出第二十八卷中

古今錄驗皮水。越婢湯加朮主之方。

麻黃六兩去節　大棗十二枚擘　白朮四兩　生薑三兩切　甘草二兩炙　石膏半斤

右六味㕮咀。以水七升。煮麻黃一二沸。去上沫。乃內餘藥。煮取二升。絞去滓。適寒温。服七合。日三。忌同前。范汪同。已上三方並本出仲景傷寒論

水腫從脚起方四首

病源腎者陰氣也。主於水而又主腰脚。腎虛則腰脚血氣不足。水之流溢。先從虛而入。故脚先腫也。出第二十一卷中

肘後若腫從脚起。稍上進者。入腹則殺人。療之方。

小豆一斛。煮令極爛。得四五斗汁。温以漬膝以下。日日為之。數日消盡。若已入腹者。不復漬。但煮小豆食之。莫雜喫飯及鮭音圭魚鹽。又專飲小豆汁。無小豆。大豆亦可用。如此之病。十死一生。急救之。

又方

削楠及桐木。煮取汁以漬之。并飲少許。如小豆法。並出第一卷中

范汪療水腫從足始。轉上入腹則殺人。豚肝方。

生猪肝一具。煮如食法。細切。頓食令盡。不得用鹽。可用苦酒。猪重五六十斤以上肝者。一頓啖盡。百斤以上猪者。分兩服。肘後同

又若但兩足腫者方。

剉葱葉。煮令爛。以漬之。日三四度良也。集驗同，並出第二十八卷中

水癥方二首

病源水癥者。由經絡痞澀。水氣停聚。在於腹內。大小腸不

利所爲也。其病腹內有結塊堅強在兩脅間。膨膨脹滿。遍身腫。所以謂之水癥。出第二十一卷中

深師療水癥。腹內胷脅半強。通身腫。不能食。海藻丸方。

海藻一兩洗　水銀一兩　椒目一兩　芒消一兩
葶藶一兩熬　大黃一兩　甘遂一兩熬　杏人三十枚去尖皮熬
桂心一兩　附子一兩炮　茯苓一兩　大戟一兩
松蘿一兩　乾薑一兩　巴豆三十枚去心皮熬

右十五味下篩。蜜和服如小豆二丸。日三。不知。稍稍加之。忌豬肉大酢生葱蘆笋。范汪同出第十九卷中

范汪療水腫大腹水癥丸方。

礬石十分熬　躑躅花十分　細辛十分　半夏十分洗
藜蘆十分　丹參十分　承露十分承露是落葵
巴豆十枚去心皮熬　苦參十分　雄黃十分　大黃十分
芒消十分　大戟十分　烏頭二十分炮　狼毒十分
野葛二分

右十六味擣下篩。蜜和藥成。以置腫上。并服如黍米三丸。日三。欲取下者服五丸。禁食生魚生菜肥肉。千金不傳。謂之千金丸。並出第三十五卷中

水瘕方一首

病源水瘕者。繇經絡痞澀。水氣停聚。在於心下。腎經又虛。不能宣利溲便。致令水氣結聚而成形。瘕在於心腹之間。抑按作水聲。但欲飲而不用食。遍身虛腫是也。出第二十一卷中

古今錄驗水瘕病。心下如數升油囊。槃槃作聲。日飲三斗。不用食。但欲飲。久病則爲瘕堅。有蝦蟆鼈療之方。

取萆蔴成熟好者二十枚去皮。杯中研令熟。不用擣。水解得三合。宿不食。清旦一頓服盡。日中許當吐下青黃如葵汁。當囊結裹其病不盡。即三日更增服三十枚萆蔴如上法。若病如故復不盡。復增十枚服如上法。其以盡病根爲限。藥但去病。不令人悶亂。下病之後。慎不可飲。當五日斷飲。止進白糜關高方已試神良。范汪同出第十一卷中

石水方四首

病源腎主水。腎虛則水氣妄行。不依經絡。停聚結在臍間。少腹腫大鞕如石。故云石水。其候引脅下脹痛而不喘是也。脉沉者名曰石水。脉微大亦曰石水。腫起臍下至少腹垂垂然。上至胃管則死不療。出第二十一卷中

集驗膀胱石水。四肢瘦腹腫方。

大豆五升　防己四兩　桑根白皮切三升　白朮四兩
澤漆葉切三升　射干四兩　穀白皮四兩一云切三升

右七味切。以水一斗半。煮取六升。去滓。內好酒三升。更

煎取五升。分五服。日再夜一。餘煎明日服之。千金同出第六卷中

千金療膀胱石水。四肢瘦。腹腫方。

桑根白皮六兩 射干四兩 澤瀉五兩 澤漆切一升

茯苓四兩 防巳一兩 黄芩四兩 白术四兩

大豆三升

右九味切。以水五斗。煮大豆取三斗。去滓澄清。取汁一斗。下藥煮。取三升。空腹温分三服。出第二十一卷中

集驗療石水痛引脅下脹。頭眩痛。身盡熱。灸法。

灸關元

又灸石水法。

灸章門然谷。

暴腫滿方四首

集驗療暴患遍身腫滿方。

大豆

右一味。擣篩爲散。粥清服三方寸匕。日再。甚良驗。

又療身體暴腫如吹方。

巴豆三十枚合皮㕮咀

右一味。以水五升。煮取三升。綿内汁中。以拭腫上。隨手減矣。日五六拭。勿近目及陰。范汪同並出第六卷中

備急療身體暴腫滿方。

榆白皮擣屑。隨多少。雜米作粥食。小便利。即消。陶効方。出第三卷中

古今錄驗澤漆湯。療寒熱當風。飲多暴腫。身如吹。脉浮數者方。

澤漆二兩炙 知母二兩 海藻二兩 茯苓二兩

丹參三兩 秦艽二兩 木防巳二兩 猪苓二兩去皮

大黄三兩 通草二兩 青木香二兩

右十一味切。以水九升。煮取三升。分三服。忌酢物。出第十一卷中

氣滿胷急方八首

古今錄驗療氣忽發滿胷急者方。

茯苓四兩 杏人四兩 橘皮二兩

右三味切。以水六升。煮取二升。分作三服。日三。隨小便下愈。飲盡更作。忌酢物。

又茯苓杏人煎方。

茯苓四兩 杏人四兩 橘皮三兩 蘇子一升碎

甘草三兩炙 芍藥四兩 白前三兩 五味子三兩

生薑汁五合 蜜六合 竹瀝二升

右十一味切。以水九升。先煮諸藥。取三升。去滓。内竹瀝生薑汁蜜等。和攪。微火煎取四升。一服四合。日再夜一。

忌海藻菘菜酢物。

又方

甘遂三兩熬 茯苓四兩 杏人四兩 澤漆葉三兩炙
黄芩四兩 澤瀉三兩 郁李人五兩碎 橘皮三兩
朴消四兩

右九味切，以水九升，煮取二升七合，分三服，忌酢物。

又方

桑根白皮切二升 郁李人一升碎 赤小豆二升
橘皮三兩 蘇葉三兩 茅根切二升

右六味切，以水一斗，煮取三升，適冷煖，稍稍飲之。

又方

桑白皮四兩 橘皮三兩 茯苓四兩 甘遂三兩熬
杏人三兩 澤瀉三兩 黄芩四兩 赤小豆一升

右八味切，以水九升，煮取二升半，分三服，忌酢物。一方甘草三兩

又方

羊腎一具去脂破 桑根白皮四兩 茯苓四兩 橘皮三兩
李根白皮四兩 黄耆三兩 玄參三兩 生薑四兩

右八味切，以水九升，煮取二升七合，分三服，忌酢物。

又方

猪腎一具去脂破 桑根白皮五兩 茯苓四兩 澤漆葉三兩炙
防巳三兩 澤瀉三兩 橘皮三兩 大豆三升
甘遂三兩熬 郁李人一升碎

右十味切，以水一斗三升，先煮腎桑根皮澤漆葉大豆，取八升，去滓，内餘藥，煎取一升七合，分爲三服，忌酢物。

又方

大棗三十枚擘破 烏梅三十枚打破

右二味，以水四升，煮取二升，内蜜和調，不得過甜，不得過酢，稍稍含咽之。並出第十一卷中

虚熱及先服石風水腫方三首

集驗葱豆洗湯，療虚熱及服石熱，當風露卧，冷濕傷肌，熱阻在裏，變成熱風水病，心腹腫滿，氣急不得下頭，小便不利，大便難，四肢腫如皮囊盛水，晃晃如老蠶色，陰卵堅腫如升，莖腫生瘡，臭如死鼠，此皆虚損腎中有熱，强取風冷濕痺故也。内宜依方服諸利水藥，外宜以此湯洗四肢訖，以葱豆膏傅之，别以猪蹄湯洗瘡爛處及卵腫也。方

赤小豆一升 葱一升合青切 蒺藜子一升碎 菘菜子一升舂碎
蒴藋五升切 巴豆一百枚合心皮打破

右六味，以水一石二斗，煮取四斗，以淋洗身腫處。古今録驗同

又猪蹄洗湯，療丈夫服石有虛，因勞損熱盛，當風卧，傷於風濕，身變成熱，風水腫病，腹滿氣急，四肢欲腫，小便不利，陰卵堅腫，莖腫生瘡，赤爛臭如死鼠，名水疸，以湯洗之方。

猪蹄一隻 黄蘗五兩，剉 蒴藋根三升，切 葶藶子五合

蒺藜子一升

右五味，以水三斗，煮取二斗，冷以洗之，日三。古今錄驗同，並出第六卷中

古今錄驗葱白膏方。療與前葱豆湯同。

葱青白半升，切 菘菜子半升 葶藶子半升，破 蒴藋半升，切

青木香二兩，切 莽草一兩，切 丹參半升，切 生蛇銜半升

蒺藜子一升，破

右九味，以猪肪五升煎之，三沸，令水氣竭，去滓，傅痛處。集驗同，出第十一卷中

三焦決漏水病方二首

深師療三焦決漏，水在胸外，名曰水病，腹獨腫大，在腹表用大麝香丸，華佗方。

麝香三銖，研 雄黄六銖，研 甘遂十二銖，熬 芫花十二銖，熬

右四味，擣合下篩，和以白蜜，丸如大豆，二丸，酒下，日三服，可至四丸。節飲食，禁肥肉生菜之輩，有効。千金同

古今錄驗療通身手足面目腫，食飲減少，此是三焦決漏，精液不通，水氣却行者，鯉魚湯方。

鯉魚重五斤者 茯苓六兩 澤漆五兩 人參二兩

杏人一兩 澤瀉五兩 甘草二兩，炙

右七味，切，以水二斗五升，煮魚取一斗半汁，內藥煮取四升，未食服一升，日三，以小便利爲度。年八十病大困，服此差，忌海藻、菘菜、酢物。並出第十一卷中

男女新久腫方三首

范汪療久腫新腫方。

黑大豆一斗，清水一斗，煮之，令得八升，去豆，以八升清酒投中，更微火上煎，令得八升，一服之爲佳，不能者，亦可分再三服，腫當隨小便去，腫除後渴，難忍，要不可飲，慎之。出第二十八卷中

千金療男女新久腫，得惡暴風入腹，婦女新産上圊，風入藏中如馬鞭者，噓吸短氣欬嗽，大豆煎方。

大豆一斗，擇令淨，以水五斗，煮取一斗三升，澄清，內釜中，以一斗半美酒內汁中，更煎取九升，宿勿食，旦服三升，溫覆取汗，兩食頃當下，去風氣腫減，慎風冷。十日平復也。除日合服之。若急不可待，逐急合服，無令六畜婦人見之，腫差勿服之，神驗也。亦可任性飲之，常使酒氣相接。范汪并翼同

又方

猪椒皮一大束切煮取汁。隨多少釀酒。且服醉爲佳。不過三日腫減。差後。可常服之。並出第二十一卷中

水腫小便澀方三首

廣濟主下水氣。若小便澀。水腫氣妨悶不能食。海蛤丸方。

昆布洗　橘皮　赤茯苓　漢防巳
海蛤研　郁李人　桑根白皮　澤漆炙
檳榔　杏人去皮尖熬四分　大黃六分　葶藶子二十分微火熬令黃

右十二味擣篩。蜜和丸。飲服如梧子十五丸。日二服。加至二十五丸。以小便利爲度。忌熱麪冷滑大酢。出第五卷中

崔氏療水腫盛滿。氣急喘欬。小便澀如血者方。

桑根白皮六兩　澤漆葉切二升炙　白朮二兩　生薑四兩
郁李人六兩　杏人二兩　橘皮二兩　玄參三兩

右八味切。以水九升。急著火煮取四升。温分四服。相去六七里久。或利黃水三五升。及小便利爲候。即差者可頻服三四劑佳。忌桃李雀肉青魚酢等。出第六卷中

古今録驗療男女心上脹滿。胷背痛。食進少。面微似腫。小便如澀方。出姚大夫

杏人八分熬　橘皮五分　蘇子三合　防巳五分
葶藶六分熬　茯苓八分

右六味擣篩。蜜和爲丸如小豆。細切桑根白皮煮爲飲。用服此丸。初服十丸。日再。漸加至三十丸。千金同出第十一卷中

上氣大便澀方二首

崔氏療上氣大便澀方。

葶藶子四兩熬　牽牛子一兩熬　杏人二百顆　大棗四十枚去皮
芒消一兩　牛酥一合

右六味擣一萬杵。更別著牛酥。乃更擣一萬杵。空腹服八丸。用粥飲下藥。先禁鹹醬等物。

又療上氣大便秘澀方。

杏人五兩熬　印城鹽三兩　乾薑三兩

右三味擣篩。以醬汁和之。令得相著。作挺可長一寸餘。如指大。兩頭尖。仍以薄綿裹之。於風日中暴令少乾。內下部中。時易之。不過一兩易。即有惡物下。氣上[redacted]即定亦下食。內藥痛時少須忍。如深內少頃。亦不大痛。急出時物即出。痛忍之不得。後可便轉。時出膿及惡物多。大便不澀停之。並出第六卷中

水病雜療方一十二首

集驗療水腹大臍平者法。

灸臍中腹無文理者不可療

又水腹脹皮腫法。

灸三里。風水灸解谿。並出第六卷中

千金翼鯉魚炙主腫滿方。

鯉魚長一尺五寸。以尿漬令没一宿。平旦以水從口中灌至尾。微火炙令微熟。去皮。宿勿食鹽。頓服之。不能者再服。令盡。神方。肘後備急張文仲千金同

又有人虛肥積年氣上似水病。眼似腫而脚不腫方。

穀楮葉八兩

右一味。以水一斗。煮取六升。去滓。內米煮粥。亦嘗以水煮羮菜等皆用之。秋中多收。以擬經冬用。其水多少濃淡。任人勿拘。此方慎蒜麵豬雞魚油膩。重者三年服之永差。輕者一年。並出第二十卷中

崔氏療一切腫方。

取紅藍花熟挼擣取汁服之。不過再三服便愈。服之多少。量腫大小而進花汁也。

又療水腫已上少腹。連臍硬氣上悶方。

苦瓠子一兩

右一味。以麵如作餛飩法。其麵勿著鹽。作二七枚。湯中煮。待浮漉出及煖吞之。如不下。以湯汁下之。能禁生冷酢滑及肉油膩隹。若恐虛。煮牛乳服之。如此隔日作。漸加至三七枚。以小便利爲候。小便若太多。即歇一二日。以腹腫消即止。

又療水病差後。口中冒冒熱瘡出方。

先以鐵鐺中著水一小斗。煮金器。不問多少。煎取二小升。出金。取金水著病人口中。含良久。應欲言語。有要事。方可吐出。勿嚥之。殺藥氣。並出第六卷中

張文仲羊胃湯。久病羸瘦不生肌肉。水氣在脅下。不能食。四肢煩熱方。

羊胃一枚切　白术一升切

右二味。以水一斗。煮取九升。服一升。日三。三日盡。更作兩劑。乃差。忌桃李雀肉等。

備急小品小女麴散。療利後虛腫水腫者。服此藥小便利得止。腫亦消方。

女麴一升生用　乾薑　細辛　椒目

附子炮　桂心各一兩

右六味。爲散。酒服方寸匕。不知。服二三七。日三。產後虛滿者大良。忌豬肉生葱生菜。出第三卷中

古今録驗療水或下。不下則滿溢。下之則虛竭。還復十無一活。桑酒方。

桑枝并心皮細剉。以水八升。煮取四升汁。以四升米釀酒。一服一升。

又療脾胃水。面目手足胕腫。胃管堅大滿。短氣不能動搖方。

桑根白皮切三升　桂心一尺　生薑三兩　人參一兩

右四味切。以水三升。煮桑白皮得一升。絞去滓。內桂心等并飴十一兩。煮之竭。得七合。消息更服。須臾當下。不盡復一升。忌生葱。

傳効鯉魚湯。療水腫腹大。面目身體手足盡腫。喘欬短氣。又脅滿不得卧方。

鯉魚一枚重三斤　桂心三兩　紫菀一兩　木防巳二兩
黃芩一兩　消石二兩　乾薑二兩　人參二兩

右八味切。以水一斗五升。煮魚如食法。取汁一斗二升。出魚內藥煮。取三升。去滓。先食溫服一升。日三。忌生葱。

並出第十一卷中

右從事郎充兩浙東路提舉茶塩司幹辦公事趙　孟
較勘

重訂唐王燾先生外臺秘要方第二十卷終

重訂唐王燾先生外臺秘要方第二十一卷目録眼疾二十四門

唐王燾先生外臺秘要方第二十一卷

宋朝散大夫守光祿卿直秘閣判登聞簡院上護軍臣林億等　上進

新安後學程衍道敬通甫訂梓

天竺經論眼序一首 隴上道人撰俗姓謝住齊州於西國胡僧處授

盖聞乾坤之道。唯人爲貴。在身所重。唯眼爲寶。以其所繫。妙絶通神。語其六根。眼最稱上。是以療眼之方。無輕易爾。

敘眼生起一首

謝道人曰。夫眼者六神之主也。身者四大所成也。地水火風。陰陽氣候。以成人身八尺之軀。骨肉肌膚。塊然而處。是地大也。血淚膏涕津潤之處。是水大也。生氣溫暖。是火大也。舉動行來。屈伸俛仰。喘息視瞑。是風大也。四種假合以成人身。父母精血。寔斯增長而精成者也。其眼根尋無他物。直是水耳。輕膜裹水。圓滿精微。皎潔明淨。狀如寶珠。稱曰眼珠。實無別珠也。黑白分明。肝管無滯。外託三光。内因神識。故有所見。凡人不解。謂眼有珠。喻若魚之被煮。此事不然。夫魚畜水陸之有目者。悉皆是水。無有別珠。直以湯火煎煮。水凝結。變自成珠。但看生魚未被煮炙。豈有珠義。直置死魚。水已凝厚。論其活者。水亦輕薄。

出眼疾候一首

謝道人曰。夫人眼白睛重數有三。設小小犯觸。無過傷損。但黑睛水膜止有一重。不可輕觸。致敗俄頃。深可慎之。凡人不究。謬據多重。或七或五。此皆是其妄說。一家成言耳。然眼之精微。水映輕薄。無所堪耐。易致諸疾。故學療之者。事須安審。不可麤疎。恐致毀傷。患眼之家。自須謹慎。諸所禁忌。悉不應犯。若覺有疾。即宜早療。當及其初。根腳未立。則易驅遣。若其久後。根盤四布。既成痼疾。雖復行療。極難成效。且身稟四大。性各不同。是以治者。證候非一。冷熱風損。疾生不同。傷勞虚實。其方各異。宜應察其元起。尋究本根。按法依源。以行療救。不得謬濫措方。以乾薑療熱毒之眼。以冷水療風寒之目。非直冷熱無効。蓋亦致患俄頃。常見愚人。不識病源。直尋古方。輕欲立療。或經有疾遇藥得愈。便以此法遞相傳授。都不知病有冷熱之殊。虛實之異。或有道姑虔嫗。爲人求食。輕得有損。寧慮幽冥。良爲病家。不別真僞。聞語便從。遂使應愈之病。增爲痼疾。驪珠之眸。永成盲瞽。一何可哀。故目有條貫。以示後人。皆苦眼無所因起。忽然膜膜。不痛不痒。漸漸不明。久歷年歲。遂致失明。令觀容狀。眼形不異。唯正當眼中央小珠子裏。乃有其障。作青白色。雖不辨物。猶知明暗三光。知晝知夜。如此之者。名作腦流青盲眼。未患時。忽覺眼前時見飛蠅黑子。逐眼上下來去。此宜用金篦決。一針之後。豁若開雲而見白日。針訖。宜服大黃丸。不宜大泄。此疾皆由虛熱兼風所作也。

眼疾品類不同候一首

謝道人曰。若有人苦患眼漸朧朧。狀與前青盲相似。而眼中一無所有。此名黑盲。宜針刺服藥。如瞳子大者。名曰烏風。如瞳子瞖綠色者。名爲綠瞖青盲。皆是虛風所作。當覺急須卽療。湯丸散煎針灸禁慎。以驅疾勢。若眼自闇多時。不復可療。此疾之源。皆從內肝管缺。眼孔不通所致也。亦宜須初欲覺時。卽須速療之。若已成病。更不復可療。亦無勞措意也。若因時病後得眼生白障者。此名爲瞖也。爲熱毒所作。宜應速服湯丸。依法鎌之。傅食瞖散。若因病後生肉者。此爲膚障也。後卷并無食瞖散通按後方傳瞖皆令瞖除食卽除字意此是風熱所作。宜服湯丸。鈎割除之。若眼赤痒淚出者。爲熱虛風。服散煎除之。若見黑煙赤光。瞳子黑大者。爲烏風。勞水動。故宜服車前空青丸。以消息之。若眼忽爾赤痛者。此是天行眼痛。風熱所作。應宜早急療之。不者當生於瞖。後難療。若人眼痛。當黑珠生白瞖。并黑子等大如米。如此之者。名爲痛損眼。此不易可療。勿輕犯觸。但眼因破損。有物撞作瞖障瘢痕者。悉不可療。亦無勞措意。通按勞水動三字疑有闕文

眼將節謹慎法一首

謝道人曰。五行云。肝者。眼家之根本。此乃一家之同類。而言無實。五藏六腑。悉皆相連。故欲療眼。而審其虛實。察其由起。既識病源。宜先作內療湯丸散煎。事事分明。既服諸藥。便須依方謹慎。凡欲療眼。不問輕重。悉不得以風霜雨水寒熱虛損大勞。并及房室飲食禁忌。悉不得犯。若虛勞冷者。宜服補肝丸。出千金翼第十卷。十五味在此卷下也。若人患眼。不値明師。遇道姑虔婆欺詐妄語。云犯神鬼。或以環鈎。或復蒜熏。或火燒針熨。此皆不識病源而逆療。包陰陽爲盎。實徵動致傷。余見此途。內懷矜愍。學療之者。勿習是方。非直疾勢不除。亦自奇成蠱道。此法中文句疑脉金別季校

眼暴腫痛方一十首

謝道人療眼暴腫毒痛不可忍。欲生瞖方。

決明子一升　石膏四兩研　升麻四兩切　梔子人一升
地膚子　茺蔚子各一分　苦竹葉二升切　乾藍葉一升切
芒硝二兩　車前草汁一升二合　冬瓜子三升爲末

右十一味。以水二斗煮竹葉。取七升二合。去滓。內諸藥煮取四升。分爲四服。每服相去可兩食間。再服爲度。小兒減藥。以意裁之。

又療眼暴腫痛方。

苦竹葉一升　柴胡二兩　蛇銜二兩　黃連

白芒硝 細辛各一兩

右六味切。以水三升。煮取一升。去滓溫服之。忌豬肉。

又方

秦皮 黃連各一兩 苦竹葉一升

右三味切。以水五升。煮取八合。洗眼。與前方相類。眼忽腫痛盲。須煮秦皮作湯洗。是主療也。忌豬肉。

又方

細辛 蕤核人 盧鹽各一兩 決明子二兩

右四味切。以地骨汁煮取一升半。去滓。更以蜜一升半合煎。取一升半。與前方同。

又療眼天行暴腫痒痛方。

地骨皮三斤切

右一味。以水三斗。煮取三升。絞去滓。更內鹽二兩。煎取一升。傅目。或加乾薑一兩。

又方

前胡三兩 芍藥 青葙子 決明子 細辛各二兩 車前子五合 梔子 淡竹葉切一升

右九味切。以水九升。煮取三升。溫分爲三服。忌生菜。

又方

半夏一升洗 生薑八兩 前胡四兩 枳實二兩炙 細辛一兩 烏梅十二枚擘

右六味切。以水七升。煮取二升半。溫分爲三服。忌羊肉餳生菜。

又方

甘草一兩炙 粟米三合 甘竹茹雞子大 蘆根五兩

右四味切。以水八升。煮取二升七合。分爲三服。忌海藻菘菜。

又療兩眼痛大黃湯方

大黃四兩 芍藥五兩 細辛 甘草炙各四兩 黃芩二兩

右五味切。以水七升。煮取二升半。溫分爲三服。甚妙。

又方

大黃八兩切

右一味。以水五升。漬之一宿。明旦絞取汁。分三服。之病甚多由脾實。以上忌油膩生冷房室蒜菜酒麪等物

目赤痛方二十一首

病源凡人肝氣通於目。若肝氣有熱。熱衝於目。故令赤痛。出第二十八卷中

廣濟療目赤病及胎赤方。

以蜯蛤累置蜜二分。鹽碌一分。夜臥火炙煖著目眥。

二四日差止。

又方

豬膽和鹽碌五分。點眥，効。

深師療眼赤痛除熱黃連煎方。

黃連半兩　大棗一枚，切

右二味，以水五合，煎取一合，去滓，展綿取如麻子注目，日十夜再。忌豬肉。

集驗療目赤痛方。

茸竹葉二七片　烏梅四兩，碎　大錢三文

右三味，以水二升洗漬藥半日，早向東竈煮之三沸，三上三下，取二合，卧以注目眥。

又療目赤痛洗眼方。

蕤核人二十枚，碎　苦竹葉一把　細辛半兩

右三味，以水三升，煮取半升，以洗眼，日三五度，甚妙。

删繁療眼赤洗眼竹葉湯方。

淡竹葉五合　黃連四枚　青錢二十文　大棗二十枚，去皮核　梔子人七枚　車前草五合

右六味，以水四升，煮取二升，以洗眼，日六七遍，此方甚良。忌豬肉。

千金療眼赤闇方。

杏未熟時杏人汁一合　鹽五兩　青錢三文

右三味，合內瓷器中，封頭勿令泄，百日後出，著四眥頭，日二三。

千金翼療赤眼方。

杏人四十九枚，去皮尖，絹袋裹，飯底蒸之，承熱絞取脂，以銅青、胡粉各如大豆，乾薑、石鹽各如半大豆許，熟研之，以雞毛沾取掠眼中眥頭，日三夜再。

又方

杏人脂一合　鹽碌如棗核大　印成鹽三顆

右三味，取杏人脂法，先擣杏人如脂，布袋盛，蒸，絞取脂，置密器中，內諸藥，直坐著其中，密蓋二七日，夜臥注目四眥，不過七度，差止。

又療赤眼不問久近方。

硇砂三兩，以酢漿埳器中浸，日中暴之三日，藥著器四畔，乾者取如粟大，夜著兩眥，不過三四度，永差。并石鹽、石膽等分，尤佳。並出第十一卷中。通按：埳乃堅土，或係粗瓦罐如甕類也

張文仲療兩眼熱赤方。

東壁上土，帛細羅，內如豆大兩眥中，令淚出，三五度即差，常用大効。肘後同

又傳効療眼赤無新久皆差神驗方

石鹽棗核大人乳一棗許置故銅椀中以古錢十文研之使青稠著椀底取熟艾急搏一雞子許掘地作小坑子坐艾於坑中燒使煙出以銅椀覆上以土擁四邊勿令煙出量艾燃盡即止刮取著椀青藥每以半豆許於蛤蟆中和棗核大人乳汁研細以綿纏杖頭注入兩眥夜即仰卧著之至五六度必差無石鹽以白鹽無古錢以青錢替之亦得 肘後同

延年療眼赤熱不能得好差此由肝中客熱不絶方

黄連三兩 秦皮三兩

右二味切以水三升煮取一升五合去滓食後温服分二服如人行七八里服必効同

又療眼赤飲方

前胡 黄連 秦皮 黄芩 梔子人各三兩 決明子二兩半 蕤人一兩碎 竹葉一升

右八味切以水六升煮取二升五合去滓分三服食後服之忌豬肉

又療眼赤方

蕤人 黄芩 梔子人 黄連 秦皮各二兩 竹葉一升

右六味切以水五升煮取一升六合分三服

又療目赤熱方

前胡二兩 防風 決明子 黄連 蕤人各二兩 竹葉一升

右六味切以水六升煮取二升分爲五服

又竹葉飲主痰熱眼赤頭痛方

竹葉一握 犀角屑 升麻 乾葛各二兩 黄芩 麥門冬各三兩去心

右六味切以水六升煮取二升分爲三服

又方

竹葉一握 麥一升淘 地骨白皮三分

右三味以水五升煮取二升以麥熟爲度食後分二服 蔣孝璋處此方

近効療眼赤痛眼漠漠方

消石研末於眼四角各點一粟許須臾熱淚出便睡睡覺以漿水洗又明目

又療赤眼及眼睛上瘡方

秦皮一大兩以清水一大升於白瓷椀中浸春夏一食久以上看碧色出即以筯頭纏綿點下碧汁仰卧點所患眼中仍先從大眥中滿眼著微痛不畏量久三五度飯間即側卧瀝却熱汁每日十度以上著不

過兩日差。忌酢蘿蔔。李諫議近効方

又勑賜源乾曜療赤眼方。

生石蜜　朱砂光明者　石鹽　芒消

鹽砂　石決明去麤皮細研各六分　蕤人三百顆

黃連宣州者　細辛各一兩　烏賊魚骨長二寸去甲

右十味擣篩。細研。欲著時少少取白蜜和。置眼兩大角中如菉豆許大。仍不避風日。唯破及枯除此。並差。萬金不傳。忌豬肉生菜。

胎赤久赤方七首

病源胎赤者。是人初生。洗目不淨。令穢汁浸漬於眼。使瞼赤爛至大不差。故云胎赤。出第二十八卷中

千金療胎赤眼方。

取槐木枝如馬鞭大。長二尺。齊頭。麻油一匙。置銅鉢中。旦使童子以水研之至瞑止。取夜卧時以塗目眥。日三度差止。

崔氏療三五十年眼赤并胎赤方。西域法太常丞呂才道効

生烏麻油半雞子許著銅器中以細甎石磨之使涎涎不能研乃止　熟艾三升

杏人一升去尖皮　黃連一兩　雞糞一升　鹽一合

亂頭髮如半梡許大

右七味穿一坑。其形如瓶口小裏大。燒使乾。別開一小風孔。以前藥并艾等一重重布著坑內。狀如灸炷。以火燒之。將前所磨銅器以蓋坑口。煙盡收取銅器上脂煙傅眼眥痒上。欲卧時著。胎赤三十五十年者。不過三兩日差。忌豬肉。

又方

胡粉六分　蕤人四分

右二味。先研蕤人使碎。內胡粉中。更熟研。又擣生麻子為燭。燃使著。別取豬肪脂於燭燄上燒。使脂流下。滴入蕤人胡粉中。更研攪使均如餳。以綿纏細杖子內藥內。承軟點眼兩眥。藥須臾冷。還於麻燭上燒而用之。

又療積年赤眼方。

取古字錢四十九文。重著。又取石鹽末填心孔中。令滿。以五月五日中於石上用烈炭火燒令極赤。然後內一升釅酢中。以傾甖內。用四十九重紙封。一日去一重。去盡。然後用一黍米大點眼眥中。極効。並出第四卷中

必効主眼風赤久胎赤方。

銅鋸鑪一尺以下面者一枚。著石鹽末如杏人許。油脂半雞子許。相和合鹽。取柳枝如箸一握急束。齊一頭用研油脂三日。狀如墨。取熟艾如雞卵大。劚地作小坑。置几於下。安艾著火。合銅鋸鑪於上。其下仍令

通氣。火盡即成。常蓋頭。欲用時以綿纏杖子頭點取藥著兩眥頭。每夜著即臥。蘇六方云。頓用甚効。

又療積年風赤眼方。

取生油生豬脂胡粉各等分。和研傳眼中。二日內赤總除。

救急療久患風赤眼方。

黃連一兩 大棗兩顆去皮核細切 印成鹽兩大豆許

右三味。以井花水半升內前件藥。攪。緩火煮三分去一。以綿濾使盡其餘汁。更緩火煎之。候藥上有紫波起即是。更煎以物盡刮取。於合內貯之。勿使塵污。取用一度取二大豆許。以人乳和之。置兩眼眥頭。從淚出。每著苦人咽喉即停。積年患赤眼者。不過五度即差。及風胎赤眥差。亦不勞避風。每欲出時。口含鹽水以洗之。甚良。忌豬肉。

目暴卒赤方六首

肘後葛氏療目卒赤痛方。

以鹽湯洗之。

又方

燒荊木出黃汁傳之。

又方

竹葉 黃連各一兩 錢二七枚

右三味。以水三升。煎取二合。綿染傳眥。日五六度。忌豬肉。並出第二卷中

深師療眼忽赤痛方。

鯉魚膽一枚 黃連二十一枚

右二味。和淹於飯下蒸之。熟去滓。塗目眥。五六度愈。忌豬肉。

必効療眼暴赤方。

雞舌香二十枚 乾棗二十擘 黃連二十枚碎

右三味。以水半升。煎五六沸。澄取清。點目中。差。多著令人目明。忌豬肉。常永傳

又目暴赤熱毒方。

凝人一分成膏 吴黃連一分 雞子白一枚

右三味。以綿裹二味。內雞子白中。漬一宿。塗眼四五度。厚則洗之。

目痒方四首

肘後療目卒痒且痛方。

削乾薑令圓滑。內眥中。有汁。拭薑復內之。未盡易之。姚同

又風目常痒淚出方。

以鹽注眥中差止。

文仲療眼暗及風赤痒方。

煎成白鹽三匙 烏賊魚骨四枚去甲

右二味以清酢漿水四升煎取二升澄清每旦及晚洗眼赤去膚肉單鹽漿水煎之洗亦佳。

又療風痒赤方。

黄連半兩 丁香二七枚碎 蘗皮半兩 蕤人二七枚 錢七文古者

右五味以水二升煎取一升去滓綿纏杖點取著眼角。差止。肘後同

目中風腫方五首

病源目爲肝之外候肝虛不足爲冷熱所干故氣上衝於目外復遇風冷所擊冷熱相搏而令瞼内結腫或如杏核大或如酸棗之狀腫而因風所發故謂之風腫出第二十八卷中

肘後療目中風腫弄眼方。

礬石二錢熬末

右一味以棗膏和如彈丸以磨目上下食頃止日三磨一作揉姚同

又方

取頭垢著眥中亦得。

又方

枸杞根白皮 伏雞子殼

右二味等分擣爲末著目上。

范汪療目中風腫痛方。

取薤白刀截仍以膚上令遍漠眥差薤頭辛痛者止之。

集驗療目中腫痛方。

擣枸杞汁洗之日六七度。深師療眼有熱生瞖肘後同

眼熱磣痛赤腫方三首

删繁療眼熱眥赤生赤脉息肉急痛開不得開如芒在眼磣痛大棗煎方。

大棗十顆去皮核 黄連二兩 淡竹葉五合

右三味以水二升煎取一升澄取八合下棗黄連煎取四合去滓綿濾細細點傅眼中忌猪肉。

又車前草湯洗方。

車前草切半升 乾藍五合 淡竹葉三兩

右三味切以水三升煮取二升綿濾去滓用上好鹽半刀圭内湯中攪令調取冷細細用洗眼一刀圭者準丸如兩大豆大。必效同

張文仲療眼暴赤腫磣痛不得開淚出方。

黃連　黃蘗　蕤人　鹽碌

苦硝各等分

右五味擣篩和如黍米大內眥中忌豬肉。

眼闇令明方一十四首

千金論曰凡人年四十五十以後漸覺眼闇至六十以後還漸目明療之法五十以前可服瀉肝湯五十以後不可瀉肝目中病可傅石膽散等藥無病不可輒傅散但補肝而已目病肝中有風熱令人眼闇者當灸肝俞五百壯穴在明堂部中及服除風湯丸散數十劑當愈也。

凡生食五辛接熱食飲刺頭出血過多極目遠視夜讀細書不避煙火博弈不休日沒後讀書飲酒不已熱食麪食抄寫多年雕鏤細作泣淚過度房室無節數向日月輪看夜遠視星火月中讀書雪山巨睛視日極目瞻視山川草木。

右十九件並是喪明之由養性之士宜熟慎之又有馳騁田獵冒涉霜雪迎風追獸日夜不息者亦是傷目之媒也恣一時之浮意爲百年之痼疾可不慎歟可不慎歟凡人從少時不自將慎年至四十即漸漸眼闇若能依此將慎可得白首無他所以人年四十已去常須瞑目非有要事不可輒開此之一術護慎之極也其讀書博弈等過度患目者名曰肝勞若欲療之非三年閉目不視不可得差徒自瀉肝及作諸療終是無効也人有風邪多必眼闇先攻其風而闇自差。出第六卷中

廣濟主令明目方。

三月中取新杏人研脂絞取汁一升石鹽兩大豆大銅器盛之取銅古錢二七文浸之二七日綿注目中夜洗眼用。出第五卷中

小品療眼漠漠黃連洗湯方。

黃連三兩　秦皮二兩　蕤人半兩

右三味㕮咀水三升煮取一升半絞去滓適寒溫以洗目日四五度又加升麻二兩加水煎之忌豬肉。

集驗明目令髮不落方。

十月上巳日取槐子內新甕中封口三十日洗去皮初服一枚再服二枚至十日服十枚滿十日卻從一起。千金云從月一日一枚二日二枚每日加一枚計十日服五十五枚一月日服一百六十五枚一年服一千九百八十枚小月減六十枚此療主明目令髮不白好顏色長生舊病冷人勿服肘後云扁鵲方

刪繁療肝虛寒目䀮䀮視物不明稀視生花防風補煎方。

防風　細辛各二兩　芎藭　白鮮皮

獨活各三兩　甘草炙　橘皮去脉各二兩　大棗二七枚去核

甘竹葉切一升　蜜五合

右十味切。以水一斗二升。煮取四升。去滓。下蜜。更煎兩沸。分爲四服。日三。餘一服若是五六月。燥器貯。冷水藏之。忌海藻、菘菜、生菜。千金崔氏同出第十一卷中

千金補肝散。療男子五勞七傷。明目方。

地膚子一斤陰乾　生地黃七斤取汁

右二味。擣地膚末。和汁。暴之令乾。更擣爲散。酒服方寸匕。日三。

又方

白瓜子七升。絹袋盛。絞沸湯中三遍。訖。以酢五升漬一宿。暴乾。擣下篩。酒服方寸匕。日三。久服佳。

又神麴丸。主明目。百歲可讀細書方。

神麴四兩　磁石二兩燒研　光明朱砂一兩研

右三味。末之。蜜和丸如梧子。飲服三丸。日三。常服益眼力。衆方不及。學者須知此方神驗。當寶秘之。忌生血物。並出第六卷中

千金翼瀉肝湯。主藏中痰實熱衝眼。漠漠闇方。

苦竹根八兩　半夏四兩洗　乾藍　茯苓　枳實炙　白朮各三兩　杏人二兩熬　乾地黃二兩　細辛二兩　甘草二兩炙

右十味切。以水一斗二升。煮取二升七合。分三服。

又補肝丸。主明目方。

地膚子　藍子　蒺藜子　車前子　瓜子　菟絲子　茺蔚子　青葙子各二分　決明子三合　細辛　桂心　螢火蟲各三分　大黃八分　黃連六分

右十四味。擣篩。蜜和爲丸如梧子。飲服子五丸。日三。加至三丸。前方有白朮名瀉肝此方有大黃名補肝通按前將節謹慎中云虛勞冷者宜服補肝丸豈有虛冷而可服大黃乎

又主眼闇方。

蔓菁子一斗淨洗

右一味。以水四升。煮。自旦至午。去汁。易水又煮。至晚去汁。易水又煮。至旦。暴乾。以布袋貯之。一度擣三升。以粥飲服三方寸匕。日三服。羨酒等任性所便。並出第十一卷中

延年令目明方。

瀘瘵香取黍米一粒。內目眥中。當有水出。并目中習習然。引風出。狀即明之候也。常以日申時傳之。若似痛。以冷水洗之即定。以申時傳藥者。爲其目至日下便漠漠暗如有物。即以藥內中。淚出。以熟帛拭之。以水洗訖。便豁然明也。此香以單主百病。服之益人。勝石乳也。本云是外國用之。明目甚驗。天竺沉香中出此。

必効洗眼湯，去熱氣，漠漠視物不見并瞖方。

秦皮　黃蘗皮　蕤人各三分　細辛二分

芜蔚子三分　黃連四分　古銅錢七文

右七味，切，以水二升，煮取八合，平旦洗目。忌生菜。

又青葙子丸，主眼風闇有花方。

青葙子　槐子　覆盆子　地膚子

菥蓂子　車前子各五分

右六味，擣篩，蜜和丸如梧子，日服十五丸。忌五辛、豬、雞、牛、羊肉、魚、蒜、麪、酢。

近効療眼中一切諸疾，盲瞖，天行風冷熱，胎赤淚出，常漠漠不多見物，唯不療睛破，餘悉主之方。

石膽一兩，光明者　波斯塩綠一兩，色青陰中乾，不濕者是　真石鹽二兩

硇砂二分，以上四味，各別研　秦皮三兩　蕤人三兩，研三日

烏賊魚骨一兩，去上甲，別研　細辛一兩　防風三兩

馬蹄決明二兩，七孔者，仍以煖水洗去上細皮，數過用　鉛丹一兩

黃連三兩

右十二味，草石藥合擣篩，唯似粉，仍以重絹羅重篩訖，以白蜜於火上微煖，去上沫，取下清者，和之作塊，更擣千杵，以油臈紙裹之，亦取瓷瓶子盛貯，勿使見風，可得多年不敗。每欲著，以兩米許，硬和少許蜜，稀擣如熟麪，以篦子頭分置兩眼眥，至夜仰卧枕之，合眼至明，不歎口，含清漿和一豆許鹽，鹽消吐，洗眼，不避風日。未差之前，忌食麪、羊肉、醬、果子、生菜、虀汁、苜蓿、萵苣，惟羊頭蹄肝冷，塩下餘並不得食。至著後，復更七日慎之，過此一任與食，每日一度著藥，甚妙。

失明方六首

肘後療積年失明不識人方。

七月七日取蒺藜子，陰乾，擣篩，食後服方寸匕。

深師療失明，主一歲、二歲、三歲、四歲拭目中無他病，無所見，如絹中視，決明散方。

馬蹄決明二升

右一味，擣篩，以粥飲服方寸匕。忌魚、蒜、豬肉、辛菜。

千金補肝散，療目失明漠漠無所見方。

青羊肝一具，去上膜，薄切之，以新瓦盆子未用者，淨拭之，内肝於中，炭火上炙令極燥，脂汁盡，取之，別擣。決明子半升　蓼子一合，熬令香，下篩，三味合和，更篩。以飲汁食後服方寸匕，漸加至三匕，不過兩劑，能一歲復可夜讀書。

又補肝散，療三十年失明方。

細辛　鍾乳研　茯苓　雲母粉

遠志去心　五味子

右六味各等分。擣作散。飲服五分七。日三。加至一錢七。忌生菜大酢。

又方

胡麻一石。蒸三十遍。末之。日服一升良。

又方

三月採蔓菁花。陰乾末之。空腹以井花水服方寸七。久服長生目明。可夜讀細書。並出第六卷中

青盲及盲方六首

病源青盲者。謂眼本無異。瞳子黑白分明。直不見物耳。但五藏六腑之精氣。皆上注於目。若藏虛有風邪痰飲乘之。有熱則赤痛。無熱但內生障。是腑藏血氣不榮於睛。故外狀不異。只不見物而已。是謂之青盲。養生方云。勿塞故井水瀆。令人耳聾目盲。又云。正月八日沐浴。除目盲。出第二十八卷中

深師療青盲方。

猪膽一枚。一味微火煎之。可丸如黍米。內眼中食頃良。

又黄牛肝散。療青盲積年方。

黄牛肝一具　土瓜根三兩　羚羊角屑三升　蕤人三兩
細辛六兩　車前子一升

右六味藥。合肝於瓶中。春夏之月封之十五日。冬月封之二十日。出暴乾。擣下篩。酒服方寸七。忌肉魚五辛生菜等。

又療肝藏病。眼青盲。內或生障。惡風赤痛。補肝散方。

乾薑六分　甘遂三分　桂心　茯苓
附子炮　黄連　甘草炙　當歸
乾漆熬　貝齒燒　猪苓　白朮各五分
乾地黄八分　丹參六分　防風七分　黄耆六分

右十六味爲散。酒服方寸七。日三服。忌海藻菘菜生菜。猪肉。冷水。桃李。雀肉等。

又療肝氣之少。眼視䀮䀮。面目青。眼中眵淚。不見光明。調肝散方。

細辛　柏實各二兩　蕤人　甘草炙各一兩
羊肝一具去脂膜炙乾

右五味擣爲散。以酒服方寸七。甚良。忌同前。

又療眼盲腦痛方。

鯉魚腦并膽等分。調以注目眥。日三良。肘後療雀目

必効蔓菁子散。主青盲瞳子不壞者。治十得九方。

蔓菁子六升。蒸之。看氣遍合甑下。以釜中熱湯淋之。即暴乾。如是三度。乾擣篩。清酒服二方寸七。漸至加三

七。陰雨日勿合散。壞。百日尅愈神効。甚良。

雀目方四首

病源人有晝而睛明。至暝則不見物。世謂之雀目。言其如鳥雀暝便無所見也。出第二十八卷中

廣濟療雀目。地膚子丸方。

地膚子五兩　決明子一升

右二味擣篩。米飲和丸。每食後以飲服二十丸至三十丸。

又雀目至暮無所見者。栢皮散方。

老栢白皮四兩　烏梅肉二兩熬　細辛　地膚子各四兩

右四味擣篩爲散。每食後清酒服二方寸七。日三四服差。

崔氏療雀目方

七月七日。九月九日。取地衣草。淨洗陰乾。末之。酒和服方寸七。日三服。一月即愈。出第四卷中

千金翼療眼暮無所見方。

猪肝一具細切。以水一斗煮熟。置小口器中。及熱以目臨上。大開勿閉也。冷復溫之。取差爲度。出第十一卷中

目膚瞖方一十四首

病源陰陽之氣。皆上注於目。若風邪痰氣乘於腑藏。腑藏之氣。虛實不調。故氣衝於目。久不散。變生膚瞖。膚瞖者。明眼睛上有物如蠅翅者即是。又此言肝藏不足。爲風熱之氣干之。故令目睛上生瞖。瞖久不散。漸漸長侵覆瞳子。出第二十八卷中

深師療眼瞖方。

胡粉注瞖上。以療三年瞖。

又療眼黑瞖覆瞳子膚起方。

貝子四枚燒　空青一兩　礬石一兩熬汁盡

右三味末。取如黍米注瞖上。日二。

又主眼瞖方。

書中白魚末。注少許於瞖上。

千金療目赤及瞖方。

烏賊魚骨去甲　鈆丹等分。合研細。和白蜜如泥。蒸之半食久。著少許四眥中差。

又去瞖方

貝齒十枚燒　細篩末。取胡豆著瞖上。日再。正仰卧令人傅之。炊一石米久乃拭之。息肉者。加真珠如貝子分等。研如粉。

又療目瞖障白膜落方。

雄雀屎人乳和研以傅上。當漸漸消爛良妙。肘後并翼同

又洗眼湯。療熱出攻眼生障瞖方。

秦皮　黃蘗　決明子　黃芩

黃連各三分　蕤人五分　梔子人七枚　大棗五枚

右八味切。以水一升煮取六合洗目。日二差。忌豬肉。

千金翼眞珠散。主白瞖覆瞳睛。不見物方。

光明朱砂二分研　貝子五枚炭燒末之　白魚七枚炙　乾薑末半分

右四味擣爲末。相和研之如粉。以熟帛三篩之。仰卧遣人以小指爪挑取少許。將傅眼中。亦主白膚瞖風淚。忌生血物。

又七寶散。主目瞖經年不愈方。

白眞珠一分　珊瑚一分　紫貝一分　馬珂一分

朱砂二分　琥珀一分　蕤人二分　決明子一分

石膽一分

右九味擣下篩極細。傅目中如小豆。日三大良。忌生血物。並出第十一卷中

崔氏療瞖五十年不差方。

貝齒一枚燒　豆豉三十枚　三年苦酒三升

右三味先漬貝齒三宿。消盡乃內豉。微火煎如膠。取三合藥置筒中。夜卧時著如小麥大於眥頭。明日以湯洗之。十日愈。

又療眼中瞖少輕者方。

取枸杞及車前子葉分等。手中熟挼。使汁欲出。又別取桑葉兩三重裹之。懸於陰地經宿。乃摘破桑葉取汁。細細點目中。不過三五度。瞖自當爛。

又瞖如重者方。

取楮白皮暴乾。合作小繩子如麤釵腳許。火燒作灰。待冷隨便以灰點瞖上。不過三五度瞖自當爛。張右司送。並出第四卷中

延年療眼熱暈。白瞖覆瞳子方。

車前子九分　決明子　黃連各九分　黃芩

秦皮　玄參　沙參　瞿麥

地骨皮　蕤核人各七分　藍實九分

右十一味擣篩。蜜和丸如梧子。食後飲服二十丸。漸加至三十丸。差止爲度。忌豬肉。

謝道人療眼瞖欲盡。微微猶有者。傅此散方。

珊瑚　虎珀　玉屑　曾青

紫貝　朱砂　伏雞子殼去白皮

右七味各等分。研重篩爲散。仰卧以米許置瞖上。四五度。忌血物。

暈瞖方四首

病源五藏六腑之精華皆上注於目。目爲肝之外候。肝藏血。血氣不足則肝虛。致受風邪。風邪搏於精氣。故精氣聚生於白睛之上。繞於黑睛之際。精彩昏濁。黑白不明審。謂之目暈。

延年主眼熱暈瞖覆瞳子方。

柴胡三兩 茯苓 枳實炙 決明子
瞿麥各三兩 黄連別漬 甘草炙 蕤人各二兩

右八味切。以水一斗。煮取二升七合。去滓。分再服。忌海藻。菘菜。猪肉。酢物。

又方

黄連 決明子 車前子各九分 黄芩
沙參 人參 地骨皮 蕤人
瞿麥 茯神各七分 秦皮 甘草
澤瀉各五分

右十三味擣篩。蜜和爲丸如桐子。飲服二十九。日再服爲度。

又療眼因赤差後瞖暈方。

決明子六兩碎 黄連 蕤人各六兩 黄蘗四分
鹽綠三分

右五味擣末。更研極細。取少許內目中。日三四度。忌猪肉。

又方

秦皮一兩

右一味。以水一升五合。煮取七合。澄清。決明用漬散內目中。一如前法。並出第四卷中

生膚息肉方八首

病源息肉淫膚。此由邪熱在藏。氣衝於目。熱氣攻於血脉。蘊積不散。結而生息肉。在於白睛膚瞼之間。即謂之息肉淫膚也。

肘後療目中生肉。稍長欲滿目。及生珠管方。

貝齒 眞珠分等

右二味並研如粉。拌令和。以注肉上。日三四度良。

小品療眼膚肉生覆瞳子者方。

取針燒令赤。爍著膚上。不過三爍縮也。有令人割之三復生。不如爍之良。

删繁療肝熱不止衝眼爲眥赤脉。息肉閉痛不開。但熱勢彭彭不歇。及目睛黄。洗肝乾藍飲方。

乾藍切 車前子 苦竹葉切各三升 秦皮三兩
細辛 決明子 蕤人 山梔子
升麻 芍藥各三兩

右十味切。以水二斗煮乾藍。取一斗。去滓。取清八升煮藥。取一升。下芒硝三兩。沸。去滓。分再服。忌生菜。

千金療眼中息肉方。

驢脂石鹽末。和以注眥。即差。

千金翼礬石散。主目瞖及努肉方。

礬石上上白者。內如黍米大於瞖上及努肉上。即令淚出。以綿拭之。令得惡汁盡。日一。其疾逐惡汁盡。日日漸自薄。便差。好上上礬石無過絳礬。色明淨者。慎如療眼常法。

崔氏療人眼熱冷膚肉翳方。

光明朱砂一兩，研　硇砂一兩，研　漿水一大升

右三味。以五月五日合。置銅器中。日暴使乾。用刀子刮取。以新帛裹之。每夜眠時著一米許。安眼四眥各一米盡。一月間內外瞖者皆愈。忌生血物。出第四卷中

必效療眼熱努肉及赤痒方。

黃連一兩，碎　竹葉一兩，切

右二味。以水一升半。煎取半升。置銅器中。湯上煎似稀餳。止。臥時點眼中。熱淚出。即差止。

謝道人療眼風熱生赤肉方。

大黃二兩　黃芩一兩　甘草炙　人參　地骨白皮　決明子各三兩　防風　石膽　地膚子　黃連　兔肝各一兩　車前子一升　螢火蟲一兩枚

右十三味。擣篩為散。以鯉魚膽一合和丸。飲下十五至三十丸。忌豬肉。海藻。菘菜。

目風淚出方六首

病源目為肝之外候。若被風邪傷肝。肝氣不足。故令目淚出。其湯熨針石。別有正方。補養宣導。今附於後。養生方導引法云。以鼻內氣。左手持鼻。除目暗泣出。又云。端坐伸腰。徐以鼻內氣。以手持鼻。除目暗淚出。又夫五藏六腑皆有津液。通於目者為淚。若藏氣不足。則不能收制其液。故目自然淚出。亦不因風而出不止。本無赤痛。並出第二十八卷中

深師療眼淚出雞舌香丸方。

雞舌香二銖　黃連六銖　乾薑一銖　蕤人一百枚　礬石二銖，熬

右五味。擣為末。以棗膏和丸如雞距。以注眼眥。忌豬肉。

又療眼白瞖淚出雞距丸方。

乾薑三分　蕤人三十枚　雞舌香十枚　黃連二銖　胡粉四銖　礬石五銖，熬

右六味。擣末。以棗膏丸如雞距。注眼大眥。日再。忌豬肉。

又療風淚出眼痒痛散方。

貝齒十枚燒　決明子　黃連　細辛

乾薑各一分

右五味擣下篩。以指爪取如麻子注眥中。日再三。夏月加乾薑一分。眼痛以三指撮二合水煮三沸。去滓以汁洗之良。何漢壽用甚有効驗

集驗療目中風寒。淚出眥赤痒。乳汁煎方。

黃連三分　蕤人二分　乾薑四分

右三味擣散。以乳汁一升漬藥一宿。明旦於微火上煎得三合。綿絞去滓。取如米內眥中。

崔氏療目淚出方。

苦酒一斗　古錢一百五十文

右二味。以苦酒漬錢。微火煎取三升。去錢。漉取汁更煎。取七合。漸漸點著眥中甚良。

又療目中煙淚出不得開。即刺痛方。

取石鹽如大豆許。用內目中。習習。去鹽以冷水洗。數日差。並出第四卷中

眯目方八首

廣濟療眯目。氈帶灰方。

取少許氈帶燒作灰。水服方寸匕立出。肘後同

又療眯目不出。淫膚瞿麥散方。

瞿麥　乾薑各二分

右二味為散。以井花水服方寸匕。日三。不過三眯出。

又療眯目。豬膏塞鼻方。

以豬膏如半雞子。累鼻孔中。隨眯左右著鼻中。以噏之。即便仰臥。須臾不知眯處。

又麥芒入目不出方。

煮大麥汁注眼中即出良。

肘後療目萃芒草沙石輩眯不出方。

磨好書墨。以新筆點注目中瞳子上。

又方

鹽豉各少許。著水中。臨目視之即出。並出第一卷中

深師療目痛及眯忽中傷因有熱瞑者方。

取地膚白注目中。

千金翼主眯目不明方。

椎羊鹿筋擘之。內口中熟嚼著瞼上。以手輕挼之。若有眯者二七過挼便出之。視眯當著筋出即止。未出者復為之。如此法。常以平旦日未出時為之。以差為度。出乾以好蜜注四眥頭。鯉魚膽亦佳。若數挼目痛。可間日挼之。出第十一卷中

肝氣不足方二首

千金翼補肝湯。主肝氣不足。兩脅拘急痛。寒熱。目不明。并婦人心痛。乳癰。膝脛熱。消渴。爪甲枯。口面青方。

甘草炙 防風各三兩 烏頭二兩炮 大棗二十枚

細辛 柏子人 茯苓各二兩 蕤人

桂心各一兩

右九味。切。以水八升。煮取三升。分爲三服。忌海藻。菘菜。猪肉。生葱。菜。酢物。

又補肝湯。主肝氣不足方。

甘草炙 黄芩 人參 桂心各二兩

右四味。切。以水六升。煮取二升。分三服。忌生葱。餘同。

肝實目痛方二首

删繁療肝實熱。目痛。胷滿急塞。瀉肝前胡湯丸方。

前胡 秦皮 細辛 梔子人

黄芩 升麻 蕤人 決明子各三兩

芒硝三兩 苦竹葉切一升 車前草切一升

右十一味。切。以水九升。煮取三升。去滓。内芒硝。分爲三服。千金同

又療肝實熱。或眼痛熱不止。生地黄煎方。

生地黄汁一升 玄參汁五合 蜜五合 車前汁五合

升麻 細辛各二兩 芍藥 梔子各三兩切

右八味。切。以水五升。煮升麻等四物。取一升五合。去滓。下生地黄等汁。蜜。沸成煎。分五六服。

眼雜療方二十首內缺二方

廣濟療客熱衝眼。赤痛淚出。決明湯方。

決明子 升麻 枳實炙 柴胡

黄芩 芍藥各一兩 梔子十四枚 竹葉一升

車前草四升 甘草一兩炙

右十味。切。以水九升。煮取二升五合。去滓。内芒硝。温服。分爲三服。忌海藻。菘菜。

又療先服石熱衝上眼赤方。

黄連 苦參 梔子各八兩 蕤人

決明子 黄芩各二分 麥門冬六分去心 葳蕤

大黄各六分

右九味。擣篩。蜜和丸如梧子。食後以蜜水下二十至三十丸。忌猪肉。

肘後療目卒痛。珠子脫出。及有青瞖方。

越燕矢 真丹 乾薑各等分

右三味。末如粉。以少許著目中瞖上。良妙。

小品療眼風結腫合。或眼生瞖。人口吹之。睛中牽引疼痛。

白睛赤起。或黑變黃。從下上覆半睛者。秦皮湯方。

秦皮洗　黃連各二分　黃蘗三分　大棗五枚

蕤人二分

右五味切。以水二升。煮取一升。以洗眼。忌猪肉。

集驗療眼闇熱病後失明方。

以羊膽傅。旦暮各一。

又療風眼爛眥者方。

竹葉四分　栢白皮六分　黃連四分

右三味切。以水二升。煎取五合。稍稍滴兩眥。日三度。忌猪肉。

刪繁療肝陽氣伏邪熱。喘逆悶恐。眼視無明。狂悸非意而言。竹瀝泄熱湯方。

竹瀝一升　麻黃　大青　梔子

人參　玄參　升麻　茯苓

知母各三兩　石膏八兩碎　生薑四兩　芍藥四兩

生葛八兩

右十三味切。以水九升。煮取二升。去滓。下竹瀝。更煎三五沸。分三服。忌酢物。

千金翼蕪菁子。主明目。益飢膚方。

蕪菁子三升　淨淘。高著水煮二十沸。出著水盆中淘之。令水清。接取以別釜煮之。水盡即添。益時嘗看味美瀝。出暴乾。

右一味擣末。酒飲等任意和服三方寸匕。日惟服七合。飽食任性酒服。即服無限時。慎生冷。百日身熱瘡出。不久自差。

又療目赤口乾脣裂方。

石膏一斤　生地黃汁一升　赤蜜一升　淡竹葉五升

右四味。以水一斗二升。煮竹葉。取七升。去滓。入石膏。取一升半。下地黃汁蜜。取三升。細細服之。忌蕪荑。並出第十一卷中

文仲陶氏療數十歲眼爛眥方。

摘葫葉中心一把。著鐺中。水五升。煮。用小板覆上。穿作孔。以目臨上。瘡當痛。食頃出淚一升。便即差。

必効朱砂散。主人眼中有黑白花。逐眼上下方。

光明砂六分研　地骨白皮五分　車前子三分　龍腦香六分

決明子五分

右五味。擣篩細研如粉。少少傅之。

近効療熱風暴赤。瞼爛生瘡。或磣或疼。或痒或痛。久患虛熱。遠視不明。喻若隔絹看花。或服石乳發動。冷熱淚出。白睛赤紅腫脹。淚裹眼珠。皆是肝膈實熱。腎藏已虛。宜先服竹葉飲子治之。然後可點藥。凡患眼有連睛疼痛者。皆不

得以辛辣藥點之。幸請細意詳思。不得措手。比見投方點藥。未曾試驗。各說異能。競施衆療。徵有疼障似瞖者。或有庸人不審眼珠厚薄。乃將針穿豆爪甲摩之。傷敗非一。今輙附數方。百無一失。且服之不令吐利。點藥不痛不疼。將攝既有所憑。疾苦豈能不愈。如前病狀。宜服此竹葉飲子。除風客熱暴。疹澁疼痛。睛赤目黃。冷淚熱淚。兼理石乳天行眼疾方。

竹葉一握　乾葛三兩　地骨白皮　薺苨各五兩

甘草三兩炙

右五味。切。以水二大升。煎取半升。去滓。內車前子三兩。分三服。一日令盡。皆食後服之良。不過三劑。眼中疼痛歇。次得點藥。一無疼痛。神効。前方亦須傳藥。抽熱毒風。不然恐毒經脉入眼。熱深入亦難差也。又取羊肝一具。或猪肝亦得。猪肉精處亦堪。取三斤。皆須破作手許大片。厚薄亦如手掌。候其疼處。或從眼後連耳上頭。或有從眉向上入頭掣痛者。火急新汲水中漬。令極冷。貼其疼痛脉上及所患部分。候肝或肉稍暖微。則易之。須臾間其肝肉等並熱如煮來者。豈不是熱毒之候出也。此即損眼之禍。又恐三辰齋忌之月無肉。以大豆還作四五替。如漬肝肉法。更互熨之。其疼痛忽連鼻中酸辛者。並是難差之候。亦宜急覓吴藍莖葉。擣如泥。傳痛處。亦有差者。十得三四。凡是此患。不宜久。恐痛若深入於眼中。漸成痼疾。

又療眼睛不疼。亦不痛。上下瞼赤。風痒生瘡。淚多者。宜點此藥方。

蕤人四十九枚去赤皮研　胡粉如棊子許大上火燒看赤變如金色

右二味。各別研。取好眞酥如杏核許大。都一處和研。令勻。入龍腦香如大豆許大三粒。研令消。宜油帛裹。或銅合子盛之。勿泄氣。傷風則不堪用。或有小兒胎赤。並宜用此方。且不疼痛。亦不損眼。大人久患赤痛爛瘡者。宜先取鹽花或好白鹽一方寸匕。醋漿水不用純酢中中者一大升。煎鹽三五沸。綿濾取汁。欲夜卧。先以清水洗眼。次以鹽湯洗之。拭令眼乾。次以爪甲挑取麻子許多藥。塗眼大小眥。任眼開合。須臾少淚出。眼中凉冷狀。若人吹。不經三日內。其赤便差。視物漸明。恐眼中忽有到睫毛刺眼者。速令一人以鑷子摘去之。否則令眼淚多疹痛。若不除之。塗藥終無益耳。

又凡目疾。不問少長男女等。所忌有五。一房室。二麪酒。三目衝風冷霜雪。向日遠視。四哭泣嗔怒。五終身不用喫生五辛蕎麥葵菜。若因疾犯者。則疾深難療。幸細意將慎。百無一失。故具五忌也。

又療眼赤腫熱疼。淚出燒人皮肉不可堪忍。或石乳發動。連睛疼悶。乍歇乍發。頭痛增寒。瞼赤瘡爛。無所見物。白膜覆黑珠。或因天行斑毒入眼。無所見者。一切藥並不可著。唯宜用此法。甚驗。萬無失一方。

千歲蘽汁。一名蘡薁藤汁也。不問春秋冬夏。比採其莖。削去上蒼皮。麤細如大母指大者。即得。截斷可長六七寸。取一銅器或瓷器中盛水三五升。漬之一食頃。其頭白乳汁出。可長半寸許。取此汁將。

又療眼中一切諸疾。青盲瞖者。天行風赤。無端忽不見物。悉主之。此方兵部侍郎盧英所傳。價重千金。

石膽研　波斯鹽綠研　石決明　烏賊魚骨去甲

鉛丹　細辛　瀇沙各三分　蕤人三兩碎

防風三兩末　秦皮二兩炙　馬蹄決明二兩淨

右十一味擣散及研。避風煮。以白蜜鍊濾。使淨。和訖。於臼中更擣五七千杵。以油臘紙重裹之。重合盛。勿令見風。可致百年不敗。合之。不欲見蟲大與鳥雀婦女及孝子穢惡之類。仍取臘月合之。有患取米粒。更和上蜜如稀餳。夜卧點之。銜風行亦不畏。每日點。以差即止。夏侯拯處傳

又凡自天行病後。皆不得食葵熱麪。生五辛。蕎麥魚膾毒物傷目。就中更犯房室。加之疼痛連眉。乍疼乍痒。鬢邊脉掣。微似憎寒。愚醫不曉。遂妄針灸。兼服補藥。因茲失明。或有先服英乳之人。亦同斯疾。宜即將理。不得妄服湯丸。甘苦酸辛。須知冷熱。只如腎風虛損。瞳人脹大無瞖。而便失明。假如肝藏熱風。筋膜連睛。生薄浮瞖。宜服甘平苦味之藥。辛酸溫熱入口。發其風毒。唯宜傅薄膏散。熱氣自除。少飲湯方攝理。不盈三劑。日漸痊愈。吐利湯鍼灸不得妄施。宜服後方。療天行從因犯食毒失明。兩鬢脉掣熱疼。兼頭痛憎寒。天陰即發。及先食英乳者方。

前胡三兩　生麥門冬五兩去心　竹葉一握　甘草二兩炙

梔子二七枚　乾葛　萎蕤　漏蘆各三兩

右八味切。以水三大升。煮取一大升。分作三服。神驗良。忌海藻生菜。

又鼴鼠土膏。療眼疼。脈掣連耳熱疼不可堪者方。

取口中鼴鼠土二升 青木香一兩 大黃五兩 白斂三兩 寒水石六兩

右五味擣篩爲散。用熟新白酒和如稠餳。當痛掣處摩之。如手掌許傳之。乾即易至平旦午即止。神効無比。

又眼有倒睫毛。或折在瞼中。聚生刺人白睛。唯覺痒悶。漸赤膜起。連上下瞼多赤生瘡。若掣刺黑睛。則淚出似白瞖出。若刺著瞳人。令眼疼痛磣澁。不欲見明。連鼻酸痛兼腦掣疼。此多損傷。宜速救療。其法如左。

若欲療之者。皆取平晨日未出之際。令一眼明人把鑷子拔之。去倒睫毛。勿使毛斷。連根去之。下手十減八九。疼痛立止。至夜點前千歲虆汁。三五日將息。方得平復。點首生男乳汁良。若點辛辣之藥。從此傷敗。實可痛哉。慎風寒日月光及煙火房室五辛一月內即差。

又凡是黑睛及瞳人瑩薄有瘡瞖。皆不可用辛辣及溫藥洗之。並是害眼之兆。宜用秦皮湯洗之方。

秦皮一兩 梔子人二七枚 淡竹葉一握

右三味切。綿裹。以水一升半。著銅器中煎三五沸。以綿濾取洗眼。切須淨器物盛之。夏侯拯錄用

右廸功郎充兩浙東路提舉茶鹽司幹辦公事張寔

較勘

重訂唐王燾先生外臺秘要方第二十一卷終

重訂唐王燾先生外臺秘要方第二十二卷目錄 耳鼻牙齒脣口舌喉咽病五十六門

唐王燾先生外臺秘要方第二十二卷

宋朝散大夫守光祿卿直秘閣判登聞簡院上護軍臣林億等　上進

新安後學程衍道敬通父訂梓

耳聾方二十二首

病源腎爲足少陰之經。而藏精氣通於耳。耳宗脉之所聚也。若精氣調和。則腎氣強盛。耳聞五音。若勞傷血氣。兼受風邪。損於腎藏而精脱。精脱者則耳聾。然五藏六腑十二經脉。有絡於耳者。其陰陽經氣有相并時。并則有藏氣逆。名之爲厥。厥氣相搏。入於耳之脉。則令聾。其腎病精脱耳聾者。其候頰顴色黑。手少陽之脉動而氣厥逆而耳聾者。其候耳内煇煇焞焞也。手太陽厥而耳聾者。其候聾而耳内氣滿。養生方云。勿塞故井及水瀆。令人耳聾目盲。其湯熨針石。别有正方。補養宣導。今附於後。

養生方導引法云。坐地。交叉兩脚。以兩手從曲脚中入。低頭叉項上。治久寒不自溫。耳不聞聲。又云。脚著項上。不息十二通。必愈大寒不覺煖熱。久頑冷。患耳聾目眩。久行即成法。法身五六不能變。出第二十九卷中

廣濟療耳聾方。

生地黄長一寸半肥者　杏人七枚去皮熬令黄色　巴豆七枚去皮熬令黄　印成鹽二顆　髮灰半錢七

右五味。擣碎。研。堪丸如棗核人大。用髮薄裹。内耳中。日一易。耳内當痛。有水出。即去。當直以髮塞耳。耳内黄水出。痛甚不得更著。若未差。還依前著藥取差。千金翼同

又療耳聾不聞人語聲方。

松脂四分　巴豆二分去皮心熬　麻子人二分　臘二分

薰陸香一分　石鹽二分

右六味。擣如膏。丸棗核大。内耳中。三日一易。取差。

集驗療耳聾方。

杏人去皮尖熬　葶藶子熬　鹽末各等分

右三味。擣研。以少許豬脂和合煎。以綿裹塞耳。

又方

附子炮　瓜子　杏人去皮熬各等分

右三味。擣。以綿裹塞耳中。

千金療耳聾方。

淳醋微火煎附子五六宿。削令可入耳。以綿裹塞耳中。取差。

又方

巴豆十四枚去皮心熬　鍊成松脂二分

右二味。合擣。丸如黍米。簪頭著耳中。以差爲度。

又方

以竹筒盛鯉魚腦蒸之令烊以灌耳中

又方

雄黃硫黃各等分綿裹塞耳中數月聞

又方

取鐵燒令赤投酒中飲之仍以磁石塞耳中差

又方

萆麻子一百粒去皮　大棗十九枚去皮核

右二味擣丸如杏人內於耳中二十日差

又方

芥子擣碎以男乳和綿裹塞耳取差

又方

作泥餅子厚薄如餺飥覆耳上四邊勿令洩氣當耳孔上以刺泥餅穿作一小孔於上以艾炙之百壯候耳中痛不可忍則止須側耳瀉却黃水出盡卽差炙時泥乾卽數易之

又方

截箭竿竹二寸內耳中以麪擁四畔勿令洩氣灸筒上七壯取差並出第六卷中

崔氏療耳聾方鄭少卿云頻用

波律膏一蜺殼無以大麻脂一合小器中煎取一蜺殼替之　楓木脂半兩無以薰陸香替以乳頭香更佳　松脂半兩研　巴豆三七枚去皮熬研　蠟如彈丸大通按波律膏疑卽胡桐淚

右五味先擣松脂巴豆一千杵次下大麻油令熟丸如棗核大一頭尖通中作孔以綿裹塞耳數日一易更互塞之取差不得併塞出第四卷中

備急療耳聾菖蒲根丸方

菖蒲一寸　巴豆一枚去皮心

右二味合擣可丸分作七丸以綿裹塞耳中日別一丸取差肘後同

又菖蒲散方

菖蒲二兩　附子二兩炮

右二味擣篩以苦酒和丸如棗核許綿裹臥卽塞耳中夜一易之十日有黃水出便差肘後千金崔氏

又方

磁石　菖蒲　通草　薰陸香　杏人去皮熬　萆麻子去皮　松脂等分

右七味擣篩以蠟及鵝脂和丸稍長作以釵脚子穿中心爲孔先去耳中垢然後內藥日再初著痒及作聲月餘卽差殿中侯監云非常良驗肘後同

救急療耳聾方。

眞崑崙青木香一兩碎。以苦酒浸一宿。胡麻油一合。微火上緩煎之。三上三下。以綿濾去滓。以點耳孔中。以差爲度。

必効療耳聾方。

以好神明膏好棗核許內耳中。日一度頻著以差。三五日以篦子挑耳中塞。或痒取差。亦治蟲入耳中。

又方

取杏人七枚去皮熬碎爲三分。以綿裹各於中著一裹鹽如小豆許。以器承於飯甑中蒸之。候飯熟出一裹。令患耳者側臥。和綿捻以油汁入耳中。久又以一裹進前捻之。差爲度。

又方

雞矢白半升熬令黃色　烏豆一升熬令爆聲絶

右二味。先取無灰酒二升及熱以沃之。良久濾去滓。分溫服。厚取汗。其耳如鼓鞞勿訝。

又療耳聾神驗方。

取純烏羊新濕糞。和杏子脂石鹽末。

右三味研。滿耳孔中塞。勿令風入。乾即易之。乃至七日二七日。耳內有聲漸大。即以葦筒長二寸內耳孔裏四畔以麪塞。勿令氣出。以麪薄餅子。裹筒頭。以艾炙上。從第一度炙三壯爲始。耳內即有烏塞乾膿出。未間內裹滿疼痛即出之。即差。但有塞即須挑却。還依前法。乃至一日兩日差。即停。以後常用亂髮塞之。甚驗。

風聾方三首

病源足少陰之經。宗脉之所聚。其氣通於耳。其經脉虛。風邪乘之。風入於耳之脉。使經氣否塞不宣。故爲風聾。風隨氣脉行於頭腦。則聾而時頭痛。故謂之風聾。出第二十九卷中

崔氏療耳風聾牙關急不得開方。

取八角附子一枚。釅酢漬之二宿。令潤徹。削一頭內耳中。炙上十四壯。令氣通耳中即差。出第四卷中

古今錄驗療風聾年久耳中鳴魚腦膏方。

生雄鯉魚腦八分　當歸六銖　菖蒲六銖

細辛六銖　白芷六銖　附子六銖

右六味㕮咀。以魚腦合煎三沸三下之。膏香爲成。濾去滓冷。以一棗核大內耳中。以綿塞之。取差。

又方

附子　菖蒲各等分

右二味擣。以綿裹塞兩耳中。取差。

耳聾有膿方三首

千金療耳聾有膿方。

烏賊魚骨去甲炙 釜底墨各二分 附子四分炮

禹餘粮一分 龍骨二分 伏龍肝二分

右六味擣末。取皂莢子許大。綿裹內耳中。日一易。取差。

有蟲者加麝香一豆大。

又方

擣桂末。以魚膏和。塞耳中。不過三四度。並出第六卷中

必効耳聾有膿方。

鯉魚腸一具切 酢三合

右二味合擣。以布裹塞耳。兩食頃當悶痛。白蟲出。更著新者。蟲盡乃止。取差。無新者擇去蟲。還可用。良。千金同

久聾方五首

病源足少陰腎之經。宗脉之所聚。其氣通於耳。勞傷於腎。宗脉虛損。血氣不足。爲風邪所乘。故成耳聾。勞傷甚者。血氣虛極。風邪停滯。故爲久聾。出第二十九卷中

廣濟療風聾三十年無所聞方。

蓖麻子五分 杏人四分熬 桃人四分去皮熬 巴豆一枚去皮熬

石鹽三分 附子一分炮 薰陸香一分 磁石四分研

菖蒲四分 臘八分 通草二分 松脂二兩半

右十二味。先擣菖蒲石鹽磁石通草附子薰陸香成末。別擣蓖麻子等四味。乃內松脂臘。擣一千杵。可捻作丸如棗核大。綿裹塞耳中。日四五度抽出。別捻之。三日一易。以差爲度。千金翼云日一易之

肘後療二三十年聾方。

取故鐵三十斤。以水七斗漬之三宿。取其水以釀七斗米。用麴如常法。酒熟。出酒一斗。取引針磁石一斤。研末。置酒中三宿。乃可飲之。取醉。以綿裹磁石塞兩耳中。好覆衣衾臥。酒醒良久。去磁石。即聞人語聲也。飲盡更爲。以差爲度。甚良。千金同

又方

茱萸 巴豆去皮熬 乾薑各等分

右三味擣末。以葱涕和。以綿裹塞耳。食頃乾去之。更和塞之。如此五日。當覺病去。無苦。八九日便聞人語。取差止。常以髮塞耳。慎避風。

又方

柘根三十斤。剉之。以水煮。用釀酒如常法。久而服之。甚良。

古今錄驗療三十年聾方。

天雄一分 雞子一枚 附子一枚

右三味擣末。取雞子開一孔。取黃和藥。却內雞子中。封

合其頭。還令雞覆之。藥成。以綿裹塞所聾耳中。取差爲度。

耳鳴方六首

病源腎氣通於耳。足少陰腎之經。宗脉之所聚。勞動經血。而血氣不足。宗脉則虛。風邪乘虛。隨脉入耳。與氣相擊。故爲耳鳴。診其右手脉寸口。名曰氣口以前脉。浮則爲陽。手陽明大腸脉也。沉則爲陰。手太陰肺脉也。陰陽俱虛者。此爲血氣虛損。宗脉不足。病苦耳鳴嘈嘈。眼時妄見花。此是肺與大腸俱虛也。左手尺中名曰神門。其脉浮爲陽。足太陽膀胱脉也。虛者。膀胱虛也。腎與膀胱合病。苦耳鳴。忽然不聞。時惡風。膀胱虛則三焦實也。膀胱爲津液之府。若三焦實則剋消津液。剋消津液。故膀胱虛也。耳鳴不止則變成聾。出第二十九卷中

廣濟療耳鳴。塞耳丸方。

巴豆二枚去皮熬　桃人去皮熬二枚　松脂大豆許

右三味。擣作二丸。綿裹塞耳中。

又療耳鳴沸鬧方。

吳茱萸　巴豆去皮熬　乾薑　石菖蒲
磁石　細辛各一分

右六味。擣末。以鵝膏和少許。以綿裹塞耳中。以鹽五升。布裹蒸之。以熨耳門。令其煖氣通入耳內。冷復易之。如此數用。差後常以亂髮卷以塞耳中。愼風。

肘後療耳中常鳴方。

生地黃截斷塞耳。日十易之。以差。一云紙裹微火中煨之用良。出第四卷中

千金療耳鳴聾方。

當歸　細辛　防風　附子
芎藭　白芷各六銖

右六味。末之。以雄鯉魚腦和煎。三上三下。膏香。去滓。以棗核許塞耳中。以綿裹之。魚腦用六合。微火鍊之。

又方

通草　細辛　桂心各三分　菖蒲四分
附子一分　礬石一分　當歸　甘草各二分
獨活六分　葱涕半合

右十味。擣末。以白鵝膏半合。旋旋和。以綿裹棗核大。塞耳中。日三取差。忌如常。

又療耳聾鳴如流水聲。久不治成聾方。

生烏頭淨洗。削如棗核大。以塞耳中。日一易之。三日愈。亦療痒及卒風聾。並出第六卷中

聤耳方一十首

病源耳者。宗脉之所聚。腎氣之所通。足少陰腎之經也。勞傷血氣。熱乘虛而入於其經。邪隨血氣至耳。熱氣聚則生膿汁。故謂之聤耳。出第二十九卷中

廣濟療聤耳痒有膿不止。菖蒲膏方。

菖蒲一兩　狼毒　附子炮　磁石燒

礬石熬汁盡各一兩

右五味擣篩。以羊髓和如膏。取棗核大塞耳中。以差爲度。

又療聤耳膿血出方。

取車轄脂。綿裹塞耳中差。附後同　千金治蟲入耳

又療聤耳方。

黄連　龍骨　白斂　赤石脂

烏賊魚骨各等分

右五味擣末。以綿裹塞耳中。每著。以綿纏拭之著藥。

肘後療聤耳耳中痛膿血出方。

取釜月下灰。吹滿耳令深。日三易之。每換。即以篦子去之。然後著藥。取差爲度。千金云竈下灰薄耳中

又方

附子末。以葱涕和灌耳中。取差。單葱涕亦佳。側卧令入耳中。出中卷

又方

桃人熟擣。以故緋絹裹塞耳中。日三易。以差爲度。千金同

又方

黄連　附子炮各等分

右二味擣末。以少許微微吹入耳中。每著藥。先拭惡物。然後吹之。

又方

釜月下墨末。以猪膏和綿裹內耳中。日再。

集驗療聤耳出膿水散方。

礬石　烏賊魚骨　黄連　龍骨

右四味擣末。以棗核許綿裹塞耳中。日再。

千金療聤耳出膿方。

黄礬石　烏賊魚骨　黄連　赤石脂各一兩

右四味擣末。以綿裹棗核大內耳中。取差止。日二。翼方用龍骨無赤石脂出第六卷

耳卒疼痛方三首

病源凡患耳中策策痛者。皆是風入於腎之經也。不治。流入腎則卒然變脊強背直成痓也。若因痛而腫生癰癤。膿潰邪氣歇則不成痓。所以然者。足少陰爲腎之經。宗脉之

所聚其氣通於耳上焦有風邪入於頭腦流至耳內與氣相擊故耳中痛耳爲腎候其氣相通腎候腰脊主骨髓故邪流入腎脊強背直 出第二十九卷中

肘後療耳卒疼痛方

蒸鹽以軟布裹熨之取差良

備急療耳疼痛有汁出方

熬杏人令焦黑擣如泥作丸以綿裹內耳中頻易之差

廣濟療耳卒疼痛求死者方

菖蒲 附子各一分

右二味末以麻油和以點耳中立止 肘後崔氏同

耳卒腫方二首

肘後療耳卒腫出膿方

礬石燒末以葦管吹耳中日三四過或以綿裹塞耳孔內取差

備急療耳卒腫方

栝樓根削可入耳以臘月猪脂煎之三沸冷以塞耳中取差日三作七日愈 肘後治卒得風覺耳中恍恍者

通耳中膿方二首

廣濟療耳膿水通耳礬石散方

吳白礬八分燒汁盡 麻勃一分 青木香二分 松脂四分

右四味擣末先消松脂後入藥末可丸如棗核淨拭以塞耳中取差

又療通耳膿水出方

吳白礬八分燒令汁盡末 紅藍花臙脂四十枚

右二味和粉淨拭耳中以粉粉之每拭然後著藥

蟲入耳方九首

廣濟療蟲入耳腫不聞人語聲有膿血出方

黃耆四分 乾薑一分 蜀椒一分

右三味擣末以生地黃擣取汁和用綿裹棗核大塞耳中日三夜一以差止

肘後療百蟲入耳方

苦酒漬椒灌之卽出

又方

溫湯灌耳中

又方

擣藍青汁以灌之

千金療蟲入耳方

取桃葉火熨以塞耳卷之入中 肘後同

又方

以葱涕灌耳中。即出。並出第六卷中

崔氏療蟲入耳方。

若甲蟲入耳者。以火照之手打木入。勿令損之。即向明出之。或蚰蜒諸蟲入耳以酢灌之或麻油或人尿亦佳或酢酪更妙。

備急療蟲入耳方。

以銅錢二七枚。以猪膏煎之。用將灌耳。

又方

以兩刀於耳前相敲作聲。蟲即出走。

蜈蚣入耳方三首

肘後療蜈蚣入耳方。

以木葉裹鹽炙令熱。以掩耳上。即出。冷復易之。驗。

又方

閉氣滿即吐之。復閉準前。以出爲度。或死耳中。徐徐以鉤針出之。若積久不出者。取新豘肉炙向耳中搦之。以出爲度。

千金療蜈蚣入耳方。

炙猪肉掩耳。即出。集驗小品同出六卷中

蚰蜒入耳方三首

肘後療蚰蜒入耳方。

熬胡麻擣。以葛囊盛枕之。蟲聞香則自出。

又方

以水銀大豆許瀉耳中。欹卧空耳向下。擊銅器叩齒十下。即出。蚰蜒呼爲土蛄。似蜈蚣黄色細長是也。

備急療蚰蜒入耳神効方。

以牛酪滿耳灌之。即出。當半消。若入腹。空腹食好酪一二升。即化爲黄水。不盡更服。神効。肘後同

飛蛾入耳方二首

肘後療飛蛾入耳方。

先大噏氣。仍閉口掩鼻呼氣。其蟲隨氣一口出。

又方

閉氣。以葦管極吹之。即出。

蟻入耳方二首

肘後療蟻入耳方。

燒陵鯉甲末。以水和灌之。即出。

備急療蟻入耳方。

炙猪脂安耳孔上。即出。或兩邊。

耳雜療方八首

廣濟療耳鳴或聾漬酒方。

菖蒲一斤　通草一斤　磁石一斤碎綿裹

右三物切，以綃袋盛，清酒二斗浸之，春夏三日，秋冬五日，温服三合，漸加之至五合，以下丸藥亦甚良。

又療兩耳腫，膿水出，不聞人語聲方。

黄耆　升麻　犀角屑　梔子各六分　玄參八分　乾藍　芍藥　人參各四分　大黄八分　青木香　黄芩　芒硝各六分

右十二味擣篩，蜜和丸，食後少時，以枸杞根湯下二十丸，漸增之，忌如常。

又療兩耳腫方。

青木香　防己　芍藥　玄參　白斂　大黄　芒硝　黄芩各八分　赤小豆十分　紫葛八分

右十味擣散，以榆木白皮擣汁和之，塗布帛上，貼腫，取消。

千金療卒聾方。

細辛一分　菖蒲一分　杏人三分　麴末三分

右四味擣篩，研杏人合之如脂，棗核大，以綿裹塞耳中，日一易，小差，二日一易，夜去之，旦即著。

又底耳方。

燒黄礬擣末，綿裹塞耳中，二三日即差。

又療耳乾耵聹不可出方。

擣自死蚯蚓，取汁灌耳，不過數灌，即桃出之。並出第六卷中

千金翼赤膏，主耳聾齒痛方。

丹參五兩　蜀椒一升　大黄　白术　細辛　芎藭各一兩　大附子十枚　乾薑二兩　巴豆十枚，去心　桂心四寸

右十味㕮咀，以苦酒漬一宿，以豬膏三斤煎，三上三下，藥成去滓，可服可摩。耳聾者，綿裹膏内耳中；齒冷痛，著齒間；諸痛皆摩；腹内有痛，以酒服一棗許大；咽喉痛，吞一棗核大一枚。出第十一卷中

崔氏療風氣及腰脚并耳聾方。

磁石十二兩，碎　石菖蒲四兩　通草三兩　瞿麥二兩　山茱萸三兩　白术三兩　獨活四兩　芎藭二兩　署蕷三兩　甘草二兩，炙　附子二兩，炮　桂心三兩　生薑五兩　杏人二兩，去皮尖，熬，碎　茯神二兩　人參　前胡各三兩　葱白一升，切　竹葉一握　石膏二兩，碎

右二十味切，以水一斗四升，煮取二升半，去滓，分三服，宜向暮服之，令盡，慎如常法，五日禁食羊肉。

鼻中息肉方一十一首

病源肺氣通於鼻。肺藏爲風冷所乘，則鼻氣不和，津液壅塞而爲鼻齆，冷搏於血氣，停結鼻內，故變生息肉。其湯熨針石，別有正方，補養宣導，今附於後。養生方導引法云：端坐伸腰，徐徐以鼻內氣，以右手捻鼻，除目暗，淚苦出。徐徐閉目吐氣，鼻中息肉，耳聾亦能除。又云：東向坐，不息三通，以手捻鼻兩孔，治鼻中息肉。（出第二十九卷中）

肘後療鼻中塞肉不通利方。

礬石（一兩，燒）　通草（半兩）　眞珠（一兩）

右三味，末，以綿裹如棗核，內鼻中，日三易之。有加桂心、細辛各一兩，同前擣末，和使用之。

又方

陳瓜蔕擣末，以傅塞肉上，取差。

又方

礬石（燒）　胡粉（熬，各等分）

右二味，末之，以青羊脂和，塗塞肉上，以差。

又方

細辛　瓜蔕（各等分）

末，以吹鼻中，須臾涕出，頻吹之即差。（千金方以絮裹如棗大，塞鼻中，須臾通。張文仲亦治鼻齆不聞香臭）

小品療鼻中塞肉通草散方。

通草（半兩）　眞珠（六銖，碎）　礬石（一兩，燒）　細辛（一兩）

右四物，擣末，以綿裹如棗核，沾散如小豆，并綿頭內鼻中，日三取差。（千金同）

千金療鼻中息肉方。

灸上星二百壯，入髮際一寸。又夾上星兩傍相去三寸，各百壯，灸之取差。（出第六卷中）

千金翼齆鼻鼻中息肉不得息方。

礬石（三分，燒）　藜蘆（二分）　瓜蔕（二七枚）　附子（二分，炮）

右四物，擣末，蘆管吹小豆許於鼻孔中，或以綿裹塞鼻中，日再，以差爲度。一方加葶藶半兩。（出第十一卷中）

崔氏療鼻中息肉不聞香臭方。

燒礬石末，以面脂和，著鼻中，數日息肉隨藥出。（千金同）

必効療鼻中清涕生塞肉方。

細辛（六分）　附子（五分，炮）　甘遂（六分）　通草（五分）
乾薑（四分）　吳茱萸（三合）　桂心（四分）

右七味，擣篩，末，蜜丸如杏人，綿裹塞鼻，卧時著，即涕出，日三，避風，以差爲度。或以帛裹頭，甚良妙。

古今錄驗療鼻中息肉通草散方。

通草　細辛　蕤人　雄黃（研）
皂莢（去皮子，各一分）　白礬（二分，燒）　礬石（三分，泥裹，燒半日，研）
藜蘆（三分，炙）　地膽（三分，熬）　瓜蔕（三分）　巴豆（十枚，去皮）

蕳茹三分　地榆三分

右十三味，擣篩末，以細辛、白芷煎湯，和散傅息肉上，又以膠清和塗之，取差。

又療鼻中息肉方。

生地膽一枚　細辛　白芷末

右三味，以地膽押取汁，和藥以塗貼息肉上，取消，亦只以地膽汁於竹筒中盛，當上灌之，即消。無生者，乾即酒煮汁用之。

鼻齆方五首

病源：肺主氣，其經手太陰之脈也，其氣通於鼻，若脉藏調和，則鼻氣通利，而知香臭，若風冷傷於藏腑，而邪氣乘於太陰之經，其氣蘊積於鼻者，則津液壅塞，鼻氣不宣調，故不知香臭而爲鼻齆也。出第二十九卷中

千金療鼻齆方。

甘遂　通草　細辛　附子炮，各一分

右四味，擣末，以白雄犬膽丸少許，內鼻中，差。崔氏同，云辛熱涕出四五升愈

又方

皂莢炙，末如小豆，以葦管吹鼻中。

又方

以乾薑末吹之，又蜜和塞之。

又方

以鐵磦鏁一云磨石，取末，以猪脂和，綿裹塞鼻中，取差止。

又方

伏面臨牀前，以新汲水淋玉枕上，取差。並出第六卷中　通按：玉枕，腦後也

肺寒鼻齆方二首

删繁療肺寒損傷氣欬及多唾呼聲鼻塞，乾棗補肺煎方。

棗肉二升，取膏　杏人一升，去尖皮，研　酥一升　薑汁一升

蜜一升　餳糖一升

右六味，依常微火煎，每服一匙，差止。

又療鼻塞有清涕出方。

細辛　蜀椒汗　桂心　芎藭

吴茱萸各三分　皂莢炙，削二分　附子八分，炮

右七味，切，以苦酒漬一宿，以猪脂一斤煎，以附子色黄膏成，以綿裹內鼻中，兼以摩頂。

鼻窒塞不通利方七首

小品療鼻中窒塞香膏方。

白芷　當歸　芎藭　細辛

辛夷　通草　桂心　薰草各三分

右八味，㕮咀，以苦酒漬一宿，以猪膏一升煎，以白芷色黄成膏，濾去滓，取少許點鼻中，或綿裹內鼻中，以差止。千金無桂心，不用薰草，用莽草

千金鼻塞多年，不聞香臭，清水出不止方。

取當道車輾過蒺藜一把，擣，以水三升煎，令熱，先仰卧，使人口含一合，灌鼻中，不過再，大嚏，出一兩箇息肉，似爛蟲，即差。一方用黄連各二兩

又療鼻窒，氣息不通方。

小薊一把

右一味，以水三升，煮取一升，去滓，分服。

又方

綿裹爪帶末少許，塞鼻中。並出第六卷中

古今録驗療鼻中不通利，窒塞者，香膏方。

當歸　芎藭　青木香　細辛

通草　甤核人　白芷各二分

右七味，切，以羊髓微火煎，白芷色黄，膏成，去滓，以小豆許內鼻中，日再，以差爲度。千金有莽草，無青木香，云大熱鼻中赤爛者，以黄芩、梔子代當歸、細辛

又療人鼻塞不通，皂莢散方。

皂莢一分，炙，去皮子　細辛　辛夷　蜀椒

附子炮，各等分

右五味，擣末，以少許吹鼻中，或以綿裹塞之，即通。

又療鼻窒塞不得喘息，皂莢散方。

皂莢去皮子，炙　菖蒲各等分

右二味，以末綿裹塞鼻中，暮卧之時乃著，甚良。

鼻塞常清涕方二首

病源夫津液涕唾，得熱即乾燥，得冷流溢，不能自收。肺氣通於鼻，其藏有冷，冷隨氣入乘於鼻，故使津涕不能自收。出第二十九卷中

肘後療老小鼻塞，常有清涕出方。

杏人二分　附子二分　細辛一分

右三味，切，以苦酒拌，用猪脂五兩煎，成膏，去滓，以點鼻中，即通。又以摩顖上，佳。

必効療鼻塞多清涕方。

細辛　蜀椒　乾薑　芎藭

吴茱萸　皂莢去皮尖　附子各三兩　猪膏一升三合

右八味，切，㕮咀，以苦酒浸一宿，以猪脂煎，候附子色黄，去滓，膏成，凝，以綿裹少許導鼻中，并摩頂。

鼻生瘡及疳蟲蝕方九首

病源鼻是肺之候，肺氣通於鼻，其藏有熱，氣衝於鼻，故生

瘡也養生方導引法云踞坐合兩膝張兩足不息五通治鼻瘡。出第二十九卷中

千金療疳䘌蝕鼻生瘡方。

燒銅筯投酢中以塗之。

又方

綿裹人屎灰夜卧著之。

又方

燒祀竈飯末以傅之。

又方

燒牛狗骨灰末以臘月猪脂和傅之差。

又方

燒杏人壓取油傅之又乳和傅。

又方

取烏牛耳垢傅之良。

又方

燒故馬絆末傅之。

又方

取牛鼻頭津傅之良。並出第六卷中

必効療鼻內熱氣生瘡有膿臭并有蟲方。

礬石一兩燒　生地黃三兩　苦參一兩

右三味切以水八合煮取三合以綿濾之微微點鼻中日三五度差止。

牙疼方八首

廣濟療牙疼巴豆丸方。

巴豆十枚去皮心熬研如膏　大棗二十枚取肉　細辛一兩末

右三味相和研爲丸以綿裹著所疼處咬之如有涕唾吐却勿咽入喉中日三差。

崔氏療牙疼方。

烏頭　獨活　郁李根白皮各一兩

右三味切綿裹以好酒一大升半漬一宿緩火煎取一升去滓看冷熱漸含良久即吐却含取差齒痛不問風蟲無不差必須含吐之不可咽却也有毒恐傷人畢用烏頭獨活亦差。

又方

令患人所患牙齒齧宅東南桑枝一條教三姓人於桑枝灸三炷一炷咒之曰東方有蟲子不食五穀專食牙齒三姓灸齒痛蠍蟲自然死一咒一再拜即合灸人患人等還不得迴頭更看之。

張文仲療牙疼驗方。

獨活五分　莽草二分　細辛二分　附子一枚

右四味切，以苦酒五合浸，以銅器中溫之，稍熱，含良久，吐却汁。未差更含之，勿咽汁。欲食以煖水漱口甚良。

救急療牙疼方。

莽草　細辛　枳根皮各三兩　椒汁一合

右四味切，以水一升，煮取半升，細細含之，十度。末不發。藥有毒，不得嚥之。含了，以煖水三五度漱口訖，以胡桐律一豆，著痛齒上。風痛蟲食並差。

必効療牙疼方。

取皂莢子擣末，以綿裹如彈子大兩顆，於釅醋中煮熱，徹於牙疼處齧之，冷即易。日三五度，以差爲度。

又方

取桃李槐並白皮各等分，以酒煮含之，取定。

姜君療牙疼方。

白楊皮一握　地骨皮一兩　椒二七枚　杏人二七枚，去皮
細辛一兩　生地黃二兩，碎　好鹽一合　蒼耳子二兩，碎

右八味切，以酒二升，煎六七沸，去滓，含之，冷即吐却，別含，以差爲度。

齒痛方一十一首

病源：手陽明之支脉入於齒，齒是骨之所終，髓之所養。若風冷客於經絡，傷於骨髓，冷氣入齒根，則齒痛。若蟲食齒而痛者，齒根有孔，蟲在其間，此則針灸不差，傅藥蟲死痛乃止。其湯熨針石，別有正方。補養宣導，今附於後。養生方導引法云：常向本命日，櫛髮之始，叩齒九通，陰咒曰：大帝散靈，五老反真，泥丸玄華，保精長存，左迴拘月，右引日根，六合清鍊，百疾愈因，咽唾三過。常數行之，使齒不痛，髮牢不白，頭腦不痛。又云：東向坐，不息四通，琢齒二七，治齒痛病。大張口，琢齒二七，一通二七，又解四通，中間其二七。大勢以意消息，差病而已，不復疼痛。解病鮮白，不黧，亦不䟣離，久行不已，能破金剛。又云：東向坐，不息四遍，上下琢齒三十六下，治齒痛。出第二十九卷中

廣濟療齒痛及落盡，石膽傳方。

取石膽研，以人乳汁和，以傅齒痛上，或孔中，日三兩度。止痛後生齒，百日復故齒生。止，每以新汲水漱令淨。

集驗療齒痛方。

雞屎白燒灰末，以綿裹置齒痛上，咬咋之，差。

又方

芎藭　細辛　防風　礬石燒令汁盡
附子炮　藜蘆　莽草

右七味各等分，擣篩爲末，以綿裹彈丸大，酒漬，熨所患

處含之。勿嚥汁。千金同

又方

獨活三分　黃芩　芎藭　當歸

蓽撥各二兩　丁香一兩

右六味切。以水五升。煮取三升。去滓。微微含漱。良久吐却更含。

又方

含白馬尿。隨左右含之。不三五口差。張文仲備急同　並出第六卷中

張文仲療齒疼痛方。

燒牛膝根末。以綿裹著齒痛處。含之。

又方

蜀椒　礬石各一兩

右二味。以水一升。煎取六合。去滓。含之。漱口吐却。勿咽之。

備急療齒痛方。

胡葈子五升。應是胡荽子也。以水五升。煮取一升。含吐之。謹按本草葈耳一名胡葈殺疳濕䘌封丁腫此治齒痛相近即非是胡葈子也

又方

馬夜眼如米許。以綿裹著痛孔中。斷根源也。通按馬夜眼未詳何物

古今錄驗療齒痛方。

取楊柳細白皮。卷如指大。含嚼之。以汁漬痛齒根。數過即差。

又方

獨活三兩　芎藭二兩　當歸二兩　蓽撥二兩

黃芩二兩　甘草二兩　細辛二兩　雞舌香一兩

右八味切。以水五升。煮取三升。去滓。含之取差。千金無甘草

齒疼方六首

千金療齒疼方。

灸外踝下高骨前交脈三壯。

又方

以繩量手中指至掌後一橫文。又折爲四分。量文後當臂中。灸一壯。隨左右取之。

又方

雞屎白以醋漬煮。稍稍含之差

又方

生地黃一節　蒜一瓣

右二味擣。以綿裹著痛處咬之。勿嚥汁。汁盡吐出。日日爲之。差止。

又方

含驢尿須臾止。並出第六卷中

姜生療齒疼方。

附子一分　胡椒　蓽撥各二分

右三味擣末。著齒痛上。又以散用臘和為丸。置齒痛孔上。取差止。

牙齒疼痛方八首

病源牙齒痛者。是牙齒相引痛。牙齒是骨之所終。髓之所養。手陽明之支脈入於齒。若髓氣不足。陽明脈虛。不能榮於牙齒。為風冷所傷。故疼痛也。又有蟲食於牙齒。則齒根有孔。蟲居其間。又傳變餘齒。亦皆疼痛。此則針灸不差。傅藥蟲死痛乃止。出第二十九卷中

廣濟療牙齒疼痛。牙齗腫痒。齒根宣露方。

肥松節四分　細辛二分　蜀椒二分　胡桐律四分

右四味切。以清酒四升煮十沸。承熱含之。冷即吐。却更含。差止。

又療牙疼齒痛方。

取槐白皮一握，切

右一味。以酢一升煮。去滓。著鹽少許。適寒溫含。日三易之。

備急姚氏療牙齒疼痛方。

取枯竹燒。竹一頭以注錢上。得汁。多著齒上。即差。

必効療牙齒疼痛方。

防風　附子　蜀椒各二兩　莽草一兩，炙

右四味擣篩為散。溫清酒一盞。和少許含。勿嚥汁。以酒漱口。十年患亦差止。

又方

獨頭蒜煨之。乘熱截一頭。以熨痛上。轉易之。亦主蟲痛。

又礬石散。療牙齒疼痛。風齲蟲食。挺根出。齒已落者方。

礬石燒令汁盡　藜蘆炙　防風　細辛

乾薑　白朮　椒汗　甘草炙

蛇牀子　附子炮，各八分

右十味擣篩為散。溫酒半升。內散方寸七。攪調含之。漱吐。勿嚥之。日三度。差。百日齒已落者還生。每食時。更以空酒漱去藥氣。然後喫食。

又療牙齒疼。肉宣露。風疼効方。

莨菪子擣末。綿裹著痛上。吐却汁。勿嚥之。良。

又方

獨活十兩　生地骨白皮切，三升　細辛一兩

楓柳皮一兩　甘草二兩，炙

右五味切。以水五升。煮取一升。細細含。勿咽。冷即吐之。

𧏾齒方五首

病源齒𧏾者。是蟲蝕齒至斷。膿爛汁臭如蝕之狀故謂之𧏾齒。出第二十九卷中

廣濟療𧏾齒。石黛散方。

五月五日乾蝦蟇燒灰。石黛甘皮各等分。擣末。以傅齒上取差。

又療𧏾齒。及口瘡蟲食。紫藍灰方。

取紫藍燒作灰以塗傳之。日三五度。取差爲度。

又療𧏾齒并蟲。積年不差。從少至老方。

雀麥一名牡姓草。似牛尾草一味。苦瓠葉三十枚。淨洗。露一宿。平旦取草屈長二寸。廣一寸。厚五分。以瓠葉裹縛作五六十裹子。以三年酢漬之。至日中。以兩裹火中炮令極熱。內口中齒外邊熨之。冷更易。取銅器以水內中。解裹於水中洗之。即有蟲長三分。老者黄色。少者白色。多即三二十枚。少即一二十枚。此方甚妙。千金同

必効近貴勝共傳𧏾齒方。

細辛　當歸　甘草炙　蛇牀子各一兩

青葙子三兩

右五味擣。以綿裹如大豆。著齒上。日三。勿嚥汁。差止。肘後同

又𧏾齒方。韋給事處得之

每見月拜咒云。月阿姑。𧏾齒蟲枯。月阿姨。𧏾齒蟲死。以差即止。

齒風疼痛方三首

張文仲療頭面風。口齒痛不可忍方。

椒一合　莽草十葉　白朮　崔李根郁李根也

獨活　芎藭各二兩　細辛　防風各一兩

右八味切。以酒三升。煮三五沸。去滓。含之。以差爲度。勿嚥汁。千金無白朮

救急療齒風動痛方。

蒼耳一握。以漿煮。著鹽含之。

古今録驗療齒中風疼痛䶉腫芎藭湯方。

細辛一兩　芎藭二兩　附子一兩炮

右三味切。以水六升。煮取二升。去滓。含之少許。冷即吐却。日三四度。勿嚥汁。

䶉齒方七首

病源手陽明之支脉入於齒。足太陽脉有入於頰。遍於齒者。其經虛。風氣客之。絡搏齒間。與血氣相乘。則斷腫。熱氣加之。膿汁出而臭。侵食齒斷。謂之䶉齒。亦曰風䶉。養生方

云。朝夕琢齒。齒不齲。又云。食畢當漱口數過。不爾。使人病齲齒。出第二十九卷中

廣濟療齒齲痛方。

五月五日蝦蟇燒作灰　石黛　甘皮

細辛　白雞屎　麝香　乾薑

熏黄

右八味各等分。以薄綿裹少許。內蟲齒孔中。日三易之差。

集驗療齲齒方。

取松脂銳如錐。注齲孔內。須臾齲蟲緣松脂出。

又方

煮雞舌香汁含之差。

千金療齲齒及蠹齒方。

白附子一分　知母一分　細辛五分　芎藭三分

高良薑二分

右五味末。以綿裹少許。著齲上。勿嚥汁。日二三。亦治口氣。

又方

取白馬懸蹄少許。塞孔中。日三度。即差止。翼同。並出第六卷中

張文仲療齲齒方。

以郁李根白皮切。水煮濃汁含之。冷易之。當吐蟲出。

備急齲齒方。

皂莢炙去皮子。末少許著齒痛上差。

齒蟲方五首

病源齒蟲。是蟲食於齒。齒根有孔。蟲在其間。亦令齒疼痛。食一齒盡。又度食餘齒。養生方云。雞鳴時常叩齒三十六下。長行之。齒不蠹蟲。令人齒牢。又云。朝未起。早漱口中唾。滿口乃吞之。輒琢齒二七過。使人丁壯有顔色。去蟲而牢齒。又云。人能常服玉泉。必可丁壯妍悅。去蟲牢齒。謂口中唾也。出第二十九卷中

小品療齒蟲。腐棘刺漱湯方。

腐爛棘鍼二百枚。即是棗木刺朽落地者。用一物以水二升。煎取一升。含之即差。日四五度。以差爲度。

刪繁療齲齒蟲方。

莨菪子三合。青錢七文。燒令赤。取小口瓶子。可令口含得者。將錢內瓶子中。取莨菪子一撮安錢上。令爆炸聲。仍以水少許淋錢上。即氣出。用熏齒。冷止。三合藥盡爲劑。蟲食齲齒風痛並用。千金同

又療蟲齒痛。椒湯方。

蜀椒一兩　礬石半兩　桂心一兩

右三味。以水三升。煮取一升。去滓含之。漱齒勿嚥汁。甚良。

又附子塞蟲孔丸方。

附子一枚炮末。以臘和之爲丸。準齒蟲孔大小內之。取差止。

必効殺齒蟲方。

雄黃末。以棗膏和爲丸。塞牙孔中。以膏少許置齒。燒鐵篦烙之。令徹熱。以差止。一方有附子一枚

風齒方四首

病源手陽明之支脉入於齒。頭面有風。陽明之脉虛。風乘虛隨風流入於齒者。則令齒有風微腫而根浮也。出第二十九卷中

集驗療風齒疼腫悶方。

莽草二兩

右一味。以水五升。煎取三升。含漱之。勿嚥汁。

又方

椒二十粒　枳根皮　莽草　細辛

菖蒲　牛膝各二兩切

右六味。切。以水四升。煮取二升。去滓。細細含之。以差爲度。未差。更作取差。

備急療風齒疼刺腫方。

煮獨活含之良。

又療風齒腫。杉葉湯方。

杉葉三兩　芎藭　細辛各二兩

右三味。切。以酒四升。煮取二升半。稍稍含之。取差勿嚥之。

風齒根出方二首

廣濟療熱風齒。齗肉欲盡根出。恐是疳蟲食齗。及耳鼻疼痛方。

石黛五分　細辛　蕀刺　菖蒲

香附子　當歸　青木香　胡桐律

乾薑各四分　青葙子六分

右十味。擣爲散。以半錢匕綿裹。就齒痛處含之。勿停。差止。服後丸方。一方無細辛有雞舌香

丸方。

苦參八分　大黃　黃芩　枳實各六分

地骨皮六分　玄參八分　黃連八分

右七味。擣篩。蜜爲丸。食後少時。以漿水服一十五丸。日再服。至二十丸。增減自量之。忌蒜麵豬肉。

風齒口臭方二首

廣濟療風齒口氣臭。芎藭湯方。

芎藭三兩 當歸三兩 獨活四兩 細辛
白芷各四兩
右五味，切，以水五升，煮取二升，去滓，含漱，日三五度，取差。

齒敗口臭方。
取芎藭煮一味含之。

牙齒風齲方三首
延年療牙齒風齲方。
鼠粘子
右一味，擣，以水四升，煮取二升半，濾去滓，適寒溫含之，冷吐，別含取差。

又方
薏苡根四兩切
右一味，以水四升，煮取二升，含，冷易之。

又方
郁李根白皮切四兩 細辛一兩 鹽一合
右三味，切，以水四升，煮取二升半，去滓，內鹽，含之，取差。

牙齒疼風蟲俱療方五首
廣濟療牙齒疼痛，風蟲俱差方。
獨活 防風各四兩 芎藭 細辛
當歸各五兩 沉香八分 雞舌香 零陵香各五兩
黃芩十分 升麻八分 甘草六分炙
右十一味，擣篩，烊臘少許，丸如小豆，以薄綿裹，當痛上含，有汁嚥亦無妨，口臭氣尤妙。

又療齒痛，不問蟲風者方。
熏黃一兩 莽草一兩 臘月羊脂 蜀葵莖兩枚
右四味，擣熏黃等為末，消羊脂，以葵莖蘸脂，點藥末，注齒痛處孔中，日三五度，每令葵莖熱用之，良。

又療牙齒疼蟲痛，含湯方。
肥松脂三兩 皂莢一枚去皮子炙令黃 石鹽七枚
右三味，切，以水二升，煮取八合，去滓，溫含，冷吐之，即差止。

崔氏療牙齒隱隱痛，無問風蟲，搖動，齒齗腳宣露，含此藥効，其齗便生方。
取細柳枝捋去皮，剉一升，炒之，內大豆一升，和柳枝更炒，以豆炮聲盡，於埇器盛之，以清酒三升漬之，經三日，含之，頻吐，即無妨，兩劑無不愈，其齗亦生。出第四卷中

必効療風蟲疼痛方。
取屋間蜂窠一枚炙 椒七粒
右二味，以水一升，煎取半升，含之，或齗腫勿怪之。

風衝牙齒搖動方二首

延年療風衝牙齒搖動方。

車下李根白皮（郁李根也 三兩切） 蒼耳子（三合 碎）

右二味。以水三升。煮取二升。含之良。

又方

芎藭（三兩） 細辛（一兩） 防風（二兩） 薏苡根（三兩）

右四味切。以水六升。煮取三升。去滓。含漱齒。日三五度。差止。

𤻣蟲食齒方一十首

千金凡齒斷宣露。多是𤻣䘌及月蝕方。

以角蒿燒灰。夜塗齒斷間使滿。不過兩三度即差。慎油膩沙糖乾棗及桂。切忌之。

又方

每旦以鹽一捻內口中。以煖水含。和鹽揩齒百遍。可長為之。口齒牢密。

又凡人好患齒病。多由月蝕夜食飲所致。識者特宜慎之。所以日月蝕未平復時。特忌飲食。小兒亦然方。

蚯蚓糞水和作稠泥團。以火燒之令極赤。末之如粉。以臘月猪脂和。傅齒斷上。日三。即差止。

又𤻣蟲食齒根方。

伏龍肝置石上。著一撮鹽。須臾化為水。以麵展取。待凝厚。取以內病上。

又方

以皂莢去皮。炙末塗上。蟲即出。

又方

純麻子燭燼研。以井花水和傅之。

又方

黑羖羊脂 莨菪子（各等分）

右二味。和。先燒鏵鏊使赤。內其中。煙出。以布單覆頭。令煙入口熏之。（並第六卷中）

張文仲𤻣蟲方。

大酢一升。煮枸杞白皮一升。取半升。含之。蟲即出。

姜生論云。齒斷虛軟。而無膿血。又口䘌。其齒斷觸著。即膿血出。又口𤻣。其齒斷不觸。自然膿血出。又口瘻。其齒斷上有小孔。如蜂窠形。又齒𤻣。其骨脆爛。其齒斷脣口吻變作白色。或作青紫黑色者。是急𤻣之狀。死不過旬日。宜急療之。先看脣頰邊有赤白黑脉處。即須以針針去惡血。便燒鐵篦烙之。如此變即定。或附齒有黃色物。如爛骨狀。名為食床。凡療齒看有此物。先以鉗刀略去之。然後依方用藥。其齒斷內附著齒根者。形如雞子膜。有如蟬翼纏著齒者。亦須細看之。不爾其齒斷永不附著齒根也。病狀如前。後方自有委曲也。又雄黃膏。療齒中疳瘡䘌瘻蟲蝕牙齒。口裏之疾皆療之。其膏以十二月合。即得一年用。不爾難久停。方。

好牛酥五大兩 蜜臘半兩 雄黃一小兩研 朱砂二分研
藁本半大兩 藜蘆二分 杏人四分去皮尖 芎藭
白芷 鰻鱺魚 升麻各三分

右十一味。以酥中煎諸藥魚令黃色。去魚煎三上三下。入臘煎沫盡。膏成。收器中。攪勿住手。凝定。以本方即諸藥並爲末。不去滓甚良。

又升麻揩齒方。

升麻半兩 白芷 藁本 細辛
沉香各三分 寒水石六分研

右六味擣篩爲散。每朝楊柳枝咬頭軟。點取藥揩齒。香而光絜。一方云用石膏貝齒各三分。麝香一分。尤妙。

齒痛有孔方四首

備急療牙齒有孔方。

莨菪子數粒。內齒孔中。以臘封之即差。

古今録驗療齒痛有孔。不可食飲。面腫。莽草湯方。

莽草七葉 蜀椒九箇

右二味。以漿水二升。煮取一升。適寒温含滿口。冷即吐之。日二三含之。千金同

又療齒䶦痛有孔方。

取雄雀屎。以綿裹內齒孔中。日二易之。

姜生療齒有孔方。

附子二分炮去皮 蜜臘五分

右二味相和爲丸。塞齒孔中。即差。忌冷水油膩。

齒挺出及脫落方五首

廣濟療齒牙風挺出疼痛。郁李根湯方。

郁李根五兩 芎藭二兩 細辛二兩 生地黃四兩

右四味。以水六升。煮取二升半。去滓。先以鹽湯漱口。然後温含之。冷即吐。更含取差。

崔氏療牙齒挺出疼痛不可忍方。

羊腎脂二合 泔淀二合 牛糞絞取汁一合 甘草半兩生用末之
青黛 熏黃半兩末

右六味。相和銅器中。微火煎五六沸。取東引桃枝如筯大六枝。以綿纏頭。點取藥。更互熱烙齒斷際。隔日又烙之。不兩三度。看好肉生。以差乃止。欲烙時。淨刮齒牙根上。然後爲之。不爾肉不生。十餘日忌生冷酢酒肉陳臭。一年禁油。

又療疳濕。牙齒脫落。刺脣穿破。及下部侵蝕。并痔䘌齒悉療之方。顧參軍授甘家秘之

青黛二兩　雄黄研　朱砂研　莨菪子熬

青礬石　黄礬石　白礬石並燒令汁盡

附子炮　苦參　甘草炙　藜蘆炙

細辛　麝香研各一兩

右十三味擣篩爲散。有前齒疾。稍稍著病上。日二三。濕䘌者。以井花水平旦和。取半錢匕。水中服之。兼以薄綿裹如棗核許。著蝕蟲䘌處。日三。差止。下部中濕䘌蝕之。以苦參甘草作湯。和半錢匕灌之良。並出第四卷中

張文仲療齒根欲脫落方。

取生地黄擣。以綿裹貼齒根。常含之甚妙。

備急比見患齒風。傷齒挺出一分者方。

長咋地黄尤妙。更不復發。

齒間血出方三首

病源手陽明之支脉入於齒。頭面有風。而陽明脉虚。風挾熱乘虚入齒齗。搏於血。故血出也。出第二十九卷中

千金齒間血出者方。

竹葉濃煮。著鹽含之。冷吐。

又方

童子小便温含之。冷吐。血即止。出第六卷中

備急療齒疼痛。齗間血出神驗方。

好鹽熬。每夜封齒根上。瀝水盡。乃扣齒一二百遍。即差。忌棗沙糖等。

齒血不止方四首

千金療齒血不止方。

刮生竹皮。以苦酒漬之。令其人解衣坐。使人含噀其背三遍。仍取茗草濃煮汁含之。漱嚥。終日爲之。

又療齒齗間津液血出不止方。

生竹茹四兩醋浸一宿含之。

又方

細辛二兩　甘草二兩炙

右二味。醋一升煮。夜含之。及熱尤良。

又方

礬石一兩燒末。以水二升煮。先拭血。乃含之。並出第六卷中

齒腫方二首

千金療齒根腫方。

松葉一把　鹽一合

右二味。以好酒三升煮。取一升含之。冷吐。差即止。

又療齒腫痛及蟲方。

黄芩　甘草　桂心　當歸

細草　蛇牀子各一兩

右六味切。以漿水七升。煮取三升。去滓含之。日三夜一良。並出第六卷中

牙疼痛及蟲方三首

必効療牙風疼方。

取東牆下朽骨。削之如疼牙齒許大。於煻灰中煨燒令熱。於所痛處齧之。冷即易之。

又牙蟲痛并蟲蝕方。

以水煮露蜂房細辛各等分。含之。即差止。

又療牙疼及頭牙齗風腫。口急不開。面目虚腫皆頗起者方。

蒴藋五兩以水五升煮取四升去滓　蜀椒一兩　吴茱萸

獨活　烏賊魚骨　桃膠各一兩　桂心半兩

酒一合

右八味切。以水二升。煮取八合。投蒴藋汁及酒更煎。取一小升。去滓含之。就病處。日三。以差止爲度。

牙齒雜療方七首

集驗療齒楚痛方。

生地黄　桂心

右二味合。以含嚼。咽汁無妨。千金同

删繁療心虚寒。口氣臭衝人。又蟲齒痛。芎藭散方。

芎藭八分　白芷七分　甘草五分炙　桂心四分

杜衡四分　當歸五分

右六味擣篩爲末。以酒和方寸匕服之。日二服。

千金療酒醉。牙齒漏血出方。

燒釘赤。炷血孔中即止。

又療齒痛方。

當歸　桂心　甘草炙各二兩　礬石燒六分

右四味切。以漿水二升。煮取一升。含之。日五六。差止。

張文仲療齒痛風引腫搖動發作。不療蟲蝕盡方。

礬石燒　乾薑　藜蘆　蛇牀子

甘草炙　細辛　蜀椒　防風各一兩

右八味擣散。以一錢匕和温酒二合含之。勿嚥汁。冷即吐出。日三度差止。齒落自復生。甚効。

又療歷齒稍碎壞欲盡方。

礬石如棗大。以綿裹含之。取差。

古今録驗療牙齒根搖擬欲墮者齲齒方。

取生地黄。綿裹含之。微嚼。候汁味盡棄之。乃更含之。

緊脣方一十三首

病源脾與胃合。胃爲足陽明。其經脉起鼻。環於脣。其支脉入絡於脾胃。脾胃有熱。氣發於脣。則脣生瘡。而重被風邪寒濕之氣搏於瘡。則微腫濕爛。或冷或熱。乍差乍發。積月累年。謂之緊脣。亦名瀋脣。出第三十卷中

廣濟療緊脣。水銀膏方。

水銀　熏黃研　青礬研　苦參各二兩末

絳緋一方　亂髮一雞子大　細辛二兩末

右七物。以緋裹髮。用麻油一斤。蠟二兩。先煎苦參細辛。以緋髮消盡。入水銀石藥及蠟。候膏成。收凝定。以傅病上。取差爲度。水銀和石藥兩味研令盡。入煎之。

又療緊脣瘡久不差。石硫黃膏方。

石硫黃研　白礬燒　朱砂研　水銀

麝香　黃蘗各一分末

右六味和水銀。研於瓷鉢中。以水銀盡。用臘月豬脂和如泥。先拭淨塗之。日三五。以差爲度。甚良。

小品療緊脣方。

以白布纏作燭。著空斧中燒布。斧刃有汗出。以指歷取塗病上。取差。千金同

千金療緊脣方。

灸虎口。男左女右七壯。

又方

灸承漿三壯。良。

又方

青布燒灰。酒服之。又以脂和塗。

又方

以蠟片灸貼之。一宿差。

又方

灸松脂貼上。

又方

先灸瘡。燒蛇皮灰以傅之。並出第十六卷中

崔氏療緊脣方。

取膝頭垢。綿裹燒傅之。

又方

取屠兒肉几上垢。燒塗之。

又方

燒人屎灰傅之。

又方

馬芥亦名刺芥。擣取汁。日暴令濃。先揩脣使血出。以藥匕塗之。亦療刺風。並出第四卷中

瀋脣瘡爛方五首

肘後療瀋脣常瘡爛方。

以五月五日鯉魚血。墨和塗。

集驗療瀋脣緊脣方。

以青布卷燒炷著斧上。取汁塗之良。千金同

又方

取亂髮蜂房六畜毛燒作灰。以豬脂和如膏傅。千金同

又方

鼈甲及頭垢。燒灰傅之。千金同

又方

礬石燒末。和胡粉傅之差。

脣瘡方三首

肘後療脣瘡方。

以頭垢傅之。日三。千金同

又方

以東壁土傅之。

千金療脣瘡方。

胡粉傅之。

口瘡方一十一首

廣濟療口瘡煎方。

龍膽 黃連 升麻 槐白皮 大青各二兩 苦竹葉一升 白蜜半升

右七味切。以水五升。煮取一升。去滓。下蜜煎之。塗口瘡差。

又療口舌生瘡。含煎方。

升麻 大青 射干各三兩 梔子 黃蘗各一升 蜜八合 薔薇白皮五兩 苦竹葉切一升 生地黃汁五合 生玄參汁五合無用乾者二兩

右十味切。以水六升。煎取二升。去滓。入生地黃汁蜜煎成一升。如餳。細細含之。取差即止。

又心脾中熱。常患口瘡。乍發乍差。積年不差方。

升麻八分 大青 枳實炙 甘草炙各六分 苦參七分 黃連八分 生乾地黃八分

右七味擣羅。蜜丸。以水服二十丸。日再。忌如常法。

集驗療口瘡方。

升麻 黃蘗 大青

右三味切。以水煮含之。冷吐。差止。

又方

蘆根四兩 黃蘗 升麻各三兩 生地黃五兩

右四味切。以水四升。煮取二升。去滓含。取差。含極冷吐却。更含之。

千金療口瘡不歇。生牛膝漱口煎方。

生牛膝　生蘘荷根各三兩　刺蘗葉一兩

右三味㕮咀。綿裹。以酒三升漬一宿。微煎一兩沸。含之。

必効口瘡方。

黄芩　芍藥　羚羊角屑　黄蘗

大青　苦竹葉各二兩　升麻三兩

右七味切。以水七升煎取二升。去滓。内蜜二合。攪。含。冷吐。以差止。肘後同

古今録驗療口瘡湯方。

細辛　甘草　桂心各三兩

右三味切。以酒一升。煮取六合。含之。

又黄芩湯。療口瘡。喉咽中塞痛。食不得入方。

黄芩　黄連　甘草炙　黄蘗各一兩

右四味切。以水三升。煎取一升。含之。冷吐。取差。

又方

大青四分　山梔子　黄蘗各一兩　白蜜半升

右四味切。以水三升。煮取一升。去滓。下蜜。更煎一兩沸。含之。取差止。

又升麻散。主口瘡方。

升麻六分　黄蘗

右二味擣末。以綿裹含之。

口瘡久不差方二首

千金療口瘡不差。入胸中生瘡。三年以上不差方。

薔薇根濃煮汁。含之。又稍稍嚥之。三日三夜差。冬取根。夏取莖葉。

又方

以角蒿灰塗之。一宿知。二宿差。勿嚥汁。取差爲度。

又論云。凡患口瘡及齒。切禁油麪酒醤酢鹹乾棗。差後七日斷之彌佳。若不久慎。尋手即發。發而更療。其差稍遲。慎之慎之。薔薇根角蒿爲口瘡之神藥。人皆不知之。

口吻瘡方四首

病源足太陰爲脾之經。其氣通於口。足陽明爲胃之經。手陽明爲大腸之經。此二經並夾於口。其腑藏虚。爲風邪濕熱所乘。氣發於脉。與津液相搏。則生瘡。常濕爛有汁。世謂之肥瘡。亦名鷰口瘡。出第三十卷中

千金療口吻瘡方。

楸白皮及濕貼之。數易取差。

又方

掘經年葵根。欲腐者彌佳。燒灰以傅之。

又方

白楊枯枝鐵上燒一頭。取熱塗之。本方云療鶩吻

又方

以新炊飯了。飩脣及熱熨之三十下。三兩度差止。

口乾燥方五首

删繁療口熱乾燥。甘草丸方。

甘草六分炙　人參六分　半夏六分洗　烏梅肉六分

棗膏十分

右五味擣篩四味。棗膏相和。入蜜丸如彈子。含之差。千金同分兩小異

千金療口乾。除熱下氣方。

石膏五合碎

右一味。以水三升。煎取二升。入蜜二升。煮取二升。去滓。

稍稍含咽之。差止。

又口乾方。

猪肪脂雞子大。擘。內醋半升漬一宿。絞汁服之。取差

爲度。

又方

酸棗一升去核　酸石榴子五合　乾葛三兩　烏梅五合去核

麥門冬四兩去心　覆盆子三合　甘草炙　栝樓三兩

右八味擣。以蜜丸含如棗核大。潤爲度。

張文仲主口乾方。

乾棗肉三兩　甘草炙　杏人　烏梅二兩

右四味擣。以蜜和丸如棗核。含。以潤差止。

口臭方九首

千金療口中臭方。

桂心　甘草　細辛　橘皮各等分

右四味擣篩。以酒服一錢匕。差止爲度。

又方

甘草五兩　芎藭四兩　白芷三兩

右三味擣篩。以酒服方寸匕。日三。三十日口香。

又方

濃煮細辛含之。久却吐。甚良。

又方

橘皮五分　桂心三分　木蘭皮四分　芎藭六分一云棗四十箇

右四味擣篩。以酒服方寸匕。日再服。一方無芎藭亦可以棗丸含化

又方

大豆熬令焦。以醋沃。取汁含之。

又方

細辛　豆蔻

右二味等分。擣末煮。含之甚良。

又方

梔子　甘草炙各三分　細辛五分　桂心二分

芎藭四分

右五味擣篩。蜜丸。食後服七丸。日再差止。

又方

芎藭　白芷　橘皮　桂心各四分

棗肉八分

右五味。擣篩四物。以蜜和棗肉爲丸。食後服十丸。又含之。以差爲度。此方甚驗。

古今録驗療口臭方。

甘草二兩炙　細辛二兩末

右二味。臨卧。三指撮以酒服之。甚良。千金同

舌論一首

删繁舌者主心。小腸之候也。舌重十兩。長七寸。廣二寸半。善用機衡。能知五味。凡有所啖。若多食鹹。則舌脉凝而變色。多食苦。則皮槁而外毛抜。多食辛。則舌筋急而枯乾。多食酸。則舌肉胝而脣掲。多食甘。則舌根痛而外髮落。又曰。心欲苦。肺欲辛。肝欲酸。脾欲甘。腎欲鹹。此五味内合五藏之氣也。若藏熱則生瘡。脣掲赤色。若腑寒則舌本縮而口噤脣青。寒宜補之。熱宜瀉之。不寒不熱。依腑藏調之。

舌本縮口噤方二首

删繁療舌小腸腑寒。應舌本縮。口噤脣青。獨活解噤膏方。

獨活　芎藭各三兩　天雄一兩炮　防風一兩

蜀椒二合　莽草十葉　細辛　桂心各一兩

苦李根皮三兩　豬肪二升

右十味。㕮咀。綿裹。以苦酒一升淹漬一宿。以豬肪微火煎之。去滓。膏成凝。以綿裹少許。口含於舌下。嚥之。取差。日三度易之。此方甚良。

又生艾葉薄法。

無生艾葉者。取乾者擣之。以水淹一升。已來。熟擣。以帛塗之。於寒處上。封裹之。以差爲度。

舌上瘡方二首

千金云。舌上瘡不得食。舌本強。頸兩邊痛。此因心虚熱所致。療之方。

柴胡　升麻　梔子人　芍藥

通草各四兩　黄芩　大青　杏人去尖皮

生薑各三兩　石膏八兩

右十味。切。以水一斗。煎取三升半。分四服。日三夜一。

又療舌上瘡方。

豬膏一斤　蜜二升　甘草如指節三寸

右三味相和煎相得即含棗許嚥之日三差止

咽喉舌諸疾方七首

千金喉舌諸疾方

松子　苦芥子

擣以苦酒和貼上

又方

麥麪以苦酒和塗之痛止

小品療喉諸病方

雞子一枚破以黃白攪吞之差

文仲療咽喉舌諸方

爪耳下張口解間突處痛爪勿止兩三食久即得咽喉開

又方

隨所近左右刺手中指爪甲下令血出當先縛中指令血聚刺之

備急療急喉咽舌病者方

隨病所近左右以刀鋒裁刺手大指甲後爪中令出血即愈

又方

病人卧急爪其蹠心隨所近左右以差爲良

通按一本咽喉舌諸疾方七首與前不同今附録之

千金烏翣膏喉嚨者脾胃之候若藏熱喉則腫塞神氣不通方

生烏翣十兩　升麻三兩　通草　羚羊角

芍藥各二兩　薔薇根切一升　生地黃切五合　豬脂二斤

艾葉六銖生者佳

右九味㕮咀綿裹苦酒一升淹浸一宿內豬脂中微火煎取苦酒盡膏不鳴爲度去滓薄綿裹膏似杏人大內喉中細細吞之

又方療喉痺

以牛角燒研末酒服方寸匕

又方療喉痺痺卒不語

煮大豆汁吞之

又方療喉痺燥腫連頰吐氣數者名馬喉痺

馬鞭草一握勿見風截去兩頭擣汁服之差

又方療舌腫

以醋和釜底墨厚傅舌上下脫皮更傅消息取差

又方療舌脹

用雄雞冠血盞盛浸舌嚥下即縮

肘後療舌上出血如鑽孔者。

煎香葇汁。服一升。日三服。盡。

口脣舌鼻雜療方一十四首

廣濟療䘌䘌蝕脣鼻齒口。及餘處皆効方。

石硫黃（研） 乾漆（熬） 文蛤（燒作灰）

右三味各等分。絹篩之。每用減取胡桃大。麝香棗核大。研和。先拭上惡物血等。然後傅之。日三。

肘後療脣裏忽生丸核稍大方。

以刀鋒決之。令血出差。

删繁療舌主心藏熱。即應舌生瘡裂破。脣揭赤。升麻泄熱煎方。

升麻（三兩） 射干（三兩） 黃蘗（切一升） 苦竹葉（切五合）

大青（三兩） 生蘆根 薔薇根白皮（各切一升）

生玄參（汁五合） 生地黃（汁五合） 赤蜜（八合）

右十味切。以水四升煮七味。取一升。絞去滓。下諸汁蜜等。候成煎。放冷。以綿取之。封貼舌上含之。細細嚥之。以差爲度良。（千金同）

千金療舌上有瘡四五孔。大如簪者。出血如涌泉。此心藏病治方。

戎鹽（五分） 黃蘗 黃芩（各五分） 人參（一分）

甘草（炙二分） 大黃（三分） 桂心（二分）

右七味擣末。蜜和丸。以飲服十丸。漸增之。或燒鐵篦烙孔上。

又療膀胱熱不已。口舌瘡咽腫。升麻煎方。

升麻 大青 黃蘗（各二兩） 薔薇根

射干 玄參（各四兩） 蜜（五合）

右七味切。以水七升煮六味。取一升。去滓。下蜜煎成。含之。以差即止。

又療口傍瘡方。

亂髮灰 故絮灰 黃連末各等分。以傅瘡取差。（翼中有乾薑）

又療脣邊生瘡。連年不差方。

以八月藍葉十斤擣汁。澄取淀。以傅之。

又療脣舌忽生瘡方。

燒雞舌香末。綿裹傅之。取差。

又療脣黑腫痛痒不可忍方。

取大錢四文。於石上磨似泥。或乾用臘月豬脂和塗之差。

又方

以竹彈弓彈之。要惡血出差。

又療遠行脣口面皴破方。（通按〇無皴字一本作皸音均折裂也）

煎臘月豬脂傅之差。

又療冬月脣乾坼血出方。

擣桃人以豬脂和塗。

張文仲療舌強不能言方。

礬石　桂心各一兩

右二味擣末傅舌上差。

必効療舌忽然腫滿口方。

以釜下煤和塩等分以塗舌腫令遍瀝清水塗之取差止。

通按一本有後六方今附錄之。

千金療口瘡白漫漫方。

取桑樹汁先以髮拭口次以汁塗之。

又療口中及舌上生瘡。

爛擣黄栢含之。

又療重舌舌上生瘡涎出。

以蒲黄末傅之不過三度差。

又療舌無故出血不止。

用槐花炒爲末摻上立止。

又療鼻中外查瘤膿血出者。

正月取鼠頭燒灰和臘豬膏傅之。

又療咽喉閉塞口噤方。

用雄雀糞研末每服温水調灌半錢匕立差。

右從事郎充兩浙東路提舉茶塩司幹辦公事　趙子孟

較勘

重訂唐王燾先生外臺秘要方第二十二卷終

重訂唐王燾先生外臺秘要方第二十三卷目錄 癭瘤咽喉瘰癧瘻二十八門

唐王燾先生外臺秘要方第二十三卷

宋朝散大夫守光祿卿直秘閣判登聞簡院上護軍臣林億等 上進

新安後學程衍道敬通父訂梓

癭病方一十八首

病源癭者由憂恚氣結所生。亦由飲沙水。沙隨氣入於脉。搏頸下而成之。初作與癭核相似而當頸下也。皮寬不急。垂搥搥然是也。恚氣結成癭者。但垂核搥搥然無脉也。飲沙水成癭者。有核瘰瘰然無根。浮動在皮中。又云有三種癭。有血癭可破之。息肉癭可割之。有氣癭可具針之。養生方云。諸山水黑土中出泉流者。不可久居。常食令人作癭病。動氣增患。出第三十一卷中

海藻一斤去鹹　清酒二升

肘後療頸下卒結囊。漸大欲成癭。海藻酒方。

右二味。以絹袋盛海藻酒漬。春夏二日。一服二合。稍稍含咽之。日三。酒盡更以酒二升漬。飲之如前。滓暴乾末。服方寸匕。日三。盡更作。三劑佳。崔氏文仲同

又方

昆布　海藻等分

末之。蜜丸含如杏核大。含稍稍咽汁。日四五。並出中卷

深師療癭方。

桂心　昆布洗　海藻洗　甘草炙　白麪熬錢三分　龍膽草　海蛤研　土瓜根　半夏洗　吳茱萸　牡蠣熬各一兩

右十一味。爲散。酢漿水服五分匕。先食。日三。十日知。盡藥愈。節食鹽。羊肉。餳。生葱。蒜菜。

又方

海藻洗二分　龍膽草二分　昆布洗二分　土瓜根二分　半夏洗二分　小麥麪炒二分

右六味。爲散。先食酒服方寸匕。日三。二十日知。三十日愈。忌羊肉。餳。並出第二十九卷中

小品癭病者。始作與癭核相似。其癭病喜當頸下。當中央不偏兩邊也。乃不急膇然。則是癭也。中國人息氣結癭者。但垂膇膇無核也。長安及襄陽蠻人。其飲沙水喜癭。有核瘰瘰耳。無根浮動在皮中。其地婦人患之。腎氣實。沙石性合於腎。則令腎實。故病癭也。北方婦人飲沙水者。產乳其於難。非針不出。是以比家有不救者。良由此也。

療癭方。

小麥一升

醇苦酒一升。漬小麥令釋。漉出暴燥。復漬使苦酒盡。暴

麥燥擣篩。以海藻三兩別擣。以和麥末令調。酒服方寸匕。日三。禁鹽。生魚生菜豬肉。肘後崔氏備急云療三十年癭疾集驗文仲范汪等同出第十卷中肘後用海藻五兩同

集驗療癭酒方。

是水雨經露出柳根。三十斤

右以水一斛。煮得五斗。同米三斗釀之。酒成。先食服一升。日三。范汪同出第四卷中

崔氏海藻散。療癭方。

海藻八兩洗去鹹汁　貝母二兩　土瓜根二分

小麥麴二分炒

右四味作散。酒服方寸匕。日三。

又方

秫米三升依酒法炊

右一味。取圓葉白楊皮十兩去上蒼者。慎勿令見風。細切。以水五升。煮取二升濃汁。漬麴末五兩。用前件秫米依酒法醞之熟訖。封塞一七日。然後空腹服一大盞。日再服。三日內即効。神驗無比。並出第四卷中

張文仲隱居効驗療癭方。

昆布洗　松蘿各三分　海藻五分

右三味擣。蜜丸如杏核大。含咽津。日三夜二。大佳。備急肘後

又療癭司農楊丞服効第一方。

昆布六分洗　海藻七分　松蘿　乾薑

桂心各四分　通草五分

右六味擣篩。蜜丸如梧子。一服吞七丸。即住在頸下癭處。欲至食時。即先飲少酒。下却丸子後進食。禁酢。蒜。鹽。酪。臭肉。倉米等。若癭大者。加藥令多。取差。

又第二方。

昆布洗　海藻洗各一斤

右二味細切。好酒五升浸七日。量力取數服。酒盡。以酒更浸兩遍。藥力盡。當以此酒下前丸藥益善。備急肘後同

又方

小麥三升

右以三年米酢三升。漬麥暴乾。乾更浸。使酢盡。又暴乾。擣篩爲散。別擣昆布爲散。每服取麥散二匕。昆布散一匕。旦飽食訖。清酒和服之。若不能飲酒者。以水和服亦得。服盡即差。多服彌善。無所禁。但不用舉重及悲啼煩惱等事。肘後備急集驗同

又含丸方。

檳榔三兩　馬尾海藻三兩洗　昆布三兩洗

右三味末之。蜜丸如雞子黃大。每日空腹含一丸。徐徐令津液取汁咽之。忌鹽。並楊丞方服驗。肘後備急同。並出第六卷中

救急療癭要切方。

鼠粘草根一升，湯洗

右細切，除皮者一升一物。以水三升，煮取一升半。分溫三服，服相去如人行四五里一服。宜頓服六劑。病即差。一方削除皮細切。取三大升。擣篩爲散。蜜和丸如梧子。一服二十丸。日再服之。稍稍加至三十丸。以無灰酒進之。出第五卷中

古今錄驗療氣癭方。晉州熙公奏徐公方

問荆一兩，出海島　羯羊靨五具，去脂炙　白歛　椒目　甘草炙，各一分　小麥麴末二兩，熬

右六味擣篩爲散。羊靨一種別擣爲末。相和好漿浸。更擣作丸如小棗大。一服五丸。無禁。

又方

羊靨一百枚。煖湯浸去脂炙。大棗二十枚去皮。作丸服。忌慎如常藥法。

又方

取羊靨一具。去脂含汁。汁盡去皮。日一具。七日含便差。

又療癭海藻散方。

海藻十分，洗　昆布一兩，洗　海蛤一兩，研　通草一兩　菘蘿洗　乾薑　桂心各二兩

右七味下篩。酒服一錢七。日三。出第四十一卷中。肘後無乾薑，有白歛

氣癭方一十首

廣濟療氣癭氣，胷膈滿塞，咽喉項頸漸麤，昆布丸方。

昆布二兩，洗去鹹汁　通草一兩　羊靨二具，炙　海蛤一兩，研　馬尾海藻一兩，洗去鹹汁

右五味蜜丸如彈子。細細含咽汁。忌生菜、熱麪、炙肉、蒜、筍。

又療冷氣築咽喉噎塞兼癭氣，昆布丸方。

昆布八分，洗　乾薑六分　犀角六分，屑　吳茱萸四分　人參八分　馬尾海藻四分，洗　葶藶子六分，熬　杏人八分，去皮尖，熬

右八味擣篩。蜜丸如梧子。空腹以飲服。忌生冷、粘食、陳臭等。餘忌同前。

又療氣妨塞方。

昆布三兩，洗　菘蘿　通草　柳根鬚各三兩，近水生者

右四味擣篩。蜜丸如彈丸大。以海藻湯浸。細細含之。咽盡勿停。忌舉重、生嗔、憂悲等。

又療癭細氣方。

昆布十二分洗 馬尾海藻十分洗 杏人八分

通草 麥門冬去心 連翹各六分 乾薑

橘皮各六分 茯苓八分 松蘿三兩

右十味擣末。以袋盛含之。乃以齒微微嚼藥袋子。汁出入咽中。日夜勿停。有間輙加四分佳。忌嗔及勞油膩粘食。並出第二卷中

深師蘓子膏療氣癭方。

臘月豬脂一升 蘇子 桂心 大黄

當歸 乾薑 橘皮 蜀椒汗各三分

右八味切。以水六升。煮取二升。去滓。內豬脂。消盡服差。忌生葱。出第二十九卷中

崔氏云凡水癭氣癭可差。石癭不可治療。氣癭方。

平旦手挽癭令離項。搯其下根脉斷愈。一日一度搯易愈者七日。如難差者三七日愈。

又方

昆布二兩洗 海藻二兩洗 龍膽草一兩 馬刀半兩炙

海蛤半兩研 大黄一分 熏黄半兩

右七味擣蜜丸如梧子大。破除日以綿裹一丸含咽津。朝暮空腹服。忌五辛。豬肉。

又方

海藻二兩洗

右一味以淳酒四升漬二宿。漉去滓。細細暖含咽之。盡即更造。取差爲度。范汪同並出第四卷中

必効主氣癭方。

白頭翁半兩 昆布十分洗 海藻七分洗 通草七分

玄參 連翹各八分 桂心三分 白歛六分

右八味擣篩。蜜丸如梧子五丸。若冷用酒服。禁蒜。麪。豬魚。生葱。出第五卷中

古今錄驗療癭有在咽喉初起。游氣去來陰陽氣相搏。遂停住喉中前不去。腫起如斛羅。諸療不差。小麥湯方。

小麥三升 昆布二兩洗去鹹 厚朴一兩炙 橘皮

附子炮 海藻洗各二兩 生薑五兩 半夏五兩洗

白前三兩 杏人一百枚去尖皮

右十味切以水一斗。煮取三升半。分五服相去一炊頃。忌豬肉。餳。羊肉。冷水。出第四十一卷中

五癭方八首

深師五癭丸方。

取鹿嚌以酒漬炙乾。再內酒中更浸。炙令香。咽汁。味盡更易。十具愈。千金翼同出第二十九卷中

范汪療五癭方。

昆布三兩洗 海蛤二兩研 松蘿二兩 海藻三兩洗

通草 白歛 桂心各二兩

右七味作散。酒服方寸匕。日三。千金翼同出第四十二卷中

千金療石癭勞癭泥癭憂癭氣癭方。

海藻洗 龍膽草 海蛤研 通草

昆布洗 礜石燒 松蘿各三分 小麥麹四分熬

半夏二分洗

右九味作散。酒服方寸匕。日三。禁食魚豬肉。五辛。生菜。羊肉。餳。十日知。二十日愈。

又方

菖蒲二兩 海蛤一兩研 白歛一兩 海藻一兩洗

松蘿一兩 桂心一兩 椒汗一兩 羊靨百枚

半夏一兩洗 續斷一兩 神麹三兩 到桂草一兩

右十二味擣作散。以羊牛髓和為丸如梧子。日服三丸。忌羊肉。生葱等。翼同

又方

小麥麪一升 特生礜石一斤燒 海藻一斤洗

右三味。以陳酢一升。漬小麥麪。暴乾更漬。令酢盡乾。各擣下篩。每服兩方寸匕。日四五服。含乃咽之。忌同前。及大誦大語。吹火用氣。翼深師用小麥麪一斗餘同並出第二十五卷中

千金翼五癭方。

海藻一兩洗 昆布洗 半夏洗 細辛

土瓜根 松蘿各一兩 白歛 龍胆草各二兩

海蛤二兩 通草二兩

右十味作散。酒服方寸匕。日再。忌羊肉。餘忌同前。

又方

昆布二兩洗

右一味切如大指。酢漬。含咽汁。盡愈。

又方

海藻一斤 小麥麪一斤

右二味。以陳酢一升。漫麪。暴令乾。復漬。令酢盡作散。酒服方寸匕。日三。忌怒。出第十一卷中

灸癭法一十三首

千金灸諸癭法。

灸肩髃左右相宛宛中。男左十八壯。右十七壯。女右十八壯。左十七壯。再三以差止。

又法

灸風池百壯。風池夾項兩邊。兩穴兩耳上髮際中。通按此条千金聖濟作灸風池百壯又灸兩耳後髮際百壯乃是兩條然明堂無髮際穴

又法

灸大椎百壯。兩邊相去各一寸半。小下垂。各三十壯。

又法

灸頭衝。頭衝在伸兩手直向前。令臂著頭。對鼻所住處灸之。各隨年壯。凡灸五處九穴。翼深師並同通按○頭衝即臂臑穴在肘上七寸其灸五處九穴即風池髮際大椎大杼頭衝五處共九穴也

又瘻上氣并短氣方。

灸肺俞一百壯。

又瘻上氣胷滿法。

灸雲門五十壯。

又瘻惡氣方。

灸胷堂百壯。

又瘻惡氣法。

灸天府十五壯。

又瘻勞氣法。

灸衝陽。隨年壯在肘外屈橫文頭是。據此是曲池穴衝陽在足趺上五寸

又瘰瘻法。

灸天瞿三百壯。横三間寸灸之。

又瘻氣面腫法。

灸通天五十壯。在耳上二寸。

又灸瘻法。

灸中封。隨年壯在兩足趺上曲尺宛宛中。並出第二十五卷中

又灸瘻法。

灸耳後髮際。有一陰骨。骨間有一小穴。亦有動脉準前灸大効。　已上穴所在具三十九卷明堂中。出第六卷中

瘤方三首

肘後云皮肉中忽腫起。初如梅李。漸長大。不痒不痛。又不堅強。按之柔軟。此血瘤也。不療乃至如盤。大則不可復消。而非殺人病爾。亦慎不可破。方乃有大療。今如覺但依瘻家療。療若不消。更引別大方。出中卷

深師療瘤脂細瘤方。

吳茱萸一分　礬石燒　芎藭　當歸

大黃　黃連　芍藥　白歛

黃芩各二分

右九味合擣下篩。和雞子塗著細故熟布上。隨瘤大小薄厚貼之。燥輒易之。著藥當熟作膿脂。細細從孔中出。探知膿血盡著生膏。若膿不盡復起。故也生肉膏方如左。

又生肉膏療癰瘤潰漏。及金瘡百瘡悉療之方。

真當歸 附子炮 甘草 白芷

芎藭各一兩 薤白一兩 生地黃三兩

右七味㕮咀。以豬膏三升半合微火煎白芷地黃。去滓稍以傅瘡上日三良。千金並同出第二十九卷中

千金云。凡肉瘤勿療。療則殺人慎之慎之。出第二十五卷中

千金翼療瘤病方。

麞鹿二種肉。割如厚脯。火炙令熱。搨掩可四炙四易痛膿便愈。不除更炙新肉用之良。出第二十四卷中

白瘤及二三十年瘤方三首

千金翼白瘤方。

先極搔刮。以繩縛之即愈。又取東向木空中水。熱刮瘤上洗之日三。即愈。

又方

白礬 硫黃等分

右二味末。以酢和封上。並出第二十四卷中

千金陷腫散主二三十年瘤癭及骨瘤石瘤肉瘤膿瘤血瘤或大如杯盂升斗。十年不差。致有漏潰。令人骨消肉盡或堅或耎或潰。令人驚惕。寐寤不安。體中掣縮。愈而復發。療之方。千金翼云陷麥散

烏賊魚骨一分 白石英二分 石硫黃一分 紫石英二分

鍾乳研三分 乾薑一兩 丹參三分 琥珀研一兩

大黃一兩 附子炮一兩 胡鷰屎一兩

右十一味爲散。貯以韋囊。勿令泄氣。若瘡濕即傅之。若瘡乾無汁者。以豬膏和傅日三四。以乾爲度。若汁不盡者。至五劑十劑止。勿措意不作也。著藥令人不疼痛。若不消。加芒消二兩益佳。忌豬肉。出第二十五卷中翼無鷰屎

喉痺方二十一首

病源喉痺者。喉裏腫塞痺痛。水漿不得入也。人陰陽之氣出於肺。循喉嚨而上下也。風毒客於喉間。氣結蘊積而生熱。故喉腫塞而痺痛。脉沉者爲陰。浮者爲陽。若右手關上脉陰陽俱實者。是喉痺之候也。亦令人壯熱而惡寒。七八日不治則死。其湯熨針石。別有正方。補養宣導。今附於後養生方導引法云。兩手拓兩頰。手不動。摟肘使急。腰內亦然。住定。放兩肋頭向外附膊腰。氣散盡勢。大悶始起。來去七通。去喉痺。出第三十卷中

廣濟療喉痺急疼。悶妨不通方。

馬藺根切一升 升麻三兩 瞿麥二兩 射干十兩

犀角屑二兩 通草二兩 玄參三兩

右七味。切。以水八升。煮取二升。去滓。細細含咽。一日令盡。得破膿。慎熱麪炙肉蒜。

又療喉痺方。

馬藺子八分　牛蒡子六分

右二味擣爲散。每空腹以煖水服方寸匕。漸加至一匕半。日再。並出第二卷中

肘後療喉痺者。喉裏腫塞痺痛。水漿不下入七八日即殺人療之方。

巴豆一枚開其口

右一味。以綿裹極堅。令有繩出外。以巴豆內鼻中。隨腫左右。時時吸氣。半日許即差。無巴豆。用杏人以塞耳如之。文仲范汪同

又方

熬杏人熟擣。蜜丸如彈子。含咽其汁。亦可擣杏人末。帛裹含之。小品文仲備急范汪同

又方

礬石一兩。水三升漬。洗手足。

又方

生地黃汁二升。蜜二升。合微火煎之。取二升。稍稍含之。

又方

射干　當歸各三兩

右二味切。以水三升。煮取一升。稍稍含之。吐去更含。

又方

剝葫塞耳鼻孔。日再易之。有効。

又方

菖蒲根嚼。燒秤錘令赤。內一杯酒中。沸止飲之。文仲備急同

又療喉痺方。

射干一片。含咽汁。

又方

升麻斷含之。喉塞亦然。

又方

桔梗三兩

右一味。切。以水三升。煮取一升。頓服之。忌豬肉。

又方

取芥子擣碎。以水及蜜和滓。傅喉下。燥輒易

又傅用神効方。

桔梗　甘草炙各一兩

右二味切。以水一升。煮取服。即消。有膿即出。忌豬肉海藻菘菜。備急同

又療喜死者方。

擣馬藺根一握。少以水絞取汁。稍稍咽之。口噤以物拗灌之。神良。

古今錄驗雞子湯療喉痹方。

半夏末方寸匕

右一味。開雞子頭去中黄白。盛淳苦酒令小滿。内半夏末著中攪令和雞子。著刀子鐶令穩。炭上令沸。藥成。置杯中。及煖稍咽之。但腫即減。忌羊肉餳。肘後文仲同。此與仲景苦酒湯同。半夏不可作末。剖之可也。

又療喉痹塞射干丸方。

射干二兩　豉三合　芎藭　杏人各一兩，去尖皮　犀角一兩，屑　升麻二兩　甘草一兩，炙

右七味。擣下篩。蜜和丸含之。稍稍咽津。日五六。忌海藻。菘菜。

又射干湯。療喉痹。閉不通利而痛。不得飲食者。若閉喉并諸疾方。

當歸二兩　升麻一兩　白芷三兩　射干　甘草炙　犀角屑　杏人去尖皮，各一兩

右七味。切。以水八升。煮取一升半。分服。神良。忌海藻。菘菜。出第二十九卷中

近効療喉痹方。

大附子一箇，刮去皮，作四片

右一味。以蜜塗火上炙。稍熱。即含咽汁。甜盡又取一片。準前含。如已作頭即膿出。如未作頭。立消。神驗。忌豬肉。冷水。

又方

朴硝一兩。細細含咽汁。一食頃差。

又若腫全盛語聲不出者方。

大附子一枚，炮裂，削去皮，切如豆

右一味。含一塊咽汁。半食間即差。烏頭亦得。忌豬肉。冷水。

咽喉中閉塞方三首

廣濟療咽喉中塞。鼻中瘡出及乾嘔頭痛。食不下方。

升麻　通草　黄蘗　玄參各八分　麥門冬十分，去心　竹茹　前胡各六分　芒硝十分

右八味。切。以水八升。煮取二升五合。去滓。内硝。温分三服。服别如人食頃。自利去硝。

又方

生雞子一顆。開頭取白去黄。著米酢拌。煻火煥。沸起擎下。沸定更三度。成就熱飲酢盡。不過一二即差。並出第二卷中

近効療喉痺喉咽塞。喘息不通。須臾欲絶。神驗方。

馬藺根葉二兩

右一味。切。以水一大升半。煮取一大盞。去滓。細細㗖。須臾即通。絡石草亦療。煎法分兩亦同。

喉舌生瘡爛方八首

肘後療喉口中及舌生瘡爛方。

含好淳苦酒即愈。文仲、備急同

又方

一酒漬蘘荷根半日。含漱其汁。

又方

杏人二十枚　甘草一寸　黄連一分

右三味。末。綿裹含之。千金同

又方

礬石二兩，燒去汁　黄連一分，末

右二味。同研。内口中。令布瘡上。

又方

黄連一兩

右一味。切。以水三升。煮取一升。稍稍含。冷吐。忌豬肉、冷水。

張文仲療口中及舌生瘡爛方。

取牛膝根酒漬。含漱之。無酒者。但亦取含之。肘後同

又方

剉黄蘗含之。肘後同。並出第七卷中

備急療喉中及舌生瘡爛方。

剉薔薇根濃煮汁。含漱之。冬用根。夏用枝葉。文仲、肘後同。出第四卷中

咽喉生瘡方四首

廣濟療咽中生瘡。吐血。不下食方。方怡雲口此方余用已驗，但不大便者，先看輕重消息下之，後用此方

生地黄五兩　青竹茹　玄參　雞蘇各二兩

茯苓　升麻　麥門冬去心，各三兩

右七味。切。以水八升。煮取二升五合。去滓。分溫三服。服相去如人行七八里。不能多服。含細細咽亦得。忌生冷、熱麪、炙肉、油酢。出第五卷中

千金療口中塞及咽喉不利。生瘡。口燥膏方。

豬膏一斤　白蜜一斤　黄連一兩

右三味。合煎。去滓。攪令相得。含如半棗。日四五度。

又療熱病口爛。咽喉生瘡。水漿不得入膏方。

當歸　射干　升麻各一兩　附子半兩，炮二

白蜜四兩

右五味，切，以豬膏四兩先煎之，成膏下著地，勿令大熱，內諸藥，微火煎，附子色黃，藥成，絞去滓，內蜜，復上微火煎，令相得，盛器中令凝，取如杏子大含之，日四五度，稍稍咽之。並出第六卷中

古今錄驗升麻湯，療咽喉生瘡方。

甘草一兩，炙　升麻　石膏碎　牡丹皮各一兩

右四味，切，以水七升，煮取三升，一服七合，日三。忌海藻、菘菜。出第二十九卷中

咽喉腫方五首

肘後咽喉卒癰腫，食飲不過方。

用薤一把，擣，傅腫上，冷復易之，用苦酒和亦佳。范汪同

又方

吞薏苡人子二枚。

延年療喉中熱腫方。

鼠粘根切，一升

右一味，以水五升，煮取三升，去滓，分溫三四服。忌蒜、麪。出第十九卷中

古今錄驗羚羊角豉湯，療喉痛腫結，毒氣衝心胷方。

豉一升半　犀角一兩，屑　羚羊角一兩，屑　芍藥三兩

升麻四兩　杏人一兩，去尖皮　梔子七枚　甘草一兩，炙

右八味，切，以水七升，煮取一升半，去滓，分三服。忌海藻、菘菜。

又五香湯，療諸惡氣，喉腫結核方。

沉香二兩　薰陸香一兩　麝香二分，研，湯成下

青木香二兩　雞舌香二兩

右五味，以水五升，煮取一升半，去滓，分三服。並出第二十九卷中

喉卒塞痛及卒毒攻痛方三首

范汪療卒喉中塞痛，不得飲食方。

取敗筆一枚，燒屑，以漿飲服一方寸匕，良驗。出第十五卷中

文仲療喉中卒毒攻痛方。

章陸根切，炙令熱，隔布熨之，冷轉易，立愈。姚云：苦酒熬熱傅喉，亦療喉痺。肘後、小品同

又方

擣艾傅之。並出第七卷中

懸癰腫方三首

肘後療懸癰腫，卒長數寸，如指，隨喉出入，不得食方。

開口捧頭，以筯抑舌，及燒小鐵於管中，灼之令破，灼火畢，以鹽隨烙處塗之。

又方

擣鹽，綿纏筯頭，柱鹽，傅以揩之，日六七度。文仲、備急同

千金療懸癰垂暴腫長方。

乾薑　半夏洗等分

右二味末之以少少著舌本。翼同出第六卷中

咽喉雜療方四首

范汪療咽喉不利下氣丸方。

射干　附子炮　人參　杏人各一分

右四味合擣下篩蜜丸如梧子含一丸咽汁日三夜一。忌豬肉冷水千金同

又療口中咽喉不利當歸含丸方。

當歸末二兩　杏人一兩

右二味擣合下篩以蜜和爲丸如梧子二丸含漸漸咽汁日三夜再。

又療咽喉中痛不利丸方。

升麻　甘草炙　鬼臼　射干

丹砂各一兩　雄黃一兩　杏人一十枚　麝香半兩

右八味擣下篩和以蜜丸如梧子飲服一丸日三漸加之酒下亦得咽痛失聲不利用良忌海藻菘菜千金同出第五十卷中

崔氏療口咽咽內瘡痛欲失聲方。

桂心二兩　杏人熬二兩　黃蘗一兩

右三味擣末合和綿裹含如杏人許。咽汁消盡更含日三夜二。忌膩食出第四卷中

寒熱瘰癧方一十一首

病源此由風邪毒氣客於肌肉隨虛處而停結爲瘰癧或如梅李等大小兩三相連在皮間而時發寒熱是也久則變膿潰成瘻也其湯熨針石別有正方補養宣導今附於後養生方導引法云踑踞以兩手從脚入據地曲脚加其上舉尻其可用行氣愈瘰癧乳癰出第三十四卷中

甲乙鍼經寒熱瘰癧論黃帝問曰寒熱瘰癧在於頸腋者皆何氣所生岐伯對曰此皆鼠瘻寒熱之氣也稽留於脈而不去者鼠瘻之本皆在於藏其末上出於頸腋之間其浮於脈中未著於肌肉而外爲膿血者去易問曰去之柰何對曰請從其末引其本可使衰去而絕其寒熱審按其道以予之徐往徐來以去之其小如麥者一刺知三刺而已決其生死法反其人目視之其中有赤脈從上下貫瞳子見一脈一歲死見一脈半一歲半死見二脈二歲死見二脈半二歲半死見三脈三歲死此赤脈不下貫瞳子者可療。千金同出第八卷中

廣濟療瘰癧丸方。

鶴骨　貍骨並炙　射干　玄參

升麻炙　青木香　沉香　犀角屑
丁香　羚羊角屑　丹參　甘草炙各四分
人參　沙參各三兩　獺肝六分　連翹六分
光明沙二分研

右十七味，擣篩，蜜丸，以飲服十五丸，日二服，漸加至三十丸，空腹服之。忌生冷、油膩、血食並酢、熱肉、海藻、菘菜、粘食、陳臭、生血物等。

又療瘰癧方。

連翹　射干　玄參　芍藥
青木香　芒硝　升麻　梔子人等分
前胡　當歸　甘草炙　大黃各二兩

右十二味，切，以水一斗，煮取三升，分三服，服別相去如人行六七里，快利。忌同前方。並出第五卷中

劉涓子療寒熱瘰癧散方。

貍骨五兩，炙　烏頭七分，炮　黃連六分

右三味，擣下篩，先食以酒服一錢匕，日三，良。忌豬肉、冷水。范汪同，出第十卷中

千金療瘰癧方。

白殭蠶爲散，以水服五分匕，日三，十日差。深師、救急同

又方

於患人背兩邊腋下後文上，隨年壯灸之。

又方

灸耳後髮際七壯。

又方

槲白皮二斤

右一味，細切，以水七升，煮取三升，去滓，真珠砂方寸匕，和汁一升，且向日服之，強行，須臾吐鼠出，三朝服，良。

又方

貍頭一枚，炙，擣下篩，且白飲服方寸匕，日再服之。

又方

狼糞灰封上，良。

又療寒熱瘰癧散方。

連翹　土瓜根　龍膽草　苦參
黃連　栝樓　芍藥　常山皮各一兩
貍頭骨一枚，炙

右九味，擣下篩，酒服五分匕，日三。忌豬肉、冷水。翼、集驗、古今錄驗同。一方云無貍頭骨，加之名貍頭散，餘同。並出第二十四卷中

救急療瘰癧方。

馬齒莧陰乾，燒灰，臘月豬膏和之，以煖泔清洗瘡，拭乾傅之，日三。出第三卷中

瘰癧結核方四首

廣濟療瘰癧息肉結硬薄方。

白歛　甘草炙　青木香　芍藥

大黃各三兩　玄參三兩

右六味擣爲散少減以少酢和如稀糊。塗故布貼上。乾易之。勿停。忌豬肉。五辛。熱肉。飲酒。熱麪等。

又療瘰癧結核令消散方。

黃耆七分　玄參八分　連翹　人參

升麻　青木香　伏苓　蒼耳子

甘草炙　朴硝　桂心各四分　枳實炙去瓤

大黃　羚羊角屑　麥門冬去心各五分　鼠粘子

苦參各九分

右十七味擣蜜丸如梧子。以酒下十丸。日三夜四。漸加至二三十丸。以知爲度。忌同前方。並出第五卷中

肘後療頸下生瘰癧瘺如梅李。宜使消之方。

海藻一斤洗

右一味。以酒三升。漬數日。稍稍飲之。文仲備急等同

又方

人參　甘草炙　乾薑　白歛各四分

右四味擣篩。酒服方寸匕。日三。忌同。劉涓子文仲備急同出第六卷中

惡核瘰癧方四首

文仲五香連翹湯。療惡肉惡脉。惡核瘰癧。風結腫氣痛方。

青木香　沉香　雞舌香各二兩　麝香半兩

薰陸香一兩　射干　紫葛　升麻

桑寄生　獨活　通草　連翹各二兩

大黃三兩　淡竹瀝二升

右十四味切。以水九升。煮取減半。內竹瀝更煮取三升。分三服。忌五辛。千金方無紫葛雞舌香有丁香古今錄驗同出第五卷中

延年丹參湯。療惡肉核瘰癧諸風氣結聚腫氣。諸病並主之方。

蒴藋　丹參各二兩　甘草炙　秦艽

獨活　烏頭炮　牛膝各一兩　躑躅花

蜀椒各半兩汗

右九味切。以水八升。煮取三升。溫服一升。忌海藻。菘菜。豬肉。冷水。古今錄驗有白及餘並同

又玄參湯。主惡核瘰癧風結方。

玄參　升麻　獨活　連翹各二兩

木防已　菊花各一兩

右六味切。以水八升。煮取三升。分服一升。日三。文仲同

又丹參膏。主惡肉結核瘰癧。脉腫氣痛方。

丹參八分 白歛 獨活 連翹

白及各四分 升麻 薊藋各六分 防巳

玄參 杏人各五分去皮尖

右十味細切。以生地黃汁淹漬一宿。以鍊成豬膏四升。微火煎。五上五下。藥成絞去滓。以摩病處日三四。

癰腫瘰癧核不消方五首

經効犀角丸。療瘰癧方。

犀角四分 升麻三分 大黃六分 牛蒡子八分

烏蛇十分炙去頭尾 玄參八分

右六味末之。蜜和丸如梧子大。每日至午後。煎牛蒡湯下三十五丸。

又方

龍骨八分 牡蠣八分熬

右二味末之。酒下三錢匕。日三度良。

又大黃膏方。

大黃六分 附子四分炮 細辛三分 連翹四分

巴豆一分

右五味以苦酒浸一宿。以臘月豬膏煎。三上三下。去滓。以綿濾之。用傅之。日三五度。塗之良。

集驗療寒熱瘰癧散方。

連翹六分 土瓜根四分 龍膽草五分 黃連四分

苦參六分 栝樓四分 芍藥五分

右七味爲散。食後溫酒下五分匕。日三。

又方

陵鯉甲二十一枚。燒擣末。傅瘡上効。千金同

鼠瘻及瘰癧方一十一首

文仲療瘰癧方。

苦參四大兩擣末。生牛膝和丸如梧子。食後煖水下十丸。日三服。

又方

昆布四分 海藻四分

右二味各洗去鹹擣末。蜜和丸如杏核許大。含之。日三度良差。

救急療鼠瘻久不差方。

取狼鼠不限多少。常作羹粥。任喫之。必驗。千金經効同

范汪療鼠瘻瘰癧方。

取臘月豬膏。正月鼠頭燒令作灰。以膏和傅之愈。若不差者。瘰癧右灸右肩頭三指度以下指。灸炷皆如雞子大良。若不能堪者。可如中黃亦可。已試有良驗。

又療頸鼠瘻累累者方。

貝母 乾薑 藁本 桂心

蜀椒各一分汗

右五味擣下篩。先食呉茱萸一分。以酒服一撮。忌生葱。

又療鼠瘻瘰癧身熱方。

猪椒二十斤

右一味以水淹足。煎熟去滓。置瓶中。覆瓶口。以瘡當上熏。候熱極乃止痛。膿血鼠當從瘡出便愈。

又寒熱鼠瘻瘰癧散方。

貍骨炙 龍骨各五分 蜥蜴熬半兩 鼠粘子

當歸 王不留行 土瓜根各一兩

右七味擣合篩。先食酒服方寸匕。日再夜一。並出第四十二卷中

集驗療鼠瘻及瘰癧膏方。

白馬牛羊猪雞等矢屑各一斤

漏蘆 藁本各一斤

右七味並於石上燒作灰研。絹篩之。以猪脂一升三合。煎亂髮一兩半。令沸髮盡乃內諸藥屑。微火上煎五六沸。藥成。先去瘡上痂。以鹽湯洗。新綿拭瘡令燥。然後傅膏。若無痂猶須湯洗。日再。若著膏當以帛覆。無令風冷。神驗。療癧以膏傅上。亦日再。古今録驗范汪同

又療寒熱瘰癧散方。

白曾青半兩 當歸 防風 栝樓根

芎藭 黄耆 貍骨炙 甘草炙各二兩

細辛 乾薑 露蜂房各一兩炙 礜石燒半日

大附子炮 荏子各半兩 斑猫去首足翅熬 芫青去首足翅各五枚熬

右十六味擣下篩爲散。以酒服一錢匕。日再。忌猪肉冷水海藻菘菜。古今録驗范汪同並出第八卷中

又療鼠瘻方。

蛇腹中鼠煅蟇燒末。酒服方寸匕。甚効。

又方

以槲葉擣末傅瘻上。熱炒鹽熨之即消。良効。並出第五卷中

毒腫瘰癧方四首

崔氏大五香湯。療毒氣苦肌肉中腫痛結脉寒熱。如瘰癧痛不可近。急者數日殺人。苦心煩悶。便當急速與湯。并以滓薄腫脉上方。

青木香 雞舌香 沉香 升麻各五分

藿香 犀角屑 呉茱萸 桂心

麻黄 甘草炙各三分 薰陸香四分 細辛二分

右十二味㕮咀。以水七升。煮取二升。分三服。不差復合。若嗇嗇惡寒。加附子中形者一枚炮。令坼八破用。忌生冷。菘菜。海藻。猪肉。冷水。生菜。五辛。古今録驗同

又五香湯。療毒腫瘰癧方。

麝香研　青木香　雞舌香　藿香

薰陸香　當歸　黃芩　升麻

芒硝各三分　大黃五分

右十味㕮咀。以水六升。煮取二升。去滓。內硝。分二服。相去如人行七八里再服。諸卒尸注惡氣亦療。出第五卷中

經心録射干湯。療惡毒。身強痛。瘰癧方。

射干　桂心各二兩　麻黃去節　生薑

甘草炙，各四兩　杏人四十枚，去皮尖

右六味切。以水四升。煮取三升。去滓。分三服。忌同前。出第五卷中

又升麻湯。療風毒咽水不下及瘰癧腫方。

升麻　芍藥各四兩　射干三兩　杏人去尖皮，三兩

麻黃去節，二兩　甘草炙，二兩　楓香　葛根各三兩

右八味切。以水八升。煎取半分。三服。忌同前。出第三卷中

千金灸瘰癧法。

灸瘰癧法六首

兩腋中患癧處宛宛中百壯上。

又法

擣生章陸根捻作餅子。置漏上。以艾炷灸餅子上。乾熟易之。灸三四炷。

又法

灸五里大迎各三十壯。

又法

葶藶三合　豉一升

右二味合擣令極熟。作餅如大錢。厚二分許。取一枚當瘡孔上。作艾炷如小指大。灸餅上三壯。一日易三餅。九炷。隔三日一灸。翼同。古今録驗兼主瘻。不可灸頭瘡。葶藶氣入腦殺人。劉涓子同

又法

一切瘰癧在項上及觸處。但有肉結凝以作瘻瘡及癰癤者。以獨頭蒜截兩頭。留心作孔。大艾炷稱蒜大小貼癧子上灸之。勿令上破肉。但取熱而已。七炷一易蒜。日三易。日日灸之。取消止。翼同

又方

七月七日。日未出時。取麻花。五月五日取艾。等分合擣作炷。灸癧子一百壯。並出第二十四卷中

九瘻方三十一首

廣濟療瘻有九種。不過此方。

芫青四足　海藻洗，八分　昆布洗，八分　雄黃研，八分

狸骨炙，三分　牡蠣熬，四分　地膽二十枚，熬　青木香三分

右八味擣篩爲散。酒服一錢七。日二服。病從小便出。如爛筋。忌生冷。粘食。猪魚肉。陳臭物。出第五卷中

劉涓子療鼠瘻方。

死蠼螋燒作灰

右一味。苦酒和塗之。數過即愈。先以鹽湯洗。古今錄驗千金同

又方

五月五日。樓桃。擣末。先鹽湯洗拭之。令乾。以末傅瘡上。樓桃未詳

又方

烏頭炮　附子炮各二兩

右二味。㕮咀。著五升淳苦酒中漬之。待乾。復內苦酒中燥。復內。以苦酒盡。暴令乾。擣末。酒服方寸七。日三。忌猪肉冷水等。

又張子仁療鼠瘻要方。

柞木皮五升

右一味。以水一斗。煮熟去皮。煎令汁得二升。稍稍服盡。當有宿肉出。即愈。備急文仲古今錄同並出第六卷中

肘後療苦鼻內肉外查瘤膿並出者。是蜂瘻方。

取蜂房火炙焦末。酒服方寸七。日一。

深師療鼠瘻方。

鰻鱺魚四兩　野猪皮　瞿麥一兩　巴豆十五枚

班猫二十枚去頭足翅熬　五月五日蝦蟆一枚炙　臘月猪脂五分

右七味。擣野猪皮下篩。合諸藥更擣下篩。內鰻鱺魚。以膏和擣千杵。平旦未食服如梧桐子二枚。覺者寒熱。不覺暮復投。明日旦起更服三丸。稍稍增之。慎勿食熱食。煩悶殺人。蟲當從小便出。以堪盛之尿便視。乃有百數耳。不可以見。亦大便出。此方驗。忌猪肉蘆笋等。

又方

馬齒礬石燒　真珠粉

右二味。擣下篩爲散。厚塗瘡上。不過三愈。

又方

松脂　硫黃　狼毒各二兩　猪腦一具

白斂二兩

右五味。熬猪腦取汁。狼毒白斂㕮咀。以水三升。煮取一升。內腦汁中。煎令得五合。細末硫黃松脂下篩。內中攪令相得。綿裹內瘡中。七日知。一七日病除。神良。

集驗凡有九種瘻

一日狼瘻。始發於頸。頭腫有根。起於缺盆。上轉連耳本。腫大。此得之因憂恚氣上不得下。其根在肺。空青主之。商陸爲佐。

二日鼠瘻始發於頸無頭尾如鼷鼠瘻核時上時下使人寒熱脫肉此得之由食大鼠餘毒不去其根在胃狸骨主之知母爲佐

三日螻蛄瘻始發於頸項狀如螻蛄腫潰連生瘡其汁赤黄得之食瓜螻蛄餘毒及果實不去核其根在大腸荏子主之桔梗爲佐

四日蜂瘻始發於頸瘰癧三四處俱腫起相連潰潰移此得之多飲流水水有蜂餘毒不去其根在脾雄黄主之黄芩爲佐

五日蚍蜉瘻始發於頸初得之如傷寒此得之因飲食中有蚍蜉毒不去其根在腎礬石主之防風爲佐

六日蠐螬瘻始發於頸上下無頭尾如棗核塊塊多在皮中使人寒熱心痛滿此因喜怒哭泣得之其根在心礬石主之白术爲佐

七日浮疽瘻始發於頸如兩指使人寒熱欲卧此得之因思慮憂憶其根在膽地膽主之甘草爲佐

八日瘰癧瘻始發於頸有根初苦痛瘰癧覺之使人寒熱得之新沐頭濕結髮汗流入於頸所致其根在腎雌黄主之芍藥爲佐

九日轉脉瘻始發於頸如大豆浮在脉中濯濯脉轉苦驚惕身如振寒熱始得之時驚卧失枕其根在小腸斑貓主之白芷爲佐

瘰瘻九種方

空青研鍊之　商陸根　狸骨炙　知母
荏子　桔梗　雄黄　黄芩
礬石燒　防風　礬石燒汁盡　地膽熬
白术　甘草炙　雌黄　芍藥
斑貓去足翅熬　白芷各二分

右十八味擣其論病者特加其分餘種令分等細篩末空青最在後内之苦酒服一刀圭日三服三十日知五十日愈七十日平復病者百日禁食魚肉忌生菜桃李雀肉海藻菘菜犬肉生血物餘二大豆爲一刀圭小兒服之半大人全服八歲以下寧從少起過度令人淋淋即減之出第九卷中

千金問曰何謂九瘻荅曰一曰狼瘻二曰鼠瘻三曰螻蛄瘻四曰蜂瘻五曰蚍蜉瘻六曰蠐螬瘻七曰浮沮瘻八曰瘰癧瘻九曰轉脉瘻謂之九瘻

又瘰狼瘻發於頸頭腫有根起於缺盆上轉連延耳根腫大此得之因憂恚氣上不得下其根在肺空青主之商陸爲佐方

空青研二分　蝟腦二分炕之　獨活一分　蝟肝一具乾之
芎藭半兩　女婦草一分　黄芩　鼈甲炙
斑猫去足翅　乾薑　當歸　茴香
礬石燒　地膽各一分　蜀椒三十去汗

右十五味，作散，下篩，酒服方寸匕，日三，十五日即止。忌生血物、莧菜。劉涓子古今録驗同

又療鼠瘻發於頸，無頭尾，如颷鼠，使人寒熱，此得之因食大鼠餘毒不去，其根在胃，貍骨主之，知母爲佐方。

陵鯉甲炙　山龜殼炙　甘草炙　桂心
雄黄　乾薑等分

右六味，作散，下篩，服方寸匕，日三，蜜和内瘡中，無不愈。先灸作瘡，後與藥良。忌海藻、生葱。劉涓子備急古今録驗文仲同

又療鼠瘻瘡差復發，及不愈，出膿血不止方。

以不中水猪脂㕮咀，生地黄内脂中，令其脂與地黄足相淹，和煎六七沸，去滓，桑灰汁淨洗瘡，去惡汁，以地黄膏塗上，日一易。范汪同

又療鼠瘻方。

得蛇虺所吞口中鼠，燒末，服方寸匕，日再，不過三服。此大驗，但難遇耳，并傅瘡中。范汪同

又療鼠瘻方。

死鼠一枚中形者　亂髮一枚如雞子

右二物，以臘月猪膏令淹鼠髮，煎之，令其鼠髮都盡消，膏成，分作二分，一分稍稍塗瘡，一分以酒服之，即愈矣。鼠子當從瘡出，神良，秘不傳。翼備急文仲集驗范汪同

又療螻蛄瘻發於頸項，狀如螻蛄，腫潰連生瘡，其汁赤黄，此得之食爪螻蛄餘毒及果實不去核，其根在大腸，荏子主之，桔梗爲佐方。

桂心　乾薑　桔梗　礬石燒
獨活各一分　附子一分炮　椒一百粒汗　芎藭半分
龍骨半分　荏子一分

右十味，擣下篩，棗二十枚合擣，以酢漿丸如大豆，温漿下五丸。古今録驗劉涓子同

又方

槲葉灰，先以泔清煮槲葉取汁，洗拭乾，内灰瘡中。

又療蜂瘻發於頸，瘰癧三四處俱腫起，相連潰潰移，此得之飲流水有蜂毒不去，其根在脾，雄黄主之，黄芩爲佐方。

蜂房一具炙　鼈甲一分炙　茴香一分　呉茱萸二分
椒一百粒汗　乾薑一分

右六味，擣下篩，作散，傅瘡孔中，日十度，十日止。忌莧菜。

又療蜂瘻初生時，狀如桃而痒，搔之則引大如雞子，如覆

手者方。

熬鹽熨之三宿。四日不差。至百日成瘻。其狀大如四五寸。又廣三寸。中生蜂作孔。乃有數百。治法以石硫黃隨多少。然燭燒令汁出。著瘡孔中。須臾皮中見蜂數十。唯蜂盡卽差。

又療蚍蜉瘻發於頸。初得如傷寒。此因食中有蚍蜉毒不去。其根在腎。礜石主之。防風爲佐方。

白朮四分　知母　雌黃　乾地黃

獨活　青黛　斑猫去首翅足熬　白芷

栢脂　芍藥　海藻一云海苔　當歸各一分

蝟皮四分炙　椒一百粒去汗　桃白皮一分正旦取

右十五味。擣下篩作散。服一錢七。日三。劉涓子古錄驗同

又療螬蠐瘻發於頸。無頭尾。如棗核塊。塊多在皮中。使人寒熱心痛滿。此因喜怒哭泣。其根在心。礜石主之。白朮爲佐方。

白朮一分　礜石一分　空青兩三分　當歸二分

細辛一分　蝟肉炙　枸杞根　斑猫去翅足熬

地膽各一分熬　乾烏腦三大豆

右十味。擣下篩散。服方寸七。日三。酢漿服之。病在上側臥。在下高枕臥。使藥流下。劉涓子古今錄驗同

七日浮沮瘻發於頸。如兩指。使人寒熱欲臥。得之因思慮憂憊。其根在膽。地膽主之。甘草爲佐方。

雄黃一分　乾薑一分　龍膽二分一作龍骨　石決明

續斷　菴蕳根各一分　細辛二分　大黃半分

地膽一分熬

右九味。擣下篩爲散。傅瘡。日四五。忌生菜。劉涓子同古今錄驗無雌黃有硫黃餘同

又療瘰癧瘻發於頸。有根。初苦痛。歷歷覺之。使人寒熱。此得之新沐頭濕髮。汗流入於頸。其根在腎。雌黃主之。芍藥爲佐方。

茯苓　續斷　礜石燒令汁盡　乾薑

雌黃　芍藥　桔梗　椒汗

乾地黃　常山　空青　狸肉

烏腦并腎肝　斑猫去翅足熬各一分　附子一兩炮　礜石二分燒半日

虎指各一分一云虎腎

右十七味。擣篩爲散。蜜丸如大豆。夜酒服十九。日三。古今錄驗同

又療轉脈瘻發於頸。如大豆浮在脈中。濯濯脈轉。苦驚惕。身如振寒熱。得之於驚臥失枕。其根在小腸。斑猫主之。白芷爲佐方。

緑青二分　礬石半分燒半日　防風一分　甘草半分炙
大黄二分　桂心二分　人參二分　當歸二分
升麻一分　地膽一分熬　白术一分　鍾乳一分研
斑猫一分去翅足熬　白芷一分　續斷一分　麝香一分
麥門冬一分去心

右十七味，擣下篩，蜜丸，酒服如大豆十丸，日三。勿食倉米。慎房百日。劉涓子古今録驗同，並出第二十四卷中

崔氏療九種瘻方。

芫青二十枚去足翅熬　地膽十枚去足羽熬　斑猫三十枚
生犀大屑如棗核　豉四十九粒　大豆黄一百枚生用
牛黄大如棗核　蜈蚣一枚肥大者折取一寸半微火熬

右八味，擣篩，蜜丸如梧子。初欲服藥，少夜食，明旦飲服二丸，須臾可煮酢漿薄粥，稍稍冷飲之。其瘻蟲有形狀皆從小便出。至日西甚虚悶，可煮湯飡蔓菁菜羹醬食之。其餘脂膩醋脯，一切口味五辛果子之類，並不得食。人强隔日一服，人弱兩三日一服。服藥以瘡差蟲盡爲度。若差仍作，二十日許將息，藥欲盡豫合，勿使斷絶。藥氣不能將息，便不須服。救急千金同，出第五卷中

張文仲療鼠瘻方。

石南　生地黄　雌黄　茯苓
黄連各二兩

右五味，作散，傅瘡，日再。備急同

又療鼠瘻諸惡瘡方。

苦參三斤　露蜂五兩　麴二升

右三味，以水三斗，漬藥三宿，去滓，黍米二升釀熟，飲，日三。一方得蝟皮一具。劉涓子同，並出第五卷中

備急劉涓子鼠瘻方。

山龜殼炙　桂心　雄黄　乾薑
狸骨炙　甘草炙

右六味，等分，擣篩爲散，飲服方寸匕，日三。蜜和内瘡中。無不愈。先灸作瘡，後與藥良。

又方

礬石三分燒　斑猫一分去首足羽熬

右二味，擣下篩，用酢漿服半匕，須臾瘻蟲從小便出。删繁文仲同，出第五卷中

古今録驗療鼠瘻麝香塗方。

麝香研　雌黄研

右二味，等分，並爲散，取蝦蟇背白汁和，塗瘡孔中，日一度。

又療鼠瘻著頭生，小者如杏，大者如杯方。

斑猫一分去首足翅熬　牡蠣二分熬　海藻四分洗去鹹味

右三味擣下篩酒服五分七日三病當從小便出如魚胞忌蒜並出第四十一卷中

諸瘻方一十五首

劉涓子瘻腫病方

斑猫四十枚去足翅熬　桂心四分　芫青十枚去足翅熬　葛上亭長三十枚熬

右四味擣下篩酒服半錢七日一忌生葱

又療瘻方

斑猫四十枚去足翅熬　地膽三十枚去首足翅熬　蜥蜴三枚炙

右三味擣之千杵蜜和如大豆服二丸

又療瘻泉方不差効驗方

牡蒙數兩

右一味擣之湯和適寒溫取一升許薄瘡上冷易經宿佳

又療瘻生肉膏方

桑薪灰三升水四升淋之復重淋之取三升石灰熬令黃內灰汁中以兩重帛裹絞去滓更魚目煎取二升勿用急火煎隨瘻孔深淺初時作服散而差孔若深四寸新藥與孔裹薤白使濡安藥薤白入藥孔裹若深四寸隨瘻根而灸兩處每處與四十壯唯勿灸瘻孔隨深淺去膿散與膏安著瘡孔裹十五過少遲延日月取差肉滿膿亦斷神良無比出第六卷中

肘後論此本在諸方瘡條中病類既多今狀出爲別一篇

凡瘻病有鼠蛇蜂蛙蚓類似而小異皆從飲食中得其精氣入人肌體變化成形瘡既穿潰浸諸經脉則亦殺人而鼠蟻最多以其間近人故也

通治諸瘻方

以八月中多取斑猫蟲即內苦酒中半日許出暴乾使十取六七枚著銅器中微火上遥熬令熟擣作屑巴豆一粒去皮熬之又拔取黃犬背上毛二七枚亦熬作屑好朱以錢五分七都合和以苦酒頓服之蟲當盡出若一服未効先時可預作三兩劑後日服遠不過三兩劑通按朱一作末

又方

虎薊根　杜衡　枳根　酸棗根各一把　斑猫一枚一方云三分去頭足翅熬　猫薊根各一把

右六味擣蜜丸日一服如棗一枚以小丸著瘡中

又方

若先著下部邊或上出耳後頸項諸處者苦參切五

升。以苦酒一斗。漬三四日。宜服一升。亦加之。但多作以知爲度。不過三四度。必差。

又療瘻方。

槲木皮長一尺。闊六寸。去黑皮細切。以水一斗。煮取五升。去滓。内白糖十挺煎取一升。分三服。以銅器接吐出看視之。

又方

新生兒矢一百日以來。皆收置蜜器中。五十六十日。取塗瘡孔中。

又方

鯉魚腸切作五段。火上煖之。洗瘡拭乾。以腸封之。冷即易。自暮至旦。乾止覺痒。開看蟲出差。

崔氏療瘻方。

槲白皮切取五升

右一味。以水八升。煮令泣泣。絞去滓。重煎令成膏。日服半棗。漸加至一棗許。亦著瘡上。無忌。患瘡唯宜煮飯苜蓿塩醬。又不得多食之。出第五卷中

備急療瘻生肉膏方。

楝白皮二兩 鼠肉二兩 薤白三兩 當歸四兩 生地黃五兩

右五味。以臘月猪膏三升。煎薤白黃色。膏成。傅瘡孔上。令生肉。肘後文仲同

又葛氏云苦著口裏方。

楝木東引根切

右一味。水煮取濃汁含之。數吐勿咽。肘後同並出第五卷中

備急療諸瘻方。

取葶藶子擣細羅。取好白蜜和丸。每欲著藥。先溫泔洗。着瘡孔中。以丸内之若塞。以物道開。日三度。瘡痛是差候。勿停藥。大效。出第五卷中

必效療諸瘻方。

先以泔清溫洗。以綿拭之。取葵葉微火煖貼之。引膿。不過三二百葉。膿盡出即肉生。王丞頻用大奇效。

腋臭方三十七首

病源人腋下臭。如葱豉之氣者。亦言如狐狸之氣者。故謂之狐臭。此皆血氣不和。蘊積故氣臭。出第三十一卷中

肘後療人體及腋下狀如狐狖氣。世謂之胡臭方。

炊餅飯及熱丸以拭腋下臭。仍與犬食之。七日一。如此即差。文仲備急同

又方

煮雞子兩枚。熟去殼。及熱各内腋下。冷弃之。三路口。

勿反顧。三爲之。文仲備急並同

又方

燒好礬石末，絹囊盛之，常以粉腋下。不過十度。小品集驗文仲備急同

又方

青木香二兩　附子一兩　礬石半兩燒　白灰一兩半

右四味細末，著粉腋下。汗出，因以粉之，亦差。

又方

青木香一斤　石灰半斤熬

右二味，常以粉身，亦差。並擣末傳之。

又方

乾薑　胡粉　白灰等分

右三味合作末，粉之。范汪同，並出第五卷中

千金療胡臭漏腋。有天生胡臭，有爲人所染臭者。天生者難療，爲人所染者易差。然須三年傳白礬散勿止，并服五香丸，乃可得差。勿言一度傳藥即差，止可傳藥時暫得一度差耳。凡胡臭人，通忌食芸薹、五辛，療之終身不差。胡臭方。

辛夷　芎藭　細辛　杜蘅

藁本各三分

右五味，㕮咀，以苦酒漬之一宿，煎三日，取汁傳之，以差爲度。小品集驗必效范汪同

五香丸，主口臭及身臭，止壓痛，散血氣方。

豆蔻子　丁香　藿香　白芷

青木香　當歸　桂心各一兩　零陵香一兩

甘菘香二分　香附子二兩　檳榔二枚

右十一味，擣下篩，蜜丸如大豆，日三夜一，時含之咽津。五日內口香，十日身香，二七日衣被香，三七日下風人聞香，四七日靜洗手水落地香，五七日把他人手亦香。禁五辛，下氣去臭。第一。出第六卷中

又石灰散，主胡臭方。

青木香　楓香　丁香　薰陸香各二兩

陽起石　橘皮各三兩　礬石四兩燒　石灰一升熬

右八味，擣下篩，以綿作篆子，麤如四指，長四寸，展取藥著上，即以絹囊盛之，繫著臂，先以布拭指令痛，然後夾之。

又方

水銀胡粉面脂研和傳之。大驗。救急同

又方

辛夷　細辛　芎藭　青木香

右四味等分，擣下篩作散，熏畢粉之。

又方

伏龍肝作泥傅之，良。

又方

牛脂和胡粉三合，煎令可丸，塗腋下，一宿即愈。集驗同

又方

三年苦酒和石灰傅之。

又方

赤銅屑以酢和銀器中，炒極熱，以布裹熨腋下，冷復易，差止。

又方

附子炮　石灰熬　青木香三兩　礬石三分，燒

米粉一升

右五味擣篩，常粉之。

又方

馬齒草一束

右一味擣碎，以蜜和作團，以紙裹之，以泥糊紙厚半寸，暴乾，以火燒熟，破取，更以少許蜜和使熱，勿令冷，先以生布揩之，夾藥腋下，痛久忍不能得，然後以手中勒兩臂，差。出第二十五卷中

崔氏療胡臭有効方。

先用泔清淨洗，又用清酢漿水淨洗訖，微揩使破，取銅屑和醶酢熱揩之，不過三四度差。

又方

胡粉　銅青

右二味等分研，以人乳和塗腋下，若成瘡且停，瘡差又塗，以差爲度。出第四卷中

張文仲療胡臭若股内陰下常汗濕且臭，或作瘡者方。

但以胡粉一物粉之，即差，常用大驗。備急同

又隱居効驗胡臭方。

雞舌香　藿香　青木香　胡粉各二兩

右四味擣散作粉，綿裹内腋下，常傅即差。備急同，出第七卷

救急療腋臭方。

銅屑一升　石灰三升，熬

右二味合和，囊盛粉之，有汗便粉之。

又方

甘草炙　松根白皮　甘瓜子　大棗各四分

右四味爲散，食後服方寸匕，日三。出第三卷中

又方

雞矢　白礬石熬令汁盡　黄礬熬　附子炮

木蘭皮　青木香各一大兩

右六味擣爲散粉之。又石龍衣一大兩。蛇蜕皮是也。以子日夜半燒爲灰。服之。

又方

常以鹽緑和醶酢塗之一遍。一年再塗永除。以胡粉和水銀。和令相入塗腋下。十日以來無氣。出第八卷中

又方

黄礬　細辛　芎藭各二兩　雄黄一兩

右四味擣下篩爲散。先以泔清洗腋。拔去毛令血出以粉腋下。出第九卷中

必効療腋臭方。

好硇砂二兩　好白礬熬　蜜陀僧各三兩　酢醅二兩

胡粉二分　金屑八分　鈆錫　生銅屑各二分

右八味並研令細。酢一升。新銅器中盛藥。密封其口。二七日。看上青緑色鬱鬱然。其藥即成。還須研令極細。至用時若乾。更以好酢和藥。以塗病處。若有毛。先拔去以石灰水淨洗。拭使乾。以生布揩令微赤。可作瘡。一日一塗洗。遠不過十日。即待腋瘡差訖。更取銅屑細研成粉。粉病處。日五六即止。病差。終身不得帶麝香。食胡荽。

又方

取五月五日承露百草陰乾。火燒爲灰。用井華水和灰爲團。重火錬如燂灰色。錬訖。即以醶酢和爲餅。厚如掌大小徑二寸以來。即於兩腋下挾。即易。夾時一身連頭並悶。二日後若病不差。復著藥。微發亦不甚臭。還依法療之。永斷。

又金錯屑塗法。

金錯屑一銖　銀錯屑一兩　赤銅屑　香附子

胡粉　錢錯屑各一兩　三年醋三升

右七味以羊酪一升。於銅器中煮得二沸。以用塗之。

又方

三年醶酢二升　碎銅一斤　塩半合　灰二合

右四味浸藥。攪藥色青。即塗腋下。日三四塗。三日小愈。一月全差。

又方

大銅錢二七文　白梅二七箇　塩一升

右三味以五月五日水一升。共置瓶子。果挂戶上。百日畢可取用塗。不得婦人爲塗藥。食粘食蒜發。

又方

以酢五合內銅器中。以錢十四文胡粉五銖置中。泥頭七日後。以粉十銖和之。訖。去腋下毛。日再傅之。合

藥勿令人見。秘之。

又方

以首子男兒乳汁浸塩。研銅青。拔去毛使血出塗差。

又方

醶醋浸青木香。置腋下夾之即愈。

又方

錢三七文　胡粉三兩　馬齒草三兩麁莖　青木香二兩

大酢半升

右五味切。先以醋漬錢五六日。然後總漬諸藥一物煮五六沸。置垍器中。先以石灰汁洗病處。拭乾訖塗之。以差爲度。並出第三卷中

古今録驗療胡臭青羊脂粉方。

胡粉　銅青等分

右二味。先以塩湯洗兩腋下。及著藥且淋洗。又以青羊脂和傅數日差。

又錢汁傅方。

錢二七文

右以礦石磨令平。以夾腋下。神良。范汪同並出第三十卷中

漏腋方三首

病源腋下常濕。仍臭生瘡。謂之漏腋。此亦是氣血不和。爲風邪所搏。津液蘊瘀。故令濕臭。出第三十一卷中

集驗療漏腋。腋下及足心手掌陰下股裏。常如汗濕致臭。六物胡粉傅方。

乾枸杞根半兩　胡粉一兩　乾商陸根一兩　滑石一兩

乾薔薇根半兩　甘草半兩炙

右藥擣下篩。以苦酒和塗腋下。當微汗出易衣復塗著藥不過三傅便愈。或更發復塗之。不可多傅。傷人腋。餘處亦塗之。小品文仲備急范汪同出第九卷中

經心録漏腋方。

正朝旦以小便洗。文仲備急集驗小品范汪千金同

又方

擣馬齒草腋下夾之。令燥後復易之。先用雌黄石灰等分。合水煎一兩沸如泥。泥之毛落。然後塗諸藥良。並出第五卷中

七孔臭氣方三首

千金療面目口齒七孔臭方。

沉香五兩　甘草二兩炙　白瓜瓣半升　芎藭二兩

丁香五兩　藁本二兩　麝香二兩　當歸二兩

右八味擣下篩。蜜丸。食後含如小豆五粒。日三。秘不傳。久服令人舉體皆香。救急同出第六卷中

救急療人七孔臭氣方。

甘草五分炙 芎藭四分 白芷三分

右三味作散下篩。食後飲服方寸匕。日三。

又方

瓜子人一分 芎藭 藁本 當歸

杜蘅各一兩 細辛二分 防風一分

右七味擣下篩。食後溫水服方寸匕。日三。

令人體香方四首

肘後令人體香方。

白芷 薰草 杜若 杜蘅

藁本等分

右五味末之。蜜和。旦服如梧子三丸。暮服四丸。二十日足下悉香。文仲備急范汪同

又方

甘草炙 瓜子 大棗 松根皮等分

右四味擣下篩。食後服方寸匕。日三。二十日覺效。五十日身體並香。百日衣服床幃悉香。文仲備急范汪千金同

又方

瓜子人 芎藭 藁本 當歸

杜蘅 細辛各二分 白芷 桂心各五分

甘草二分炙

右九味擣下篩。食後服方寸匕。日三。五日口香。二十日肉香。文仲備急同出第五卷中

千金療諸身體臭方。

竹葉十兩 桃白皮四兩

右二味以水一石二斗。煮取五斗。浴即香。出第六卷中

雜療汗出不止方一十首

集驗療止汗粉藥方。

牡蠣二兩熬 附子半兩炮 麻黃根二兩

右三味擣篩。以白粉一升和合粉汗。汗止。忌豬肉。

又汗後遂漏不止其人惡風。小便難。四肢微急。難以屈伸。桂枝加附子湯方。

大棗十三枚擘 附子一枚炮 桂心三兩 芍藥三兩

生薑三兩 甘草二兩炙

右六味切。以水七升。煮取三升。溫服一升。延年同此本張仲景傷寒論方

千金止汗方。

青松葉一斤

右一味擣令汁出。清酒一升漬二宿。近火一宿。初服半升。漸至一升。頭面汗即止。出第八卷中

延年澤瀉湯。療大虛煩躁。止汗治氣方。

澤瀉 茯苓各二兩 牡蠣熬 白术各一兩

生薑半升

右五味切。以水八升。煮取二升。分服一升。日再服。

又都梁散。療汗出如水。及汗出衄血吐血。小便血。殆死方。

都梁香二兩 紫菀 人參 青竹茹

蓯蓉各一兩 乾地黃二兩熬令燥

右六味擣下篩。水服方寸匕。不効。須臾再服。忌蕪荑。

又療大病之後。虛汗不可止方。

杜仲 牡蠣等分熬

右二味擣下篩。向暮臥。以水服一錢匕。午前汗止者。不再服。服之令人乾燥。若汗不止者。復服一錢。不過再。必愈有驗。天行及百病後虛吸漏汗遂溫之。無不止者。

又療大病後。虛汗出不禁者方。

粢粉 豉等分焦炒 故竹扇如手掌大燒取灰

右三味合擣。以絹囊盛粉體。立止。最驗。當先熬末粉之。千金並同

又粉散。療大病後身體虛腫汗出。止汗方。

麻黃根三兩 防風 乾薑 細辛各二兩

白斂一兩

右五味合下篩。以粢粉五升熬令黃。合和以粉身。出第十一卷中

古今錄驗療汗出不止。术桂散方。

麻黃 桂心各五分 白术 附子炮

菖蒲各三分

右五味擣末。酒服方寸匕。日三。未食服。

又止汗熱。雷丸散方。

雷丸 桂心 牡蠣各五分熬

右三味擣下篩。粉身。日三。出第二十六卷中

朝奉郎提舉藥局兼太醫令醫學博士臣裴宗元較正

右從事郎充兩浙東路提舉茶塩司幹辦公事趙 子孟較勘

重訂唐王燾先生外臺秘要方第二十三卷終

重訂唐王燾先生外臺秘要方第二十四卷目録癰疽發背九門

唐王燾先生外臺秘要方第二十四卷

宋朝散大夫守光祿卿直秘閣判登聞簡院上護軍臣林億等 上進

新安後學程衍道敬通父訂梓

癰疽方一十四首

集驗癰疽論。黃帝曰。夫子言癰疽何以別之。岐伯荅曰。榮衛稽留於經脉之中。則血泣而不行。不行則衛氣從之。從之而不通。壅遏不得行。故熱。大熱不止。熱勝則肉腐。肉腐則爲膿。然不能陷肌膚於骨髓。骨髓不爲焦枯。五藏不爲傷。故命曰癰。黃帝曰。何謂疽。岐伯荅曰。熱氣純盛。下陷肌膚筋髓骨肉。內連五藏。血氣竭盡。當其癰下。筋骨良肉皆無餘。故命曰疽。疽者其上皮夭瘀以堅。亦如牛領之皮。癰者其上皮薄以澤。此其候。黃帝曰善。出太素第十六卷中

經言五藏不調致疽。六腑不和生癰。一曰熛疽。急者二三日殺人。緩者十餘日殺人。二曰癰疽。急者十餘日殺人。緩者一月死。三曰緩疽。急者一年殺人。緩者數年。四曰水疽。所發多在手足。數年猶可療。疽者數十種。要如此。千氏法癰之疾所發緩地不殺人。所發若在險地。宜令卽外消。若至小膿猶可療。大膿致禍矣。

一爲腦戶。 二爲舌本。 三爲玄癰。 四爲喉節。 五爲胡脉。 六爲五藏俞。 七爲五藏繫。 八爲兩乳。 九爲心鳩尾。 十爲兩手魚。 十一爲腸屈之間。 十二爲小道之後。 十三爲九孔。 十四爲兩髂膠。 十五爲神主之舍。一本云主客之舍

凡十五處不可傷。而況於癰乎。若癰發此地。遇良醫能不及大膿者可救。至大膿害及矣。范汪同

候賊風證。但夜痛應骨不可按抑。不得迴轉。痛處不壯熱。體亦不乍寒乍熱。但覺體瘮瘮然冷。欲得熱熨痛處卽小寬。時有汗。此是賊風證也。宜卽得針灸。服療風藥溫也。方在療風條上大法宜知二候如此也

又初得附骨疽。卽服漏蘆湯下之。傅小豆薄得消也。

又下利已腫處未消者。可除大黃。用生地黃及乾地黃。隨時也。熱漸退。餘風未歇者。可服五香連翹湯。除大黃。餘熱未消。可傅升麻膏佳。若失時不消成膿者。用火針膏散如療癰法。又有⿰月扁疾喜著四肢。其狀赤脉起如編繩。急痛壯熱。其發於脚者。喜從腨踝起至踝。赤如編繩。謂之⿰月扁病也。又其發於臂者。喜腋下起至掌也。皆由四肢勞熱氣盛。爲涼濕所折。風結筋中。成此疾也。不卽療取消潰去膿。則筋攣縮也。其若但置不消復不潰。其熱歇。氣不散。喜變作⿰月扁也。

又療之宜服漏蘆湯令下。外以鋒針針去血氣。針寫上結脉處。傅小豆薄則消也。皆可依療丹法消之。及潰成膿出。火針傅膏散如療癰法也。

又亦用苴蕉根薄之差。

又癰發腫高者。病源淺。腫下者病源深。大熱者易療。小熱者難療。初便大痛傷肌。晚乃大痛傷骨。都堅者未有膿。半堅半軟者有膿。發腫都軟血瘤也。非癰。發腫以漸知。長引日月。亦不大熱。時時牽痛。瘤也。非癰。呉音曰。謂諸氣結。亦有腫。久久不消成癰。療之宜散氣。氣已散。若初腫處有浮氣。年衰皆發癰。療之宜及年盛並折散熱。可無此憂。

于氏法。夫癰疽脉洪麤難療。脉微濇者易療。諸浮數之脉。應當發熱而反惡寒者。癰也。此或附骨以有膿也。

趙乃言。無虛勞腹中疾。或發血瘤瘡。瘡狀墳起頭墨正爾置。不當灸療。療之火熨便焦爛。刹刮去焦痂則血泄不可禁。必死。癰起於節解。遇頑醫不能即消。令至大膿者。豈膏藥可得復生乎。

又發癰堅如石。走皮中無根瘰癧也。久不消。因得他熱之疾時。有發爲癰也。

又發癰至堅而有根者。名爲石癰。療之法。當服酒。非酒即藥勢不宜。但當稍飲。取令相得和散便止。凡癰腫有肥人用貼宜栝樓根。和平體宜赤小豆貼方。

以赤小豆五合。內苦酒中熬之畢。擣爲散。以苦酒和之。塗抵紙上。貼腫。從發腫兩頭以下。范汪同

又論少小有渴。年四十以外多發癰疽。有膈痰而渴者。年盛必作黃疽。年衰必發癰疽也。范汪同

又黃帝曰。願聞癰疽之形與其期日。岐伯曰。略說癰疽之極者十八種。

又癰疽發咽。名曰猛疽。猛疽不療。則血化爲膿。膿不寫塞咽。半日死。其化膿者寫已。則含豕膏。無冷食。三日而已。一去無食。

又發於股胻。名曰股脫疽。其狀不甚變。而癰腫膿搏骨。不急療。三十日死。髀內曰股。股外曰髀。膝上股下骨稱曰股胻也

又發於脇。名曰敗疵。敗疵者。女子之疾也。久之其狀大癰膿。其中乃有生肉。大如赤小豆。療之方。

剉連翹草及根各一升。以水一斗六升。煮令竭。取三升。即強飲。厚衣坐釜上。令汗出至足已。

又發於尻者。名曰銳疽。其狀赤堅大。急療之。不療三十日死。

又發於脛者。名曰兔嚙。其狀赤至骨。急療之。不療害人。

又發於足上下者。名曰四淫。其狀大如癰。不急療百日死。

又發於肩及臑者。名曰疵疽。其狀赤黑。急療之。此令人汗出至足。不害五藏。癰發四五日逆焫之。上灸百壯。石子當碎出也。不出可益壯。（從癰發高下以後范汪並同）

又石癰者。始發皮核相親著。不赤頭。不甚堅。微痛熱。熱漸自歇。便堅如石。故謂之石癰。難消。又不可得自熟。縱愈皆百餘日也。又發癰兩頭牽而傍推無根者。又不痛結筋。非癰也。發癰狀如蚖雖極大。此肉瘤非癰也。腫一寸至三寸癤也。三寸至五寸癰也。五寸至一尺癰疽也。一尺至三尺名曰竟體疽。腫成膿。九孔皆出。諸氣憤鬱不遂志欲者。多發此疾。癰及疽血瘤鼠乳石癰結筋瘤癧。皆不可就針角。針角少不及禍者。

凡癰疽之疾。未見膿易療之。當上灸三百壯。四邊閒子灸各二百壯。實者可下之。虛者可補之。有氣者下其氣。服占斯內塞散得愈。絕房三年。凡癰瘡審知膿者。破之皆當近下邊。膿出後當膏藥兌之。常使開潤勿令燥合也。若其人羸。勿一頓盡膿。徐徐令後稍出乃盡。癰方潰。其上皮薄。人喜當上破之。此終不愈。當下破之。乃得膿耳。勿要其皮厚也。凡癰有膿當破。無膿但氣腫。若有血慎不可破針灸也。按之四邊堅。中軟。此爲有膿瀋也。一邊軟亦有膿。都堅者此爲菹核。或但有氣也。都軟者此爲有血。血瘤也。當審堅軟虛實爲要。若堅疽積久後。若更變熟。偏有軟處。不可破者。疽當暖裹置耳。若灸刺破療。必暴劇不可救。及結筋臑（馳僞切）肉鼠乳。皆不當療也。又服內塞散。不與他療相害。晝夜十餘度。服散當以酒。

又發於腋下堅赤者。名曰米疽。療之用砭石。欲細而長。踈啓之。塗以豕膏。六日已。勿裹其癰。堅而不潰者。爲馬刀挾纓。急療之。（太素經曰頸前巳纓）

又發於股陰者。名曰赤弛。不急療。六日死。在兩股之內。不可療。一云六十日死。

又發於膝者。名曰疵疽。其狀大癰。色不變。寒熱。如堅石。勿石。石之死。須其柔色異。乃石之者生。（冷石熨之柔乃破之準例之也）

又諸癰腫之發於節而相應者。不可療。（太素經云膈八節門故不可療也）

又發於陽者。百日死。

又發於陰者。三十日死。（丈夫陽器曰陽婦人陰器曰陰）

又發於踝者。名曰走緩。其狀肉色不變。數石其輸而止。其寒熱不死。

又發於足傍者。名曰厲疽。其狀不大。初從小指發。急療之。去其黑者。不消輒益。不療百日死。（云足側也）

又發於胷者。名曰背疽。狀如大豆。三四日起。不早療。下入腹。入腹不療。十日死。（太素經云寒熱不去十日早死）

又發於足指者。名曰脫疽。其狀赤黑。死不療。不赤黑可療。療不衰。急斬去之得活。不去者死。

又發於膚者。名曰舌疽。其狀如穀實瓜蔞。常苦寒熱。急療之。去其寒熱。不療。十歲死。死後出膿。

又發於頭者。名曰夭疽。其狀大而赤黑。不急療。則熱氣下入淵腋。前傷任脈。內熏肝肺。十餘日死。太素經日項、一云日前日頸發頭。以前十八種並

千金論曰。夫癰疽初發。人皆不以爲急。此實奇患。唯宜速療。若療不速。病成難救。以此致禍者。不一。發皆外皮薄爲癰。皮厚爲疽。宜急治之。夫癰壞後有惡肉者。以豬蹄湯洗去穢。次傅食肉膏散。惡肉盡。傅生肉膏散。及摩四邊。令善肉速生。當斷絕房室。慎風冷勞煩。待筋脈平復。乃可任意耳。不爾新肉易傷。傷則重潰發。發則禍至。慎之慎之。

凡癰疽始發。或似小節。或復大痛。或復小痛。或發如米粒大白膿子。此皆微候。宜善察之。見有少異。即須大驚忙。須急治之。及斷口味。速服諸湯。下去熱毒。若無醫藥。即灸當頭百壯。其大重者。灸四面及頭上二三百壯。壯數不慮多也。復薄冷藥貼膏。種種救療。必差也。

又其用藥貼法。皆須當瘡中處開孔口。令洩瘡熱氣出。亦當頭以大針針入四分即差。

身中忽有痛處。似打狀。名曰氣痛。痛不可忍。遊走不住。發作有時。痛則小熱。痛定則寒。此皆由冬受溫風。至春暴寒風來折之。不成溫病。乃作氣痛也。又宜先服五香連翹湯。摩丹參膏。又以白酒煮楊柳皮及煖熨之。有赤氣點點刺出血也。其連翹湯可服數劑。及竹瀝湯。勿以一劑未效。便謂即止。遂不服耳。中間將白薇散佳。

素問曰。寒氣客於經絡。血凝澀不行。擁結爲癰疽也。不言熱之作也。其後成癰。又陽氣湊集。寒化爲熱。熱盛則肉腐爲膿也。又以酢和蜂蛤灰塗之。乾即易。差即止。

凡腫根廣一寸以下名癤。一寸以上名小癰。如豆粒大者名皰子。皆始作急服五香連翹湯下之。數劑取差止。並出第二十三卷中

廣濟療癰疽排膿散方。

黃耆十分膿多倍　青小豆一分熱口乾倍　芎藭三分肉不生倍

芍藥三分痛不止倍　白斂三分有膿不合倍　栝樓三分若渴小便利倍

甘草三分炙

右七味爲散。酒服方十七。日三服。不利。忌海藻菘菜熱麪魚蒜等。千金同一方無白斂甘草

又療發癰疽排膿散方。

人參二兩　當歸二兩　桂心二兩　芎藭一兩

厚朴一兩炙　甘草一兩炙　防風二兩　白芷二兩
桔梗一兩
右九味擣篩爲散。以酒服方寸匕。日二服。不利。若瘡未合。常服之。忌生冷。菘菜。海藻。生葱蒜。並出第五卷中
劉涓子療癰疽先宜傅大黄食肉膏。方在發背部。千金方食惡肉散。後用大黄附子等十物者乃是。次兑膏方。
當歸　芎藭　白芷各二兩　烏頭一兩
巴豆二十枚去皮　松脂二兩　猪肪二分
右七味㕮咀。内膏中。微火合煎三沸。已。内松脂。攪令相得。以綿布絞去滓。以膏著綿絮。兑頭大瘡雖深。兑之膿自出。就兑盡。即生善肉。瘡淺者不足兑。著瘡中。日三。惡肉盡即止。
又療癰疽發壞出血生肉黄耆膏方。
黄耆一兩　芍藥一兩　當歸一兩　大黄
芎藭　獨活　白芷　薤白
生地黄各一兩
右九味切。猪膏二升半。煎三上三下。膏成。絞去滓。傅兑瘡中。摩左右。日三。文仲同。並出第四卷中
又療癰疽瘡。生肉黄耆膏方。
黄耆　細辛　生地黄　蜀椒
當歸　芍藥　薤白　白芷
芎藭　丹參各一兩　猪膏一升半臘月者　甘草
蓯蓉　獨活　黄芩各一兩
右十五味。以苦酒一升二合。夏月漬一宿。冬月二宿。微火煎三沸。煮酒氣盡成。傅之。
又療癰疽始作便壞。熱毒發瘡膏方。
羊髓一兩　甘草二兩　胡粉五分一法五兩　大黄一兩
猪膏二升
右五味切。合膏髓煎。二味烊。内甘草大黄。三上三下。絞去滓。内胡粉。絞令調和。傅瘡上。日五度。
又療癰疽已潰白芷摩膏方。
白芷　甘草各二分　烏頭三分　薤白十五挺
青竹茹一枚雞子大
右五味切。以猪膏一升。合煎白芷黄。膏成。絞去滓。塗瘡四邊。勿著瘡中。並出第五卷中
深師内塞散療癰疽潰漏血脉空竭方。
黄耆　細辛　芍藥　薏苡人
白芷　瞿麥各二兩　赤小豆七兩　乾地黄
人參　防風各二兩
右十味切。先以新成白苦酒置新器中。内赤小豆。須臾

出銅器中。熬令燥。復須內苦酒中更熬。凡五反止。令擣爲散。酒服方寸匕。日夜六七過。腹痛甚。倍芍藥。口未閉倍薏苡人。膿多倍黄耆。出第二十八卷中

刪繁療癰疽等毒潰爛。猪蹄洗湯方。

猪蹄一具治如食法　薔薇根一斤　甘草五兩炙　芍藥五兩

白芷五兩

右五味切。以水二斗。煮猪蹄取八升。去滓。下諸藥。煮取四升。稍稍洗瘡。出第九卷中

千金翼黄帝問曰。有疽死者奈何。歧伯曰。身有五部。伏菟一。腓二。一云腨　背三。五藏之腧四。項五。五部有疽。死也。刪繁同本出靈樞

又王不留行散。主癰疽。及諸雜腫潰皆服之。亦療癰腫不潰苦困無賴方。

野葛皮半分　五色龍骨五兩　王不留行子二升千金方用三合翼云一升

桂心一兩　當歸二兩　乾薑一兩　栝樓末六合

右七味爲散。食訖。温酒服方寸匕。日三。以四肢習習爲度。不知漸漸加之。此浩仲堪方。隨日濟闍黎施行。實爲神散。癰腫即消。此方妙。千金同出第十四卷中

癰腫方二十五首

集驗療癰腫。大按乃痛者病深。小按便痛者病淺。按之處陷不復者無膿。按之即復者有膿。若當上破者。膿出不盡。不盡稍深蝕骨。骨碎出。當以魚導側際從下頭破令膿出盡。出盡則骨生愈矣。若惡肉不盡者。食惡肉藥去之。膏塗之即愈。食肉藥方。

取白荻灰水淋之。煎令如膏。此不宜預作。作之十日則歇。并可以去黑子。黑子藥注便即拭去。不時拭則傷膚。又一方以桑皮灰亦妙。

凡破諸病肉厚處。當先廣封四面。不爾瘡披裂氣泄便死。不可救也。以前范汪同

有久癰餘瘡爲敗癰深疽。有歷間喜生瘡中外惡瘡。霜寒凍不差經年。或骨疽亦名歷瘡。深爛青黑。四邊堅強。中央膿血惡汁出。百藥療不差。汁潰好肉處皆腫。亦有碎骨從中出者。可温赤龍皮湯洗之。夏月日日洗之。冬日三日四日一洗。潰肉多者。可時傅白蕳茹散食去之。可一日之中。三四傅之。止後長傅家猪屎散得差也。

取猪矢燒作灰。下絹篩。以粉疽敗瘡中。令滿。汁出脫去。便傅之。長傅須差也。若更生青肉。復著白蕳茹散如前法也。出第八卷中

千金翼凡五子日夜半。　五丑日雞鳴。　五寅日平旦。

五卯日日出。　五辰日食時。　五巳日禺中。

五午日日中。　五未日日昳。　五申日晡時。

五酉日日入。五戊日黄昏。五亥日人定。

右以此日時遇疾發者。皆不起也。出第二十三卷中

廣濟療癰腫腫潰。內服藥。外宜貼膏方。

松脂一斤鍊者　膒脂三合生　椒葉一兩　白蠟三兩

蛇銜一兩　黄耆一兩　芎藭一兩　白芷一兩

當歸一兩　細辛一兩　芍藥一兩

右十一味切。以水先煎脂蠟烊盡。內諸藥。三上三下。白芷色黄。膏成。用剪故帛。可瘡大小塗膏貼上。日夜各一

又療癰腫膿潰瘡中。有紫肉硬不消。以此散兑頭內餌之方。

石硫黄一分研　馬齒礬石二分熬令汁盡　漆頭䕡茹二分

麝香二分研　雄黄二分　雌黄一分研

白礬二分熬令汁盡　丹砂二分研

右八味擣篩爲散。攪令調熟。以傅瘡中。瘡惡肉上貼膏。日二易。千金并翼深師同並出第三十卷中

劉涓子療癰腫方。

白斂　烏頭炮　黄芩各等分

右三味擣下篩。和雞子白傅上。即愈。出第十卷中

療癰腫有熱。黄耆貼方。數用神驗。

甘草炙　大黄　白斂　黄耆

芎藭

右五味各等分擣篩。以雞子黄和如濁泥。塗布上。隨赤熱有堅處大小貼之。燥易甚効。

刪繁療癰腫。白斂薄貼方。

白斂　當歸　芍藥　大黄

莽草　芎藭

右六味各等分擣篩。下雞子黄和如泥。塗布隨大小貼之。燥易。

又療癰腫堅核不消。白斂貼之方。

白斂　大黄　赤石脂　芍藥

莽草　黄芩　黄連　茱萸

右八味各等分擣篩。以雞子黄和如濁泥。塗布上。隨核大小貼之。燥易。

又療癰腫黄耆貼之方。通按腫一作疽

黄耆一兩半　黄芩一兩　芎藭一兩　黄連

白芷　芍藥各二兩　當歸一兩半

右七味擣篩。以雞子白和如膏。諸暴腫起處。以塗著布上。已貼燥易。腫處不覺貼冷便愈。熱勢毒者。加白斂一兩尤佳。

又療癰腫。黄耆貼方。

黄耆　大黄　白芷　牡蠣熬

白歛

右五味各等分擣篩。和雞子貼。燥易。

又療癰腫已潰四物黄連薄貼方。

黄連　黄蘗　地榆　白芷各一兩

右藥擣篩。雞子白和塗布薄癰上。對瘡口穿布出癰氣。令踈氣。

又療癰腫。一物栝樓薄貼方。

以栝樓根隨多少。止一物切五片。内苦酒中熬燥。擣篩之。苦酒和塗紙上。以貼癰腫上。服散人宜用。並出第九卷中

千金療癰腫松脂貼方。

當歸　黄耆　黄連　芍藥

蠟　黄芩　芎藭　大黄各一兩細切

松脂一斤半　膒脂一合半

右十味切。以微火煎之。三上三下。綿布絞去滓。向火炙塗生綫紙上。隨大小貼之。一日三度易之。即差。

又療腫蒺藜散方。

蒺藜子一升熬令黄

右一味擣篩。以麻油和之如泥。炒令焦黑。以塗故布上。剪如腫大。勿開頭。搨上。無蒺藜子。用小豆和雞子如前。乾則易之。甚妙。

又搨湯方。

大黄　黄芩　白歛各三兩　芒消六分

右四味以水六升。煮取三升。以故帛四重内汁中。以搨腫上。燥復易。晝夜爲之。翼同

又癰腫痛煩困方。

以生椒葉十重貼之。以布綿褁緩急得所。日二易。止痛消腫食膿血。良無比。勝於衆貼。冬以先收乾者。臨時鹽湯沃潤用之。亦可薄削椒皮用之。備急張文仲肘後同

又諸癰腫牢堅諸藥不療方。

削附子如碁子。厚一指。正著腫上。以少唾濕附子。火炙附子令熱徹。附子欲乾。輙令更唾濕之。常令附子熱氣入腫中。無不愈者。此法絶妙。並出第二十三卷中

千金翼黄耆湯。主癰腫熱盛口乾除熱止渴方。

黄耆　升麻　栝樓　乾地黄各二兩

麦門冬去心　芍藥各二兩　黄芩一兩半　梔子二十枚擘

右八味切。以水一斗。煮取三升。分三服。劉涓子用升麻一兩梔子十四枚餘藥同

又白歛薄貼。主癰腫方。

白歛　大黄　黄芩各等分

右三味擣篩。和雞子白如泥。塗布上薄貼腫上。乾則易之。可以三指撮藥末內三升水中煮三沸。綿注汁拭腫上數十過。以寒水石末和塗腫上。以紙覆之。乾則易之。一易輒以煮汁拭之。日夜三十度。劉涓子同

又療癰腫方。

伏龍肝以大酢和作泥。塗布上貼之。乾則易之。消矣。

又凡腫已潰未潰者方。

以膠一片。水漬令軟。納納然稱腫之大小。貼。當頭上開孔。若已潰還合者。膿當被膠急撮之。膿皆出盡。未有膿者。腫當自消矣。

又方

燒鯉魚作灰。酢和塗之一切腫上。以差爲度。至良。

又温中湯。主癰腫取冷過多。寒中下利。食完出方。

甘草炙　乾薑　附子各六分，炮　蜀椒二百四十枚，汗

右四味切。以水六升。煮取二升。分三服。忌海藻菘菜猪肉冷水。劉涓子同出第二十三卷中

張文仲劉涓子療癰消膿。木占斯散方。

木占斯　桂心　人參　細辛
敗醬　乾薑　厚朴炙　甘草
防風　桔梗各一兩　栝樓一兩

右十一味擣爲散。服方寸匕。入咽覺流入瘡中。若癰及疽灸亦不能發壞者。可服之。瘡未壞者去敗醬。已壞發膿者。內敗醬。此藥時有化癰疽令成水。爲妙。

隱居必効方消癰腫。

白歛二分　藜蘆一分

右二味擣爲末。以苦酒和如泥。貼腫上。日三。大良。備急同出第五卷中

石癰方五首

千金堅如石核。復大。色不變。或作石癰。療之鍊石散方。

鹿角八兩一作白灰　白歛三兩　麤理黄石一斤酢五升先燒石令赤內酢中復燒內之酢盡半止

右三味擣篩作細末。以餘酢拌和如泥。厚塗之。乾即塗取消止。盡更合。諸漏瘰癧藥悉皆主之。並須火針瘡上塗膏。

又方

單磨鹿角半夏塗。不如上方佳也。集驗文仲小品古今録驗同

又療石癰堅如石不作膿方。

以生商陸根爛擣傅之。燥則易。又治腦漏及諸癰癤。古今録驗同

又方

以蜀桑根白皮陰乾擣末，消膠，以酒和傅上，即拔出。並出第二十三卷中

備急療若發腫至堅而有根者，名曰石癰也方。

灸腫三百壯，當石子破碎出，如不出，益壯乃出。其癰疽石癰結筋瘰癧，皆不可針角，針角殺人。集驗、文仲、千金同出第四卷中

癰癤方一十四首

劉涓子療癰癤諸腫有熱方。

地黃三斤，洗，細切

右一味，以水一斗，煮取三升，去滓，煎湯令小厚，以塗紙當瘡中央貼之，日再三易，數用大良，并療牛領上腫。出第十卷中

集驗療癰及癤如結實赤熱者方。

以水磨半夏塗之，燥復更塗，得流便消也。出草中可自掘生半夏乃佳，此療神驗，勿不信也。出第八卷中

千金療凡癤無頭者方。

吞葵子一枚，即出，勿多服，頭多也。

又方

燒葛蔓灰，封上，自消。

又方

牛糞封之，佳。

又方

以鼠粘葉貼之。

又方

用水和雀糞傅之。

又方

狗頭骨　芸薹子。

右二味，等分爲末，和酢封之。

又療癰癤潰後膿不斷，及諸物刺傷不差方。

取石硫黃三兩，粉之，一味，筋一片，碓頭令碎，少濕之，內石硫黃中，刺瘡孔，以瘡差爲度。週按：筋字可疑

又乾地黃丸，主虛熱消瘡癤方。

乾地黃四兩　大黃六兩　桂心二兩　芍藥三兩

茯苓三兩　王不留行二兩　黃芩二兩　麥門冬二兩，去心

遠志二兩　升麻二兩　人參二兩　甘草二兩，炙

枳實二兩，炙

右十三味，擣篩，蜜和丸如梧子大，酒服十丸，日三，加至二十丸，長服令人肥健。翼同

又地黃煎方，補虛除熱，可將和服，取利也。散石癰疽癤痔。

熱恐宜服。百日癰疽永不發也。

取生地黃隨多少。三擣三押取汁令盡。一味以新布重絞其汁。澄清置銅器中。湯上煮之減半。復下更新布絞去麤碎結濁者。滓穢盡復煎之濃竭。令如飴餹。置甆器中。酒服如彈丸大日三。勿加。至百日服之有驗。

又梔子湯主表裏俱熱。三焦不實。身體生瘡。或發癰癤。大小便不利方。

芒硝二兩 大黃四兩 梔子二七枚擘 黃芩二兩 知母二兩 甘草二兩炙

右六味切。以水五升煮減半。下大黃煮取一升八合去滓內芒硝二兩。分三服。忌海藻菘菜。並出第一十三卷中

千金翼論曰。一切癰疽皆是瘡痕根本所患癰之後。膿汁不止。得冷即是鼠瘻。是以漏方次之。大須急救之。

馬齒草五升切 槲白皮一斤水五升煮取一升澄清 麝香半臍乾之仍研作末 杏人半升油煎令黑擣如膏

右四味。以甆器貯之。合和。以三四重綿密繫口。病已成瘡者。以泔清淨洗拭乾。剪作貼子。塗藥貼著瘡上。日三易。若未作瘡。如作瘰癧子者。以艾一升。熏黃如棗大。乾漆如棗大。末之。釜月下土三味並末和艾作炷灸三七壯。本方療鼠瘻出第二十三卷中

又主癤腫方。

生椒末。麴末。釜月下土末之。以大酢和傅之。並出第二十四卷中

附骨疽方八首

千金論附骨疽法。凡附骨疽者。無故附骨成膿。故名附骨疽。喜著大節解中。丈夫產婦喜著胯髀。嬰兒亦著脊背。丈夫急者先覺痛。不得動搖。按之應骨痛。經日便覺皮肉漸急。洪腫如肥狀是也。小兒纔近便大啼呼。即是肢節有痛候也。大人緩者。先覺肥洪洪然。經日便覺痺痛不隨。小兒四肢不能動搖。亦如不隨狀。看肢節解中有洪洪處。不知是附骨疽。令遍身成腫。不至潰死。體皆青黯。大人亦有不別是附骨疽。呼為賊風風腫也。

又凡人身體患熱。當風取涼。風入骨解中。風熱相搏。便成附骨疽。其候嗜眠沈重。忽忽耳鳴。又秋夏露臥。為冷所折。風熱伏結而作此疾。急者熱多風少。緩者風多熱少。小兒未知取風冷。何意而有此疾。由其血氣盛。肌嫩。漸為風冷折之。即腠理凝結故也。

又凡骨疽者。久瘡不差。差而復發。骨從孔中出。名為骨疽方。

以猪膽和椒葉擣封之。

又方

擣白楊葉下篩傅之。

又方

穿地作坑，口小裏大深三尺，取乾雞屎五升，以艾及荆葉和之，令可燃火，令煙出，內疽孔坑中，以衣擁坑口勿泄煙，半日許，當有蟲出。

又癰疽敗及骨疽方。

末龍骨，粉瘡四面，厚二分。

又方

用自死蝦蟇一枚，頭髮一把，以猪膏一片半，內二物煎之，消盡下之，欲冷，內鹽一合，攪和，以膏著瘡中，日一易，蟲出如髮，蟲盡愈。

又骨疽百方療不差方。

可瘡上以艾灸之，三日三夜，無不愈也。並出第二十三卷中

備急若骨疽積年，每一年一發，汁出不差方。

取膠熬擣末，粉勃瘡上，及破生鱧魚以搶之，如食頃刮視其小蟲出，更洗更傅，蟲出盡止。備急文仲同

又療疽瘡骨出方。

黄連　牡蠣各二分，熬

右二味，末，先以鹽湯洗，以粉之。文仲同出第四卷中

瘭疽方一十六首

集驗論胷中痛少氣，急入闇中，以手掩左眼，竟視右眼見光者，胷中結癰也；若不見光，瘭疽內發。若吐膿血，此不療之疾，宜以灰掩膿血上，不爾著傍人也。又齒間臭熱血出，是瘭疽也，七日死，療所不差，宜以灰掩地血。瘭疽喜著指，與代指相似，人不別者，亦呼作代指，不急療，其毒逐脈上，入藏殺人也。南方人得此疾，皆斬去指，恐其毒上攻藏，故瘭疽著指頭者，其先作黯疱，然後腫赤黑黯，瘆痛入心是也。出第八卷中

千金瘭疽論說曰：瘭疽者，肉中忽生黯子如豆粒，小者如黍粟，劇者如梅李，或赤黑青白不定，一種其狀有根不浮腫，痛瘆應心，根深至肌，少久便四面悉腫，皰黯黰紫黑色，能爛壞筋骨也。毒散逐脈入藏殺人，南方人名為榻著，毒著厚肉處，即割去之，亦燒鐵烙疱上，令焦如炭，亦疱上灸百壯為佳，單擣酸草葉傅腫四面，防其長大，飲葵根汁及藍青汁，若犀角汁、升麻汁、竹瀝汁、黄龍湯諸單療，折其勢耳。其病亦喜著指，故與代指相似，人不識之，呼作代指，不急療之，亦逐脈上入五藏殺人。南方人得之，皆斩去指。疽著指初指頭先作黯疱，然後腫赤黑黯，瘆痛入心是也。復

有惡肉病者。身上忽有肉如赤豆粒。突出便長推出如牛馬乳。上如雞冠狀不療。自長出不止。不痛痒。此由春冬時受惡風入肌脈中。變成此疾。療之宜服漏蘆湯。外燒爍。日日爲之。令焦盡。竟以升麻膏傳之。積日乃差。備急同出第二十三卷中

劉涓子療瘰癧使潰廣大羊髓膏方。

羊髓二兩　大黄　甘草炙　胡粉各二兩

右四味㕮咀。以猪膏二升半。合煎微火。三上三下。絞去滓傳。日四五。深師云兼療赤黑爛壞成瘡出第五卷中

千金療瘰癧著手足肩背。累累如米起色白。刮之汁出。愈復發方。

黄耆六分　款冬花二分　升麻四分　附子一分炮　苦參一分　赤小豆一分

右六味下篩。酒服半錢匕。漸增至一錢。日三服。范汪方無苦參有赤小豆

又方

虎糞白者。以馬屎和之。暴令乾。燒灰粉之。翼同

又方

胡粉　青木香　龍骨　滑石各二兩

右四味下篩。以米粉一升和之。稍以粉之。日四五。

又方

竈室塵　竈突中墨　竈釜底土各一升

右三味合研令勻。以清水一斗。煮三沸。取汁。洗瘡。日二三度。

又凡瘰癧手足肩背忽磦磦如赤小豆。刺之汁出者。是瘰之方。

剥却瘡皮。溫泔清洗。胡鷰窠和百日男子矢塗之。

又方

熬蕪菁子。熟擣。綿裹傳之。勿止。文仲備急附後同

又方

熬麻子末摩上。日五六度。

又方

麪和酒傳之。

又方

鯽魚三寸長者。亂髮如雞子大。猪脂一斤。煎。以成膏塗之。

又療瘰癧秘方。世所不傳。神良無比。

射干　甘草炙　升麻　枳實炙各二兩

大黄十分　麝香二分研　乾地黄二兩　犀角六分屑

前胡三兩本方云三分

右九味切。以水九升。煮取三升。分三服。差止。不限劑數。

翼同深師加黄芩十分餘同

又瘭疽漏蘆湯方。

漏蘆　白斂　黄芩　麻黄去節

白薇　枳實炙　升麻　芍藥

甘草各二兩炙　大黄三兩

右十味切。以水一斗。煮取三升。分三服。無藥。單用大黄下之良。張文仲備急并翼並同

又升麻膏方。

升麻　白薇　漏蘆　連翹

芒消各二兩　黄芩　蛇銜　枳實各二兩炙

梔子人二十枚　蒴藋四兩

右十味切。擣破令細。後以水三升漬半日。以豬膏五升煎。水氣竭。去滓。傅諸丹毒皆用。及熱瘡腫上。並日三易之。

升麻搨湯方。

升麻　漏蘆　芒硝各二兩　梔子二十枚

黄芩三兩

右五味切。以水一斗。令蒴藋五兩。煮取七升。冷搨諸丹腫上。常令濕。内宜服漏蘆湯甚佳。

又瘡瘭疽侵淫多汁。日就浸大胡粉散方。

胡粉熬二分　黄連三分　甘草炙二分　蕳茹二分

右四味下篩。以粉瘡上日三。翼文仲備急深師同並出第二十三卷中

千金翼薄搶湯。主瘭疽侵淫欲作未成。或如桃李核。或如雞子赤燃方。

甘草炙　黄芩　大黄　黄連

當歸　芒消各二兩

右六味切。以水一斗。煮取三升。絞去滓。鐺中下芒消一沸。攪之。貼布帛中。以搶腫上。數百遍。劉涓子深師同出第二十三卷中

緩疽方四首

集驗論有緩疽者。初結腫形似癰。回回無頭尾。其色不異。但痛深有根核。又與皮肉相親著外耳。一名内癰。其有大者如拳。小者如桃李狀。積日不消。喜變紫色黯黑。久即皮内俱爛。如牛領瘡狀。便通體遍青黯色。而不作頭穿潰出膿。初作服五香連翹湯。鑱去血。又薄之取消也。若不消。色未變青黯者。以鍊石薄之。若失時不得療。已爛者猶服五香連翹湯。及漏蘆湯下之。隨熱多少投方也。外以升麻湯搨洗之。薄升麻膏。若生臭惡肉者。可以單行一物白蕳茹散傅之。青肉去盡便停也。好肉既生。但傅升麻膏良。不生。單傅一物黄耆散也。若傅白蕳茹散。積日青惡肉不盡者。可以漆頭赤皮蕳茹取

半錢匕。和三大錢匕白蔄茹散中。合和傳之。惡肉去盡。還以淳用白蔄茹散也。視好肉欲生。可傳黄耆散也。黄耆散方。白蔄茹散方。漆頭蔄茹散方。並一味單行。隨多少擣篩爲散。出第八卷中

范汪飛黄散。療緩疽惡瘡。食惡肉方。

取丹砂著瓦盆南。雌黄著中央。磁石北。曾青東。白石英西。礜石上。石膏次。鍾乳下。雄黄覆。雲母薄布下。各二兩。先擣篩瓦盆中。以一盆覆上。羊毛泥令厚。作三隅竈。燒之以陳葦。一日成。取其飛者使之。甚妙。

又療緩疽。以飛黄散食惡肉。令盡。作土竈熏之方。

雄黄一兩　雞白屎一兩　藜蘆一兩　丹砂一兩

乾鰻鱺魚一兩

右五味。擣下篩。青布裹之。熏經三日乃止。止畢。要以蛇銜膏摩之良。前范汪方無蛇銜膏崔氏方附於後並出第三十一卷中

崔氏蛇銜膏。療癰腫瘀血。產後血積。耳目瞶等。牛領馬鞍瘡方。

蛇銜一兩　大黄　附子去皮黑　芍藥

當歸　細辛　黄芩　大戟

椒去目　莽草　獨活各一兩　薤白十四莖

右十二味。並切之。以苦酒淹之一宿。以不中水成鍊豬膏二升。龍銜藤一兩。合膏。煎名龍銜膏。今又有龍草。似蛇銜而葉大耳。亦有取其根合煎者。亦名龍銜膏。出第二卷中

小品療緩疽初作。即以小豆薄塗之。亦消也。出第十卷中

發背方四十一首 其乳石發背自有正方在第二十八卷中具述

千金論曰。凡發背皆由服餌五石。寒食更生散所致。亦有單服鍾乳而發者。又有生平不服諸石而自發背者。此是上代有服之者。其候率多於背兩胛間。起初如粟米大。或痛或痒。仍作赤色。人皆初不以爲事。日漸長大。不過十日。遂至不救。其臨困時。方圓徑三四寸。高一寸。瘡有數十孔。以手按之。諸孔之膿皆反出。尋即失音不言。所以養生者。小覺背上痛痒有異。即取淨土。冷水和泥。捻作餅子。徑一寸半。厚二分。以艾大作炷灸泥上。貼著瘡上灸之。一炷一易餅子。若粟米大時。可灸七餅。即差。若榆莢大。灸二七炷即差。至錢許大。日夜灸不住。乃差。并服五香連翹湯及鐵漿諸藥攻之。乃愈。又常以冷水射之。漬冷石熨之。日夜勿止。待差住手。此病忌麪酒肉五辛等。亦有當兩肾上發者。

又論曰。凡服石人皆須大勞役。四體無得自安。如其不爾。多有發動。亦不得遂便恣意取暖。稱適已情。必須違欲以取寒凍。雖當時不寧。於後在身多有所益。終無發動之慮。

又發背方。

凡腫起於背胛中，頭白如黍粟，四面相連，腫赤黑，令人悶亂者，名發背也。即禁房，慎蒜麪，不速灸治，即入內殺人。灸當瘡上七八百壯。有人不識，多作雜腫療之，皆死。

又方

取亂髮灰酒服方寸匕。

又方

以三年酢滓，微火煎，令調和牛脂，封上，日一易。

又方

取狗牙灰酢和傅之。

又方

取豬羊脂封之，亦療發乳。

又方

以蛇頭灰水和傅之。

又方

飲鐵漿三升，下利爲佳。

又方

以鹿角灰酢和塗之。古今錄驗同

又方

燒古蜂末之如粉，雞子白和傅上，日三，即差止。

又發背及癰疽潰漏，并未潰毒腫方。

栝樓　榆皮　胡鷰窠　鼢鼠土

女人月水布洗取汁

右五味，並須等分，以月水汁和如泥，封腫上，乾即易之。潰者四面封，已覺即封，從一日至五日，令差。翼同

又療癰疽潰漏，發背，及小小瘰癧，李根散方。

李根　半夏洗　栝樓各一升　甘草炙，二兩

葛根三兩　桂心四兩　當歸二兩　通草一兩

芎藭一兩半　白斂一兩　桔梗二兩　厚朴炙

黃芩各一兩　芍藥四兩　附子炮，一兩

右十五味，爲散。酒服方寸匕，日三。瘡大困者，夜再服。有患發背骨出，身有三十餘癰癤，服此差。忌羊肉、餳、海藻、菘菜、豬肉、冷水、生葱。范汪同

又治諸虛不足，發背癰疽，經年差後復發，或由大風聚結毒氣在內，閉塞，夏月已來，出攻於背，久不療，積聚作膿血爲瘡，內漏，大內塞排膿散方。

山茱萸　五味子　茯苓　乾薑各六分

當歸四分　附子炮，二分　肉蓯蓉八分　石斛五分

菟絲子酒漬，三分　巴戟天八分　瞿麥三分，一云地麥地膚地膚子也

遠志八分去心　人參五分　甘草五分炙　麥門冬八分去心
石韋四分　芎藭四分　芍藥五分　乾地黃八分
桂心五分
右二十味爲散。酒服方寸匕。日三夜一。稍加至兩匕。長服終身不發癰癤。忌同前。
又內補散。療癰瘡發背方。
蜀升麻　黃芩　人參各二分　乾薑
白斂　桂心　甘草炙　附子炮
防風各一兩　芎藭一兩　赤小豆
右十一味爲散。酒服方寸匕。日三夜再。一云蜀椒非
又內補散。主癰疽發背。已潰排膿生肉方。
當歸　桂心　人參各二兩　芎藭
厚朴炙　桔梗　甘草炙　防風
白芷各一兩
右九味爲散。酒服方寸匕。日三夜再。瘡未合。服勿停。忌
范汪同
又瞿麥散。主排膿止痛利小便方。
瞿麥二兩　芍藥二兩　桂心半兩　赤小豆半合
芎藭半兩　白斂半兩　黃耆一兩　當歸二兩
麥門冬二兩去心

右九味爲散。先食溫酒服方寸匕。日三。忌生葱。翼深師同
又薏苡人散。主令癰自潰長肌肉方。
薏苡人　桂心　乾薑　白斂
當歸　肉蓯蓉各一兩
右六味爲散。先食溫酒服方寸匕。日三夜再。翼同
又黃耆竹葉湯。主胸背遊熱癰疽方。
生地黃八兩　黃耆　甘草炙　芍藥
黃芩各三兩　人參　石膏碎　芎藭
當歸各二兩　生薑五兩　大棗三十枚擘　半夏四兩洗
淡竹葉一升切　麥門冬三兩去心
右十四味。以水一斗二升。煮竹葉取九升。去滓。內藥煮取三升。分四服。相去如人行五大里。再服。日三夜一。忌海藻菘菜羊肉餳。古今錄驗同
又排膿內塞散。主大瘡熱已退。膿血不止。瘡中肉虛疼痛方。
防風　茯苓　白芷　桔梗
遠志去心　甘草炙　人參　芎藭
當歸　黃耆各一兩　桂心二分　附子二枚炮
厚朴二兩　赤小豆五合熬
右十四味擣散。酒服方寸匕。日三夜一。忌同前。

又麝香膏。主諸惡瘡及癰疽發背上惡肉方。

麝香研　雄黃研　真珠研各一兩　礬石熬一兩

右四味細篩。以猪膏攪令如泥。塗惡肉盡止。更傅生肉膏佳。

又療癰疽敗壞生肉膏方。

生地黃一斤　辛夷　獨活　當歸

黄耆　大黃　芎藭各一兩　薤白五兩

白芷　芍藥　黄芩　續斷各一兩

右十味切。以臘月猪脂四升煎。傅之佳。

又方

大黃　附子炮　芎藭　雄黃

真珠各一兩　白斂　礬石燒　黄芩

蔄茹各二兩　雌黃一兩　莽草一兩

右十一味。先以猪膏一升半。煎六沸。去滓。內蔄茹礬石末。攪之。塗瘡上。惡肉盡止。劉涓子同

又方

蔄茹漆頭者　礬石各二分熬　雄黃二分研　硫黃二分

右四味爲散。內瘡口中。惡肉盡止。勿使過好肉也。

又發背上初欲作腫。即服此方。

梔子人一百枚　大黃　升麻　黄芩

甘草炙各三兩

右五味切。以水九升。煮取三升半。分三服。便利便止。不下更進一服。忌海藻菘菜。從瞿麥散以下九方。並療發背部中。已次之。文仲備急同。並出第二十三卷中

范汪療癰腫發背虎牙散方。

虎牙炙　乾薑　附子炮　當歸

甘草炙　防風　桂心　王不留行

茯苓各一兩

右九味擣下篩。服方寸匕。日三。忌同前。出第三十一卷中

又療癰發背。排膿內補。鐵屑散方。

當歸　人參　細辛　甘草炙

蓯蓉　黃耆　桂心　防風

黄芩　鐵屑　芎藭　芍藥

右十二味。各等分合擣爲散。服方寸匕。忌同前。

又療癰腫牢核發背成膿莽草膏方。

莽草　芎藭　當歸　細辛

附子炮　黄芩　烏頭炮　牛膝

躑躅　野葛　茯苓　防風

杜蘅各一兩　猪脂二斤

右十四味切。用猪肪合煎。去滓。傅瘡上。日再。忌同前。

又卓氏白膏療癰疽發背。金瘡已壞及未敗火瘡。諸病疥患瘺之方。

當歸　附子炮　細辛　芎藭

續斷　牛膝　通草　甘草炙

白芷各二兩　蜀椒三合　芍藥　黄耆各一兩

右十二味㕮咀。以猪膏二升煎之。微火上以白芷色黄藥成。絞去滓。以傅瘡上。日三。忌同前。

又療發背發乳房及諸惡瘡膏方。

黄連　當歸　馬齒　芎藭

薯蕷各一兩　珍珠十四枚　礬石半兩燒　黄檗半兩

石韋三分去毛　生竹皮三合　猪肪一斤

右十一味㕮咀。細切肪。美酒一升合煎。石韋焦。膏成去滓。有病稍稍傅上。亦可酒服棗核大一枚。忌同前。並出第四十一卷中

救急療發背。百無不差方。

取猪羊脂切作片。冷水浸取貼上。暖徹易之。五六十片即差。若初貼少許即寒。寒定好眠。甚妙。

又療發背。若初覺赤腫。腫上作小瘡。疼不可近方。

急用針刺上七八針。取冷水用筒擊射腫上。日夜不止。疼歇腫消。出第五卷中

又療發背方。

取白麪搜圍腫四畔。令童子七人尿潰之。

又方

以馬糞封之。乾易。婦人發乳亦差。

又方

取蔚臭草擣取汁。服一雞子。滓封上。熱即易之。

又方

擣地菘汁一升。日再服。以差止。

又方

大黄　石灰熬　小豆

右三味等分末。白酒和塗。立効。忌羊肉熱麪大酢。並出第六卷中

近効凡發背皆發出自腸胃。流入五藏。仕流多脚氣爲上。或有先服乳石并熱肉麪。并失饑房室過度。皆作此疾。縱身不曾服乳石。先代服亦有此病。或有下里人服麪過度。亦有患者。請依後方。萬不失一。發背亦覺有腫。即須審看根硬軟。如硬頭一點白。燒四邊紫黑色。時掣痛。憎寒不食。狀若天行。此石癰。知是此狀。即須當上灸一百壯。艾炷大如鼠屎許大。凡發背初亦一點白。四邊赤色。漸漸長大。或盃盞并碗許大。四邊生飯漿小小瘡如粟米許大。亦時時

抽掣痛。此兩狀皆是死病。一日內堪醫。十日以外不濟。就中冬月得此病，即延得三五日。其發背初覺，即須當頭灸二十一壯。如盃許大，即五花灸之。各二十一壯。即服牛蒡子栝樓葛粉第二服犀角湯瀉之。不然服犀角丸。亦得大効也。忌梨。鯉魚。麪。酒。肉。漿水粥。真鴻臚賈顯錄

凡發背候，憎寒壯熱，身如拘束，或口乾不用食。瘡初出如青紫色者毒重，赤者輕。膿如稀泔者極重。膿稠白赤者輕。張道士昇玄房陵口錄留

又療惡寒嗇嗇似欲發背，或已生瘡腫癮疹起方。

消石 三兩

右一味，以煖水一斗和令消，待冷，取故青布疊三重，可似欲赤處方圓濕布搨根熱，即換之。頻易差。

又療發背及一切毒腫方。

生麻油 六合　黃丹 二兩半　地膽 一兩錢擣碎篩

生栗子 四十九枚，取大小中者，熬焦去皮，碎綃篩

右四味，和於銅器中盛。用炭火重湯煎，候沫溢出，與器口欲平。取小麥一合，分二人嚼取筋，急內藥中攪，使與相和膏擎下。安銅器冷水中，成膏訖。以故綿塗膏貼所苦處，晨夕換膏。

又療前瘡定訖，令生肌方。黃四負外云極効

麝香 一兩錢　棗皮灰 半兩　生麻油 六合

右三味，依法和，用火重湯上煎十餘沸，稀稠前藥相似。取故綿塗膏貼瘡上。膏漸取瘥減，唯得喫白羊頭肉。但是豆並不得喫。餘如藥法。

又療癰腫犀角丸，主腸癰乳癰發背，一切毒腫，服之化為水神驗方。

犀角 十二分　蜀升麻　黃芩 各四分　大黃 五分

防風 四分　巴豆 二十二枚，去心皮，熬令黃　人參 四分

當歸 四分　黃耆 四分　乾蓼藍　黃連

甘草 炙　梔子人 各四分

右十三味，擣為末，別擣巴豆成膏，內末和，以杵研擣，令相得。鍊蜜和，搜更擣二三百杵。煖湯服三丸如梧子。得利三兩行，喫冷粥止，即差。不利，加至四五丸。初服取快利，後漸減丸數。取鴨溏微洩為度。老小以意增減。腫消及和潤乃止。利却黃水，即覺輕，皮皺色變。一切腫皆內消。神驗不可論。忌熱麪、蒜、豬肉、蘆筍、魚、海藻、菘菜、生冷、粘食。以上並主發背。

癰疽發背雜療方二十六首

劉涓子療發背發乳，口已合，皮上急痛，生肉摩跳折，丹參膏方。

丹參　防風　白芷　細辛

芎藭　黃芩　芍藥　牛膝

大黃　梔子　獨活　當歸各一兩

右十二味切，以臘月豬脂五升，微火煎三上三下，膏摩病日三四，不須向火。古今錄驗同，出第五卷中

肘後療諸癰疽發背及乳方。

熬粢粉令黑，雞子白和之，以塗練上貼癰，小穿練上作小口，以泄毒氣，令散燥，復易之。此藥神効。文仲備急同

又方

以釜底土擣取散，以雞子中黃和塗之，加少豉彌良。

以五月葫及少鹽佳。文仲備急同，一本無下一法

又方

取茱萸一升擣之，以苦酒和貼癰上，乾易之佳。

刪繁療癰疽發背，九物大黃薄貼方。

大黃　黃芩各三兩　白芷二兩　寒水石五兩

白歛五兩　黃蘗二兩　石膏　赤石脂

黃連各三兩

右藥下篩，以三合投粉糜二升中和之，薄塗紙貼腫上，燥易之，腫下止，不下厚傅之。忌生冷、熱麪、大酢。

又蝟皮散療諸瘻及浮核壞敗，并主男子發背，女子發乳等癰疽，或膿血肉瘤方。

蝟皮一具，燒　杜仲八分，炙　續斷五分　附子炮

地榆各五分　厚朴八分　藁本五分　當歸

桂心各五分　小露蜂房一具，燒

右十味擣篩為散，服方寸匕，日三服，酒進，取差止。忌豬肉、生葱、冷水。

又陵鯉甲散療發背乳房癰腫方。

陵鯉甲一頭，取甲爪，炙　桂心三分　當歸二分

右三味擣篩為散，服方寸匕，日三服，酒進。出第九卷中

千金療癰疽發背豬蹄湯方。

豬蹄一具，治如食法　黃耆　黃連　芍藥各三分

黃芩三兩　薔薇根　狼牙根各八兩

右七味，以水三斗，煮蹄令熟，澄取二斗清，切藥，煮取一斗，洗瘡一食頃，以綿拭燥，著生肉膏，日二，差，生痂止痛。

加當歸、甘草各二兩。

又療癰疽發十指，或起膀胱及發背後生惡肉方。

豬蹄一具　當歸　大黃　芎藭

芍藥　黃芩　獨活　莽草各一兩

右八味，蹄取膝下，斷治如食法，以水二斗，煮取八升，內藥煮取四升，去滓，漬瘡兩食頃，拭令燥，以麝香膏傅之。

其方在前發背部中。只有四味者是也。

又生肉膏。主癰疽發背已潰令生肉方。

甘草炙 當歸 白芷 蓯蓉 蜀椒 細辛各二兩 烏喙六枚 薤白二十莖 乾地黃三兩 續斷一兩無以蛇銜替之

右十味。以好酢半升相和。漬二宿。猪膏三斤。煎令三沸。三上三下膏成。使用。劉涓子同

又癰發腹背陰匿處通身有數十者方。

取牛糞乾者燒。擣下重絹。以雞子白和以塗之。乾復易。肘後張文仲備急同

又若已結膿使聚長者方。

以生栝樓根細擣苦酒和傅上。燥復易之。末赤小豆亦佳。

又凡發背爲癰疽已潰未潰者方。

以香豉三升。少與水和。熟擣成強泥。可腫作餅。厚三分。已有孔勿覆孔。可腫上布豉餅。艾列其上灸其豉。使溫溫熱而已。勿令破肉也。其熱痛急易之。癰疽當減。便得安。或一日二日灸之。若先有瘡孔。孔中汁出卽差。備急文仲并翼同

又癰腫發背初作及經十日以上。腫勢焮熱毒氣猛盛。日夜疼痛。百藥不治者方。

鍛段雞子一枚 新出狗矢如雞子大

右二味。攪令調和。微火熬之。令稀稠得所。捻作餅子。腫頭堅處貼之。以紙貼上。以綿抹之。時時看之。覺餅子熱卽易。勿令動轉及歇氣。經一夜定。其多日患者。三日貼一度差止。謹按千金論曰此方穢惡不可施於貴勝然其愈疾一切諸方皆不及又自外諸方還復備貟作儀注而已學者常當曉斯以備諸急云耳並出第二十三卷中

千金翼諸癰腫發背及癰癤已潰爛疼痛方。

蒸糜穀更遞熨之。當卽愈。一云薔薇穀更炙熨之

又連翹五香湯。主一切惡核瘰癧方。

連翹 射干 升麻 獨活各二兩 桑寄生二兩 通草二兩 大黃三兩 丁香一兩 青木香二兩 沉香二兩 薰陸香二兩 麝香三兩

右十二味。㕮咀。以水九升。煮減半。內竹瀝二升。煮取三升。分三服。未差。中間常服佳。

又五香湯。主惡氣毒腫方。

沉香 青木香 丁香各一兩 薰陸香一兩 麝香半兩

右五味切。以水五升。煮取一升半。分三服。集驗方用雞舌香一兩不用丁香出第二十四卷中

崔氏療發背及諸瘡久不差有効方。

先以甘草湯洗瘡。拭極乾。乃嚼胡麻傳上。乾卽易。從旦至日西。去胡麻。乃取黃連末滑石末。中半相和。以傅瘡上。數數易。明日又依前傅胡麻及黃連等末。更不須洗瘡。不過六七日卽差。必効備急同

又連翹湯。療患瘡腫而渴方。

連翹　蜀升麻各二兩　黃芩三兩　枳實二兩炙
乾藍三兩　芍藥二兩　玄參二兩　白歛二兩
甘草二兩炙　羚羊角二兩屑　通草二兩　黃耆二兩
大黃三兩

右十三味切。以水八升。煮取二升半。分三服。利一兩行後。更服去大黃乾藍。卽不利。忌海藻菘菜。

又犀角飲子方。

犀角三兩屑　羚羊角三兩屑

右二味。以水八升。煮取三升。渴卽飲。盡更作之。時熱恐壞。懸著井底甚妙。

又五香連翹湯。療惡瘡熱毒腫。恐惡毒氣入腹。兼取利以洩毒氣方。

連翹三兩　蜀升麻二兩　薰陸香二兩　淡竹瀝一升
麝香一分研　青木香二兩　丁香一兩　獨活二兩
寄生三兩　射干二兩　甘草二兩　沉香一兩
大黃四兩水一升別漬　朴消二兩熬乾別內

右十四味切。以水一斗。煮取二升半。絞去滓。然後內大黃朴消竹瀝。更煮一兩沸。去滓。內麝香。分溫三服。服別相去如人行十里久。以得利一二行爲度。愼雞豬魚蒜生冷酢滑油膩麪食小豆五辛蔡菜等。備急文仲同並出第五卷中

備急葛氏療始發諸癰疽發背及乳房方。

皆灸上百壯。半夏末雞子白和塗良。姚云。生者神驗。以水和塗之。肘後文仲古今錄驗小品並同

又方

以酢和墓上土。茱萸擣韮小蒜薄貼並良。肘後文仲同並出第四卷中

救急療熱毒風丹并發背。犀角膏方。

犀角六分屑　升麻十大分　羚羊角六分　梔子人二七枚
薤白一升切　吳藍八分大藍亦得　玄參六分　續斷
大黃　白歛　射干　白芷各六分
蛇銜一升切　寒水石十二分　黃芩六分　愼火草一升切
麻黃六分去節

右十七味切。以竹瀝三升。生地黃汁五合。漬藥一宿。內豬脂二升。微火上煎。十上十下。候白芷黃。膏成。去滓。塗

病上。出第五卷中

文仲療發背及婦人發乳及腸癰木占斯散方。

木占斯 厚朴炙 甘草炙 細辛

栝樓 防風 乾薑 人參

桔梗 敗醬草各一兩

右十味爲散。酒服方寸匕。日七夜四。以多爲度。病在上當吐。病在下當下膿血。此謂腸癰之屬。凡癰腫即可服。兼療諸疽痔。若瘡已潰便早愈。發背無有不療。長服去敗醬。亦療婦人諸產癥瘕益良。是劉涓子方千金范汪刪繁古今錄驗同出第五卷中

古今錄驗療諸癰瘡發背有膿血當歸貼方。

當歸一分 蠐螬一分 丹參一分 附子一分炮

蠟蜜一分 梔子十枚 桂心一分 膠一分

右八味合煎以貼瘡上。出第二十一卷中

宋右從事郎充兩浙東路提舉茶鹽司幹辦公事趙 子孟較勘

重訂唐王燾先生外臺秘要方第二十四卷終

重訂唐王燾先生外臺秘要方第二十五卷目錄 痢三十三門

唐王燾先生外臺秘要方第二十五卷

宋朝散大夫守光祿卿直秘閣判登聞簡院上護軍臣林億等 上進

新安後學程衍道敬通父訂梓

水穀痢方一十首

病源水穀痢者。由體虛腠理開。血氣虛。春傷於風。邪氣留連在肌肉之間。後遇脾胃大腸虛弱。而邪氣乘之。故為水穀痢也。脾與胃為表裏。胃者脾之府也。為水穀之海。脾者胃之藏也。其候身之肌肉。而脾氣主消水穀。水穀消。其精化為榮衛。以養其藏。充實肌膚。大腸。肺之腑也。為傳道之官。化物出焉。水穀之精。化為血氣者。行於經脈。其糟粕行於大腸也。肺與大腸為表裏。而肺主氣。其候身之皮毛。春陽氣雖在表。而血氣尚弱。其飲食居處。運動勞役。血氣虛者。則為風邪所傷。客在肌肉之間。後因脾胃氣虛。風邪又乘虛而進。入於腸胃。其脾氣弱者。不能剋制水穀。故糟粕不結聚。而變為痢也。又新食竟取風。名為胃風。其狀惡風頭多汗。膈下塞不通。食飲不下。腹脹形瘦。腹大失衣則䐜滿。食寒則洞泄。洞泄者。痢無度也。若胃氣竭者。痢絕即死。診其脈小。手足寒。難療也。脈大。手足溫。易療也。下白沫。脈沉則生。浮則死。身不熱。脈不懸絕。滑大者生。懸濇者死。以藏期之也。脈絕而手足寒。晬時脈還手足溫者生。脈不還者死。脈緩時小結者生。洪大數者死。懸絕而澁者死。細微而濇者生。緊大而滑者死。得代絕脈者不死。養生方云。秋三月此謂容平。天氣以急。地氣以明。早臥早起。與雞俱興。使志安寧。以緩秋刑。收斂神氣。使秋氣平。無外其志。使肺氣清。此秋氣之應。養收之道也。逆之則傷肺。冬為飧洩。又云。五月勿食未成核果及桃李。發癰癤。不爾發寒熱。變黃疸。又為洩痢。出第十七卷中

廣濟療赤白水穀冷熱等痢方。

地榆六分　白朮五分　赤石脂七分研　厚朴六分炙

乾薑六分　熟艾四分　龍骨七分　甘草四分炙

黃連十分　烏梅六分熬　人參六分　當歸五分

右十二味。擣篩為末。蜜丸以米飲汁服二十丸如梧桐子大。日三服。加至三十丸。出第四卷中

集驗論黃帝問曰。人若溏洩下痢者。何也。對曰。春傷於風。夏生溏洩。腸澼久風。亦為溏洩也。

又療熱水穀下痢。黃連阿膠湯方。

黃連　阿膠炙各二兩　梔子三十枚　烏梅二十枚

黃蘗一兩

右五味。切。以水七升。煮取二升半。分為再服。神良。備急同

肘後名烏梅湯療熱下痢

又方

黃連一升金色者　陳米五合

右二味。以水七升。煮取二升。分再服。肘後文仲同竝出第四卷中

删繁療中焦熱水穀下痢藍青丸方。

藍青汁三升　黃連八兩　黃蘗四兩　阿膠五兩

白朮　地榆　地膚子　烏梅肉各三兩

右八味擣篩爲散。用藍汁和。微火上煎。取可爲丸。丸如杏子大。飲進三丸。出第四卷中

崔氏療水穀痢方。

乾薑三分　雞子二枚　小豆二百粒炒令香　黃連三分

右四味。擣篩三味。內雞子黃白中。熟攪令相得。微火上炒。令可丸。一服五十丸。如小豆大。旦以飲服。差即停。出第三卷中

文仲療因伸夏熱多。令人發水穀痢。腸中鳴轉。一瀉五六升水方。

黃連去毛　厚朴各三兩

右二味。切。以水三升。煮取一升。頓服之。出第三卷中

必効療水穀痢方。

小豆一升煮　臘二兩煮

右三味和頓服之。即愈。

又方

樓蘭皮燒灰

右一味。研。以水和服三方寸匕。竝出第二卷中

古今錄驗療熱水穀下痢方。

黃連　阿膠各二兩　梔子二十枚

右三味。切。以水七升。煮取二升。分爲三服。

又方

黃連　當歸　甘草炙各二兩　酸石榴皮二兩

右四味。切。以水三升。煮取一升半。分爲三服。竝出第十卷中

水痢方六首

廣濟療水痢及霍亂。崔氏方同云冷痢。食不消化。及有白膿。日夜無節度。但疑是冷。悉主之方。

白石脂　乾薑各八分

右二味。擣篩爲末。以沸湯和少許麪薄糊和藥。併手捻作丸如食法。下不止。加乾薑八兩。忌如常法。

又療水痢腹中氣方。

茯苓八分　白龍骨研八分　訶梨勒皮八分

黃連八分　酸石榴皮八分

右五味。擣篩爲末。蜜丸。空心以飲服如梧子大三十丸。

日二服差止。出第四卷中

文仲療水痢百起者馬藺散方。

馬藺子　乾薑　黃連原無分兩

右三味爲散。熟煮湯取一合許。和二方寸匕。入腹即斷。冷熱皆治。常用神效。不得輕之。

又方

朽骨灰　牛骨灰亦得　神麴炒黃

右三味等分爲散。空腹飲服一方寸匕。無六月六日麴時。用常麴亦得。御傳。並出第三卷中

經心錄主水痢方。

雞子二枚　黃臘一兩

右二味熬熟食之。宜空肚食之。日三服佳。

又方

黃連　倉米各三兩

右二味作散。和雞子七枚。令熟。併捻作丸。煮赤豆作漿粥。服三十丸。日三服。若渴但飲豆漿粥。並出第二卷中

久水痢不差腸垢方四首

病源腸垢者。腸間津液垢膩也。由熱痢蘊積。腸間虛滑。所以因下痢而便腸垢也。出第十七卷中

肘後療水下積久不差。腸垢已出者方。

烏梅二十枚

右一味。以水二升。煮取一升。頓服之。

又方

石榴一枚

右一味。合皮擣。絞取汁。隨多少服之。最良。

備急療水下積久不差。腸垢已出者方。

赤石脂　桂心　乾薑　附子炮

右四味等分。擣篩。蜜丸如小豆。每服三丸。日三服。飲下。肘後同出第六卷中

文仲治久水痢難斷方。

黃連二兩　黃蘗二兩　阿膠二兩炙

右三味擣篩爲散。以苦酒蜜各半升煮。內阿膠令烊。又內諸藥。令可丸。飲服三丸。日四。此是古方極要。

冷痢方二十二首

病源冷痢者。由腸胃虛弱。受於寒氣。腸虛則泄。故爲冷痢也。凡痢色青色白色黑。皆爲冷也。色黃色赤。並是熱也。故痢色白。食不消。謂之寒中也。診其脉沉則生。浮則死。出第十七卷中

廣濟療冷痢青白色。腹內常鳴。其痢行數甚疎。出太多。此是冷痢。宜服調中散方。

龍骨　人參　黃連　阿膠炙

黃蘗各一兩

右五味，擣篩爲散，煮米飲服兩方寸匕，日兩服，差停。出第四卷中

肘後療水下痢色白，食不消者，爲寒下方。

黃連　乾薑各三兩

右二味，擣篩，白酒一升半合煎，令可丸，飲服如梧桐子二十丸，忌豬肉冷水。

又方

黃連二兩　甘草炙，半兩　附子炮，半兩　阿膠炙，半兩

右四味，切，以水三升，煮取一升半，分再服之。

又方

半夏洗　烏頭炮　甘草炙，各等分

右三味，擣篩，蜜和丸如梧桐子大，飲服三丸，日再服。

又方

生薑汁二升　白蜜一升半

右二味，相和，分再服之。

又方

腥二兩，切　乾薑三兩，末

右二味，以水六升半，著米一合，煮作糜，糜熟，內薑，一食令盡，不差更作。備急同

又方

酸石榴皮燒灰

右一味，爲末，服方寸匕。文仲同

又方

乾薑末，二兩　雜麪一升

右二味，爲燒餅，熟食之盡，更作，不過三劑差。文仲同

又療純下白如鼻涕者方。

龍骨　乾薑　附子炮

右三味，等分，擣篩，蜜和丸如梧子大，飲下五丸，漸至十丸，日一服。文仲同

又方

黃連末　臘　阿膠各一兩

右三味，先以酒半升令沸，下膠臘合烊，乃內黃連末，頓服之。本云姚氏療卒注下並痢血，一日夕數十行

又方

灸臍下一寸五十壯良。文仲同，並出第二卷中

千金論曰：凡五臟絕於內者，下不自禁，下甚者，手足不仁也，細尋取之，萬不失一，下病體例畧如此耳。素問曰：春傷於風，夏爲膿血，夏多滯下也；夏傷於風，秋必洞泄，秋下水

者患必是冷也。

又療久冷痢下純白者。此由積臥冷處經久病發。遂令脾胃俱冷日夜五六十行大小腹痛不可忍之凡白痢屬冷赤痢屬熱方。

上好麴末五升微熬令香

右一味。温清淳酒熱和麴末一升。空腹一頓服之日三。若至食時擣蒜一升令至熟下薑椒末調如常食法惟須稠勿加塩。以水和麪二升作索餅極熟爛煮之乾漉熱內蒜虀中相和。一頓食之少與餘食至飢時仍準前食麴末酒比至差來少食餘食以此法療不過二日必差。

又烏梅丸。療冷痢久下方。

烏梅三百粒　當歸四兩　乾薑十兩　桂心六兩

附子六兩炮　黃連十六兩　蜀椒四兩汗　細辛六兩

人參六兩　黃蘗六兩

右十味異擣篩合治之苦酒漬烏梅一宿去核蒸之如五斗米下擣如泥盤中揉合相得蜜和擣二千杵食前飲服如梧子大十丸日三稍增至二十丸。此本仲景傷寒論方

又舊療痢於貴勝用健脾丸多效今療積久冷痢先以温脾湯下訖後以健脾丸補之未有不效者貧家難以克办。亦不可將息温脾湯方療積久冷痢赤白者。

大黃三兩　桂心三兩　附子炮　乾薑

人參各二兩

右五味切。以水七升煮取二升半。分爲三服日再。並出第十五卷中

備急葛氏療痢色白食不消者爲寒下方

豉一升綿裹　薤白一把

右二味。以水三升煮取二升及熱頓服之陶效方云療暴下大去血痢姚療赤白下痢并効。肘後同

又方

牛角䚡燒灰

右一味擣篩白飲服方寸匕日三。肘後同

又方

好麪炒

右一味擣篩煮米粥內麪方寸匕日四五云此療日百行師不救者。肘後同出第六卷中

古今錄驗白頭翁湯療寒急下及滯下方。

白頭翁　乾薑各二兩　甘草一兩炙　當歸一兩

黃連　秦皮各一兩半　石榴皮一兩生者二兩

右七味切以水八升煮取三升分爲四服。出第十卷中

近効療冷痢方。

肉豆蔻五顆合皮碎　甘草二兩炙

右二味切。以水三升。煮取一升半。頓服之。戶部李尚書處得云療冷痢極者有効自用得力

又療久冷痢方。

赤石脂擣作末。和麪作餛飩。空腹服一碗。以下不過兩頓差。老人尤佳。體中先熱者。不可服之。以上二方新附

文仲治青下白下薑附散方。

乾薑　附子炮　皂莢炙去子

右三味等分。擣篩爲散。飲服方寸匕。不過再服卽愈。亦可丸服。小品肘後同

又治冷痢薑艾餛飩子方。

乾薑末　熟艾

右二味等分。作麪餛飩如酸棗大。煮熟。服四五十枚。日二服。腹脹者。炙厚朴煮汁服藥。此熱服訖。卽須食飯大效。曾有產婦冷痢如白膏。服之立差。腹痛亦定。

冷痢食不消下方六首

廣濟療脾胃氣微。不能下食。五內中冷。及微下痢方。

白术八兩　神麴末五兩炒　甘草炙

乾薑　枳實炙各二兩

右五味擣篩。蜜和丸。空腹以溫酒服如梧桐子大二十丸。日二服。漸加至三十丸。腹中痛者加當歸。出第四卷中

文仲華佗治老小下痢。柴立不能食。食不化。入口卽出。命在旦夕。久痢神驗方。

黃連末半雞子殼　亂髮灰準上　淳苦酒準上

蜜準上　白蠟方寸匕　雞子黃一枚

右六味。於銅器中炭火上。先內苦酒蜜蠟雞子黃。攪調。乃內黃連末髮灰。又攪煎。視可摶出爲丸。久困者一日一夜盡之。可者二日盡之。肘後同出第三卷中

延年增損黃連丸。主腹內冷。食不消。及冷痢兼補方。

黃連　黃耆各三分　龍骨三分　當歸

甘草炙五分　乾薑　厚朴炙各六分　地榆

白术　人參各一分

右十味擣篩。蜜丸如梧子大。飲酒任下。服十五丸。日再。服加至二十丸。蔣仲舒處

又地榆丸。主冷痢不消食。腹中脹痛。氣滿不能食方。

地榆六兩炙　赤石脂七分　厚朴六分　白术五分

乾薑六兩　龍骨七分　黃連十分　當歸五分

熟艾五分　烏梅肉六分　甘草四分炙

右十一味擣篩。蜜和丸如梧子大。飲服二十丸。日二服。

加至二十五丸。並出第七卷中

又深師療冷痢下膿血絞臍痛食不消腹脹方

吴茱萸　乾薑各六分　赤石脂　麴末炒各八分

厚朴炙　當歸各四分

右六味擣篩蜜和丸如梧子空腹以飲下四十九日再。

又療冷氣久痢臍下痛出白膿食不消方。

吴茱萸　人參　芎藭　桔梗

甘草炙各四分　枳實炙三枚　乾薑十二分　附子炮八分

麴味二十分炒

右九味擣篩蜜和丸如梧子空腹飲下七丸日二服漸加之。文仲云温脾丸療久寒氣逆脹滿面目痿黄食不消化

白痢方八首

病源白滯痢者腸虚而冷氣客之薄於腸間津液凝滯成白故爲白滯痢。出第十七卷中

廣濟療白膿痢方。

甘草六分炙　厚朴十二分炙　乾薑　枳實

茯苓各八分

右五味切。以水五升。煮取一升六合。絞去滓。分爲二服。日再服。

又療心腹脹滿不能下食及痢白膿方。

厚朴五兩炙　豆蔻五枚　甘草一兩炙　乾薑一兩

右四味切。以水五升。煮取一升五合。絞去滓。分爲二服。日再。並出第四卷中

千金大桃花湯。主冷白滯痢腸痛方。

赤石脂八兩　乾薑　當歸　龍骨各三兩

附子炮　牡蠣各二兩熬　芍藥　甘草炙各一兩

人參一兩半　白术一升

右十味切以水一斗二升煮白术取九升。内藥煮取三升分爲三服。膿者加厚朴三兩。嘔者加橘皮二兩。

又方

龍骨六兩　厚朴三兩炙　赤石脂五兩　當歸一兩

右四味切。以水七升。煮取二升半。分爲三服。日再服熱加白頭翁十分。牡蠣三兩。

延年烏梅肉丸。主冷白膿痢。食不消方。

烏梅肉熬　熟艾　黄蘗　甘草炙各八分

右四味擣篩。蜜丸如梧子。以飲服十五丸。日三服。忌同前。出第七卷中

必效白痢方。

麻子汁

右一味。以汁煮取菉荳。空腹飽服極効。

又方

黃連末

右一味以水和。每服三匕即愈。並出第二卷中

古今錄驗療白滯下晝夜無復數。龍骨湯方。

龍骨 牡蠣各三兩熬 烏梅肉 熟艾

白頭翁 乾薑各一兩 女萎 黃連

當歸各二兩 甘草六兩炙

右十味切。以水七升。煮取三升二合。分服日三夜一。斷便止。忌同前。出第十卷中

重下方六首

病源此謂今赤白滯下也。令人下部疼重。故曰重下。去膿血如雞子白。日夜數十行。繞臍痛也。出第十七卷中

肘後療重下方。

黃連一升

右一味。以酒五升。煮取一升半。分溫再服。臍當小絞痛則差。

又方

鼠尾草

右一味。以濃煮煎如薄飴糖。服五合至一升。日三。赤下用赤花者。白下用白花者。佳也。文仲備急同

文仲隱居効驗方。主下部絞痛。重下。下赤白方。

當歸 黃蘗 黃連 乾薑各二兩

右四味擣篩。煮取烏梅汁服方寸匕。日三。若腹中絞痛。加當歸。下赤加黃連。下白加乾薑。大効神良秘之。備急同出第三卷中

備急療重下方。此即赤白痢下也。令人下部疼重。故名重下。葛氏方

豉熬令少焦

右一味擣。服一合。日再三服。又熬豉令焦。水一升淋取汁服。冷則用酒淋。日三服之。肘後文仲同出第六卷中

古今錄驗重下下赤者方。

取獺赤糞下白取白糞燒末

右一味。以飲清旦空腹服一小杯。三旦飲之即愈。

又療得毒病後得重下赤白絞痛方。

石鍾乳一兩研 黃連 防風 附子炮

黃蘗 蜀椒汗 當歸 乾薑各二兩

右八味切。以水六升。煮取二升半。分三服。適寒溫服。並出第十卷中

卒暴冷下部疼悶方二首

千金療卒暴冷下部疼悶方。

燒塼令熱。大酢沃之。三重布覆。坐上取差。

又方

黍米二升 臘 羊脂 膠炙各二兩

右四味合煮作粥。一頓令盡。即差。並出第十五卷中

冷熱痢方七首

病源夫冷熱利者。由腸胃虛弱。宿有寒。而為客熱所傷。冷熱相乘。其痢乍黃乍白是也。若熱搏於血。血滲腸間。則變為血痢也。而冷伏腸內。搏津液。則變凝白。則成白滯。亦變赤白痢也。其湯熨鍼石。別有正方。補養宣導。今附於後。養生方導引法云。泄下有寒者。微引氣。以息內腹。徐吹息。以鼻引氣。氣足復前。即愈。其有熱者。微呼以去之也。出第十七卷中

刪繁療下焦冷熱不調。暴下赤白痢。香豉湯方。

香豉一升 白朮六兩 薤白切一升 升麻二兩

右四味切。以水七升。煮取二升半。分為三服。出第四卷中

古今錄驗生春石榴。將療熱不調。下或滯或水或赤白青黃者方。

酸石榴五枚

右一味合殼舂絞。取二升汁。分服五合。稍稍服。二升盡。即斷。小兒以意服二三合。佳。千金同出第十卷中

又深師無問冷熱新舊痢方。

黃連 黃蘗 乾薑 甘草炙

艾 烏梅肉熬各八分 附子三枚 臘一雞子大

右八味擣篩。以蜜和。臘於鐺中鎔之。其著蜜須候臘鎔盡。如乾益蜜。丸。空腹以飲服四十丸。日二。漸加至五六十丸。

近効療痢無問冷熱。神驗黃連丸方。

黃連一兩 茯苓二兩 阿膠一兩炙

右三味。先擣黃連茯苓為末。以少許水鎔阿膠。和為丸。衆手丸之。暴乾。量患輕重。空腹以飲下三四十丸。漸漸加至六十丸。不過五六服必差。常用之極効。

又療苦下無問冷熱。及膿血痢。悉主之方。

生犀角屑 黃蘗各二兩 黃連 苦參各三兩

右四味擣篩為散。以糯米煮作飲。莫令生。每日空腹服一方寸匕。日再服。便差。勿輕之。此方於度支王郎中處得。曾用極効。肘後有。當歸云。庚侍郎家方。產後痢佳

崔氏治痢無問冷熱赤白。久新并痢。溫。劉秘監積年患痢。每服此即愈方

阿膠二兩一兩炙入藥一兩銷作清 黃連一兩 乾薑二兩

入黃無食子二枚久痢腸滑甚者量加至三四枚

右四味擣篩為末。以醋鎔膠清。頓和丸如梧子。飲服二

十五丸日再。漸加至三十丸。老小者以意斟酌。禁如常法。一云若冷痢以酒下熱痢以粥飲下出第三卷中

文仲治無問冷熱及五色痢。入口即定方。

黃連四分　黃蘗　當歸　黃芩各一兩

阿膠二兩炙　熟艾一兩

右六味擣篩爲散。以醋二升煮膠烊。下藥煮。令可丸如大豆。飲服七八十丸。日二夜一服。特宜老人。若產婦痢加蒲黃一兩。蜜和爲丸。神驗。出第三卷中

熱毒痢方三首

肘後若下色黃者。協毒熱下也。療之方。

梔子十四枚去皮

右一味擣篩。蜜和丸如梧子。飲服三丸。日再服。出第二卷中

千金療熱毒痢方。

苦參　橘皮　獨活　阿膠炙

藍青　黃連　鬼箭羽一云鬼臼　黃蘗

甘草

右九味等分。擣篩。以蜜烊膠和。併手丸如梧子。乾以飲服十丸。日三。稍加之。卒下注痢者大良。出第十五卷中

文仲治熱痢久不差者黃連丸方。

黃連末以雞子白和丸如梧子。飲服十丸至二十丸。日三。

熱毒血痢方六首

廣濟療熱毒痢血。其痢行數甚數。痢出不多。腹中刺痛。此是熱痢。宜生犀角散方。

生犀角末　酸石榴皮熬　枳實熬令黃各三兩

右三味各異擣篩爲散。以飲服兩三寸七。日再。差。停熱食物。

又療熱毒痢血片。臍下絞刺痛方。

升麻　地榆　茜根　黃芩各六分

犀角四分　生地黃八分　梔子七枚擘　薤白八分

香豉二合

右九味切。以水六升。煮取一升五合。絞去滓。分溫三服。日再。並出第四卷中

千金大熱毒純血痢。療不可差者方。

黃連六兩

右一味切。以水七升。煮取二升半。夜露著星月下。旦空腹頓服之。卧將息。不差。加黃連二兩。更作服之。仍不差者。以疳痢法療之。佳。忌如常。

又療熱毒下黑血。五內攪切痛。日夜百行。氣絕欲死方。

黃連一升　龍骨　白术各二兩　阿膠炙

乾薑　當歸　赤石脂各三兩　附子一兩炮

右八味切。以水一斗。煮取五升。分爲五服。余以正觀三年七月十二日。忽得此痢。至于五日將絕。處此藥入口即定。並出第十五卷中

古今録驗療熱毒下血及豆汁。犀角煎方。

犀角屑　人參　當歸各三兩　黄連四兩

蜜一合

右五味切。以水五升。煮取一升。去滓内蜜。煎三沸。分爲三服。日三。忌同。出第十卷中

文仲治熱毒痢痢血。犀角散方。

生犀三兩　石榴皮三兩燒　黄連三兩　乾藍二兩

地榆二兩

右五味擣篩爲散。以米飲服三方寸匕。日二服。出第三卷中

赤痢方四首

病源此由腸胃虛弱。爲風邪所傷。則成痢。挾熱。熱乘于血。則血流滲入腸。與痢相雜下。故爲赤痢也。出第十七卷中

集驗療下赤痢方。

秫米一把　鯽魚鮓二臠細切　薤白一虎口細切

右三味合煮如作粥法。噉之。古今録驗同。出第四卷中

千金療赤帶下方。

成煎猪膏三合　清酒五合

右二味。以緩火煎十沸。適寒温頓服之。取差止。

又論曰。凡痢病通忌生冷。酢滑。猪雞魚油。乳酪酥。乾脯。醬。粉鹹。食所食諸食。皆須大熟爛爲佳。亦不得傷飽。此將息之大經也。若將息失所。聖人不救也。並出第十五卷中

必効療赤痢方。

香淡豉半升　黄連一兩

右二味。以水一升半。浸豉一日。濾取汁。碎黄連。薄綿裹。豉汁中煎取強半升。空腹頓服即止。桑泉蔣尉云効。出第二卷中

崔氏治赤痢黄連丸方。

陳倉米四分　黄連四分　乾薑四分

右三味。擣篩爲末。緩火炒令色變。以内二顆雞子白中。熟和丸如梧子大。空腹服五十丸。以好無灰酒温一盞下之。至晚間痢赤色當變白。明旦即差。出第三卷中

久赤痢方二首

病源久赤痢者。由體虛熱乘於血。血滲腸間。故痢赤。腸胃虛。不平復。其熱不退。故經久不差。胃氣逆則變爲嘔噦也。胃虛穀氣衰。蟲動侵食。則變爲䘌也。出第十七卷中

千金療下赤連年方。

地榆　鼠尾草各一兩

右二味切。以水二升。煮取一升。分爲二服。如不差。取屋塵水畫去滓。服一升。日二服。古今録驗服屋塵汁一小盃。餘同此。是徐平方。療下血二十年者。若不止。重服。即愈。肘後同

又方

鼠尾草　薔薇根　秦皮用梣皮亦得

右三味等分。水淹煎。去滓。以銅器重釜煎成。丸如梧子。服五六丸。日三。稍增。差止。亦可濃汁服半升。出第十五卷中

卒下血方七首

深師治卒下血。晝夜七八行方。

黃連　黃蘗各四兩

右二味切。以淳苦酒五升。煮取一升半。分爲二服。亦療下痢。

又療卒下血。蒲黃散方。

蒲黃三合　當歸一兩　鹿茸一枚燒

右三味擣篩爲散。飲服方寸匕。先食。日三。並出第十六卷中

集驗療卒下血不止方。

草龍膽一握

右一味切。以水五升。煮取二升半。分爲五服。如不差。更服。出第四卷中

葛氏療卒下血方。

小豆二升

右一味擣碎。水三升和。絞取汁飲之。姚云立止。

又方

黃連半兩　黃蘗二兩　梔子二七枚

右三味切。以酒二升漬一宿。去滓。煮三沸。頓服之。並出第十六卷中

崔氏治卒下血不止方。

竈突中塵一升　黃連五兩　地榆三兩

右三味擣篩爲散。粥飲服方寸匕。日再服。重者夜一

近効治卒下血。不問丈夫婦人立効。牛角䚡灰散方。

黃牛角䚡一具燒赤色出火即青碧

右一味爲細散。食前濃煮豉汁和二錢匕。重者日三。神驗。

血痢方六首

病源血痢者。熱毒乘於血。血滲入大腸故也。血之隨氣循環經絡。通行藏腑。當無停積。毒熱氣乘之。遇腸虛者。血滲入於腸。腸虛則泄。故爲血痢也。身熱者死。身寒者生。診其關上脉芤。大便去血。暴下血數升也。出第十七卷中

廣濟療血痢黃連丸方。

黃連　白龍骨炙　禹餘粮　伏龍肝各八分

代赭研　乾薑各六分

右六味擣篩蜜和丸飲服三十丸如梧子漸加至四十丸差止。

又療痢鮮血方。

茜根　黃連　地榆各八分　梔子十四枚

薤白切　香豉各八分　犀角屑六分

右七味切以水八升煮取二升分爲三服日再。出第四卷中

必効療患熱血痢方。

粳米一升研

右一味研碎令米盡取汁可一大升於新磁瓶中盛取油絹密閉頭繫内著井水中令至明飲之傳與人無不差者。出第二卷中

古今錄驗療血痢及膿血方。

黃連三兩

右一味切以清水三升漬一宿旦煎取一升半去滓分爲二服服令須臾盡。文仲同

又療下痢鮮血方。

乾地黃　犀角屑　地榆各二兩

右三味擣篩蜜丸如彈子大每服一丸水一升煎取五合去滓溫服之。

又療下血痢地膚散方。

地膚五兩　地榆根　黃芩各二兩

右三味擣篩爲散以水服方寸匕日三。並出第二卷中

久血痢方三首

病源此由體虛受熱熱折於血血入腸故成血痢。熱不歇胃虛不復故痢血久不差多變嘔噦及爲濕䘌。出第十七卷中

崔氏療痢血數十年方。

石灰三大升炒令黃

右一味以水一斗攪令澄清一服一升三服止。出第三卷中

小品療下血連歲不愈方。

黃連半斤

右一味擣末以雞子白和爲餅子微火炙令黃黑復擣篩服方寸匕日三有効下清血痿黃失色醫不能療者皆差。肘後同

文仲治七八十老人患積痢不斷兼不能飲食方。

人參四分　鹿角去皮取白作末炒令黃

右二味擣篩爲散平旦以粥清服方寸匕日再。並出第三卷中

蠱注痢方三首

病源此由歲時寒暑不調，則有濕毒之氣傷人，隨經脉血氣漸至於藏腑。大腸虚者，毒氣乘之，毒氣挾熱與血相搏，則成血痢也。毒氣侵食於藏腑，如病蠱注之狀，痢血雜膿瘀黑，有片如雞肝，與血雜下是也。出第十七卷中

肘後療苦時歲蠱注毒下者方。

礬石熬，二兩　乾薑　附子炮　黃連各二兩

右四味，擣篩為散，以酒服方寸匕，日三。不止更服。

又方

黃連　黃蘗等分

右二味，擣末，蜜丸如梧子大，飲服十丸，日四服。並出第二卷中

古今錄驗療純痢血如鵝鴨肝，并協蠱毒方。

茜根　升麻　犀角　桔梗

黃蘗　黃芩各三兩　地榆　蘘荷根各四兩

右八味，切，以酒三升漬一伏時，服一升，日一服。千金同。未差更作。出第六卷中

腸蠱痢方一首

病源腸蠱痢者，冷熱之氣入在腸間，先下赤，後下白，連年不愈，侵傷於藏腑，下血雜白，如病蠱之狀，名為腸蠱也。出第十七卷中

肘後凡病下，應先下白後下赤，若先下赤後下白，為腸蠱方。

牛膝三兩，擣碎，以酒一升漬經宿，每服一兩杯，日二三服。姚同。出第二卷中

膿血痢方七首

病源夫春陽氣在表，人運動勞役，腠理則開，血氣虚者，傷於風，至夏又熱氣乘之，血性得熱則流散也，其遇大腸虚，而血滲入焉，與腸間津液相搏，積熱蘊結，血化為膿，腸虚則泄，故成膿血痢也。所以夏月多苦膿血痢者，腸胃虚也。秋冬診其脾脉微濇者，為内潰，多下血膿。又脉懸絶則死，滑大則生。脉微小者生，實急者死。脉沉細虚遲者生，數疾大而有熱者死。出第十七卷中

肘後療熱病久下痢膿血，蘗皮湯方。

黃蘗二兩　梔子二十枚　黃連四兩　阿膠炙，二兩

右四味，切，以水六升，煮取二升，分為三服。又一方加烏梅二十枚。文仲同。出第二卷中

文仲治熱痢及下黃赤水及黃膿血，四肢煩，皮上冷者方。

黃連八兩　熟艾一兩　黃蘗四兩　黃芩三兩

右四味，擣篩為末，以黃臘二兩，安一升蜜中煮，令消，及煖和藥，白飲服六七十丸如小豆，日二夜一，即驗。

又久下痢膿血方。

赤石脂一升 烏梅二十個 乾薑四片 粳米一升

右四味切。以水七升煮取，令熟藥成。服七合，日三。肘後同。並出第三卷中

删繁療下焦熱，或痢下膿血，赤石脂湯方。

赤石脂八兩 烏梅二十枚去核 梔子十四枚 白朮

蜀椒汗 麻各三兩 乾薑二兩 粟米一升

右八味切。以水一斗二升煮米熟，去滓，取七升，下諸藥，煮取五合，服之。出第四卷中

備急葛氏云：若挾熱者，多下赤膿雜血方。

黃連 竈突中塵各半兩

右二味末之，酒服方寸匕，日三服。肘後云：以東膏和分作三丸，日服一丸。姚氏同。出第六卷中

古今錄驗療腸澼溏便膿血，乾薑散方。

乾薑 黃連 桂心各一分

右三味擣篩，服方寸匕，著糜中食，日三。多膿加薑，多血加桂，有驗。

又療中寒下痢膿血，附子散方。

蜀附子一枚炮 麴 乾薑各三分

右三味下篩為散，先食以酒服方寸匕，日二。并療婦人漏下。忌如前。並出第三卷中

赤白痢方六首

病源凡痢皆由榮衛不足，腸胃虛弱，冷熱之氣乘虛而入，客於腸間，腸虛則泄，故為痢也。然其痢而赤白者，是熱乘於血，血滲腸內則赤也；冷氣入腸，搏於腸間，津液凝滯則白也；冷熱相交，故赤白相雜。重者狀如膿涕而血雜之，輕者白膿上有赤脉薄血，狀如魚腦，世謂之魚腦痢也。出第十七卷中

文仲鹿茸散，治青黃白黑魚腦痢，日五十行方。

鹿茸二分炙 石榴皮二兩 乾薑二分 棗核中人七枚

赤地利一兩燒作灰服後云赤蜀如三指

右五味擣篩為散，先食飲服方寸匕，日三夜一。若下數者，可五六服。肘後同

小品卒久赤白下方。

燒馬屎一丸作灰，分服，酒水隨意服，已試良。肘後同

深師療赤白下者，黃連湯方。

黃連 黃蘗 乾薑 石榴皮

阿膠炙各三兩 甘草一兩炙

右六味切，以水七升煮取二升，為三服，日再。出第二十六卷中

延年駐車丸，主赤白冷熱痢腹痛方。

黃連六兩 乾薑二兩 當歸三兩 阿膠炙三兩

右四味擣篩。三年酢八合消膠令鎔和併手丸如大豆。以飲服三十丸。日再。肘後同出第七卷中

救急療赤白痢無問新舊。入口卽斷方。

香豉心 豉心謂合豉其中心者熟而且好不是去皮取心勿浪用之

右一味。以取豉熇令乾香。擣爲末。壯年者一大升豉心爲四服。小兒量與之。出第九卷中

必効主赤白痢方。

黃連二兩 阿膠四片

右二味。以好酒二大升合黃連煎十五沸。漉出滓。然後內膠令烊。温分三服。出第二卷中

久赤白痢方四首

病源久赤白痢者。是冷熱乘於血。血滲腸間與津液相雜而下。甚者腸虛不復。故赤白連滯久不差也。凡痢久不差。脾胃虛弱。則變嘔噦。胃弱氣逆。故嘔也。氣逆而外有冷折之不通。故噦亦變爲䘌蟲食人五藏也。三月九蟲常居人腸胃。腸胃虛則動。上食於五藏則心懊憹而悶。齒斷脣口並生瘡。下食於腸則肛門傷爛而穀道開也。輕者可治。重者致死。出第十七卷中

崔氏馬藺子散療赤白痢。腹內疠痛。并久水穀痢。色白如泔澱。悉主之。極重者不過三四日必差方。

馬藺子一升熬 地榆根皮八分 厚朴炙八分 熟艾八分

赤石脂一升 龍骨十分 茯苓十分 當歸十分

右八味搗篩爲散。一服方寸匕加至四五匕。日再夜一。白飲服。出第三卷中

文仲療赤白痢五六年者方。

燒大荆

右一味。取瀝服五六合。卽差。肘後同

又卒腹痛下赤白。數日不絕方。

雞子一枚扣頭取黃去白 胡粉末令滿壳燒焦成劑

右二味。以酒服之。肘後同並出第三卷中

近効療赤白痢日數十行。無問老小方。

甘草二兩炙

右一味切。以漿水四升。煮取一升。去滓頓服之。

疳痢方六首

必効療冷疳痢方。

取莨菪子熬令黃色

右一味。擣爲末。和臘月猪脂。更擣令熟。爲丸。綿裹如棗許大。以內下部。因痢出。卽更內新者。不過三度卽差。出第二卷中

古今錄驗療五疳蒸下痢方。

苦參三兩 青葙 甘草炙各三兩

右三味切。以水四升。煮取二升半。分三灌。即愈。凡蒸但服生地黃汁即差。

又方

青黛 丁香 黃連各等分

右三味擣篩。用泔淀和爲丸。口中有瘡含之。若下部有瘡。以綿裹內下部。日服五六十丸。含之令下差。

又方

丁香 麝香別研 石黛 石塩

山榆人 小蘗皮 桂心 乾薑

青礬石燒 頭髮灰

右十味擣爲散。著瘡上。乾者和臘月猪膏煖著。療時行病後食羊肉及肥膩或酒或房而得久蒸絡變爲疳。必須攻下部。不可輕之。

又療疳濕痢方。

青葙 雄黃研 石硫黃研 蕪荑

雷丸各二兩 苦參 狼牙各三兩 藜蘆一兩炮

右八味擣篩爲散。取如杏人大。內下部中。

又療疳濕痢神効方。

黃連三兩 零陵香一兩半 犀角屑一分 丁香三十枚

麝香一大豆 牛黃一大豆

右六味。以水洗黃連零陵香丁香。澄取清水去滓。更以水添滿九升。內黃連零陵丁香犀角煮兩沸。然後著牛黃麝香煎一沸。取一升。分作三服。如一日服不盡。二日服。又深師以九升先以一升煮添盡九升取一大升分爲三服並出第十卷中

久疳痢及久痢成疳方九首

廣濟療久患疳痢不差兀子礬散方。

兀子礬燒八分 麝香研二分 吳白礬燒六分 雲母粉五分

桂心二分 龍骨六分 無食子燒七顆 黃連八分

右八味擣篩爲散。空腹以生姜汁和三錢匕服。日再。煮薑湯下。

又療積年疳痢羸瘦。面色痿黃方。

石硫黃研 黃連各一兩 艾一兩 蜜一升

右四味。以水二升。先煮黃連艾。取半升。後內石硫黃末。更煮三五沸。即絞去滓。又內蜜更煮三五沸。下分爲三服。並出第四卷中

必効療積久痢成疳灌方。

樗根一握淨洗剝白皮擣絞取汁三合取時勿令見風 麻子脂二合燒如車脂

酢泔淀一合 椒四分汗 豉二合

右五味。以水六升。取椒豉和煎。絞取汁二升。和樗汁麻

油泔淀等三味。分爲兩分。用一分灌。隔一日更取餘者復灌。其藥欲用時。温温即得。

又療痢初較後膿血。或變純白。或成魚腦。五十日以上或一二年不差。變成疳。所下如泔淀方。

生羊肝一具

右一味。取大酢一年以上者。米麥並中年深者佳。取羊肝則去上膜。柳葉切。朝旦空腹取肝手拈取酢中出吞之。覺心悶則止。不悶還服之。一日之間能不食粥飯。盡一具羊肝者大佳。不然除飽吞巳外。料理如生肝。以薑虀下飯如常法食之。日食一具。肝不過二三具。即永差。後一月不得食熱麵。油膩。醬。豬魚雞肉等。

又療疳痢久不差。羸瘦著床欲死方。

新出羊糞一升

右一味。以水一升漬經宿。明旦絞汁頓服之。極重者不過三服。

又療疳法。丈夫婦人小兒久痢。百方療不能差。此方最効。

丁香 麝香 黄連各等分

右三味擣篩爲散。以杏核大。取竹筒吹入下部。小兒取核子量力減之。不過三四廻差。積年久疳痢不差。蔡光州云。常用奇効。備急同並第三卷中

又療久痢變成疳。下部㲉生惡瘡。惡寒壯熱者方。

桃白皮切一升 槐白皮一升 苦參切五合

艾 大棗十枚

右五味。以水五升。煮取二升半。去滓。内熊膽棗許大。攪令勻。取二升灌下部。餘三分服。

近効新附療久痢及疳痢。諸方不差者。此方必効。

揀樗根白皮不拘多少當取時不宜見狗及風

右一味細切。擣如泥。取細麵捻作餛飩如小棗。勿令破。熟煮。吞七枚。重者不過七八服。皆空腹服之。

又疳痢曉夜無度者方。

取樗根濃汁一雞子殼許

右一味。以和粟米泔一雞子殼許。灌下部。再度即差。其驗若神。小孩兒減半用之。醫人褚球録上

數十年痢方一十一首

千金療下痢丸主數十年痢。下氣消穀。令人能食。夏月長時服之。令人不霍亂方。

黄連 黄蘗 桂心 大麥糵一升半

乾薑各三兩 吳茱萸四兩 蜀椒汗半兩 麴一升熬炒

烏梅二升半

右九味。擣篩。蜜和。食巳飲服如梧子十九。日三服。至二

十丸亦可至三十丸。

又療數十年下痢，消穀下氣補羸，烏梅肉丸方。

麴 好者一升炒　附子 炮二兩　大麥蘖 炒一升　當歸 三兩

桂心 三兩　黄連　吴茱萸　烏梅肉

乾薑 各四兩　蜀椒 一兩汗

右十味擣篩，蜜和丸如梧子，食已飲服十丸，日三。

又四續丸，主三十年痊痢，骨立萎黄，腸滑不瘥方。

雲實 五合　蠟 白者五兩　附子 炮二兩　女萎 三兩

龍骨 二兩

右五味擣篩爲末，以蠟煎烊以丸藥，如梧子，飲服五丸，日三，不過五六服必差。其雲實熬令香。千金名臘煎丸

又療三十年下痢，所食之物皆不消化，或青或黄，四肢沉重，起即眩倒，骨肉消盡，兩足逆冷，腹中熱，苦轉筋，起止須人扶，陰冷無子，椒艾丸方。

赤石脂 二兩別末　熟艾 一升　乾薑 三兩　蜀椒 三百枚汗

烏梅 三百枚醋浸剥取肉

右五味，先擣篩薑椒爲末，將熟艾梅肉著一斛酒飯下蒸，令飯熟，内乾薑椒末，赤石脂末，合擣三千杵，蜜和丸如梧子，飲服十丸，日三，不差至二十丸，加黄連一升，艾一斤。

又療三十年痢不止方。

厚朴 炙　乾薑　阿膠 炙各二兩　黄連 五兩

石榴皮　艾葉 各三兩

右六味切，以水七升，煮取二升，分再服。

又療積久三十年常下神効方。

赤松木皮 去上蒼皮一斗

右一味爲散，麪粥和一升服之，日三，即止，不過服一斗永差。秘方。三十年痢，百日服差良。並出第十五卷中

古今録驗療三十年寒下及霍亂，諸藥所不能療，并腸滑，若是蠱痓所中方。

蓼子　艾屑 各一升　龍膽　續斷

白术 各三兩　蜀椒 汗　附子 炮　桂心

苦參　乾薑　甘草 炙　鼠尾草 各二兩

右十二味擣篩，蜜和，一歲兒服一丸如梧子，三歲兒服二丸，五歲兒服三丸，大人服五丸，飲下。療寒熱氣偪偪在胷中，卒氣痛繞臍神良。

廩丘公療下痢三十年方。

茯苓　乾薑　黄連 等分

右三味擣篩爲散，蜜和丸如梧子，飲服之，一日漸增至百丸。苦痢劇者，加龍骨附子炮等分，一服十丸，漸增之。

以知爲度。

又當歸湯。療三十年下痢。止諸痛方。

當歸一兩 生薑八兩 大棗二十枚

右三味。以水四升煮取一升半。分作三服。不差復作之。

又云。吾患痢三十餘年。諸療無効。唯服此方得愈也。安石榴湯。療大疰痢及白滯。困篤欲死。腸已滑。醫所不能療方。

乾薑二兩生姜倍之 黃蘗一兩細切 石榴一枚小者二枚 阿膠二兩別研漬之

右四味。切。以水三升煮取一升二合。去滓。内膠令烊。頓服。不差復作。療老小亦良。人羸者稍稍服之。不必頓盡。須臾復服。石榴須預取之。肘後同一方無黃蘗用黃連並出第二卷中

又深師療久痢方。

龍骨 赤石脂 無食子各六分 地榆三分

熟艾三月者良三分 橡子 黃蘗各五分

右七味。擣篩。蜜和丸如梧子。空腹飲服四十五十丸。日二服。稍加至六十丸。

休息痢方五首

病源休息痢者。胃管有停飲。因痢積久。或冷氣。或熱氣乘之。氣動於飲。則飲動而腸虛受之。故爲痢也。冷熱氣調。其飲則靜。而痢亦休也。腸胃虛弱。易爲冷熱。其邪氣或動或靜。故其痢乍發乍止。謂之休息痢也。出第十七卷中

肘後療休息痢方。

黃連切 龍骨如鴨子大一枚 膠如掌大炙 熟艾一把

右四味。水五升煮三物。取二升。去滓。乃内膠。膠烊分再服。濃煮乾艾葉亦佳。又當煮忍冬米和作飲。飲之。

又方

乾地榆一斤 附子一兩炮

右二味。以酒一斗漬五宿。飲一升。日三服。盡更作。

又方

龍骨四兩

右一味。擣如小豆。以水五升煮取二升半。冷之。分爲五服。又以米飲和爲丸。服十丸。文仲同並出第二卷中

文仲葛氏若久下經時不愈者。此名爲休息。下。療之方。

取大骨

右一味。炙令黃焦。擣篩。飲服方寸七。日三。愈。肘後備急同

胡洽麴蘗丸。療數十年休息痢下。不能食。消穀下氣。療虛羸方。

麥蘗炒 麴各一升炒 附子炮 桂心

烏梅肉各二兩 人參 茯苓各四兩

右七味。擣篩。蜜和爲丸如梧子。食前飲服十丸。日三。稍稍增之。肘後備急同並出第三卷中

腹肚不調痢一首

廣濟療冷熱不調痢膿水方。

人參　乾薑　枳實炙各四分　厚朴炙

龍骨　赤石脂　黃連　苦參各六分

黃芩五分

右九味，擣篩蜜丸，空腹以飲服如大豆十五丸，日二，漸加。出第三卷中

洩痢不禁不斷及日數十行方三首

集驗結腸丸，療熱毒下不斷，不問久新悉療之方。

苦參　橘皮　獨活　阿膠炙

芍藥　乾薑　黃蘗　甘草炙

鬼臼各四分

右九味，擣篩，蜜與膠共烊以和丸，併手捻作丸如梧子，暴燥，以飲服十丸，日三，不知稍加。此方亦療諸疰下及卒下悉効。

又裨脾丸，療脾滑胃虛弱，洩下不禁，飲食不消，雷鳴絞痛方。

附子炮一兩　蜀椒汗一兩　桂心二兩　赤石脂

黃連　人參　乾薑　茯苓

大麥蘗　陳麴炒　石斛　當歸各二兩

鍾乳三兩研

右十三味，擣篩，蜜和，以酒服十丸如梧子，日三，稍稍加之。出第四卷中

文仲療五勞及飽食房室傷胃，令人大便數，至圊而不能便，日數十行，劇者下血，并婦人產後餘疾，腹絞痛方。

附子一枚炮

右一味，以豬脂如雞子黃大，煎附子裂為候，削去上黑皮，擣篩，蜜和丸，先食服如大豆三丸，日三，稍加，可至十丸，當長服之，永不痢。出第三卷中

下焦虛寒及遠血近血方二首

崔氏療下焦寒損，或先見血後便，此為遠血，或痢不痢，伏龍肝湯方。

伏龍肝五合研　甘草一兩炙　乾地黃五兩　燒髮灰屑二合

黃芩　牛膝　乾薑　生榆皮

阿膠各二兩炙

右九味，切，以水七升，煮七物，取三升，去滓，下阿膠，更煎取烊，乃下髮，分作三服。

又療下焦虛寒損，或前便轉後見血，此為近血，或痢下，或不痢，好因勞冷而發，續斷湯方。

續斷　當歸　桔梗　阿膠炙

桂心炙三兩 乾薑 乾地黄 芎藭各四兩

蒲黄一升 甘草二兩炙

右十味切。以水九升。煮八物。取三升五合。去滓。下阿膠。更烊膠取沸。下蒲黄。分爲三服。並出第四卷中

下痢食完出及上入下出方一首

范汪温中湯。療寒下食完出方。

甘草炙 乾薑各三兩 蜀椒八十枚汗 附子一枚炮

右四味切。以水二升。煮取一升。分爲再服。若嘔內橘皮半兩。小與老皆取服之良。出第十五卷中

下痢腸滑方三首

范汪苦酒白丸。療赤白滯下。腸已滑。日數十行者方。

女萎 半夏洗各二兩 附子炮 藜蘆炙去頭各一兩

右四味擣合下篩。和以十年苦酒。頓丸如梧子。若有下者。飲服三丸。日三。不知稍稍增之。出第十五卷中

集驗療下痢腸滑。飲食及服藥皆完出。猪肝丸方。

猪肝一斤煮焙乾 黄連 阿膠炙 烏梅肉各二兩

胡粉七棊子

右五味擣下篩。蜜和酒服十五丸如梧子。日三。稍加。亦可散服。葛氏文仲胡洽同肘後云亦可散服出第四卷中

千金療下痢絞痛。腸滑不可差方。

黄連六兩 阿膠 鼠尾草 當歸

乾薑各三兩

右五味切。以酒七升。煮取三升。去滓。温分三服。若熱不絞痛。去乾薑加當歸。以水煮之。出第十五卷中

大注痢及赤白困篤腸滑方二首

深師卒大注痢。及赤白滯下。困篤欲死。腸已滑方。

乾薑二兩生者焙 黄蘗 石榴皮各一兩 阿膠二兩半

淡豉一升 前胡四兩

右六味切。以水三升。煮取三合。去滓。內膠。頓服。不差。更作。無毒。宜老小羸人稍稍服之。此湯兼療傷寒大下。及赤白困篤亦皆主之。出第二十六卷中

范汪療得病羸劣。服藥不愈。因作腸滑。下痢膿血。日數十行。復中絞痛。身熱如火。頭痛如破。其脉如濇方。

黄連四兩 苦參二兩 阿膠一兩

右三味㕮咀。以水一斗。煮取二升。去滓。適寒温。服二合。日三。少少益至半升。服湯盡者復合。以愈爲度。曾試驗。古今録驗同

痢兼渴方二首

病源夫水穀之精。化爲血氣津液。以養藏腑。藏腑虚。受風邪。邪入於腸胃。故痢。痢則津液空竭。藏腑虚燥。故痢而兼

渴也渴而引飲即痢不止翻溢水氣脾胃已虚不能尅消水水氣流溢浸漬肌肉則變成腫也出第十七卷中

必効療痢兼渴方

麥門冬三兩去心 烏梅二大枚

右二味以水一大升煮取強半絞去滓待冷細細咽之即定仍含之出第二卷中

古今録驗療熱渴痢方

冬瓜一枚

右一味以黄土厚一尺火炮穩約以水爛去土淨洗絞取服之

許仁則痢方七首

許仁則云此病有數種有水痢有穀痢有血痢有膿痢有膿血相和痢者有腸澼痢其水痢者本由脾氣熱消穀作水穀氣不得消便生此痢穀痢者由脾氣冷穀氣不消而生此痢血痢者由毒熱在腹血流入腸致有此痢膿痢者由積冷所致膿血相和痢者由冷熱相擊便致此痢腸澼痢者由積冷在腸腸間垢涕不能自固便有此痢色數雖多其源則一皆緣飲食不節將息失宜也

又水痢之候心腹甚痛食無妨但食後即痢食皆化盡唯變作水穀無期度多食多下少食少下有此伏者宜依後黄芩等五味散服之方

黄芩 黄連 黄蘗各五兩 黄耆四兩 龍骨六兩

右藥擣篩爲散以飲下之初服一方寸匕日二服稍稍加至二三匕服差乃止

又穀痢之候痢無期度食不消化腹痛每過冷便發有此疾候者宜依後附子等五味散主之方

附子炮 細辛 白术各五兩 乾薑四兩 神曲一升

右藥擣篩爲散以飲下之初服一方寸匕日再服稍稍加至二三匕良

又血痢之候小腹絞痛無期度食不住如水但兼血而下有此患者宜依後方

犀角五味散方

生犀角末五兩 阿膠炙四兩 黄蘗四兩 艾葉 乾姜各三兩一作乾藍

右藥擣篩爲散以飲下之初服一方寸匕日再服稍稍加至二三匕良

又膿痢之候腹亦刺痛食亦不大稀但大便兼膿遇冷而劇有此候者宜依後神麴等五味散服之良

麴末一升 乾薑六兩 丁香 豆蔻各四兩
高良薑五兩
右藥擣篩爲散。以飲下之。初服一方寸匕。日再服。稍稍加至二三七匕。
又膿血相和痢候。食不甚稀。每出膿血。與食相兼。腹亦小痛。有此候者。宜依後黃耆等五味散服之方。
黃耆六兩 赤石脂八兩 厚朴五兩炙 乾薑
艾葉炙各二兩
右藥擣篩爲散。以飲下之。初服一方寸匕。日再服。稍稍加至二三七匕。
又腸澼痢候。食稀或稠、便但似膿。每便極滑、痢有常期、有如此者。宜依後豆蔻子等八味散服之方。
豆蔻子 丁香各三兩 細辛 附子炮
乾薑各四兩 人參 黃耆各五兩 赤石脂六兩
右藥擣篩爲散。以飲下之。初服一方寸匕。日再稍稍加至二三七匕。
又前件諸痢。患無新舊。如藥療之。蹔差還發。此卽縱以新藥止之。終存其根本。由腸胃中冷熱不調。病根固結。必須湯藥滌之。以洩病勢。痢後更以藥物補助之。有此候者。宜依後附子等六味湯以利之。後服高良薑十味散以補之方。
附子炮 細辛 甘草炙 人參各二兩
乾薑三兩 大黃五兩
右藥切。以水七升。煮取二升四合。去滓。分溫三服。服如人行十里久。一服。此湯當得快利。利中有惡物如魚腦狀。或如桃李。但異於常利。勿怪之。將息經三四日。宜合後高良姜等十味散服之方。
高良薑 細辛 黃耆 白朮
苦參各五兩 丁香二兩 人參 乾薑各四兩
豆蔻子三兩 赤石脂六兩
右藥擣篩爲散。以飲下之。初服一方寸匕。日再服之。稍稍加至二三七。並出上卷中

較勘

右廸功郎充兩浙東路提舉茶塩司幹辦公事張 寔

唐王燾先生外臺秘要方第二十五卷終

重訂唐王燾先生外臺秘要方第二十六卷目録痔病陰病九蟲等三十五門

唐王燾先生外臺秘要方第二十六卷

宋朝散大夫守光祿卿直秘閣判登聞簡院上護軍臣林億等　上進

新安後學程衍道敬通父訂梓

五痔方一十二首

崔氏論曰。凡痔病有五。若肛邊生肉如鼠乳出孔外。時時膿血出者。名牡痔也。若肛邊腫痛生瘡者。名酒痔也。若肛邊有核痛及寒熱者。名腸痔也。若大便輒清血出者。名血痔也。若大便難。肛良久肯入者。名氣痔也。此皆坐中寒濕或房室失節。或醉飽過度所得。當時不爲患。久久不差。終能困人。別有大方。今單行亦要便宜。依按用之。肘後集驗同出第四卷中

廣濟療五痔方。

生槐煎五分　皂角二兩炙去皮子　麝香研　鰻鱺魚炙

雄黃研　莨菪熬　丁香　木香各二分

右八味擣篩。以槐煎和丸。分爲五丸。取一淨瓶可一升以來。掘地埋之。著一疊子於瓶上。鑽疊子作孔。內火瓶中。灰蓋之。然後內藥一丸燒。以下部著疊孔上坐。便通汗。其盡一丸藥即止。內痔以藥一丸內下部。立效。仍不及薰。忌魚熱麪等。

又療五痔蝟皮散方。

蝟皮炙　龜甲炙　當歸各六分　黃耆

槐子　大黃各八分　蛇皮炙五寸　露蜂房炙五分

藁本　桂心各五分　猪後懸蹄甲十四枚炙

右十一味擣爲散。空腹以米飲服方寸匕。日二。漸加一匕半。不利。忌如前方。

又療五痔下血不止方。

槐子　五色龍骨　槲葉炙令紫色　乾姜

芎藭　當歸　茜根　吴茱萸各六分

白斂　附子五分炮　黃耆八分　大黃十分

猪懸蹄甲十四枚炙　髮灰四分

右十四味擣篩。蜜丸。空腹以飲服如梧子二十丸。日二。漸加至四十丸。若利恐多。以意減之。忌如前方。出第四卷中

小品療五痔散。主酒客勞及損傷。療下部中傍孔。起居血縱橫出方。

赤小豆四分熬　黃耆三分　附子炮　白斂

桂心各一分　芍藥　黃芩各二分

右七味擣爲散。以酒服方寸匕。日三。止血大驗。文仲同備急集驗同

又方

藜蘆 大黃 黃連各半兩 練木子十四枚
桃人十四枚去皮 巴豆四枚去皮心 草麻十四枚一名狗蜱
右七味㕮咀。以猪肪一升煎三沸。下去滓。傅贅肉上。日三。外著此膏。内服紫參丸。常併行。古今錄驗同
又療五痔。大便肛邊清血出。紫參丸療不差。服之無不差方。
紫參 秦艽 亂髮灰 紫菀
厚朴炙，各一兩已上 藁本二兩 雷丸半升 白芷一兩
䗪蟲半兩熬 貫衆三兩去毛 猪後懸蹄甲十四枚炙
虻蟲半兩去翅足熬 石南半兩炙
右十三味擣篩。以羊脊骨中髓合猪脂各半升。煎和丸如梧子。未食酒服十五丸。日再。亦可飲下。劇者夜一服。四日肛邊痒止。八日膿血盡。鼠乳悉愈。滿六十日終身不復發。久服益善。有痔病十八年。肛出長三寸。服此方即愈。亦療脫肛。有人熱。可除羊髓。以赤蜜代。集驗備急千金同
集驗療五痔。有氣痔。温寒濕勞即發。蛇蜕皮主之。牡痔生肉如鼠乳在孔中。頻見外。妨於更衣。鼈甲主之。牝痔從孔中起外腫。五六日自潰出膿血。蝟皮主之。腸痔。更衣挺出。久乃縮。牡猪左懸蹄甲主之。脉痔。更衣出清血。蜂房主之方。

右所主藥皆下篩等分。隨病倍其所主藥爲三分。旦早以井花水服方寸匕。病甚者旦暮服之。亦可至四五服。唯得食乾白肉。病差之後百日乃近房室。又用藥内下部。有瘡内中。無瘡内孔中。千金删繁文仲同
又方
野葛末
右一味。以刀圭内藥中。服五日知。二十日差。三十日愈。徐安用之良。千金同
又方
煮槐根洗之。又煮桃根洗之。千金備急同。並出第九卷中
删繁療五痔。桃葉蒸痔方。
桃葉一斛 細糠 胡麻各一斗熬
右三味合爲一家。蒸之。取細糠熟爲度。内小口甕中。將肛門坐桃葉氣熏入肛門。蟲出當死。出第十七卷中
千金療五痔方。
蝟皮三指大切 熏黃如棗大 熟艾一握
右三味。穿地作坑。調和。取便熏之。取口中熏黃煙氣出爲佳。火氣稍盡即停。三日將息。更熏之。三度末差。勿犯風冷。羨纙臛將補。慎雞猪魚生冷。
又方

桑耳

右一味作羮。空腹下飰飽食之。三日食之。待孔卒痛如鳥啄。取大豆小豆各一升合擣。作兩囊中蒸之。及熱更互坐之。即差。並出第二十四卷中

五痔數年不差方六首

深師療五痔數年不差。槐子丸主燥濕痔。痔有雌雄。為病苦暴。有乾燥腫痛者。有崩血無數者。有鼠乳附核者。有腸中煩痒者。三五年皆殺人。忌飲酒及作勞色。犯之即發方。

槐子　乾漆熬　楤木根皮各四兩一名楤子即茱萸

秦艽　黃芩　白斂　青木香

牡蠣熬　龍骨　附子炮八角者　雷丸

蒺藜子　白芷　桂心　雞舌香各二兩

黃耆二兩

右十六味擣篩。蜜和為丸。一服二十丸。日三服。千金翼同千金翼有丁香茱萸根皮無雞舌香楤木根皮

千金小槐實丸。主五痔十年方。

槐子三斤　龍骨十兩　礬石燒　硫黃各一斤

白糖二斤　大黃十兩　乾漆十兩熬

右七味。擣篩石二種及糖。並細切。內銅器中。一石米下蒸之。以綿絞取汁。以和藥。合作丸。併手撚之丸如梧子大。陰乾。一服二十丸。日三服。深師同

又槐酒。主五痔五十年不差方。

槐東南枝一石細剉　槐東南根二石細剉

槐白皮剉一石　槐子一石

右四味。大釜以水十六石。煮取五石。澄取漬。更煎取一石六斗。炊兩石黍米。上麴二斗釀之。攪令調。封泥七日酒熟。取清飲。日三四。適寒溫量性。常令小小醉耳。合時更煮滓。取汁濤米洗器。不得用生水。此藥忌生水故也。深師并翼同

又方

塗熊膽。取差乃止。但發即塗。一切方皆不及此。救急并翼同並出第二十四卷中

古今錄驗療三十年痔。肛出下血如雞肝。此腸痔。肛邊生痤橫肛中。此牡痔。肛邊生乳。此牝痔。皆飽勞氣所生方。

大黃如金色者十兩　滑石七兩研碎　芒硝三兩　桑白皮二兩

棗三十枚　黃芩五兩　杏人二兩研

右七味切。以酒一斗二升。煮取二升。盡服之。當下。

又療十年痔。如鼠乳。膿出。便作血劇。白斂散方。

赤小豆四分　黃耆三分　芍藥二分　白斂二分

黃芩三分　桂心三分　附子炮　牡蠣各二分熬

右八味擣篩爲散。酒若泔汁服方寸匕。日三服。並出第三十卷中

五痔脱肛方二首

千金療五痔脱肛。槐皮膏止痛痒血出方。

槐白皮二兩　薰草　辛夷　甘草

白芷各半兩　野葛六銖　巴豆七枚去皮　漆子六枚

桃人十枚去皮　豬脂半斤

右十味切。以豬脂煎。三上三下。去滓。以綿沾膏塞孔中。日四五過。蟲死差。止痒痛大佳。出第二十四卷中

必効五痔脱肛方。

以死蛇一枚指大者濕用。掘地作坑。燒蛇取有孔板覆坑。坐上。蟲盡出。張文仲處出第六卷中

腸痔方一十五首

肘後療患腸痔。每大便常有血方。

以蒲黃水服方寸匕。日三。差。備急文仲崔氏千金古今録皆同

又方

礬石熬　附子炮各一兩

右二味擣篩。蜜丸如梧子。服二丸。酒下。日三。稍增。百日永差不發。備急文仲崔氏千金同

又方

以鯉魚作鱠。薑虀食之。任性多少。良。崔氏用鱔魚

又方

常食鯽魚羮。及蒸。隨意任之。備急文仲同並出第三卷中

文仲療腸痔方。

以槐木上耳擣末。飲服方寸匕。日三。肘後古今録千金同

又方

白薔薇根　枸杞根各二分暴乾

右二味擣篩爲末。服方寸匕。日三。五六日當更小膧。是中病。崔氏備急肘後同

又方

生地黃一斤切　酒二斗

右二味。以酒漬地黃三日。隨意飲多少。即差。肘後備急同

又方

取枳根皮末。飲服方寸匕。日三。亦可煮汁常飲。肘後備急崔氏皆同

備急療腸痔方。

以穀子燒末傅之。深者導之。文仲崔氏同

又方

以槐白皮一檐剉。水煮令濃。脱衣入中坐。當如欲大便狀。冷更易。不過三蟲出。

又方

擣椳白皮作屑粉。以導之。崔氏文仲千金必効同

又方

以蘩蔞燒灰礬石熬和爲粉粉之。崔氏文仲范汪同出第六卷中

删繁療肺虚勞寒損至腸中生痔名曰腸痔。肛門邊有核痛。寒熱得之。好挺出良久乃縮而瘡生。猪懸蹄青龍五生膏方。

猪懸蹄甲三枚炙　生梧桐白皮四兩　生龍膽五分
生桑白皮五分　蛇蜕皮五分　雄黄五分
生青竹皮六分　生栢皮七分炙　露蜂房炙
蜀椒汗各三分　蝟皮　附子炮各四分
杏人二十枚去皮

右十三味細切。綿裹。以苦酒二升浸一宿。於火上炙爍擣篩。以猪脂三升和。微火煎之如薄糖。傅并酒服如棗核。出第七卷中

崔氏療大便後出血。此腸痔之疾。宜服薤白湯方。

薤白切七合　羊腎脂一升

右二味。緩火煎。令薤白黄。去滓頓盡。未差更服。即止。得膿血與糞相和即差。

又方

白礬燒汁盡　附子炮去皮　乾姜各一兩

右三味擣篩。蜜和。飲服二丸至三丸。日二服。並出第四卷中

諸痔方二十八首

廣濟療痔下血方。

以蛇不問多少煎煮。肉消盡。去滓。用汁和婆羅粥著少塩食之。大効。一無所忌。

又黄耆丸方。

黄耆　枳實炙各三兩　烏蛇炙　當歸
赤石脂各二兩　蝟皮二兩炙

右六味擣篩。蜜丸。空腹酒下如梧子二十丸。日二服。更不加減。並出第四卷中

范汪療痔下血黄連麴散方。

黄連二兩　麴一兩

右二味擣篩。薄蜜溲。先食以飲服五分七。日三。不知增至方寸七。

集驗療痔。蝟皮丸方。

槐子三兩　附子炮二兩　當歸二兩　連翹二兩
乾地黄五兩　乾姜二兩　礬石二兩燒令汁盡　續斷
黄耆各一兩　蝟皮一具細切熬令焦

右十味擣篩。蜜丸。飲服十五丸如梧子。日再。加至三十丸。亦可主瘻。常用大驗。肘後備急文仲删繁千金古今録驗同

又方

以生槐皮十兩。削去黑皮。熟擣。丸如彈子。綿裹内下部中。大効。備急千金同

又方

以槐赤雞一斤爲散。飲服方寸匕。千金云槐檽也

千金療痔神方。

以七月七日多採槐子。熟擣。涎取汁。重綿絞。内銅器中盛。庭中高門上暴之。二十日以上煎成。取如鼠糞大。内穀道中。日三。亦主瘻及百種瘡。救急崔氏古今録驗同

又方

鯉魚腸二具以火炙令香

右一味。以綿裹内下部中。一食頃蟲當出。魚腸數數易之。盡數枚當差。一方云坐上蟲出。古今録驗同

又方

虎頭骨炙　犀角

右二味各爲末。如雞子大。以不中水猪脂和。塗瘡上。即差。救急深師同並出第二十四卷中

崔氏療痔方。

雀林草一大握粗切

右一味。以水二大升。煮取一升。頓服盡。三日重作一劑。無不差者。

又方

取駱駝頷下毛。燒作灰。取半雞子大。酒和頓服之。並出第四卷中

必効熨痔法。痔頭出。或疼痛不可堪忍方。

取枳實。塘灰中煨之。及熱熨病上。盡七枚立定。發即熨之。永除也。

又方

以麝香當門子。印成塩相和。以手塗痔頭上。若令人著亦佳。其痛不可忍者。不過兩度永差。

又方

以野猪肉炙。食十頓即差。三方云齊効。

又方

取五月五日蒼耳子。陰乾擣末。水服三方寸匕。日三差乃止。

又方

以二十年久鍼線袋口燒作灰。分和水服。

又痔正發疼痛方。

以葱和鬚濃煮湯。置盆中坐浸之。須臾即當痛止。

又方

以狸肉作羹食之。或作脯食之。不過三頓。無不差。

又方

以肥大棗一顆。剥去赤皮。取水銀掌中以唾研令極熟。塗棗瓤上。內下部中。差。

又方

以萹蓄根葉擣汁。服一升。一兩服差。

又方

薑屑二兩

右一味。以水三大合煮之。取一合。去滓。煖空腹服。隔日再服。忌猪肉蒜等。

又方

倚死竹色黑者。取之折斷。燒爲灰。篩和薄飲服之方寸七。忌牛肉餘無所忌。出第三卷中

古今録驗療痔。黃耆丸方。是直殿中省散騎常侍郎甄立言處

黃耆　青葙子　漏蘆　鼈甲炙

狼牙各五分　黃蘗四分　犀角屑八分　班猫去足翅熬

蝟皮四分炙　白礬十分燒去汁　芫青去足翅熬　地膽去足翅熬

蜈蚣各十枚炙　猪懸蹄甲七枚炙

右十四味。擣篩爲散。蜜和丸如梧子大。空腹以飲服二丸。日二。增之。以知爲度。忌一切油膩莧菜。

又方

掘地深一尺。圓徑四寸。炭火燒令赤。去火。以魚簿著口上。取莨菪子一合。內坑中燒。煙出。痔人坐上。以被擁當汗出。密室內作之。以煙盡更著一合莨菪子熏避風。如發汗法。則差。

又療諸痔及下血不止。轉虛羸者。服之無不効方。

黃耆　枳實各二大兩半細剉熬令黃

黃礬石一大兩炭火燒經一伏時仍數翻轉令勻著火冷訖細羅去沙淨

右三味。先擣黃耆枳實篩訖。然後和礬石更擣勻。蜜和丸。空腹以酒下二十丸。加至三十丸。日再服。忌蕎麪猪肉蒜魚勞事。唯久服一年半年。愈良驗。

又療痔方。

鯉魚腸可半升

右一味。擇之令淨。仍新鮮取一方板可濶二尺以來厚二寸。當中鑿孔。深一寸半。圓如醬盞口大。布魚腸于其內。以好麝香碎末。滲魚腸。取厚毡二三重。當心開孔。可板孔大小。鋪坐以被擁之。數進食。可至兩炊久。覺下部痛者。即是虫出也。時且更坐良久。取魚腸細擇之。恐虫入於腸中。虫可長一二寸許。細如網絲。斑作五色。每出不過十餘枚。不問度數。虫盡則止。

許仁則曰。此病有内痔。有外痔。内但便即有血。外有異。外痔下部有孔。每出血從孔中出。内痔每便即有血。下血甚者。下血擊地成孔。出血過多。身體無復血色。有痛者有不痛者。有此候者。宜依後藥方。

生槐子一斗 候未堅硬時採

右一味。擣令碎。絞取汁。日暴取稠。取地膽暴乾。擣篩爲散。和槐子煎作丸。以飲服十丸。日再。加至三十丸。如桐子大。兼以煎燃作丸如棗核大。内下部中。日夜三四度。亦可擣苦參末代地膽。

依前生槐子煎不覺。可宜合後黄耆十味散服之方。

黄耆五兩 苦參 玄參各六兩 附子炮
大黄各三兩 乾姜二兩 蝟皮炙二兩 黄連各四兩
槐子六合 猪懸蹄甲一具炙

右藥擣篩爲散。空腹以飲服方寸匕。日再服之。漸漸加至二匕。忌猪肉冷水。出下卷中

痔下部如蟲齧方九首

肘後療痔下部痒痛如蟲齧方。

胡粉 水銀

右二味。以棗膏調勻。綿裹。夜卧内穀中導之。効。崔氏同

又方

以莵絲子熬令黄黑。末。以雞子黄和塗之。集驗文仲備急范汪崔氏等同

又方

以杏人熬令黑。擣取膏塗之。集驗備急文仲崔氏同

又方

以蝟皮燒灰傅之。又獺肝燒擣散服之。崔氏備急文仲同

又方

以溺温令熱。内少礬石以洗之。良。崔氏同並出第二卷中

文仲療痔下部如蟲齧方。

擣桃葉一斛。蒸之令熱。内小口器中。以布蓋上坐之。蟲死即差。肘後崔氏備急同一方有烏梅

又方

掘地作小坑。燒令赤。以酒沃中。擣吴茱萸三升内中。及熱以板覆上。開一小孔。以下部坐上。冷乃下。不過三度即差。肘後崔氏備急同

又方

以小豆一升。好苦酒五升。煮豆令熟。出暴乾。復内令酒盡止。擣末。以酒服方寸匕。日三。崔氏備急同

又方

以猪椒子一升。酒一升漬經五日。稍稍飲。一日令盡

佳。崔氏同出第六卷中

大便下血風冷積年變作痔方三首

崔氏療大便急去血或至一升數合。而少血色。此是內傷風冷。積年多變作痔方。

大黃五分　甘遂三分　黃芩二分　乾姜　附子各四分炮　桃人三七枚去皮尖　葱白七莖

右七味以水六升煮取一升半。先服半升藥稍安。又服半升。須臾血發。又服半升。未斷候發日再作。不過三劑差。忌猪肉等。

又方

煮桃皮李皮篇蓄苦參。取汁漬之大佳。出第四卷中

備急療大便血。風冷積年。多變作痔方。

燒稻藁灰。淋汁。煎熱漬之三五度佳。崔氏肘後文仲同

灸痔法方二首

崔氏灸痔法。

以繩圍病者項。令兩頭相拄。展繩從大椎正中量之。垂繩一頭當脊正下。以墨點訖。又量病者口兩吻頭。挼繩頭正下復點之。又量病者口吻如前。便中屈繩。接前口吻繩頭正下復點之。望使相當所三處並下火。重者各五百壯。輕者三百壯。即愈。

又法

令疾者平坐解衣。以繩當脊大椎骨中向下量至尾株骨尖頭訖。再折繩更從尾株尖頭向上量。當繩頭正下即點之。高虢州初灸至一百壯得差。後三年復發。又灸之便斷。兼療腰脚。並出第四卷中

雜療痔方五首

廣濟療痔瘻疽瘡方。

光明砂別研　麝香當門子別研　蛇皮五月五日者熬

右三味等分研。先以塩湯洗拭乾。於瘡上傅少蜜。以散傅上。差止。

小品療穀道中痒痛痔瘡。槐皮膏方。

槐皮五兩　甘草　當歸　白芷各二兩　陳豉　桃人各五十粒去皮　赤小豆二合

右七味㕮咀。以猪脂二升煎。候白芷黃膏成。去滓以塗之日三度。集驗同

刪繁療虛勞寒下痢不止。肛邊轉生肉如鼠乳在大孔傍。時時膿出名牡痔。鼈甲丸方。

鼈甲炙　乾地黃　黃連　連翹各七分　栝樓　黃耆　乾姜各六分　蠐螬五枚炙　猬皮炙　續斷各五分　附子炮　槐子

礬石燒汁盡各四分

右十三味擣篩。以蜜丸如梧桐大。飲下二十丸。漸加至三十丸。日再。忌如常。

又療腎勞虛。或酒醉當風所損。腎藏病所爲酒痔。肛門腫生瘡。因酒勞傷發。瀉清血。肛門疼痛。蜂房膏方。

蜂房三兩炙　生槐白皮十兩　楝實　桃人各五十枚熬

白芷二兩　赤小豆一合碎　猪膏一升半

右七味㕮咀。綿裹。以苦酒一升漬一宿。下膏煎。取酒盡膏成。去滓。取杏子大綿裹內肛門中。又酒服一方寸匕。出第三卷中

必効療痔及諸𧏾方。

石榴東引根深者取一握

右一味。勿令見風。拭去土。挫。又取鹿脯四指大一片。炙兩畔令熟。搥碎擘。以水三升煮取一升。適寒溫空腹頓服之。其患痔盛發者。服即定。諸𧏾無問赤白並出差。出第三卷中

脫肛方三首

病源脫肛者。肛門脫出也。多因久痢後。大腸虛冷所爲。肛門爲大腸之候。大腸虛而傷於寒。痢而用氣偃。而氣下衝則肛門脫出。因謂脫肛也。出第十七卷中

小品療脫肛熏方。

以女萎一升。以器中燒。坐上熏肛門。即愈。范汪集驗千金同出第十卷中

删繁論曰。肛者。主大便道。肺大腸合也。號爲通事令史。重十二兩。長一尺二寸。廣二寸二分。應十二時。若臟傷熱。即肛閉塞。大便不通。或腫縮入生瘡。若腑傷寒。則肛寒。大便洞瀉。肛門凸出。良久乃入。熱則通之。寒則補之。不虛不實。依經調之。

療肛門主肺熱。應肛門閉塞。大便不通。腫縮。白蜜兌通之方。

以白蜜三升煎。令成乾燥。投冷水中。可得丸長六七寸許。兌肛門中。到身中向上入頭向下。停少時。兌烊。斯須即通泄。千金同出第三卷中

千金療肛出方。

磁石四兩研　桂心一尺　蝟皮一枚炙黃

右三味篩爲散。服方寸匕。一日服十服。即縮。勿舉重。須斷房室周年乃佳。出第二十五卷中

肛門凸出方三首

删繁療肛門主大腸寒。應肛門寒。則洞瀉凸出。猪肝散方。

猪肝一斤炙令黃燥　黃連　阿膠炙　芎藭各二兩

烏梅肉五兩熬 艾葉一兩熬

右六味擣篩。平旦空腹溫服方寸匕。日再。若不能酒。白飯服亦得。千金同出第三卷中

千金肛門凸出壁土散方。

故屋東壁土一升碎研 皂莢三挺長者

右擣土爲散。裹敷肛門。其頭出處。取皂莢炙煖更遞熨之。取入則止。

又麻履底按入方。

麻履底 鼈頭一枚

右二味。燒鼈頭爲散。敷肛門凸出頭。炙履底以按熨令入。永不出矣。並出第二十五卷中

卒大便脫肛方六首

肘後療卒大便脫肛方。

灸頂上廻髮中百壯。

又方

以豆醬清合酒塗之。文仲備急同

又方

燒虎骨末水服方寸匕。日三。卽差

范汪療卒大便脫肛方。

以緑桑枝螺取燒末。豬脂和敷之。立縮。亦可末以粉之。備急張文仲同出第三卷中

千金療卒大便脫肛方。

以豬膏和蒲黃敷之。指推內之。但以粉粉之亦佳。張文仲備急同

又方

灸鳩尾骨上七壯。備急文仲集驗同出第二十五卷中

腸肛俱出方二首

肘後療若腸隨肛出。轉廣不可入一尺來者方。

擣生括樓。取汁溫服之。以豬肉汁洗手。隨抑按自得入效。范汪小品張文仲備急千金同

備急若腸隨肛出方。

熬石灰令熱。布裹熨之。隨按令入。冷卽易。小品文仲備急同出第八卷中

脫肛歷年不愈方三首

集驗療脫肛歷年不愈方。

以生鐵三斤。以水一斗煮取五升。以洗之。日再。范汪千金備急文仲同出第六卷中

千金療脫肛歷年不愈方。

以死鼈頭一枚。燒令煙盡。作屑。以敷肛門上。手按之令入。兼灸橫骨一百壯。

又方

以鉄精粉上。按令入即愈。並出第二十五卷中

疝氣及㿗方六首

廣濟療疝氣核腫疼方。

黄耆　桃人去尖皮熬　山茱萸　五加皮
檳榔人各八分　牛膝六分　茯苓六分　蓯蓉八分
五味子十分　人參　續斷各六分　桂心八分
遠志去心　石南各五分　海藻洗八分　玄參十分
枳實炙　龍骨八分　蒺藜子二十分熬

右十九味擣篩。蜜丸如桐子大。酒服三十丸。日二。漸加至四十丸。

又療腎虛疝氣。腰膝冷疼。陰囊腫痒。狐陰丸方。

狐陰炙一枚　木香　蒺藜子　膃肭臍
昆布各六分　牛膝　菟絲子各八分酒漬
桃人去尖皮熬　石斛各十分　檳榔人十枚

右十味擣篩。蜜和丸如梧子大。空腹以酒下二十丸至三十丸。日再服。忌熱麪蕎麥猪魚粘食等物。並出第六卷中

集驗療㿗方。

取楊柳如脚大指長三尺二十枚。以水煮令極熱。以故布乾掩腫處。取柳枝更互拄之。如此取差止。文仲備急千金同　通按拄音主刺也

千金療㿗方。

牡丹二兩　海藻洗二兩　狐陰炙一具　地膚子二兩
茯苓二兩　五味子二兩　芍藥二兩　橘皮二兩
蜘蛛五十個熬　防葵二兩　細辛二兩　蒺藜子二兩
桂心二兩　澤瀉二兩　桃人五十枚去尖皮熬

右十五味下篩。蜜和。服十丸如梧子大。稍加至二十丸。忌胡荽生葱生菜酢物。出第二十五卷中

備急療㿗方。

以桃人擣敷之。亦療婦人陰腫。乾即易。集驗同出五卷中

古今録驗療㿗蒺藜丸方。

蒺藜子　乾地黄各一分　鹿茸炙十分　白歛八分
磁石研十分　礜石煉十分　鉄精　桂心
續斷各五分　巴戟天　芍藥　玄參
通草　升麻　牛膝　寄生各八分
澤瀉七分　射干八分　蓯蓉十分　海藻八分如髮者

右二十味擣篩。以蜜和爲丸如梧子大。飲下十丸。日二。漸增至二三十丸。甄立言處出第四十一卷中

卒病㿗方五首

肘後療超躍舉重。卒得陰㿗方。

白朮五分　地膚子十分　桂心一分

右三味擣末。以飲服一刀圭。日三。古今錄驗同

又方

狐陰一具炙　海藻　牡丹皮各三分　桂心二分

右四味擣篩爲散。蜜和爲丸如梧子大。小兒服五丸。大人增之。

集驗灸卒癩法。

以蒲横度口折之。一倍增之。以布著小腹大横理。令度中央上當臍。勿使偏僻。灸度頭及中央合二處。隨年壯。好自養。勿舉重大語怒言大笑呼喚。千金范汪同

又方

牽陰頭正上向。灸莖頭所極。又牽下向穀道。又灸所極。又牽向左右髀直下行。灸所極。皆使正直勿偏。四處炷。隨年壯佳。千金范汪同

又法

灸足厥陰左右各三壯。穴在足大指間是也。千金范汪同並出第九卷中

癩卵偏大方三首

千金療癩疝卵偏氣上方。

牡丹　防風各一分

右二味擣爲散。温酒服方寸匕。日二。忌胡荽。出第二十五卷中

張文仲小品牡丹散。療癩偏大氣脹方。

牡丹　桂心　防風　鐵精

豉熬等分

右五味擣篩。酒和方寸匕服之。小兒一刀圭。二十日愈。嬰兒以乳汁和大豆與之。大效。忌如前。肘後同出第七卷中

古今録驗牡丹五等散。療癩疝陰卵偏大。有氣上下脹大。行走腫大。服此良驗方。

牡丹皮　防風　黄蘗炙　桂心各一分

桃人二分去皮尖研

右五味擣爲散。以酒服一刀圭。二十日愈。少小癩疝最良。小兒以乳汁和如一大豆與之。忌如前。出第四十一卷中

灸諸癩法一十四首

千金論曰。男癩有腸癩卵癩氣癩水癩四種。腸癩卵癩難差。氣癩水癩鍼灸易差。

又卵偏大上入腹方。

灸三陰交。在内踝上八寸。隨年壯。

又男陰卵偏大癩法。

灸肩井解臂接處。隨年壯。男癩灸小指端七壯。病在左者可灸左。在右者灸右。良効。

又法

灸關元百壯。

又法

灸玉泉百壯。報之。穴在臍下四寸。

又法

灸泉陰百壯。三報之。在横骨邊三寸。

又癩病陰卒腫者法。

令並足合兩拇指爪相並。以一艾炷灸兩爪端方角處。一炷令頓上兩爪角。各令半炷上爪上七壯。

又兩丸縮入腹法。

灸三陰交。隨年壯神効。

又男陰卵大癩病法。

灸足太陽五十壯。三報之。

又法

灸足太陰五十壯。又在内踝上一穴。

又法

灸大拇指内側。去端一寸白肉際。隨年壯。甚驗。雙灸之。

又法

灸横骨兩邊二十壯。夾莖是也。

又法

灸足大指理中十壯。隨邊腫灸之。

灸小兒癩法。

先將兒至碓頭祝之曰。坐汝令兒某甲陰囊癩。故灸汝三七二十一。灸訖。便牽小兒令碓頭下向著囊縫。當陰頭灸縫上七壯。即消。已驗。艾炷帽簪頭大耳。

又法

凡男癩。當騎碓軸。以莖伸置軸上。齊陰莖頭前灸軸木上。隨年壯。即愈。並出第二十五卷中

陰腫方六首

病源此由風熱客於腎經。腎經流於陰腎。不能宣散。故致腫也。出第四卷中

集驗療男子陰腫大如斗核痛。人所不能療者方。

以雄黄一兩研碎綿裹甘草一尺生用切水一斗煮取二升以洗之。忌海藻菘菜。

又方

取莧菜根擣薄之。范汪千金同

又方

取蔓菁根擣薄之。范汪同

擣馬鞭草薄之。（范汪同並出第九卷中）

文仲療陰腫方。

取桃人去皮尖熬末酒服彈丸許。不過三服即差。（千金備急同出第七卷中）

古今録驗療腫大如斗方。

取雞翅燒灰。飲服其毛一孔生兩毛者佳。腫在左取左翅。在右取右翅。雙腫取兩邊翅。（千金治小兒卵腫出第四十一卷中）

陰疝腫縮方一首

病源疝者。氣痛也。衆筋會於陰器。邪客於厥陰少陽之經與冷氣相搏。則陰痛而攣縮也。（出第四卷中）

文仲療陰卒縮入腹。急痛欲死名陰疝方。

狼毒（四兩炙）　防葵（一兩）　附子（二兩炮）

右三味擣篩。蜜和丸如梧子。酒服三丸。日三夜二。（古今録驗范汪同出第七卷中）

陰卒腫痛方三首

文仲葛氏療男子陰卒腫痛方。

灸足大指第二節下橫理文正中央五壯。姚云足大指本三炷。（亦治小兒陰疝發時腫痛隨痛左右灸之出第七卷中）

備急療男子陰卒腫痛方。

雞翮（六枚燒）　蛇床（等分）

右二味爲末。以飲服少許。隨卵左右取雞翮。（集驗同姚方無蛇床）

又若有息肉突出方。

以苦酒三升漬烏喙五枚三日。以洗。一日夜三四度差。（肘後同出第五卷中）

陰囊腫痛方五首

千金有人陰冷。漸漸冷氣入陰囊腫滿恐死。夜即痛悶。不得眠睡方。

取生椒擇之令淨。以布帛裹著丸囊。令厚半寸。須臾熱氣大通。日再易之。取消爲効乃止。

又方

煮大薊根汁。服一升日三。不過三劑愈。

又方

醋和麪炙令熱熨之。

又方

以醋和麪塗之。

又方

釜月下土。以雞子白和敷之効。（肘後同並出第二十五卷中）

陰下痒濕方七首

病源大虛勞損。腎氣不足。故陰汗陰冷。液自泄。風邪乘之則搔痒也。其湯熨針石別有正方。補養宣導今附於後。養

生方導引法云。卧令兩手布膝頭。取踵置尻下。以口内氣。腹脹自極。以鼻出氣。七息除陰下濕。少腹裏痛膝冷不隨。出第四卷中

文仲療陰痒生瘡方。

嚼胡麻塗之驗。肘後千金同

葛氏療陰囊下濕痒皮剥方。

烏梅十四枚　錢四十文　塩三指撮

右三味。以苦酒一升。於銅器中浸九日。洗之效。肘後同

又方

煮槐皮苦參黄蘗及香薷汁洗之。並良。肘後同出第七卷中

救急療陰下濕痒成瘡方。

猪蹄兩脚　槐白皮切一升

右二味。斟酌以水煮洗瘡。一日五六遍。永差。

又方

煮桃皮和黍米汁洗之。並出第五卷中

古今録驗療陰下痒濕湯洗方

甘草一尺。以水五升。煮取三升。漬洗之。日三四度。便愈。

又療陰下濕痒生瘡方。

呉茱萸一升。水三升。煮取三五沸。去滓。以洗瘡。諸瘡亦治之。出第四十一卷中

陰痛方三首

病源腎氣虚損。爲風邪所侵。邪氣流入於腎經。與陰氣相擊。真邪交爭。故令陰痛。但冷者唯痛。挾熱者則腫。其湯熨鍼石。別有正方。補養宣導。今附於後。養生方導引法云。兩足指向下拄席。兩涌泉相拓。坐兩足跟頭。兩膝頭外扠手。互前向下盡勢。七通。去勞損陰膝冷。出第四卷中

集驗療卒陰痛如刺。汗如雨出方。

小蒜一斤　韭根一斤一方無　楊柳根一斤

右三味。合燒。以酒灌之。及熱氣熏之。即愈。千金同出第九卷中

千金療陰腫痛方。

灸大敦三壯。

又方

車前子末。酒服之。佳。出第二十五卷中

陰瘡方七首

病源腎榮於陰。腎氣虚。不能制津液。則汗濕。虚則爲風邪所乘。邪客腠理。而正氣不泄。邪正相干。在於皮膚。故痒搔之則生瘡。出第四卷中

千金療陰下生瘡。洗湯方。

地榆　黄蘗各八兩

右二味切，以水一斗，煮取六升，去滓。適寒温洗瘡，日再。只以黄蘗湯洗亦効。

又凡妬精瘡者，男子在陰頭節下，婦人在玉門內，並似疳瘡作臼方。

用銀釵以綿裹，用臘月猪脂熏黄，火上煖，以釵烙瘡上，令熱。取乾槐枝爇塗之，以麝香黄礬青礬末敷之，小便後即敷之，不過三兩度差。但用疳瘡方中藥敷之即差。出第二十五卷中

葛氏療男子陰瘡方。

爛煮黄蘗洗之，又用白蜜塗之。

又方

黄連　黄蘗各等分，末之，先煮肥猪肉湯洗之，然後以藥粉之。

又方

以蜜煎甘草末塗之，大良。比見有人患塗頭腫坎下，瘡欲斷者，以猪肉湯漬洗之，并用前粉粉之，及依陶方即差，神驗。出第七卷中

必効療陰生瘡膿出作臼方。

高昌白礬一兩

右一味，擣細研之，鍊猪脂一合，於瓷器中和攪作膏，取槐白皮切，作湯洗瘡上，拭令乾，即取膏敷上，及以楸葉貼上，不過三兩度永差。

古今録驗療陰瘡方。

黄蘗　黄連各三分　胡粉一合

右三味，擣爲末，粉上，日三。婦人綿裹棗核大內之。出第四十一卷中

陰邊粟瘡方五首

必効療陰瘡陰邊如粟粒生瘡及濕痒方。

以槐北面不見日處白皮一大握，鹽三指一撮，以水二大升，煮取一升，洗之，日三五遍，適寒温用。若涉遠恐衝風，即以米粉和塗之，神効。

又療陰瘡有二種，一者作白膿出，名曰陰蝕瘡；二者但赤作瘡，名爲熱瘡。若是熱瘡，用此方。

取黄蘗　黄芩各一兩，切，作湯洗之，用黄蘗黄連末粉之，云神良。

又方

以黄連和胡粉末敷之，必効。

又方

紫芽茶末一分　荷葉一片，燒灰

右二味，爲末，以鹽漿水洗訖，敷之，三五度即愈。

又方

取停水處乾卷地皮末敷之。神効。是長安郭承恩用之得効。出第四卷中

著硇砂方四首

救急避近著硇砂損陰方。

豬蹄一具，擘破　浮萍草三兩

右二味。以水三大升。煮取半升。去滓。以瓶子盛汁。內陰瓶中漬之。冷即出拭乾。便敷後藥粉之。

又粉法。

薔薇根皮　黃蘗各三分　朴硝　蛇床子各一分

甘草二分，炙

右五味。擣爲散。用前法浸洗後。以粉瘡上。亦不甚痛。慎風。出第八卷中

必効主著硇砂方。

取雞子一枚。煮熟。剝取肉。更用生雞子二個傾取白和。熟研令細。以綿裹之立定。李饒州云奇効

又方

甘草　黃蘗　白礬燒令汁盡

右三味。爲末敷之。出第四卷中

九蟲方一首

病源夫九蟲者。一曰伏蟲。長四寸。二曰蛔蟲。長一尺。三曰白蟲。長一寸。四曰肉蟲。狀如爛杏。五曰肺蟲。狀如蠶形。六曰胃蟲。狀如蝦蟇。七曰弱蟲。狀如瓜瓣。八曰赤蟲。狀如生肉。九曰蟯蟲。至細微。形如菜蟲。伏蟲。羣蟲之主也。蛔蟲貫心則殺人。白蟲相生。子孫轉大。長至四五尺。亦能殺人。肉蟲令人煩滿。肺蟲令人欬嗽。胃蟲令人嘔吐。胃逆喜噦。弱蟲又名膈蟲。令人多唾。赤蟲令人腸鳴。蟯蟲居胴腸。多則爲痔。劇則爲癩。因人瘡處以生諸癰疽癬瘻瘑疥齲。蟲無所不爲。人亦不必盡有。有亦不必盡多。或偏有或偏無者。此諸蟲依腸胃之間。若腑藏氣實。則不爲害。若虛則能侵蝕。隨其蟲之動而變成諸患也。集驗同。出第十八卷中

集驗貫衆丸。主療九蟲動作諸病方。

貫衆熬　石蠶熬，五分　狼牙四分　雚蘆二分

蜀漆六分，炙　殭蠶三分，熬　雷丸六分　蕪荑四分

厚朴三分　檳榔六分

右十味。擣篩。蜜丸。空心煖漿水服三十丸。日三。不知。稍稍加之。白蟲用榧子湯服。備急、文仲、古今錄驗、范汪同。出第九卷中

五藏蟲方七首

刪繁療脾勞。有白蟲長一寸。在脾爲病。令人好嘔。而胷中駭駭。一作玄玄 嘔而不吐出。前胡湯方。

前胡三兩　白朮三兩　赤茯苓三兩　枳實二兩炙

細辛三兩　旋復花一兩　常山三兩　松蘿二兩

龍膽三兩　竹葉一升切　杏仁三兩去尖皮

右十一味。切。以水一斗。煮取三升。去滓。分三服。若腹中熱滿。下茈硝三兩。黄芩三兩。苦參二兩。加水二升。依方煎。忌如常。

又療脾勞熱。有白蟲在脾中爲病。令人好嘔。茱萸根下蟲湯方。

茱萸東引根大者一尺切　大麻子八升　橘皮二兩切

右三味。切。擣麻子爛。並和煎服。或下黄汁。凡合藥。禁聲勿語道作藥。蟲當聞便不下。切須忌之。甚驗。以水煎服。臨時量之效。

又療肺勞熱損。生肺蟲。形如蠶。在肺爲病。令人欬逆氣喘。或謂憂恚氣膈寒熱。皆從勞之所生。名曰膏肓。鍼灸不著。麥門冬五膈下氣丸方。

麥門冬十兩去心　蜀椒四分汗　遠志　附子炮各六分

乾薑五分　甘草十分炙　人參七分　細心六分

桂心五分　百部根　白朮　黄耆各五分

杏人四十枚　檳榔五分

右十四味。擣篩。蜜丸如彈子許。含一丸。稍稍嚥汁。忌如常。

千金療腎熱。四肢腫急。蟯蟲如菜中蟲。生腎中爲病方。

貫衆大者三枚熬　乾漆二兩熬　茱萸六分一云五十枚

杏人四十枚　蕪荑　胡粉　槐白皮各四分

右七味。擣散。平旦以井花水服方寸匕。增之。以差止。

又肺勞熱。生蟲在肺爲病方。

東行桑根白皮切一升　東行茱萸根切五兩　狼牙三兩

右三味。切。以酒七升。煮取一升半。平旦服盡。

又療肝勞。生長蟲在肝爲病。令人恐畏不安。眼中赤方。

雞子五枚去黄　東行茱萸根切三升　蠟三兩

乾漆四兩熬　粳米粉半升

右五味。擣茱萸根漆爲末。和藥銅器中。打雞子。調。火鍊可丸如小豆。宿勿食。旦以飲服一百二十丸。小兒五十丸。蟲即爛出差。

又療心勞熱傷心。有長蟲名蛔蟲。長一尺。貫心爲病方。

雷丸熬　橘皮　桃人各五分　狼牙六分

貫衆三枚　蕪荑　青葙子　乾漆熬各四分

亂髮如雞子燒　殭蚕二十枚熬

右十味。擣篩。蜜丸。以飲及酒空腹服二七丸。日再服之。

並出第十八卷中

長蟲方二首

集驗療長蟲雞子丸方。

雞子白三枚 乾漆四兩熬一本無 臘三兩 粳米粉半斤

右四味內銅器中。於微火上煎。攪令調。內粉令凝可丸。置土上溫。乃內雞子。攪令相得。又煎令可丸。宿勿食。以飲下小豆許大一百二十丸。小兒五十丸。効驗。

又方

取楝實以淳苦酒中漬再宿。以綿裹內下部中。令入三寸許。一日易之。千金范汪同並出第九卷中

蛔蟲方九首

病源蛔蟲者。是九蟲之一也。長一尺。亦有長五六寸。或因腑藏虛弱而動。或因食甘肥而動。其發動則腹中痛發作種聚。去來上下痛。有休息。亦攻心痛。口中喜涎及吐清水。貫傷心者則死。診其脉。腹中痛其脉法當沉弱弦。今反洪而大。則蛔蟲也。出第十八卷中

廣濟療蛔蟲方。

酸石榴根東引入土五寸者切二升 檳榔十枚碎

右二味。以水七升。煮取二升半。絞去滓。著少米煮稀粥。平旦空肚食之。少間蟲便死。快利。効無忌。出第四卷中

肘後療蛔蟲或攻心痛如刺。口中吐清水方。

取龍膽根多少任用。以水煮濃汁。去滓。宿不食。平日服一二升。不過再服。下蛔蟲也。

又方

取有子楝木根。剉。以水煮取濃赤黑汁。用米煮作糜。宿勿食。旦取肥香脯一片先喫。令蟲聞香舉頭。稍從一口爲度。始少進。漸加服一匕。服至半升。便下蛔蟲。千金文仲同

又方

以雞子一枚。開頭去黃。以好漆少許內中相和。仰頭吞之。蟲悉出矣。文仲集驗備急千金同出第二卷中

集驗蛔蟲攻心腹痛方。

取薏苡根二斤。剉。以水七升。煮取三升。先食盡服之蟲死盡出。千金范汪同出第九卷中

千金療蚘蟲方。

萑蘆下篩。以餅臛和服方寸匕。蟲不覺出之。亦主蟯蟲出。肘後云萑蘆一兩末以羊肉作臛和服出第十八卷中

崔氏療蚘蟲方。

取繰蚕蛹汁。空腹飲之。良。若非繰絲時。即須收蛹暴乾。患者擣篩。取意斟酌多少。和粥飲服之。

又方

鶴蝨 三兩

右一味擣散。以肥猪羊肉但得一色。以葱豉爲臛汁。每旦空腹服。以臛汁和一方寸匕頓服。稍多飲臛汁佳。若不能散服。即以蜜和爲丸如梧子。一服十丸。還以此臛汁下之。假令明旦服。今日暮即勿食。明旦服藥訖。還至巳時爲佳。要服此丸散使盡。巳後三十日勿雜食。未差。出第五卷中

必効療蛔蟲方。

菉豆三升。煮取濃汁。麻子一大升。研取汁一升。以下。然後取麻子汁半升和豆汁一升。更煖令溫溫正發。即炙羊肉脯令熟。先含嚥汁三五嚥。即服之。須臾即吐出或利。其蟲已消如綿練帶三二百條。如未盡更服即永絕。郭參軍云頻試無不差者一方服麻子汁効出第六卷中

寸白蟲方一十九首

病源寸白者。九蟲之一也。長一寸而色白。形小褊。因腑藏虛弱而能發動。或云飲白酒。以桑枝貫牛肉炙食之。并食生魚所成。又食生魚後。即飲乳酪。亦令生之。其發動則損人精氣。腰脚疼弱。又云此蟲生長一尺則殺人。出第十八卷中

廣濟療白蟲如馬藺葉大。於下部出不盡。以刀截斷者。令人漸漸羸瘦。石榴湯方。

醋石榴根 東引者一大握 蕪荑 三兩 牽牛子 半兩熬末

右三味。以水六升。煮取二升。去滓分三服。別和牽牛子末。每服如人行五里更服。盡快利。蟲亦盡死出。忌生冷。猪魚牛肉白酒葵筍等。此方神驗。

又方

狼牙 白斂各四分 蕪荑 六分

右三味擣散。空肚以大醋和如膏。溫頓服之。無所忌。千金同並出第四卷中

肘後療白蟲方。

淳漆 三合 猪血 三合

右二味相和。微火上煎之。不著手。成宿勿食。空腹旦先吃肥香脯一片。服如大豆許一百丸。日中蟲悉出。亦主蚘蟲。范汪同

又方

濃煮猪肉汁。煎檳榔三十枚。取三升。服之。蟲盡出。文仲備急同

又方

熟煮猪脂血。宿勿食。明旦飽食之。蟲當下。文仲備急同出第二卷中

范汪療白蟲橘皮丸方。

橘皮四分 牙子 蕪荑各六分

右三味擣篩。蜜丸如梧子。以漿水下三十丸。先食。日再服。

又方

狼牙五兩

右一味擣篩。蜜丸如麻子大。宿不食。明旦空腹以漿水下一合。服盡差。

又方

榛實破其上取皮中子。擣合蜜丸如梧子。宿不食。旦以醋漿水若米汁下三百丸。蟲並死。或以糜爛皮亦可丸。服八十丸。忌如常法。出第十九卷中

備急療白蟲蕪荑散方。

狼牙三分炙 蕪荑二分

右二味擣爲末。酒和服之。先食脯。後頓服盡立差。張文仲同 出第六卷中

救急療白蟲方。

石榴枝東引者一握去麁皮 檳榔七枚

右二味。以水二大升煮取強半。頓服。欲服時。先嚼鹿脯嚥汁。即進之。每月一二三日喫藥。必差。以蟲頭向上。月三以後服藥不効。爲其蟲頭向下也。今日欲服。預前一日莫食。其蟲吃藥之後。或利出。或內消。皆差。忌食生膾白酒。諸生肉冷物一月餘。

又方

取榧子一百枚去皮。火然啖之。能食盡佳。不能者。但啖五十枚亦得。經宿蟲消自下。無忌。崔氏同 出第八卷中

崔氏療白蟲諸方不差方。

取石榴東引根。令患人以手大指與第三指滿一握兩頭出者摠留之。又取乾脯肥者如手大一片。細剉。以水四升漬之一宿。明旦煮取一升。去滓。分三服。如人行十里久。每欲服。先嚼脯一片。然後飲藥。并令人以手按所患人腹。令藥易宣。都服了。有頃當自便蟲出。服藥以月一至五日以前。是蟲頭向上。服之得力。無問多少。皆得出盡。若疑蟲未盡。更合一劑。永愈。

又方

東引茱萸根一大握切 麻子半大升

右二味。先擣麻子極碎。又盆中熟研。以水一大升更和研。絞取濃汁。以浸茱萸根一宿。明旦煮兩三沸。頓服。如不頓服。分再服。至明旦欲服藥。令日午後便不得食。仍須先嚼一片肥乾脯嚥汁。然後服藥。服一劑去蟲不盡。停一日更作服一劑。永差。後一月日勿食脂膩魚肉。必

効。出第五卷中

千金療白蟲方。

取榧子四十九枚去皮，以月上旬旦空腹服七枚，七日服盡。蟲消爲水，永差。

又方

取茱萸北陰根，洗去土，切，以酒一升漬一宿，平旦去滓，分再服。凡茱萸皆用細根東北陰者良，若指以上大者皆不佳，用之無力。范汪同

又方

熬錫令速爍，末，平旦作羊肉臛，以藥方寸匕內汁中服之。一方熬胡粉。

又方

桑白皮切三升，以水七升，煮取二升，宿不食，明旦頓服之。

又方

用石榴根如茱萸根法。

又方

胡麻一升　胡粉一兩

右二味，擣末，明旦空腹以猪肉臛汁服盡，即差。並出第十八卷中

蟯蟲方六首

病源蟯蟲是九蟲之一也，形甚小，如今之蝸蟲狀，亦因腑藏虛弱而致發動，甚者則能成痔瘻疥癬癩癰疽瘑諸瘡。蟯虫此是人體虛弱極重者，故蟯虫因之動作，無所不爲也。出十八卷中

范汪療蟯蟲芫花散方。

芫花　狼牙　雷丸　桃人去皮尖

右四味，擣散，宿勿食，平旦以飲服方寸匕，當下蟲也。

又巴豆白膏療蟯蟲方。

巴豆一枚，燒令烟，斷去心皮　桃人四枚，熬令黑，去皮

右二味，合擣作三丸，大人清旦未食以漿服盡，少小服一丸，若不下，明旦更復作服。並出第十九卷中

千金療蟯蟲在胃中漸漸羸人方。

淳酒　白蜜　好漆各一升

右三味，合銅器中，微火上煎之，令可丸，丸如桃核大一枚，宿勿食，空腹温酒下，蟲不下，再服之。肘後、備急、集驗、范汪同，出第十八卷中

備急葛氏療蟯蟲攻心如刺吐清汁方。

擣生艾汁，宿不食，平旦嚼脯一片，令蟲聞香，後飲汁一升，當下蟯蟲。備急、文仲並同，肘後云療蚘虫

陶氏療蟲方。

取七月七日蒺藜子陰乾。燒作灰。先食服方寸匕。一服三日止。范汪千金同

又方

以好塩末二兩。淳酒半升。於銅器中煮。令數沸。宿勿食。清旦温空肚頓服之。備急文仲千金范汪等同並出第七卷中

三蟲方七首

病源三蟲者。長蟲赤蟲蟯蟲爲三蟲也。猶是九蟲之數也。長蟲。蚘蟲也。長一尺。動則吐清水。出則心痛。貫心則死。赤蟲狀如生肉。動則腸鳴。蟯蟲細微。形如菜蟲也。居胴腸之間。多則爲痔。劇則爲癩。因人瘡處。即生諸癰疽癬瘻瘑疥齲蟲。無所不爲。此既是九蟲內之三者。而今別立名者。當以其三種偏發動成病。故謂三蟲也。其湯熨鍼石。別有正方。補養宣導。今附於後。養生方導引法云。以兩手著頭相叉。長引氣。即吐之。坐地緩舒兩脚。以兩手從外抱膝中。疾低頭入兩膝間。兩手交叉頭上。十二通。愈三蟲。又云。叩齒二七過。輒咽氣二七。如是三百通乃止。爲之二十日。邪氣悉去。六十日小病愈。百日大病除。三蟲伏尸皆去。面體光澤。出第十八卷中

肘後療三蟲方。

茱萸根取東引指大者長一尺　括樓四兩切

右二味。細剉茱萸根。以酒一升漬之一宿。旦絞去滓。宿勿食。旦空腹先喫脯。然後頓服之。小兒分三服。亦療寸白蟲。

又方

擣桃葉。絞取汁。飲一升。千金集驗同一方云平旦飲三合

又方

真珠一兩研　亂髮如雞子大燒末

右二味。內苦酒中。旦空腹頓服之。令盡。集驗范汪同千金治蟯蟲

又三蟲者。謂長蟲赤蟲蟯蟲也。乃有九種。而蟯蟲及寸白人多病之。寸白從食牛肉飲白酒所成。相連一尺則殺人。服藥下之。須結裹潰然出盡。乃佳。若斷者。相生未已。更宜速除之。蟯蟲多是小兒患之。大人亦有其病。令人心痛。清朝口吐汁。煩燥則是也。其餘各種種不利人。人胃中無不有者。宜服九蟲丸以除之。

范汪療三蟲白歛丸方。

白歛　狼牙　雚蘆　桃花　貫衆各三分　橘皮二分　蕪荑一分

右七味。擣篩。蜜丸如小豆大。宿勿食。旦以漿水服一劑。日中乃食。立下。男子病大腹面黃。欲食肉。服此藥下赤蟲如筝莛者一尺。所有頭目百餘枚。病愈。又九江謝丘

病脅下有積大如杯。小腹亦堅伏痛上下移。嘔逆喜唾。心下常痛。欲食肉。服此藥。下蟲無頭足赤身有口尾二百餘枚。得愈。又九江陳昉病大腹煩滿。常欲食生菜。服此藥。下白蟲大如臂。小者百餘枚。立差。姙身婦人不得服之。

又療三蟲竹節丸方。

燒竹節　雷丸各三分　錫屑二分　橘皮一分半

右四味擣篩蜜丸如梧子大。一服八丸。日三服。

又療三蟲芎藭散方。

芎藭　雷丸　桔梗　白芷各四分

右四味擣散。以蜜飲苦酒或米汁服方寸匕。日三服。又可用蜜丸如梧子。吞十三丸。當稍稍下。不盡更服一劑。出第十九卷中

備急療三蟲方。

雚蘆四兩炙　乾漆二兩熬　吳茱萸四兩

右三味爲末。依前先嚼脯。以粥清服方寸匕。日一服。肘後范汪同

雜療蟲方三首

廣濟療蛔蟲寸白蟲方。

檳榔十二分　當歸　鶴蝨　蕪荑熬　橘皮各六分　貫衆　雷丸各四分

右七味擣散。空腹煮大棗湯服方寸匕。日二服。漸加至三匕。微利無忌。出第四卷中

千金療蟯蟲蛔蟲及痔䘌蟲食下部生瘡。桃湯方。

桃皮一兩　槐子三兩　艾葉一兩　大棗三十枚

右四味以水三升。煮取半升。空腹頓服之。出第十八卷中

又療寸白蟲化爲水泄出永除方。

榧子　檳榔　蕪荑等分

右三味爲散。溫酒服二錢匕。先燒牛肉脯喫後服藥也。

右迪功郎充兩浙東路提舉茶鹽司幹辦公事張　寔　較勘

重訂唐王燾先生外臺秘要方第二十六卷終

重訂唐王燾先生外臺秘要方第二十七卷目録淋并大小便難病二十七門

唐王燾先生外臺秘要方第二十七卷

宋朝散大夫守光祿卿直秘閣判登聞簡院上護軍臣林億等　上進

新安後學程衍道敬通父訂梓

諸淋方三十五首

病源諸淋者。由腎虛而膀胱熱故也。膀胱與腎爲表裏。俱主水。水入小腸。下於胞。行於陰。爲洩便也。腎氣通於陰。陰津液下流之道也。若飲食不節。喜怒不時。虛實不調。則腑藏不和。致腎氣虛而膀胱熱也。膀胱津液之腑。熱則津液內溢而流於睾。水道不通。水不上不下。停積於胞。腎虛則小便數。膀胱熱則水下澁。數而且澁。則淋瀝不宣。故謂之淋。其狀小便出少起數。少腹弦急。痛引於臍。又有石淋。勞淋。血淋。氣淋。膏淋。諸淋形證。各隨名具說於後章。而以一方療之者。故謂諸淋也。其湯熨鍼石。別有正方。補養宣導。今附於後。養生方導引法云。偃卧令兩足布膝頭。斜踵置鳩口。內氣振腹。鼻出氣。去淋數小便。又去石淋莖中痛。又云。蹲踞高一尺許。以兩手從外屈膝內入至足趺上急手握足五指極力一通。令內曲以利腰髖。療淋也。出第十四卷中

廣濟療患淋來積年。比醫療不能得愈。或十日五日一發。即有可時。今年因病更頻數。二十日來不定方。

滑石　冬葵子各八分　瞿麥　石韋各五分去毛

蒲黃六分　陳橘皮四分　芍藥　茯苓

芒硝各六分　子芩六分

右十味擣篩爲散。空腹煮後飲子。服方寸匕。日二服。漸加至一匕半。忌熱麪炙肉醋蒜等。

又飲子方。

桑白皮六分　通草　百合各八分　白茅根一分

右四味細剉。以水四升。煮取二升。去滓。溫下前散藥。口乾渴。含之亦得也。

又療淋。小便不通六七日方。

滑石五兩　通草三兩　瞿麥二兩　冬葵子一兩

茅根一升　石葦三兩去毛　芒硝二兩

右七味切。以水九升。煮取二升八合。去滓。內芒硝。分溫三服。每服如人行六七里進一服。以微利爲度。忌如前。並出第四卷中

范汪療淋方。

取蘩縷草滿兩手把。以水煮服之。可常作飲。勿不飲也。

又方

煮莧絲子服之。如蘩縷法。

又方

露蜂房燒。飲服之。取如椀大者妙。

又方

雞子二枚去白黃。以盐內殼中使滿。以三升水漬一升豉。絞取汁。取殼中盐投汁中。攪令調。盡服之。

又方

滑石　海蛤　雞子殼各等分

右三味搗篩爲散。以飲服半錢七。日三服。漸加至一錢七。甚良。

又方

取地麦草。一名地膚草。二七把。以水二升煎之。亦可長服。一法。且漬豉汁飲之。良。

又療淋。利小便。葵子散方。

葵子半升　滑石二兩　石南葉一兩　地榆三兩

石韋一兩去毛　通草一兩

右六味擣篩爲散。飲服方寸七。日三服。良。

又療淋莖中有石方。

取雞屎白半升。暴乾。熬之令香。擣篩爲散。以酪一云酢漿飲方寸七。日三服。到一二日當下石。即愈。

又療淋。師所不能療者神方。

取葛上亭長生折斷腹。腹中有白子如小米。長二三分。取著白板子上。陰乾爍。二三日藥成。若有人患十年淋。服三枚。八九年以還。服二枚。服時以水著小盃中。水如棗許。內藥盞中。半食頃。以爪甲研。當令扁扁見於水中。仰頭令人寫入咽喉中。勿令近牙。近則著牙齒間。不盡得入咽之也。藥雖微小。下喉自當覺至下焦淋所。有頃藥作。大煩急不可堪者。飲麦乾飯汁。藥勢止也。若無麦乾飯汁。但水亦可耳。老小服三分之一藥。當下淋如膿血。連連爾。石去者。或如指頭。或青或黃。男女服之皆愈。并療婦人產生後餘疾積聚或成帶下。服之亦愈。此蟲正月二月爲芫青。三月爲王不留行。四月五月六月爲葛上亭長。七月爲班猫。九月十月爲地膽。隨時變耳。亭長時頭當赤身黑。若淋不止。以意節度更增服之。並出第六十五卷中

小品地膚湯。療下焦諸結熱。小便赤黃。數起出少。大痛或便血。溫病後餘熱。及霍亂後當風。取熱過度。飲酒房勞。及步行冒熱。冷飲逐熱。熱結下焦。及乳石熱動。關格。少腹堅。胞脹如斗大。諸淋服之即通方。

地膚草三兩　知母　猪苓去皮　瞿麦

黃芩　升麻　通草各二兩　海藻一兩

葵子一升 枳實二兩炙

右十味切。以水九升。煮取三升。分爲三服。大小便皆閉者。加大黄三兩。婦人房勞。腎中有熱。小便難不利。腹滿痛。脉沉細者。加猪腎一具。千金同。崔氏云。若加猪腎。先以水一斗半煮取一斗。内藥煎

又療淋榆皮湯方。

榆皮半斤 滑石二兩一方一兩 黄芩一兩一方二兩 甘草炙 瞿麥各二兩 葵子一升

右六味切。以水一斗。煮取三升。温服一升。旦服。忌海藻。菘菜。並出第四卷中

集驗療淋方。

以比輪錢三百文。以水一斗。煮取三升。飲之神效。肘後同。千金治氣淋。通按比輪錢未詳

又方

取牛耳中毛燒灰。服半錢匕。立愈。文仲必效同

又方

燒頭髮灰服之。良。文仲同並出第五卷中

千金療淋痛方。

滑石四兩 貝子三十枚燒 茯苓 白术 通草 芍藥各二兩

右六味擣篩爲散。酒服方寸匕。日二服。大良。

又方

葵子五合 茯苓 白术 當歸各二兩

右四味切。以水七升。煮取三升。分三服。范汪同

又方

栝樓 滑石 石葦去毛各二兩

右三味爲散。以大麥粥飲服方寸匕。日三服。良。

又方

蜀葵根八兩 大麻根五兩 甘草一兩炙 貝子五合燒 通草二兩 茅根三斤 石首魚頭石四兩

右七味切。以水一斗二升。煮取五升。分爲五服。日三夜二服。亦主石淋。

又方

取細白沙三升一味。熬令極熱。以酒三升。淋取汁一合服之。一云頓服

又方

榆皮一斤 車前子一升 冬瓜子一升 鯉魚齒 桃膠 地麥草 通草各二兩 瞿麥四兩

右八味切。以水一斗。煮取三升。分三服。日三服。

又療卒淋方。

灸外踝尖七壯。

又方

取石首魚頭石末。水服方寸匕。日三服。

又方

鯉魚齒燒灰末。酒服方寸匕。日三服。並出第二十一卷中

崔氏療淋散方。

石韋洗刮去毛　大蟲魄一兩研　滑石一兩半　當歸

芍藥　黃芩　冬葵子　瞿麥各一兩

亂髮三團如雞子大燒灰　茯苓一兩半

右十味。擣篩爲散。服方寸匕。日二服。出第四卷中通按大虫魄即琥珀

古今錄驗療淋瞿麥散方。主簿甄權處

瞿麥　石韋去毛　滑石　車前子

葵子各四兩

右五味。擣篩。冷水服方寸匕。日三服。增至三七。

又方

取生續斷絞汁一升服之。

又療淋滑石湯方。

滑石一兩　榆白皮二兩　石韋去毛一兩　地麥草二兩

葵子二兩

右五味。切。以水一斗。煮取四升。分四服。日再服。甚良。

又療淋。榆皮湯方。

瞿麥二兩　防葵一兩　榆白皮一兩　葵子一升

滑石二兩一方四兩　黃芩一兩一方二兩　甘草二兩一方一兩炙

右七味。切。以水一斗。煮取三升。分二服。

又方

取附缸底苔大如鴨子。以甌半水煎取一甌。頓服。日三服。千金治氣淋並出第二十六卷中

近効療淋方。

葵子一升

右一味。以水三升。煮取二升。去滓。分溫服。煎茅根飲之亦佳

又方

人參六分　厚朴三分炙　粟米二合

右三味。切。以水三升。煮取七八合。以新布絞去滓。分溫三服。服別相去如人行七里。

又方

茯苓　地骨皮各三兩　甘草炙　黃芩

前胡　生薑各二兩　麥門冬八兩去心　竹葉切一升

蒲黃二兩

右九味。切。以水九升。煮二升六合。去滓。分爲三服。

五淋方三首

集驗論五淋者。石淋。氣淋。膏淋。勞淋。熱淋也。石淋之爲病。

小便莖中痛尿不得卒出時自出。痛引少腹膀胱裏急氣淋之爲病。小便難。常有餘瀝。膏淋之爲病。尿似膏白出。少腹膀胱裏急。勞淋之爲病。倦卽發。痛引氣衝。小便不利。熱淋之爲病。熱卽發。其尿血後如豆汁狀。畜作有時。五淋各異。療方用雜。故不載也。並出第五卷中

范汪療五淋方。

䗪蟲五分熬一作蝱虫　班貓二分去翅足熬　地膽二分去足熬

猪苓三分

右四味擣篩爲散。每服四分七。日進三服。夜二服。但少腹有熱者。去猪苓。服藥二日後。以器盛小便。當有所下。肉淋者下碎肉。血淋者下如短繩。若如肉膿。氣淋者下如羮上肥。石淋下石。或下砂。劇者十日卽愈。禁食羮猪肉。生魚。葱。塩。醋。以小麥汁服之。良。

又療五淋神良延命散方。

滑石　礜石燒半日　石膏　車前子

露蜂房炙并白子用之　貝子擣著苦酒中二三宿取細者用之

栢子人　魚齒擣令熟　雞矢白　苦瓠中穰并子熬

特牛陰頭毛燒　芒硝熬令汁盡各一分　白雞肶胵裏黃皮熬

婦人陰上毛二分燒一本無

右十四味擣篩爲散。每服半錢匕。加至一錢匕。日三夜一服。以葵子飲下之。三日愈。甚者不過六七日愈。小便以器盛之。當見石及諸物也。並出第十五卷中

必効療五淋方。

白茅根四斤。剉之。以水一斗五升。煮取五升。去滓。分三四服。肘後千金同出第三卷中

石淋方一十六首

病源石淋者。淋而出石也。腎主水。水結則化爲石。故腎客砂石。腎虛爲熱所乘。熱則成淋。其病之狀。小便則莖裏痛。溺不能卒出。痛引少腹。膀胱裏急。砂石從小便道出。甚者塞痛令悶絕。出第十四卷中

范汪療石淋方。

鼈甲燒灰。擣篩爲散。酒服方寸匕。頻服數劑。當去石也。肘後同

又方

取人家籬墻上連蔓葎閣。掘出見其根。挽斷。以杯於坎中承其汁。服之一升。石自當出。若不出。更服一升。

又方

取車前子二升。用絹囊盛之。以水八升。煮取三升。去滓。頓服之。移日又服。石當下也。宿勿食。服之神良。肘後千金同

又方

栢子人　芥子　滑石各等分

右三味擣篩爲散。以麥汁飲服方寸匕。日三服。已効。

又方

牛角燒灰服方寸匕。日五六服。任意飲酒。

又方

瞿麥子擣爲末。酒服方寸匕。日三服。至一二日當下石。又香薷擣作屑。以酢漿飲服方寸匕。日三至二三日當下石。並出第十五卷中

小品療石淋方。

浮石取滿一手。擣爲末。以水三升。苦酒一升。煮取二升。澄清。溫服一升。不過再三服。石即出。古今録驗千金崔氏同出第四卷中

集驗療石淋方。

鯉魚齒一升。貝齒一升。擣篩。以三歲苦酒和。分爲三服。宿不食。旦服一分。日中服一分。暮服一分。古今録驗范汪同

文仲石淋方。

桃膠如棗大。夏月著三合冷水中。冬月以湯三合和之。一服。日三。當下石。石盡卽止。千金古今録驗同

又方

濃煮車前草汁飲之。良也。古今録驗同出第四卷中

古今録驗療石淋及諸淋方。

石首魚頭石十四枚　當歸等分

右二味擣篩爲散。以水二升。煮取一升。頓服立愈。單用魚頭石亦佳。

又石淋石韋散方。

石韋去毛　滑石各三分

右二味擣篩爲散。用米汁若蜜服一刀圭。日二服。范汪同

又方

取生葎葉擣絞取汁。三升爲三服。石自出。范汪同

又滑石散。療石淋。莖中疼痛瀝瀝。晝夜百餘行。內出石及血方。

滑石二十分　石韋去毛　當歸　通草

地膽去足熬　鍾乳研各二分　車前子三分　瞿麥

蛇床子二分　細辛　蜂房炙各一分

右十一味爲散。以葵汁麥粥服方寸匕。日三。

又療石淋瀝瀝莖中痛。晝夜百行。或血出延命散方。

滑石　牛角䚡燒灰　芒硝各二兩　瞿麥三兩

車前子　露蜂房炙　貝子燒　栢子仁

魚齒炙 雞矢白 苦瓠子燒 牛陰頭毛各一兩
婦人陰上毛二分一本無
右十三味擣篩爲散。以葵汁服方寸匕。日三服。
又療石淋方。
取雞子陳者一枚。用苦酒一升。以雞子合苦酒置器中。以油紙三四重密封頭。不令水得入。沉井中一宿。平旦取剥去皮。吞其黄。石即消去。並出第二十六卷中

血淋方五首

病源血淋者。是熱淋之甚者。則尿血。謂之血淋。心主血。血之行身。通遍經絡。循環腑藏。勞熱甚者。則散失其常經。溢滲入胞而成血淋也。出第十四卷中

廣濟療血淋不絶。雞蘇飲子方。
雞蘇一握 竹葉一握切 石膏八分碎 生地黄一升切
蜀葵子四分末湯成下
右五味。以水六升。煮取二升。去滓。和葵子末。分温二服。如人行四五里。久進一服。古今録驗范汪同
又療血淋小便磣痛方。
雞蘇二兩 滑石五兩碎 生地黄半斤 小蘇根一兩
竹葉二兩 通草五兩 石膏五兩碎
右七味細剉。以水九升。煎取三升。去滓。分温三服。如人行四五里進一服。並出第四卷中
千金療血淋方。
石韋去毛 當歸 芍藥 蒲黄各等分
右四味爲散。酒服方寸匕。日三服。肘後文仲同出第二十一卷中
備急陶氏療淋下血二升者方。
取苧麻根十枚。以水五升。煮取二升。一服血止。神驗。肘後古今録驗同
又方
灸足大指前節上十壯。良。並出第六卷中

小便赤色如紅方三首

延年論曰。療小便赤色如淺紅花汁。此是憂愁驚恐。心氣虛熱。客邪氣與熱搏於心。所以小便赤。心主南方火。王在四月五月六月。其色赤。驚恐動於心。心不受邪。邪即傳於小腸。滲入胞中。所以小便赤。此爲微邪。其病猶輕。今服丸子。即得漸差。心即是火。火惡於清。清即是水。水能滅火。既損心氣。即不得食熱及冷水。并勿憂愁。如不慎。恐小便色赤如血。漸即難愈。今處乾地黄丸。補心神。益脾氣。散客熱。自然調和。小便色即自變如常。第一不得憂愁在心。并勿食熱食及冷水等方。
乾地黄 黄耆各六分 防風 遠志

茯神 括樓 子芩各四分 鹿茸三分炙
龍骨四分五色者 人參五分 滑石十二分 石韋湯漬一宿刮去皮
當歸各二分 芍藥 蒲黃 甘草炙
戎鹽各三分 車前子八分

右十八味。篩爲末。以蜜及棗膏各半相和。煎令消。散和藥爲丸。如梧桐子大。每食後少時。以粥清下十丸。日二三。稍加至十五二十丸。以知爲度。許孝璋處

又茅根飲子。療胞絡中虛熱。時小便如血色方。

茅根一升 茯苓三兩 人參 乾地黄二兩

右四味。切。以水五升。煮取一升五合。去滓。分溫五六服。一日食盡。文仲處

文仲通草飲子。主熱氣淋澁。小便赤如紅花汁色方。

通草 葵子 茅根 王不留行
蒲黄炮 桃膠 瞿麥 滑石各一兩
甘草七錢

右九味。切。以水一斗。煮取六升。去滓。分溫五六服。忌如藥法。

熱淋方三首

病源熱淋者。三焦有熱氣。搏於腎。流入于胞而成淋也。其狀小便赤澁。亦有宿病淋。今得熱而發者。其熱甚則變尿血。亦有小便後如似豆羹汁狀者。畜作有時也。出第十四卷中

廣濟療熱淋方。

車前草切一升 通草三兩切 葵根切一升 芒硝六分湯成下

右四味。以水七升。煮取二升。絞去滓。內硝。分溫三服。服別相去如人行六七里。微利爲度。忌熱食。出第四卷中

古今録驗療淋。小便數病。膀胱中熱。滑石散方。

滑石二兩 括樓三兩 石韋二分去毛

右三味。擣篩爲散。以大麥粥清服方寸匕。日二。並出第二十六卷中

近効療熱淋。日夜數十度。服藥不差方。

空腹服井花水一二升。必差。常鴻臚進用如神効方。喫水了後。行六七百步。甚良。

勞淋方三首

病源勞淋者。謂勞傷腎氣而生熱成淋也。腎氣通於陰。其狀尿留莖內。數起不出。引少腹痛。小便不利。勞倦即發也。出第十四卷中

千金夫勞淋之爲病。勞倦即發。痛引氣衝。灸之方。

灸足太陰百壯。在內踝上三寸。三報之。療與氣淋同。

又療五勞七傷八風十二痺以爲淋。勞結爲血淋。熱結爲肉淋。小便不通。莖中痛。及少腹急痛。不可忍者方。

滑石三分　王不留行　冬葵子　車前子

桂心　甘遂　通草各二分　石韋四分去毛

右八味擣篩爲散。以麻子粥五合和服方寸匕。日三服。尿清差。並出第二十一卷中

古今録驗療石淋勞淋熱淋。小便不利。胞中滿急痛。石韋散方。

通草二兩　石韋二兩去毛　王不留行一兩　滑石二兩

甘草炙　當歸各二兩　白朮　瞿麥

芍藥　葵子各三兩

右十味擣篩爲散。先食以麥粥清服方寸匕。日三服。出第二十六卷中

氣淋方五首

病源氣淋者。腎虛膀胱熱氣脹所爲也。膀胱與腎爲表裏。膀胱熱。熱氣流入胞。熱則生實。令胞內氣脹。則少腹滿。腎氣不能制其小便。故成淋耳。其狀膀胱小便皆滿。尿澁常有餘瀝是也。亦曰氣癃。診其少陰脉數者。男子則氣淋。出第十四卷中

千金療氣淋方。

灸關元五十壯。

又方

夾玉泉相去一寸半。灸三十壯。

又方

水三升。煮豉一升。一沸去滓。內塩一合。頓服之。

又方

擣葵子末。湯和服方寸匕。

又方

空腹單茹蜀葵一滿口。

膏淋方二首

病源膏淋者。淋而有肥狀如膏。故謂之膏淋。亦曰肉淋。此腎虛不能制於肥液。故與小便俱出也。出第十四卷中

千金療膏淋方。

擣葎草汁三升。醋三合。和空腹頓服。當如大豆汁下。

一名葛葎也。

又膏淋之爲病。尿似膏自出。療之一如氣淋也。並出第二十一卷中

許仁則淋方二首

許仁則療小便淋澁方。此病有數種。有石淋。有熱淋。有氣淋。氣淋者。氣擁塞小便不通。遂成氣淋。此病自須依前療

水氣法。石淋者。緣先服石。石氣不散。擁遏生熱。故成石淋。熱淋者。體氣生熱。更緣食飲將息傷熱。熱氣灼灼。遂成熱淋。更無餘候。但若體氣熱。小便澁出處酸洒。宜依後瞿麥等六味湯。大虫鼂等五味散。三淋俱服之方。

瞿麥穗（三兩） 冬葵子（一升） 榆白皮（切，一升） 桑根皮（六兩）

白茅根（切，一升） 石韋（四兩，去毛）

右藥切。以水一斗。煮取三升。去滓。分溫三服。每服如人行十里久。服三五劑後。宜合大蟲鼂五味散服佳。

又方

大蟲鼂（六兩） 石韋（三兩，去毛） 瞿麥穗（四兩） 冬葵子（一升）

茯苓（六兩）

右藥擣篩爲散。煮桑白皮作飲子。初服一方寸匕。日再服。稍加至三匕。忌酢物。（吳昇同，出下卷中）

大便難方六首

病源大便難者。由五藏不調。陰陽偏有冷熱。虛實三焦不和。則冷熱并結故也。胃爲五穀之海。水穀之精。化爲榮衞。其糟粕行之於大腸以出也。五藏三焦既不調和。冷熱擁塞。結在腸胃之間。其腸胃本實。而又爲冷熱之氣所并結聚不宣。故令大便難也。又云邪在腎。亦令大便難。所以爾者。腎藏受邪。虛而不能制小便。則小便利。津液枯燥。腸胃乾澁。故大便難。又渴利之家。大便亦難。所以爾者。爲津液枯竭。致令腸胃乾燥。診其左手寸口人迎以前脉。手少陰經也。脉沉爲陰。陰實者病苦閉悶。大便不利。腹滿。四肢重。身熱若胃脹。右手關上脉陰實者。脾實也。病苦腸中休休（一作伏伏）如牢狀。大便難。脉緊而滑直。大便亦難。趺陽脉微弦。法當腹滿。不滿者。必大便難而脚痛。此虛寒從下而上也。其湯熨鍼石。別有正方。補養宣導。今附於後。養生方導引法云。偃卧。直兩手。捻左右脅。除大便難。腹痛脹中寒。口內氣。鼻出氣。溫氣咽之。數十病愈。（出第十四卷中）

肘後療脾胃不和。常患大便堅強難方。

大黃 芍藥 厚朴（炙，各二兩） 枳實（六枚，炙）

麻子（五合，別研）

右五味。擣篩。入麻子。蜜和爲丸。如梧桐子大。每服十丸。日三服。稍稍增之。以通利爲度。可常將之。（集驗、備急、古今錄驗同，出第二卷中）

千金療大便難方。

灸承筋二穴三炷。在腨中央陷中。

又方

單用豉清、醬清、羊酪、土瓜根汁。並單灌之。立出。（范汪同）

又練中丸。主宿食不消。大便難方。

人黄八兩 葶藶熬 杏人去皮尖熬 芒硝各四兩

右四味擣篩爲末。鍊蜜爲丸。如桐子大。每服十丸。日三服。稍加之。並出第十五卷中

備急不得大便或十日一月方。

葵子二升。水四升。煮取一升。去滓。一服不愈。重作。服良。忌蒜、炙肉。古今録驗文仲范汪同姚方出第六卷中

古今録驗麻子人丸療大便難。小便利而反不渴者。脾約方。

麻人二升别爲膏 枳實半斤炙 芍藥半斤 大黄一斤

厚朴一尺炙 杏人一升去皮尖熬别爲脂

右六味擣篩爲末。鍊蜜爲丸。如梧桐子大。每服飲下十丸。漸增至三十丸。日三服。此本仲景傷寒論方出第二十六卷中

大便不通方一十七首

病源大便不通者。由三焦五藏不和。冷熱之氣不調。熱氣偏入腸胃。津液竭燥。故令糟粕痞結。壅塞不通也。其湯熨針石。别有正方。補養宣導。今附於後。養生方導引法云。龜行氣。伏衣被中。覆口鼻頭面。正卧。不息九通。微鼻出氣。療閉塞不通。出第十四卷中

肘後療大便不通方。

研麻子。以米雜爲粥食之。

又方

用礜石如指大者導下部。並出第六卷中

千金療大便不通方。

灸第七椎兩傍各一寸七壯。

又方

桃皮三升。水五升。煮取一升。頓服。

又方

水一升。煮羊蹄根一把。取半升。頓服。

又方

煮麻子取汁飲之。

又方

常服蜜煎五合。

又方

猪脂和陳葵子末爲丸。如梧桐子大。每服飲下十丸。通即止。

又方

常服車前子及苗。並通也。

又方

擣葵根汁服之。良。

又方

葵子一升。牛酥一升。猪脂亦得。以水三升。煮葵子取一升。內酥煮一沸。待冷。分二服。並出第十五卷中

必効療大便不通方。

牛膠一條廣二寸長四寸　葱白一握

右二味。用水二升和。煮消盡。去滓。頓服之。千金同

又方

濕瓜蒂七枚。綿裹內下部。如非時。醬瓜亦得。並出第三卷中

崔氏療大便不通方。

菖蒲末　石鹽末

右二味相和。取半七。和烏蘇脂少許。綿裹內下部中。即通。

又方

猪脂一升。溫酒一服令盡。良。並出第四卷中

古今錄驗療心腹脹滿。大便不通方。

芍藥六分　黄芩五分　大黄八分　芒硝六分

杏人熬去皮尖八分

右五味。擣篩爲末。鍊蜜爲丸。如梧桐子大。每服十五丸。粥飲下。加至二十丸。取通利爲度。經心錄同出第二十六卷中

近効療大便不通方。

用猪膽和少蜜。於鐺中熬令熟稠。丸如棗大。內下部中。即差。

大便秘澁不通方七首

千金療大便秘澁不通神方。

猪羊膽

右一味。以筒灌三合許。令深入。即出矣。不盡。須臾更灌。一方加冬葵子汁和之。又有椒豉湯五合。猪膏三合。灌之佳。經心錄同

又三黄湯。療下焦熱結。不得大便方。

大黄三兩　黄芩二兩　甘草炙一兩　梔子二七枚

右四味。切。以水五升。煮取一升八合。分三服。若秘。加芒硝二兩。並出第十五卷中

備急療卒大便閉澁不通方。

葛氏云。削瓜葅如指大。導下部中。即効。

又方

燒亂髮灰。三指撮。投水半升。一服。

又方

綿裹鹽作三丸。如指大。內下部中。

又方

煎蜜令強。加乾薑末。和丸如指。導下部中。姚云。欲死者。蜜三升。微火煎如飴。投冷水中。令凝。丸如大指。長

三四寸導之良。

又方

豬膽一枚內下部中。姚云。療七八日奔氣傷心欲死者。須臾便通良。范汪同

大便失禁並關格大小便不通方二十二首

病源大便失禁者大腸與肛門虛冷滑故也。肛門。大腸之候也。俱主行糟粕。既虛弱冷滑。氣不能溫制。故使大便失禁。

又關格大便不通。謂之內關。小便不通。謂之外格。二便俱不通。爲關格也。由陰陽氣不和。榮衛不通故也。陰氣大盛。陽氣不得營之。曰內關。陽氣大盛。陰氣不得營之。曰外格。陰陽俱盛。不得相營。曰關格。關格則陰陽之氣痞結。腹內脹滿。氣不行於大小腸。故關格而大小便不通也。又風邪在三焦。三焦約者。則小腸痛內閉。大小便不通。日不得前後而手足寒者。爲三陰俱逆。三日死也。診其脉來浮牢且滑直者。不得大小便也。並出第十四卷中

范汪療下部閉不通方。

取烏梅五顆。著湯漬。須臾出核。取熟擣之如彈丸。內下部中。即通也。肘後同

又方

取蒴藋根一把擣末。水和絞去滓。强人服一升。數用有効。兼療脚氣。

又療大小便不通。三陽實大便不通方。

榆白皮三兩　桂心二兩　滑石六兩　甘草三兩炙

右四味以水一斗。煮取三升。分三服。集驗同並出第十六卷中

集驗療關格之病。腸中轉痛。不得大小便。一日一夜不差欲死方。

芒硝三兩紙三重裹。於炭火內燒令沸。安一升水中盡服之。當先飲溫湯一二升以來。吐出。乃飲芒硝汁也。肘後同

千金療老人小兒大便失禁方。

灸兩脚大拇指去爪甲一寸。三壯。

又方

灸足大指奇間各三壯。

又療大小便不通方。

灸臍下一寸三壯。

又方

灸橫文一百壯。

又方

葵子一升　竹葉一把

右二味。以水一升。煮一沸。頓服之。

又方

葵子一升　榆白皮切，一升

右二味。以水五升。煮取二升。分二服。

又方

水三升。煮葵子一升。去滓。取一升。内猪膏一升。空肚一服。

又方

盐半升。合蜜三合。同煎如飴。出之。著冷水中。丸如指大。深内下部中。立通。並出第十五卷中

千金翼濡藏湯。主大小便不通六七日。腹中有燥糞。寒熱煩迫。短氣汗出。腹滿方。

生葛根切，二斤　猪膏二斤　大黄一兩，切

右三味。以水七升。煮取五升。去滓。内膏。煎取三升。澄清。強人頓服之。羸人分再服。出第七卷中

備急葛氏療卒關格。大小便不通。支滿欲死。二三日則殺人方。

盐以苦酒和。塗臍中。乾又易之。必効同

陶氏卒大小便不通方。

紙裹盐。燒。投水中服之。

姚氏風寒冷氣入腸。忽痛堅急如吹狀。大小便不通。或小腸有氣結。如升大脹起。名爲關格病。

又療大小便不利方。

苦參　滑石　貝齒各等分

右三味。擣篩爲散。每服飲下一匕。或煮葵根汁服之。彌佳。文仲同，出第六卷中

古今録驗療關格。大小便不通方。

以水三升。煮盐三合。使沸。適寒温。以竹筒灌下部。立通也。

又療大小便不通方。

通草四兩　郁李人三兩，去皮　車前子五合，一方一升

黄芩三兩　朴硝四兩　瞿麥三兩

右六味。切。以水八升。煮取二升。去滓。分三服。經心録同

又方

取生土瓜根。擣取汁。以水解之。於筒中吹内下部。即通。並出第二十六卷中

經心録療關格。大小便不通方。

芒硝　烏梅　榆白皮各五兩　芍藥

杏人去皮尖，各四兩　麻子人三兩　大黄八兩

右七味。切。以水七升。煮取三升。分爲三服。一方無烏梅。

加枳實乾地黃各二兩。

又療大小便不通方。

滑石二兩 葵子 榆白皮各一兩

右三味下篩爲散。煮麻子汁一升半。取二七和服。兩服即通。並出第二卷中

近效療大小便不通方。

含硝石吐去水

關格脹滿不通方四首

千金療關格脹滿不通方。

芍藥六分 芒硝六分 黃芩五分 杏人八分去皮尖

大黃八分

右五味末之。蜜和丸如梧子。飲下十丸。日二服良。

又方

獨頭蒜燒熟去皮。綿裹內下部。氣立通。削薑裹塩導。並佳。

又方

乾姜 塩 杏人

右三味等分擣導之。

又療脹滿關格不通方。

吳茱萸一升熬 乾姜 大黃 桂心

當歸 芍藥 甘草炙 芎藭各二兩

雄黃三分研 人參 細辛各四兩 真珠一分研

桃白皮一握

右十三味切。以水一斗。煮取三升。去滓。內雄黃真珠末。酒一升。微火煎三沸。服一升。得下即止。不必盡也。每服如人行十里久進之。並出第十五卷中

許仁則大便暴閉不通方二首

許仁則論曰。此病久無餘候。但由飲食將息過熱。熱氣蘊積秘結。若緣氣秘。自須仍前療氣法。服巴豆等三味丸。及療水氣葶藶等諸方取利。若是風秘。自依後服大黃等五味丸。暴秘之狀。骨肉強痛。體氣煩熱。唇口乾焦。大便不通。宜依後大黃芒硝二味湯取利方。

大黃六兩 芒硝五兩

右藥先切大黃。以水四升。煮取二升。去滓。內芒硝。頓服之。須臾利。良久不覺。以熱飲投之。若服此依前不利。宜合後大麻仁等五味丸服之。取快利。

五味大黃丸方。

大黃五兩 大麻子一升微熬研之 芒硝六兩

乾葛 桑根白皮各五兩

右五味。先擣四味爲散。然後擣麻人令如膏。即投四味

散和擣。和少蜜擣之。丸如梧子大。初服十丸。日再服。稍稍服得大便通爲限。主大便風祕不通吳昇同出下卷中

小便不通方一十三首

病源小便不通由膀胱與腎俱有熱故也。腎主水。膀胱爲津液之府。此二經爲表裏。而水行於小腸。入胞者爲小便。腎與膀胱既熱。熱入於胞。熱氣大盛。故結澁令小便不通。少腹脹。氣急甚者。水氣上逆。令心急腹滿。乃至於死。診其脉緊而滑直者。不得小便也。出第十四卷中

廣濟療下冷疼。小便不通。雞蘇飲子方。

雞蘇一握 通草四兩 石韋一兩炙去毛 冬葵子一兩半

杏人二兩去皮尖 滑石二兩 生地黃四兩

右七味切。以水六升。煮取二升半。絞去滓。分溫三服。如人行四五里進一服。

又方

冬葵子五兩 通草三兩 茅根四兩 芒硝二兩湯成下

茯苓三兩 滑石五兩

右六味切。以水九升。煮取三升。去滓。內芒硝。分溫三服。服別相去如人行六七里。

又方

茯苓二分 大黃六分 芍藥 當歸

枳實炙 白朮 人參各二分 大麻人四分

右八味切。以水六升。煮取二升。去滓。分溫三服。要著芒硝亦得。並出第四卷中

崔氏療小便不通方。

取熏黃如豆許。末之。內小孔中。神良。

又方

桑根白皮 豬苓去皮 通草各二兩

右三味切。以水六升。煮取二升。分三服。

又方

雞屎白如彈丸。以苦酒和服。即下。不過三四服佳。一本云療淋

又方

足大拇指奇間有青脉。針挑血出。灸三壯愈。並出第四卷中

救急主小便不通方。

取印成鹽七顆。擣篩作末。用青葱葉尖盛鹽末。開便孔內葉小頭於中吹之。令鹽末入孔。即通。非常之效。

又方

取嫩穀木梢濃汁。可飲半升以來。即愈。

必効療小便不通。不得服滑藥。急悶欲絕方。

鹽二升。大鐺中熬。以布綿裹熨臍下接之。小便當漸

通也。肘後同

古今録驗療熱結小便不通利方。

刮滑石屑。水和塗少腹及繞陰際。乾復塗之。肘後同

又方

取鹽填滿臍中。大作艾炷灸令熱爲度良。肘後千金同並出第二十六卷中

近効療小便不通。數而微腫方。

取陳久筆頭燒作灰。和水服之。

小便難及不利方九首

病源小便難者。此是腎與膀胱熱故也。此二經爲表裏。俱主水。水行於小腸。入胞爲小便。熱氣在於藏腑。水氣則澁。其熱勢微。故但小便難也。診其尺脉浮。小便難。尺脉濡。小便難。尺脉緩。故小便難有餘瀝也。出第十四卷中

集驗療小便難淋瀝湯方。

滑石八兩 石韋三兩去毛 榆皮一升 葵子一升

通草四兩

右五味切。以水一斗。煮取三升。分三服。一方加黄芩三兩。

又療淋小便不利。陰痛。石韋散方。

石韋二兩去毛 瞿麥一兩 滑石五兩 車前子三兩

葵子二兩

右五味擣篩爲散。服方寸匕。日三。並出第五卷中

千金療小便不利。莖中痛。少腹急方。

通草二兩 葶藶子熬三兩 茯苓二兩

右三味擣爲散。以水服方寸匕。日三服。忌醋物。出第二十一卷中

備急療小便不利。莖中痛劇。亦療婦人血結腹堅痛。牛膝飲方。

生牛膝一名牛脣。掘取根煮服之。立差。肘後同

陶効方。

秦艽二分 冬瓜子二兩

右二味擣爲末。酒服一匕。日三服。神良。肘後同

文仲療小便不利方。

桑螵蛸三十枚 黄芩一兩

右二味切。以水一升。煮取四合。頓服之良。肘後同

又方

蒲黄 滑石各一分

右二味爲散。酒服一匕。日三。大驗。肘後同

又療諸淋及小便常不利。陰中痛。日數十度起。此皆勞損虚熱所致。常將散服方。

石韋去毛 滑石 瞿麥 王不留行

葵子各二兩

右六味擣篩爲散。每服方寸匕，日三服之。姚方加滑石五兩，車前子三兩，無王不留行。備急同出第四卷中

古今録驗療淋胞痛，不得小便，滑石散方。

滑石　葵子　鍾乳各一兩　桂心

通草　王不留行各半兩

右六味擣篩爲散，先食訖，以酒服方寸匕，日三服。忌生葱。出第二十六卷中

遺尿方六首

病源遺尿者，此由膀胱虚冷，不能約於水故也。膀胱爲足太陽，腎爲足少陰，二經爲表裏。腎主水，腎氣下通於陰。小便者，水液之餘也。膀胱爲津液之府，府既虚冷，陽氣衰弱，不能約於水，故令遺尿也。診其脉來過寸口入魚，遺尿。肝脉微滑，亦遺尿。左手關上脉沉爲陰，絶者無汗脉也。若遺尿尺脉實，少腹牢痛，小便不禁。尺中虚，小便不禁，腎病小便不禁，脉當沉滑，而反浮大，其色當黒，反黄，此土之尅水，爲逆，不治。其湯熨鍼石，別有正方，補養宣導，今附於後。養生方導引法云：蹲踞高一尺許，以兩手從外屈膝至趺上，急手握足五趾，極力一通，令内曲，以利腰髖，療遺尿也。出第十四卷中

集驗療遺尿方。

取雄雞腸燒灰爲末，用三指一撮，服之，朝暮服，當愈。范汪同出第五卷中

千金療遺尿小便澁方。

牡蠣熬　鹿茸炙，各四兩　桑耳三兩　阿膠二兩，炙

右四味切，以水七升，煮取二升，分爲二服，作散以飲送之。經心録同

又方

木防巳二兩　葵子二兩　防風三兩

右三味切，以水五升，煎取二升半，分温三服，作散亦佳。古今録驗同，並出第二十一卷中

古今録驗牡蠣湯，療遺尿小便澁方。

牡蠣四兩，熬　鹿茸四兩，炙　阿膠炙，各二兩　桑螵蛸二兩

右四味切，以水五升，煮取二升，分再服。

又方

桑耳三分　礬石二分，熬汁盡　阿膠二分，炙　龍骨三分

右四味爲散，空心服方寸匕，日三服。

又方

桑耳二兩　牡蠣二兩，熬　礬石二兩，熬汁盡

右三味擣篩爲散，酒服方寸匕，日三服。並出第二十六卷中

尿血方一十一首

千金療房損傷中尿血方。

牡蠣熬　車前子　桂心　黃芩

右四味等分擣篩爲散。飲服方寸匕。日三服。不知加至二匕。忌生葱。出第二十一卷中

崔氏療卒傷熱行來尿血方。

大黃末　芒硝末各半匕

右二味。冷水和。頓服之。立止。三日內禁如藥法。出第四卷中

古今録驗療尿血鹿茸散方。

鹿茸炙　當歸　乾地黃各二兩　葵子五合　蒲黃五合

右五味擣篩爲散。酒服方寸匕。日三服。忌蕪荑。出第二十六卷中

蘇澄療尿血方。

車前草擣絞。取汁五合。空腹服之。差。

又方

水服亂髮灰方寸匕。日三服。肘後千金同

又方

服益母草汁一升。差。一云蓷草

又方

車前三升。水五升。煮取二升。分三服。

棘刺二升。水三升。煮取二升。分三服。差。

又方

膠三兩炙。以水二升。煮取一升四合。分再服。

又方

酒服蒲黃二方寸匕。日二服。水服亦得。

又方

擣水筋汁。服六七合。日一服。

胞轉方一十五首

病源胞轉者。由是胞屈辟。小便不通。名爲胞轉。其病狀臍下急痛。小便不通是也。此病或由小便應下。強忍之。或爲寒熱所迫。此二者俱令水氣上還。氣迫於胞。屈辟不得充張。外水應入不得入。內溲應出不得出。外內相擁塞。故令不通。此病至四五日。乃有致死者。飽食訖應小便而忍之。或飽食訖而走馬。或小便因急奔走。或忍尿入房。亦皆令胞轉或胞落。並致死。出第十四卷中

肘後療卒小便不通及胞轉方。

取鷄子中黃一枚。服之。不過三服。佳。備急同

又方

水上浮萍暴乾。末服之。小便不通利。水脹流腫。佳。千金翼同

又方

炙桑螵蛸擣爲末。水服之方寸匕。日服良効。

又療小便忍久致胞轉方。

自取爪甲火燒服之。備急

又方

取梁上塵三指撮以水服之神効。

又方

服蒲黄方寸匕。日三服良。

范汪療胞轉不得小便方。

用蒲席捲人倒立令頭至地。三反則通。肘後同

又方

雀矢半合　車前子　滑石各四兩　通草　芍藥各二兩

右五味切。以水七升。煮取三升。服五合日二。先食服立愈。

又療胞轉欲死及失溺方。

取豆醬清和灶突中黑如豆大内陰孔中。立愈。並出第十五卷中

備急療卒小便不通及胞轉方。

車前草一斤。水一斗。煮取四升。分四服。小品同出第六卷中

古今録驗療胞轉小便不通亂髮散方。

亂髮三斤洗去垢燒　滑石半斤　鯉魚齒一兩

右三味擣篩爲散。以飲服方寸匕日三服良。

又療胞轉不得小便方。

真琥珀一兩　葱白十四莖

右二味。以水四升。煮取三升。去葱白。末琥珀細篩下湯中。温服一升。日三服佳。范汪同

又張苗説。有容忍小便令胞轉。大小便不得。四五日困篤欲死無脉。服此差方。

滑石二兩　亂髮三兩燒灰

右二味擣下篩。取生桃白皮一斤熟舂。以水合絞。得汁二升。以汁服散方寸匕。日三服。即愈。其但淋者。取亂髮三兩燒灰。滑石五兩合擣爲散。服方寸匕。日三服。

又説不得小便者。爲胞轉。或爲寒熱氣所迫。胞屈辟不得充張。津液不入其中爲尿。及在胞中尿不出方。

當以葱葉除尖頭内入莖孔中吹之。初漸漸以極大吹之。令氣入胞中。津液入便愈也。朱郁用此藥療郭虎將十五歲男。用

葵子一升　通草　甘草各二兩炙　石韋一兩半去毛　滑石四兩　榆皮二升

右六味。以水一斗。煮取三升。令服。范汪同並出第二十六卷中

小便血及九竅出血方一十二首

小品療小便血，菟絲丸方。

菟絲子　蒲黄　乾地黄　白芷

荆實　葵子　敗醬　當歸

茯苓　芎藭各二兩

右十味合擣爲末，以白蜜和丸如梧子大，飲服二丸，日三服，不知加至五六丸。劉洪玘方已効，常服忌酢物、蕪荑。古今録驗、范汪同

又斷血諸方所云，下血者，其從腹裏出者，悉爲下血也。有痔病，血從孔邊出者，别尋痔方。出第四卷中

千金療小便出血方。一本云以下治勞虚尿白濁

又方

灸脾俞百壯，在第十椎。

又方

灸三焦俞百壯，在第十三椎。

又方

灸腎俞百壯，在第十四椎。

又方

灸章門百壯，在季肋端。

又方

榆皮二斤，水二斗，煮取五升，令服之，佳。

又方

擣乾羊骨下篩，水服方寸匕，日三服。

又治小便血方。

生地黄八兩　柏葉一把　黄芩三兩　阿膠二兩

右四味切，以水七升，煮取三升，去滓，内膠，分三服。並出第二十一卷中

文仲療小便出血方。

生地黄汁一升　生姜汁一合

右二味相和，頓服，不差更作。此法許令公處，云極効。肘後同

又方

灸足第二指本第一文七壯，立愈。肘後同

又方

龍骨末二方寸匕，温酒一升，服之，日三服。深師、肘後、范汪、胡氏同

又方

當歸四兩，酒三升，煮取一升，頓服之。肘後、深師、范汪同。並出第六卷中

小便不禁方二首

病源小便不禁者，腎氣虚，下焦受冷也。腎主水，其氣下通於陰。腎虚下焦冷，不能温制其水液，故小便不禁也。出第十四卷中

千金翼小便不禁，日便一二斗，或如血色方。

麥門冬去心　乾地黄各八兩　蒺藜子　桂心
續斷各二兩　甘草一枚炙　乾姜四兩
右七味切，以水一斗，煮取二升五合，分三服。
又久房散，主小便多或不禁方。
菟絲子二兩酒漬　蒲黄三兩　黄連三兩　硝石一兩
肉蓯蓉二兩　五味子三兩　雞肶胵中黄皮三兩炙
右八味擣篩爲散，每服方寸匕，日三服，每服如人行三四里又服。並出第十五卷中

小便數及多方五首

病源小便數者，膀胱與腎俱虚，而有客熱乘之故也。腎與膀胱爲表裏，俱主水，腎氣下通於陰，此經既虚，致受於客熱，虚則不能制水，故令數小便，熱則水行澁，澁則小便不快，故令數起也。診其脉，趺陽脉數，胃中有熱，即消穀引食，大便必鞕，小便則數。其湯熨針石，别有正方，補養宣導，今附於後。養生方導引法云：以兩踵布膝，除數尿。出第十四卷中

范汪療小便數而多方。
黄連二分　苦參二分　麥門冬一兩去心　土瓜根
龍膽各一分
右五味擣篩，以蜜丸如梧子，每服十丸，加至二十丸，良。
一方無苦參，有黄芩

又方
栝樓十分　黄連五分
右二味擣篩爲散，每服方寸匕，日三，良。

又方
瞿麥二兩　滑石一兩　葵子一升　黄芩
甘草各一兩炙
右五味切，以水六升，煮取三升，去滓，一服六合。

又方
桃仁一味，㕮咀，酒一升，煮三沸，去滓，分爲三服，强人一服盡之。並出第十七卷中

集驗療小便數而多方。
羊肺羹，内少許羊肉，合作之，調和鹽，如常食之法，多少任意，不過三具，効。范汪同，出第五卷中

許仁則小便數多方四首

許仁則論此病有二種，一者小便多而渴，飲食漸加，肌肉漸減，乏氣力，少顔色，此是消渴。一者小便雖數而不至多，又不渴，食飲亦不異常，或不至多能食，但稍遇天寒冷，即小便多，更無别候，此是虚冷所致。大都兩種俱緣腎氣。膀胱冷不差，便能殺人，腎虚腰冷，無所爲害，若候知是消渴小便數，宜依後拔䔧等八味湯、黄耆等十四味丸、并竹根

等十味飲。小麥麵等十四味煎。以次服之。

菝葜八味湯方。

菝葜 土瓜根各三兩 黃耆 地骨皮
五味子各四兩 人參三兩 石膏八兩碎 牡蠣三兩

右藥切。以水一斗。煮取三升。去滓。分温三服。每服如人行十里服一劑。服至五六劑。隹隔五日服一劑。劑數滿。宜合後黃耆等十四味丸服之。

又黃耆十四味丸方。

黃耆 黃連 土瓜根各五兩 苦參三兩
玄參六兩 栝樓 地骨皮 龍骨
菝葜 鹿茸炙各四兩 牡蠣熬 人參
桑螵蛸炙各三兩 五味子一升

右藥擣篩爲末。蜜和爲丸。用後竹根飲下之。初服十五丸。日二服。稍加至三十丸。如梧桐子大。忌猪肉冷水。

又竹根飲子方。

篁竹根 生茅根 蘆根各切五升 菝葜切二升
石膏一斤杵碎 烏梅三十枚 生姜切一升 小麥三升
竹瀝二升 白蜜一升

右藥以水五斗。煮取一斗。去滓。內竹瀝及蜜。著不津瓶貯之。用下前丸。縱不下丸。但覺口乾及渴。即飲之。如熱月。即逐日斟酌煎之。多則恐壞也。如不能作此飲。且用烏牛乳下丸。及解渴日服丸及飲。夜中恐虛熱。宜合後小麥麵等十四味煎。細細含嚥之。

又小麥麵十四味煎方。

小麥五升。以水硬溲之。別於水中揉挺。令麵粉盡。麵筋別成一塊。即止。以此麵粉汁別器澄停。瀝却清汁。即以稠粉盛於練袋子中濾。著令微燥。生葛根五挺。徑三寸長二尺。碎搥於水中揉挺。令葛根中粉汁盡。別器澄停盛貯一如小麥麵法。生栝樓五斤。擣如上法。胡麻三升。去皮熬令熟爲散。篁竹根切一斤。生茅根切一斤。生蘆根切一斤。烏梅五十個。以上用水五斗。緩火煎取一升半。去滓澄取清。冬瓜汁二升。生麥門冬汁三升。生姜汁一升。牛乳一升。白蜜二升。先取竹根等汁。和冬瓜以下汁。微火上煎減半。次內牛乳白蜜。又煎六七沸。投小麥麵粉生葛粉栝樓粉胡麻散於諸汁中。煎和熟攪之勿住手。候如稠糖即成。成訖止火待冷。貯別器中。每夜含如此。初服一棗大。稍稍加至一匙。亦任性日日含之。欲作丸。飲服亦得。出第十卷中

尿牀方六首

病源人有於眠睡不覺尿出者。是其禀質陰氣偏盛。陽氣

偏虛。則膀胱腎氣俱冷。不能溫制於水。則小便多或不禁而遺尿。膀胱足太陽也。爲腎之府。腎爲足少陰。爲藏與膀胱合。俱主水。凡人之陰陽。日入而陽氣盡。則陰受氣。至夜半陰陽大會。氣交則卧睡。小便者水液之餘也。從膀胱入於胞爲小便。夜卧則陽氣衰伏。不能制於陰。所以陰氣獨發。水下不禁。故於眠睡而不覺尿出也。出第十四卷中

千金療尿牀方。

羊肚系盛水令滿。急繫兩頭。熟煮開。取水頓服之。立差。

又方

雞肶胵一具并腸。暴乾末。酒服之。男雌女雄也。

又方

羊胞盛水滿中。炭火燒之盡肉。晨朝空腹服之。不過四五頓差。

又療尿牀方。

新炊熟漬飯一盞。瀉尿牀處。拌之。收取與食之。勿令知。

又方

垂兩手髀上盡指陷處。灸七壯。又灸臍橫文七壯。並出第二十一卷中

近效療尿牀方。

取麻鞋乳帶及鼻根等。唯不用底。須七輛。以水七升。煮取二升。分再服。

灸穴雜法一十二首

千金翼灸五淋法。

灸大敦三十壯。

又石淋臍下三十六種疾不得小便法。

灸關元三十壯。一方云百壯。

又血淋法。

灸丹田穴。隨年壯良。

又方

灸復溜穴五十壯。一云隨年壯。

又尿黄法。

灸石門穴五十壯。

又遺尿法。

灸遺道俠玉泉五寸。隨年壯。

又法

灸陽陵泉穴。隨年壯。

又失禁尿不自覺知法。

灸陰陵泉穴。隨年壯。

又莖中痛法。

灸行間穴。三十壯。

又腹滿小便數法。

灸屈骨端二七壯。

又淋痛法。

灸中封穴三十壯。亦隨年壯。

又小便不利及轉胞法。

灸心下八寸七壯。以上穴並出第二十七卷中

右從事郎充兩浙東路提舉茶塩司幹辦公事趙子孟

校勘

重訂唐王燾先生外臺秘要方第二十七卷終

重訂唐王燾先生外臺秘要方第二十八卷目錄 中惡蠱注自縊暍死溺死凍死一十八門

唐王燾先生外臺秘要方第二十八卷

宋朝散大夫守光祿卿直秘閣判登聞簡院上護軍臣林億等 上進

新安後學程衍道敬通父訂梓

中惡方一十三首

病源中惡者，是人精神衰弱，爲鬼邪之氣卒中之也。夫人陰陽順理，榮衛調平，神守則強，邪不干正。若將攝失宜，精神衰弱，便中鬼毒之氣。其狀卒然心腹刺痛，悶亂欲死。凡卒中惡，腹大而滿者，診其脉緊大而浮者死，緊細而微者生。又中惡吐血數升，脉沉數細者死，浮焱如疾者生。中惡有差後餘勢停滯，發作則變成注。

又中惡死候，中鬼邪之氣，卒然心腹絞痛悶絶，此是客邪暴盛，陰陽爲之離絶，上下不通，故氣暴厥絶如死，良久其真氣復則生也。而有乘年之衰，逢月之空，失時之和，謂之三虛。三虛而腑臟衰弱，精神微羸，中之則真氣竭絶則死也。其得差者，若餘勢停滯，發作則變成注。並出第二十三卷中

廣濟療卒中惡心腹刺痛，去惡氣方。

麝香一分，研 青木香二分 生犀角二分，屑

右三味，爲散，空心熟水服方寸匕，日二，立効。未止更作，忌如常法。出第四卷中

肘後華佗療中惡短氣欲絶方。

灸兩足大拇指上甲後聚毛中，各灸二七壯，卽愈。又法三七壯。集驗張文仲備急同

又方

杏仁七十枚，去尖皮 桂心二兩 甘草一兩，炙 麻黄三兩，去節，一方四兩

右四味，切，以水八升，煮取三升，分三服，含咽之，通療諸昏客忤良。忌如常法。

又方

韭根一把 烏梅十四顆 茱萸半斤

右三味，切，以勞水一升煮之，以病人櫛内中，三沸，櫛浮者生，沉者死。煮取三升，飲之大効。

又方

桂心一兩 生薑三兩 梔子十四枚 豉五合

右四味，擣碎，以酒二升，微煮之，去滓，頓服之，取吐爲度。並出第一卷中

集驗療中惡遁尸，心腹及身體有痛處，甚者短氣不語，手摸按之，得其痛處，則病色動，惡人近，則是痛處方。

取艾葉挼碎，著痛上，厚寸餘，鐺中煮湯和灰作泥，令熱，薄艾上，冷輒易之，不過再著則愈。出七卷中

又療中惡。心痛胷脅㽲痛。喘急湯方。

桃東行枝白皮一握　真珠一兩　梔子人十四枚

生薑二兩　當歸　桂心各三兩　附子一兩炮

香豉五合　吳茱萸五合

右九味切。以水八升。煮取二升。去滓。內真珠。分二服。忌如常法。小品同

又方

仰卧以物塞兩耳。以兩個竹筒內死人鼻中。使兩人痛吹之。塞口傍無令氣得出。半日所死人即噫噫。勿復吹也。千金同

又方

擣皂莢細辛屑。吹兩鼻孔中。單用皂莢末亦佳。千金同並出第四卷中

删繁療中惡痛欲絶方。

釜底墨五合　塩一撮

右二味和研。以水一升攪調。一服。范汪同

又方

牛屎絞取汁五合爲一服。口不開。抉齒內藥。若無新者。乾者即以水和取汁。並出第十卷中

崔氏療卒中惡氣絶方。

取真珠研末。書鬼字于舌上。額上亦書鬼字。驗。

又方

炙右肩高骨上。隨年壯。並出第四卷中

卒死方二十四首

病源卒死者。由三虛而遇賊風所爲也。三虛謂乘年之衰一也。乘月之空二也。失時之和三也。人有此三虛。而爲賊風所傷。使陰氣偏竭於內。則陽氣阻隔於外。二氣擁閉。故暴絶如死也。若腑藏氣未絶者。良久乃蘇。然亦有挾鬼神之氣而卒死者。皆有頃邪退乃活也。凡中惡及卒忤卒然氣絶。其後得蘇。若其邪氣不盡者。停滯心腹。或心腹痛。或身體沉重不能飲食。而成宿疹者。皆變成疰。

又卒忤死候。犯卒忤客邪鬼氣。卒急傷人。入於腑藏。使陰陽離絶。氣血暴不通流。奄然厥絶如死狀也。良久陰陽之氣和乃蘇。若腑藏虛弱者死。亦有雖蘇而毒氣不盡。時發即心腹刺痛。連滯變成疰也。並出第二十三卷中

甲乙經云。黄帝問於岐伯。有卒死者。何邪使然。答曰。得三虛者。暴疾而死。得三實者。邪不能傷也。黄帝曰。願聞三虛。答曰。乘年之衰。逢月之空。失時之和。因爲賊風所傷也。願聞三實。答曰。逢年之盛。遇月之滿。得時之和。雖有賊風邪氣不能傷也。有卒死不知人。有復生。何氣使然。陰氣先竭。

陽氣未入。故卒死而不知人。氣復則生。集驗同出第六卷中

肘後云卒死中惡及尸厥者。皆天地及人身自然陰陽之氣。有乖離否隔。上下不通。偏竭所致。故雖涉死境。猶可療而生。緣氣未都竭也。當爾之時。兼有鬼神於其間。故亦可以符術護濟者。

又卒死。或先有病痛。或居常倒仆。奄忽而絶。皆是中惡之類療方。

取葱刺鼻。令入數寸。須使目中血出乃佳。一云耳中血出佳。此扁鵲法。同後云吹耳中。葛氏吹鼻。別爲一法。肘後集驗備急文仲必效等同崔氏亦療中惡

又方

令二人以衣壅口。吹其兩耳。亦可以葦筒吹之。肘後同

又方

以葱刺耳。耳中鼻中血出者勿怪。無血難療之。有血者。是活候也。其欲蘇時。當捧兩手莫放之。須臾死人目當舉手撈人。言痛乃止。男刺左鼻。女刺右鼻孔。令入七寸餘無苦。立效。亦療自縊死。此扁鵲法。肘後集驗備急同

又方

視其上唇裏弦。有青息肉如黍米大。以針決去之。差。肘後同

又方

以小便灌其面。數過即能活。扁鵲法也。肘後集驗張文仲備急同

又方

以綿漬好酒。內鼻中。手按令汁入鼻中。並持其手足。莫令驚動也。肘後同

又方

灸其唇下宛宛中。名承漿。十壯大良。肘後同並出第一卷中

文仲療卒死方。

濕牛馬糞。絞取汁。以灌其口中。令入喉。若口已噤者。以物強發。若不可強發者。扣折齒下之。若無新者。以水若人尿和乾者。絞取汁。扁鵲法。集驗備急肘後同

又方

以細繩圍其人肘腕。男左女右。伸繩從背上大椎度。以下行脊上。灸繩頭。一云五十壯 又從此灸橫行各半繩。此凡三灸。各灸三壯。即起。

又方

令人痛爪其人人中。取醒。不起者。捲其手。灸下文頭。隨年壯。

又方

灸鼻下人中三壯。

又方

灸臍中百壯。

又方

半夏末如大豆許，吹鼻中。

又方

擣薤若韭取汁，以灌口鼻中。張文仲集驗范汪同

又方

豬膏如雞子大，苦酒一升，煮沸灌喉中。集驗肘後備急同

又卒死而壯熱者方。

礬石半斤，煮以漬脚，令沒踝。肘後范汪同並出第一卷中

備急療卒死而目閉者方。

騎牛臨其面，擣薤汁灌耳中，末皂莢吹鼻中。集驗文仲肘後范汪同

又療卒死而張目反折者方。

灸手足兩爪甲後各十四壯，飲以五毒諸膏散有巴豆者良。肘後張文仲同

又療卒死而四肢不收失便者方。

馬屎一升，水三斗，煮取二斗，以洗足，又取牛糞一升，溫酒和灌口中。肘後同

又方

灸心下一寸，臍上三寸，臍下四寸，各百壯良。肘後同

又卒死而口噤不開者方。

縛兩手大拇指，灸兩白肉中二十壯。肘後文仲范汪同並出第一卷中

集驗療卒死無脉，無他形候，陰陽俱竭故也方。

牽牛臨鼻上二百息，又灸熨斗以熨兩脅下，鍼兩間使各百餘息，灸人中。

又療卒死而有脉形候，陰氣先盡，陽氣後竭故也方。

嚼薤哺灌之。肘後文仲千金范汪同並出第一卷中

古今錄驗司空三物備急散，療卒死及感忤，口噤不開者方。

巴豆去皮心熬　乾姜　大黄各等分

右藥擣篩爲散，服如大豆許二枚，以水三合和之，腹脹煩熱，復飲水，能多益佳。

又療心腹痛幾死，服此丸令小利差，如腹常滿痛，當令得下差。一方服一刀圭，以酒下之，不能刀圭者，便丸如大豆許四枚，不知，復加一豆許，不差，又加一豆許，若病者口噤不能自飲，掘口含之，藥不預合，預合氣力歇。卒病者，便合之，無臼，木杵中擣，耳不過三服，取利無不差者，蜜丸尤良。出第四卷中

客忤方一十三首

病源卒忤者亦名客忤謂邪客之氣卒犯忤人精神也此是鬼厲之毒氣中惡之類也人有魂魄衰弱者則爲鬼氣所犯忤喜於道間門外得之其狀心腹絞痛脹滿氣衝心胷或卽悶絶不復識人肉色變異腑臓虚竭者不療卽至於死然其毒氣有輕重輕者微療而差重者侵尅腑臓雖當時救療餘氣停滯久後猶發乃變成疰 出第二十三卷中

肘後論曰客者客氣也忤者犯也謂客氣忽犯人也此惡鬼毒厲之氣療之多愈亦有侵尅藏腑經絡雖差後猶宜治療以消餘勢不爾終爲人患有時輒發

又客忤死者中惡之類也喜於道間門外得之令人心腹絞痛脹滿氣衝心胷不卽療亦殺人方

灸鼻下人中三十壯愈 備急文仲同

又方

以水漬粳米取汁二升以飲之口已噤者以物強發之

又方

以銅器若瓦器盛熱湯器著腹上冷者徹去衣器襯肉大冷者易以熱湯取愈也

又方

先以衣三重藉腹上以銅器著衣上取茅草於器中燒之草盡再益勿頓多也取愈乃止 備急文仲同

又方

以繩横其人口以度度臍四面各一處灸三壯令火俱起也

又方

一横度口中折之令上頭著心下灸下頭五壯也 並出第一卷中

又療客忤心腹絞痛脹滿氣衝心胷煩躁壯熱或氣悶絞刺鬼魅之氣未散方

麝香一錢　茯神　人參　天門冬去心

鬼臼　菖蒲等分

右六味蜜丸如桐子服十丸日三

文仲扁鵲療客忤有救卒死符並服鹽湯法恐非庸世所能用故不載而此病卽令人所謂中惡者與卒死鬼擊亦相類爲療皆參取而用之已死者方

擣生菖蒲根絞取汁含之卽愈 備急肘後同

又療卒忤停尸不能言者方

燒桔梗二枚末飲服之

又方

細辛　桂心各等分

右二味內口中。肘後備急同

又卒忤尸噤不開者方。

生附子末置管中吹內舌下。備急肘後同並出第一卷中

千金療客忤惡氣方。

吞麝香如大豆立驗。出第五卷中

千金翼客忤方。

灸間使七壯。又肩井百壯。又十指甲下各三壯。出第二十七卷中

卒魘方二十一首

病源卒魘者，屈也，謂夢裏爲鬼邪之所魘屈也。人卧不寤，皆是魂魄外遊，爲他邪所執録，欲還未得，致成魘也。忌火照，火照則魂魄遂不復入，乃至於死。而人有於燈光前魘者，本由明出，所以不忌火也。其湯熨針石，别有正方，補養宣導，今附於後。養生方導引法云：拘魂門，制魄戶，名曰握固法。屈大拇指，著四小指內抱之，積習不止，眠時亦不復開。令人不魘魅。又云：人魘忽然明喚之，魘死，宜闇喚之，好唯得遠喚，亦不得近而急喚，亦喜失魂魄也。又魘不寤候：人眠睡則魂魄外遊，爲鬼邪所魘屈，其精神弱者，魘則久不得寤，乃至氣暴絶，所以須傍人助喚，並以方術療之，即穌也。並出第二十三卷中

肘後療卒魘寐不寤方。

卧忽不寤，勿以火照之，殺人。但痛齧其脚踵及足拇指甲際，而多唾其面，則覺也。

又方

皂莢末，以竹筒吹兩鼻孔中，即起。三兩日猶可吹之也。

又方

以筆毛刺兩鼻孔，男左女右，展轉進之，取起也。集驗同

又方

擣薤取汁，吹兩鼻孔。冬日取韭絞汁灌口。集驗仲景文仲備急同

又方

以蘆管吹兩耳，並取其人髮二七莖作繩，內鼻孔中。割雄雞冠取血，以管吹喉咽中，大良。並出第一卷中

集驗療卒魘方。

以塩湯飲之，多少在意。並嚙其足大指爪際，痛嚙之，即起也。肘後文仲備急同

又方

以其人置地，利刀畫從肩起，男左女右，畫地令周遍訖，以刀鋒刺病人鼻下人中，令入一分，急持勿動。

其人當鬼語求去。乃具問阿誰。以何故來自當乞去。

乃以指搣向所畫地當肩頭數寸。令得去。

又方

雄黃細篩。管吹兩鼻孔中佳。並出第一卷中

崔氏主卒魘方。

以甑帶左索縛其肘後男左女右用餘猶急絞之。又縛脒脚。乃詰問其故。肘後古今録驗同

崔氏云。療卒狂鬼語方。以甑帶急令縛兩手大指。便灸左右脅下屈肘頭尖各七壯。須臾鬼語自道姓名。乞去。徐詰問。乃解其手。

文仲療卒魘方。

令一人坐頭邊守。一人於戶外呼病人姓名。坐人應曰在。便甦活也。肘後同

又人喜魘及惡夢者方。以下並辟魘方

取燒死人灰著履中。令枕之。

又方

帶雄黃。男左女右也。

又方

枕麝香一分於頭邊佳。又灌香少許。

又方

以虎頭爲枕佳。

又方

取雄黃如棗核。繫左腋下。令人終身不魘也。集驗范汪同

又方

作犀角枕佳。

又方

青木香内枕中。并帶之亦佳。並出第一卷中

千金小定心湯。療虛羸心氣驚弱多魘方。

茯神四分一本作茯苓　甘草　芍藥　乾姜

大棗十五枚擘　遠志去心　人參　桂心各二兩

右八味切。以水八升煮取三升。分三服。日三。忌如常法。

又大定心湯。療心氣虛悸恍惚多忘。或夢寤驚魘。志少不足方。

人參　茯苓　茯神　遠志去心

赤石脂　龍骨　乾姜　當歸

甘草炙　白朮　芍藥　大棗

桂心　防風　紫菀各二兩

右十五味切。以水一斗二升。煮取三升半。分爲五服。日三夜二。忌如常法。

千金翼療卒魘不覺方。

灸兩足大指聚毛中二十一壯。范汪同出第二十七卷中

備急療卒魘不寤方。

末灶下黃土或雄黃桂心末亦得。

右以蘆管吹入兩鼻孔中。文仲同出第一卷中

鬼擊一十首

病源鬼擊者。謂鬼厲之氣擊著於人也。得之無漸。卒著如人以刀矛刺狀。胷脅腹內絞急切痛。不可抑按。或即吐血。或鼻中出血。或下血。一名為鬼排。言鬼排觸於人也。氣血虛弱。精魂衰微。忽與鬼神遇相觸突。致之為其所排擊。輕者因而獲免。重者多死也。出第二十三卷中

肘後鬼擊之病。得之無漸。卒著如人以刀矛刺狀。胷脅腹內絞急切痛。不可抑按。或即吐血。或鼻中出血。或下血。一名鬼排。治之方。

灸臍上一寸七壯。及兩踵白肉際差。千金翼同

又方

熱艾如鴨子大三枚。以水五升。煮取二升。頓服之。並出第一卷中

文仲療鬼擊方。

塩一升。以水二升和攪飲之。并以冷水潠之。須臾吐即差。備急肘後同

又方

粉一撮。於水中攪飲之。備急肘後同

又方

以淳苦酒吹令入兩鼻孔中。肘後同並出第一卷中

備急療鬼擊方。

燒鼠至末。如黍米許。水和服。不能飲。以水和少許內喉中。肘後文仲同

又方

升麻　獨活　桂心各等分

右三味為末。酒服方寸匕。立愈。肘後同

又有諸丸散。並在備急條中。今巫覡實見人忽被神鬼所擊刺擺撲者。或犯其行伍。或遇相觸突。或身神散弱。或愆負所招。輕者獲免。重者多死。猶如周宣燕簡輩事。不為虛也。必應死者亦不可療。要自不得不救之耳。肘後同並出第一卷中

刪繁倉公散方。

特生礜石燒半日研　皂莢炙去皮子　雄黃研　藜蘆熬

右四味等分。擣為末。主療卒鬼擊鬼排。鬼刺心腹痛。下血便死不知人。及臥魘嚙腳踵不覺者。諸惡毒氣病。取前散如大豆許。以管吹入鼻中。得嚏則氣通便活。若未嚏。復更吹之。得嚏為度。此藥能起死人。漢文帝太倉令

淳于意以此方療如前病勝餘方若別疾不若玉壺丸等法。崔氏備急范汪等同出第六卷中

千金翼療鬼擊方。

灸臍下一寸三壯。出第二十七卷中

尸厥方一十二首

病源尸厥者陰氣逆也此由陽脉卒下墜陰脉卒上升陰陽離居榮衛不通真氣厥亂客邪乘之其狀如死猶微有息而不常脉尚動而形無知也聽其耳內循循有如嘯之聲而股間暖者是也耳內雖無嘯聲而脉動者故當以尸厥療之診其寸口脉沉大而滑沉則爲實滑則爲氣實氣相搏身溫而汗此爲入腑雖卒厥不知人氣復則自愈若脣正青身冷此爲入藏亦卒厥不知人卽死候其左手關上脉陰陽俱虛足厥陰足少陽俱虛也病若恍惚不知人妄有所見。

張仲景云尸厥脉動而無氣氣閉不通故靜而死也治方。

菖蒲屑納鼻兩孔中吹之令人以桂屑著舌下。

又方

取左角髮方寸匕燒末酒和灌令入喉立起

肘後方。

白馬尾二七莖白馬前脚甲二枚燒之以苦酒丸如小豆大開口吞二丸須臾服一丸

又方

灸鼻人中七壯又灸陰囊下去下部一寸百壯若婦人灸兩乳中又云爪刺人中良久又針人中至齒立起此扁鵲法。

又方

以繩圍其臂腕男左女右繩從大椎上度下行脊上灸繩頭盡處五十壯活此是扁鵲法。

又方

熨其兩脇下取灶中墨如彈丸大漿和飲之更以管吹耳中令三四人更互吹之

又方

以小管吹鼻孔梁上塵如豆大著中吹之令入

又方

針百會當鼻中入髮際五寸許針入三分補之針足大指甲下肉側去甲三分又針足中指甲上各三分大指之肉去端韭葉許又針手少陰銳骨之端各一分。

又方

灸膻中季肋間二七壯也。肘後惟云灸膻中集驗同並出第一卷中

千金論曰。風寒之氣客於藏間。滯而不能發。故瘖不能言。及喉痺失聲。皆風邪所爲也。入藏皆能殺人。凡尸厥如死。脉動如故。此陽脉下墜。陰脉上爭。氣閉故也。療方。

灸百會百壯。鍼入三分補之。

又方

鍼足中指頭去甲如韭葉。並刺足大指甲下內側去甲三分

崔氏論曰。凡尸厥爲病。脉動而形。無所知。陽脉下墜。陰脉上爭。榮衛不通。其狀如死而猶微有息。其息不常。人乃不知。欲殯殮者。療之方。

急可以蘆管吹其兩耳。極盡以氣吹之。立起。若人氣極。可易人吹之。出第四卷中

中蠱毒方二十一首

病源凡蠱毒有數種。皆是變惑之氣。人有故造作之。多取蟲蛇之類。以器皿盛貯。任其自相噉食。唯有一物獨在者。即謂之爲蠱。便能變惑。隨逐酒食。爲人患禍。患禍於他。則蠱主吉利。所以不羈之徒而畜事之。又有飛蠱。去來無由。漸狀如鬼氣者。得之卒重。凡中蠱病。多趨於死。以其毒害勢甚。故云蠱毒。著蠱毒面青黃者。是蛇蠱。其脉洪壯。病發之時。腹內熱悶。胷脅支滿。舌本脹強。不喜言語。身體常痛。又心腹如似蟲行。顏色赤。脣口乾燥。經年不治。肝膈爛而死。其面色赤黃者。是蜴蜥蠱。其脉浮滑而短。病發之時。腰背微滿。手脚脣口悉皆習習。而喉脉急。舌上生瘡。二百日不治。噉人心肝盡爛。下膿血。羸瘦。顏色枯黑而死。其面色青白。又云其脉沉濡。病發之時。咽喉塞。不欲聞人語。腹內鳴喚。或上或下。天陰雨轉劇。皮內如蟲行。手脚煩熱。嗜醋食。欬唾膿血。顏色乍白乍青。腹內脹滿。狀若蝦蟇。若成蟲吐出成科斗形。是蝦蟇蠱。經年不治。噉人脾胃盡。脣口裂而死。其脉緩而散者。病發之時。身體乍冷乍熱。手脚煩疼。無時節吐逆。小便赤黃。腹內悶。胷痛。顏色多青。毒或吐出似蜣蜋有足翅。是蜣蜋蠱。經年不治。噉人血脉。枯盡而死。欲知是蠱與非。當令病人唾水內。沉者是蠱。浮者非蠱。又云。旦起取井花水。未食前當令病人唾水內。唾如柱脚直下沉者。是蠱毒。沉散不至下者草毒。又云。含大豆。若是蠱。豆脹皮脫。若非蠱。豆不爛脫。又云以鵠皮置病人卧下。勿令病人知。若病劇者。是蠱也。又云取新生雞子煮熟。去皮留黃白。令完全。日晚口含。以齒微嚙。勿令破。作兩炊時。夜吐瓦上。著霜露內。旦看大青。是蠱毒也。昔有人食新變鱧魚中毒。病心腹痛。心下鞕。發熱煩寃。欲得水洗沃身體。搖動如魚得水狀。有人診云是蠱。其家云從無此毒。不作蠱

治遂死其湯熨鍼石別有正方補養宣導今附於後養生方導引法云兩手著頭相叉坐地緩舒兩脚以兩手從外抱膝中痛低頭入膝間兩手交叉頭十二通愈蠱毒及三尸毒腰中大氣又云常度日月星辰清淨以雞鳴安身臥漱口三咽之調五藏殺蠱蟲令人長生治心腹病又云治百病邪蠱當正臥閉目閉氣內視丹田以鼻徐徐內氣令腹極滿徐徐以口吐之勿令有聲令入多出少以微爲故存視五藏各如其形色又存胃中令鮮明潔白如素爲之倦極汗出乃止以粉粉身摩捋形體汗不出而倦者亦可止明日復爲之又當存作大雷電光走入腹中爲之不止病自除　出第二十五卷中

千金論曰蠱毒千品種種不同或吐下鮮血或好臥闇室不欲見光明或心性反常乍嗔乍喜或四肢沉重百節酸疼如此種種狀貌說不可盡亦有得之三年乃死急者一月或百日即死其死時皆於九孔中或於脅下肉中出去所以出門常須帶雄黃麝香神丹諸大辟惡藥則百蠱猫鬼狐狸老物精魅永不敢著人養生之家大須慮此以下亦有灸法初中蠱於心下作艾炷灸一百壯並主猫鬼亦灸得差

又論曰世有拙醫見患蠱脹者徧腹腫滿四肢如故小便不甚澁以水病療之近服水藥經五十餘日望漸痊愈日復增加奄致殂殞如此者不一學者當細尋方意消息用之萬不失一醫方千卷不盡其理所以不可一一備述云爾　出第二十五卷中

廣濟療蠱毒方服此升麻散三四日後即服前光砂丸方

升麻　桔梗　栝樓各五兩

右三味擣爲散以熟湯洗所患人陰中再以濃汁服方寸匕日二服漸加至二匕內消忌粘食猪肉　出第四卷中

肘後療中蠱毒諸方人有養畜蠱毒以病人凡診法中蠱狀令人心腹切痛如有物齧或吐下血不即療之食人五藏盡即死矣欲知是蠱與非當令病人唾水沉者是浮者非也　小品文仲備急集驗千金並異同

又欲知蠱主姓名方

取鼓皮一片燒灰末以飲服病人須臾自當呼蠱主姓名可語令知便即去病愈矣亦有以蛇涎合作蠱毒著飲食中使人得瘕病此一種積年乃死療之各自有藥江南山間人不可不信之

又方

以蘘荷密著病人臥席下亦能令呼蠱主姓名也　文仲備急千金並翼同出第三卷中

小品療蠱方。

皷皮廣五寸長一尺 薔薇根五寸如足拇指大細切本方云莨菪根

右二味，以水一升、清酒三升，煮取一升。頓服之，當下蠱卽愈。千金古今録驗同千金治蠱吐下血

又方

土瓜根大如拇指，長三寸。切，以酒半升漬一宿，一服當吐下。古今録驗同

又方

皂莢三梃長一尺者，炙去皮子，美酒一升漬一宿，去滓頓服。古今録驗范汪同肘後云以酒五升分三服

又方

取蘘荷根擣爲末，以飲服方寸匕。古今録驗同

千金犀角丸，療蠱毒百病，腹暴痛，飛尸惡氣腫方。

犀角末 羚羊角末 鬼臼 桂心各量四錢匕 天雄炮 莽草炙 真珠研 雄黃研各一兩 麝香半兩研 貝齒燒灰五枚 赤足蜈蚣五節炙 射罔如雞子黃三枚 巴豆五十枚去皮心熬

右十三味，各擣合篩之，以蜜和爲丸，如小豆大，服一丸。不知增一丸。卒得腹中痛、飛尸，服如大豆二丸。若惡氣腫，以苦酒和以塗之，甚良。以絳囊盛藥，繫男左女右臂，辟惡，可以備急療萬病也。忌如常法。崔氏古今録驗范汪同出第十五卷中

千金翼療蠱毒方。

槲木北陰白皮一大握，長五寸，以水三升煎取一升，空腹服之，卽吐蠱出也。並療蠱下血。出第十五卷中

崔氏療蠱方。

黃瓜蔞根乾者二兩，擣，以綿裹，酒一升漬一日，去滓，溫服之，少時卽吐利，蠱卽出。後煮粥飲服一兩盞，吐利卽斷。不斷，卽煮人參、甘草炙、生薑各一兩服之。此根唯山南者好。出第三卷中

備急療蠱方。

取白鴿毛糞燒灰，以飲和服之，良。

又療蠱方，人家雖藏此方，而不知如此効驗。

擣生栝樓根，取汁一升，醬汁少許，和溫服之，須臾吐蠱出，試驗。並出第十六卷中

必効療蠱毒大神驗方。

大戟 桃白皮東引者以火烘之 班猫去足翅熬等分

右三味，搗篩爲散，以冷水服半方寸匕，一服其毒卽出，未出更一服，蠱並出。李饒州法云奇効。若以酒中得，則以酒服；若食中得，以飲服之。崔氏千金同肘後云班毛一分桃皮大戟各二分和

棗核大米清飲服吐出蠱十日不差更一服千金崔氏云服八捻

又方

胡荽根擣取汁半升。和酒服之立下。

又方

取未鑽相思子二七枚。擣碎爲末。煖水半盞和攪頓服之。令盡。即當欲吐。抑之勿吐。若耐不得。即大張口吐之。其毒即出。出訖服稀粥。勿食諸肉。輕者但服七枚。差無問年月深淺。非常神効。勿輕之。

又試蠱法。

取銀匙若筯或釵含之。經宿色黑。即是不黑者非。出第三卷中

古今録驗療蠱方。

巴豆十枚去心皮熬　豉半升熬　釜底墨方寸七

右三味。擣篩爲散。清旦以酒服如簪頭大。小行。蠱主當自至門。勿應之。去到家。立自知其姓名。

又雄黄丸。主蠱毒中藥欲死方。

雄黄研　硃砂研　藜蘆炙　馬目毒公

皂莢炙去皮子二分　莽草二分炙　巴豆去心皮熬各二分

右七味。擣篩。以蜜丸如大豆許。服三丸。當轉下。先利清水。次出蛇等。當煩悶者。依常法可用鴨羹補之。忌如常法。

又療中蠱毒方。

取牡丹根擣末。服一錢七。日三服。至良。忌胡荽。范汪同

又療中蠱胡洽方。

以猪膽導下部。至良。肘後集驗范汪同並出第四十五卷中

蠱吐血方一十首

病源蠱是合聚蟲虵之類。以器皿盛之。任其相噉食。餘一存者名爲蠱。能害人。食人腑藏。其狀心切痛。如被物囓。或鞕面目青黄。病變無常。是先傷於膈上。則吐血也。不即治之。食藏腑盡則死。出第二十五卷中

肘後療中蠱毒吐血或下血皆如爛肝方。

茜根　蘘荷根各三兩

右二味。㕮咀。以水四升。煮取二升。去滓頓服。即愈。又當自知蠱主姓名。千金小品崔氏文仲備急古今録驗同

又方

巴豆一枚去心皮熬　豉三粒　釜底墨方寸七

右三味。擣分作三丸。飲下一丸。須臾當下蠱毒。不下。更服一丸。小品必効集驗文仲備急范汪同並出第三卷中

范汪療中蠱吐血方。

麥麪二升熬。以水服之。令盡。當下蠱。

又方
苦瓠一枚。以水二升。煮取一升。分服。當吐蠱如蝦蟇科斗之類。苦瓠毒。可臨時量用之。肘後千金小品文仲備急古今錄驗同。千金云苦瓠一分治下血
又方
生桔梗擣取汁。服二三升。日三服。牛膝根亦得。並出第十四卷中
文仲療中蠱吐血方。
羖羊皮方三寸敗鼓皮亦佳　苦參　蘘荷根三兩
黃連二兩　當歸二兩
右五味。切。以水七升。煮取二升。分三服。備急集驗同一方有苦瓠
又方
取桑木心剉一斛。於釜中。以水淹之。令上有三寸。煮取二斗。澄取清。又微火煎得五升。宿勿食。旦服五合。則吐蠱毒。崔氏集驗古今錄驗同
又方
雄黃研　釜月下黃土　獺肝炙各如棗　班猫十四枚去足翅熬
右四味。擣末。以酪漿服之。分為三四服。則吐蝦蟇。小品同古今錄驗方有大黃如棗大或吐蝦蟇及蛇等物餘同范汪同
崔氏療中蠱吐血方。
雄黃研　丹砂研　藜蘆炙各一兩
右三味。擣篩為散。旦以井花水服一刀圭。當吐蠱毒。忌生血物狸肉。肘後集驗同。凡蠱有數種。而人養作者最多也。郡縣有名章者尤甚。今東有句章。章安故鄉。南有豫章。無村不有。無縣不有。而不能如此之甚耳。非唯其飲食不可噉。乃至目色之。已入人類。此輩小易療。復有自然飛蠱。狀如鬼氣者。難療。此諸種得真犀角麝香雄黃為良藥。人可常帶此。亦預防之。易有蠱卦。又子產所說。並以器皿中蟲為蠱。今省凡皿上安一虫字。或作虫邊。大非體也。並出第四卷中
小品療中蠱心痛吐血欲死方。
鹽一升。淳苦酒一升。煮令消和。一服立吐蠱毒出。已用良驗。肘後文仲備急古今錄驗同。出第四卷中
蠱下血方九首
病源蠱是合聚蟲蛇之類。以器皿盛之。任其自相食噉。餘留一存者為蠱。能變化為毒害。人有事之以毒害。多因飲食內行之。人中之者。心腹懊痛煩毒不可忍。食人五藏。下血瘀黑如爛雞肝。出第二十五卷中
小品療蠱毒腹痛注下赤血。躑躅散方。
羊躑躅　乾姜　藜蘆熬　附子炮

巴豆去皮心熬 野葛皮 肉桂 丹砂研
雄黃研 蜈蚣炙各一分

右十味，擣爲散，以水服一刀圭，不知，加一粟米，忌猪肉、蘆笋、生血物、生葱、狸肉。古今録驗同

又療蠱下血欲死方。

薔薇根剉一升 牛膝五[redacted] 連翹子一升 臘一彈子許

右四味，切，以水四升，煮取三升，分三服，即愈。古今録驗同

又療諸蠱大便下血，日數十行方。

巴豆二七枚 藜蘆炙 附子炮 芫青去足翅熬
礬石各二分熬汁盡

右五味，擣下篩，别研巴豆如膏，和相得，以綿裹一大豆許，內下部中，日二三，愈。忌同前方。千金古今録驗同並出第四卷中

千金凡忽患下血，以上件方療更增劇者，此是中蠱，其下血狀如鴨肝，腹中絞痛急者，此方主之。

茜根 升麻 犀角各三兩 地榆
白蘘荷各四兩 桔梗 黃蘗 黃芩各一兩

右八味，切，以水九升，煮取二升半，分三服。

又凡卒患血痢，或赤或黑，無有多少，此皆是蠱毒，粗醫以斷痢處之，此大非也。

又療中蠱毒吐血下血，皆如爛雞肝，令人心腹絞切痛，如有物齧，若不即療，令人五藏盡乃死。驗之法，欲知是蠱，令病人唾水中，沉者是蠱，浮者非蠱也方。

槲木北陰白皮 桃根皮 蝟皮炙一方寸匕
亂髮灰一方寸匕 生麻子汁五升

右五味，先煮槲皮、桃根，取濃汁一升，和麻子汁、亂髮灰、蝟皮末等，令病者少食，旦服一升，須臾著盆水，以鷄翮攪吐水中，如牛涎犢胎及諸蠱毒之物。出第二十五卷中

千金翼療蠱毒下血方。

蝟皮燒灰，以水服方寸匕，當吐蠱毒。出第十五卷中

崔氏療中蠱下血及毒下，羖羊皮湯方。

羖羊皮方三寸炙 蘘荷根四兩 苦參 黃連各二兩
當歸 升麻 犀角各三兩

右七味，切，以水九升，煮取三升，分三服，無蘘荷根，以茜根代之。

又療中蠱毒瀉血，日夜無度，腹痛不可忍方。

取白蘘荷葉四五枚，私內著病人眠卧處席下，勿令病人知之，若爲蠱毒所傷，則不肯在上眠，即知是蠱毒爲病。用皂莢三挺，炙去皮子，打碎，用極酸醋四升於甆器中，候日正午時漬皂莢，又以新白布三尺蓋上，布上又横一口食刀，正對病人眠牀下，安之至來

日午時取藥用。蓋藥布濾去滓。分三服。每服相去如人行十里久。若不肯服。可將鍼刺兩手大拇指端甲。亦不勞深。其鍼且勿拔出。病人當自服藥。蠱毒或吐或大便中出。除其血即斷。腹痛亦除。此方用皆驗。（並出第三卷中）

古今錄驗療卒中蠱。下血如雞肝者。晝夜下石餘血。四藏悉損。唯心未毀。或乃鼻破待死方。

桔梗擣末。以酒服方寸匕。日三。不能下藥。以物揭口開灌之。心中當煩。須臾自靜。有頃下蠱。至服七日止。當服猪肝臛以補之。（出第四卷中）

五蠱方一十二首

千金太上五蠱丸。主百蠱吐血傷中。心腹結氣。或堅氣塞咽喉。語聲不出。短氣欲死。飲食不下。吐逆上氣。去來無常。狀如鬼祟。身體浮腫。心悶煩疼。寒戰夢與鬼交。狐狸作魅。卒得心痛。上叉胷脅。痛如刀刺。經年累歲。著牀不起。悉主之方。

雄黃（研） 椒目（熬） 巴豆（去心皮熬） 鬼臼
莽草（炙） 芫花（熬） 真珠 藜蘆（炙）
礬石（燒各四分） 獺肝（炙二分） 附子（炮去皮五分） 蜈蚣（三枚炙）
斑猫（三十枚去翅足熬）

右十三味擣末。蜜和更擣一二千杵。每服如小豆一丸。餘密封勿泄。十丸爲一劑。如不中病。後日增一丸。以下利爲度。當下蟲種種狀貌。不可具載。下七日後將息。服一劑。三十年百病盡除。忌五辛。猪肉。冷水。生血物。狸肉。蘆笋等。

又方

酒服桔梗犀角末方寸匕。日三服。不能自服。揭口與藥下。心中當煩。須臾自靜。有頃下。至七日止。當食猪脾以補之。（並出第二十五卷中）

崔氏療五蠱毒方。

一曰蛇蠱。食中得之。咽中如有物。嚥之不入。吐之不出。悶亂不得眠。心熱不能食方。

服馬兜苓根。即吐出。又服麝香方寸匕。亦自消。或吐出也。

二曰蜣蜋蠱。得之胷中忽然。或哽入咽。怵怵如蟲行。欬而有血方。

服獾肫脂。即下。或吐或自消也。

三曰蝦蟇蠱。得之心腹脹滿。口乾思水。不能食。悶亂大喘而氣發方。

服車脂半升。即出。

四曰科斗蠱。同上療法甚驗。

五曰草蠱。術在西京以西及嶺南人多行此毒。入人咽刺痛求死方。

服甘草藍汁即自消。

又方

五蠱共一法療之。但取産婦胎衣切之。暴乾爲散。水和服半錢匕。五毒自消。

又方

含升麻嚼汁。

又方

五蠱都服馬兜苓苗。似蘿摩草形正直上。取雞子大。擣爲散。服半錢匕。或至一匕。五蠱毒之病多在喉中。常須記之。或小醫不識此病。言胃冷蚘動。或復稱是注。灸刺湌服諸藥枉死也。此由醫生未經歷故也。宜令審別之。並出第二卷中

古今録驗五蠱湯方。

犀角三兩　蘘荷根　黃連　絳草

當歸各二兩　羚羊皮方二寸炙

右六味切。以水七升。煮取二升。分爲三服。

又五蠱下利去膏血。赤劚丸方。

芫花一升　巴豆一百枚　赤劚方圓一寸

右三味擣篩。以蜜爲丸。更擣丸如胡豆。服一丸。如下利不止。以清粥汁止之。不下小增之。欲令陰除。不令大下。范汪同並出第四十五卷中

蠱注方三首

病源蠱注者。住也。言其病遲滯停住。死。又注易傍人也。蠱者是聚蛇蠱之類。以器皿盛之。令其自相噉食。餘有一箇存者爲蠱也。而能變化。人有造作歆事之者。以毒害於他。多於飲食內而行用之。中之者心悶腹痛。其食五藏盡則死。有緩有急。急者倉卒十數日便死。緩者延引歲月。遊走腹內。常氣力羸憊。骨節沉重。發則心腹煩懊而痛。令人所食之物。亦變化爲蠱。漸侵食腑藏盡而死。死則病流注染著傍人。故爲蠱注也。出第二十四卷中

范汪療蠱注百病。癥瘕積聚。酸削骨肉。大小便不利。卒忤遇惡風。臚脹腹滿。淋水轉相注。殫門盡戶。延及男女外孫。醫所不能療。更生十七物紫參丸方。

紫參　人參　半夏洗　藜蘆

代赭　桔梗　白薇　肉蓯蓉各三分

石膏一分　大黃一分　牡蠣一分熬　丹參一分

蝦蟇灰　烏頭炮四分　狼毒一分　附子炮五分

巴豆七十枚去心皮熬

右藥擣篩蜜和爲丸以飲下如小豆一丸日三服老小以意減之蜂蠆所螫以塗其上神良忌羊肉冷水一方無蝦蟇有乾薑四分出第十四卷中

小品雄黄丸療蠱注四肢浮腫肌膚消索欬逆腹大如水狀漏泄死後注易家人方一名蠱脹方

雄黄研　巴豆　莽草炙　鬼臼各四分

蜈蚣三枚炙

右五味擣篩爲末蜜和更擣三千杵藥成密器封之勿令泄氣宿勿食服如小豆一丸不知加一丸當先下清水蠱長數寸及下蛇或如壞雞子或白如膏下訖後作葱豉粥鴨羹補之忌生魚生菜猪肉蘆笋冷水煖食將養也千金同出十四卷中

集驗療鬼注蠱注毒氣變化無常鮫魚皮散方

鮫魚皮鵲魚班皮是　犀角　麝香研

龍骨　丹砂研　雄黄研　蘘荷葉

鹿角炙各一分　蜈蚣一枚炙　椒一分汗　乾薑一分

貝子十枚　雞舌香一分

右十三味擣篩爲散空心酒服一錢匕日三服出第一卷中

蠱毒雜療方五首

小品療蠱似蚘方

雄黄研　麝香研

右二味各如大豆許取生羊肺如指大以刀開取雄黄等末以肺裹吞之崔氏集驗古今錄驗同

又療人食菜及菓子中蛇毒方

大豆末以酒漬取汁半升服之又以雞血和真鐵精吞如梧子大一丸古今錄驗同

又療有人食新變魚取飽中毒病心腹痛心下堅發熱煩寃欲得水沃身動搖如魚得水狀有人診病云是蠱家云野中相承無此毒不作蠱療之遂死並出第四卷中

千金療人得藥雜蠱方

班猫六枚去足翅熬　桂心一片如指大　釜月下土如彈丸大

藜蘆如指大炙

右四味搗散水服一錢匕下蠱蛇蝦蟇蜣螂白蟲

又療有人中蠱毒腹内堅如石面目青黄小便淋瀝變狀無常方

犀角一兩　芍藥一兩　黄連二兩本方一兩　梔子人十枚

蘘荷葉四兩半　牡丹皮一兩　羚羊皮方廣五寸炙

右七味切以水五升煮取一升半去滓分温再服翼古今錄驗同出第二十五卷中

古今録驗療食中有蠱毒。令人腹内堅痛。面目青黄。淋露骨立。病變無常方。

鑪中取鐵精。細研。别搗烏雞肝和之。丸如梧子大。以酒服三丸。日三服。甚者不過十日愈。微者便愈。肘後崔氏同。出第四十五卷中

猫鬼野道方三首

病源猫鬼者。云是老狸野物之精。變爲鬼蜮。而依附於人。人畜事之。猶如事蠱以毒害人。其病狀。心腹刺痛。食人腑藏。吐血痢血而死。又野道者。是無主之蠱也。人有畜事蠱以毒害人。爲惡既積。乃至死滅絶。其蠱則無所依止。浮遊田野道路之間。有犯害人者。其病發猶是蠱之狀。但以其於田野道路得之。故謂之野道。並出第二十五卷中

千金療猫鬼野道病。歌哭不自由方。

五月五日取自死赤蛇燒作灰。研。井花水服方寸匕。日一服。

又療猫鬼眼見猫狸并耳有所聞方。

相思子 草麻子 巴豆各一枚 朱砂末 蠟各四銖

右五味擣作丸。取麻子許含之。即以灰圍患人前頭著一斗灰火。吐藥火中。即畫火上作十字。其猫鬼並皆死矣。忌猪肉蘆筍生血物。翼方有峭粉出第二十六卷中

古今録驗療妖魅猫鬼。病人不肯言鬼。鹿角散方。

鹿角屑擣散。以水服方寸匕。病者即言實也。出第四十五卷中

自縊死方一十五首

病源人有不得意志者。多生忿恨。往往自縊。以繩物繫頸自懸挂致死。呼爲自縊。若覺早雖已死。徐徐捧下。其陰陽經絡雖暴擁閉。而藏腑真氣故有未盡。所以猶可救療。故有得活者。若見其懸挂。便忽遽截斷其繩。則不可救。此言氣已擁閉。繩忽暴斷。其氣雖通而奔并運悶。氣則不能還。即不復得生。又云。自縊死。旦至暮雖已冷。必可活。暮至旦則難療。此謂其晝則陽盛。其氣易通也。夜則陰盛。其氣難通也。又云。夏則夜短又熱。則易活。又云。氣雖已斷。而心微温。一日以上猶可活也。出第二十三卷中

肘後葛氏療自縊死。心下尚微温。久猶可活方。

徐徐抱解其繩。不得斷之。懸其髮。令足去地五寸許。塞兩鼻孔。以蘆管内其口中至咽。令人噓之。有頃其腹中礱礱轉。或是通氣也。其舉手撈人。當益堅捉持。更遞噓之。若活了能語。乃可置。若不得懸髮。可中分髮。兩手牽之。

又方

皂莢末葱葉吹其兩鼻孔中。逆出復内之。千金備急文仲同

又方

以蘆管吹其兩耳。極則易人吹。取活乃止。若氣通者。以少桂湯稍稍嚥之。徐徐乃以少粥清與之。並出第三卷中

仲景云。自縊死。旦至暮雖已冷必可療。暮至旦小難也。恐此當言陰氣盛故也。然夏時夜短於晝。又熱。猶應可療。又云。心下若微温者。一日以上猶可活。皆徐徐抱解。不得截繩。上下安被卧之。一人以脚踏其兩肩。手小挽其髮常弦弦勿縱之。一人以手按據胷上微動之。一人摩捋臂脛屈伸之。若已殭。但漸漸強屈之。並按其腹。如此一炊頃。氣從口出。呼吸眼開。而猶引按莫置。亦勿苦勞之。須令可少桂心湯及粥清含與之。令濡喉。漸漸能嚥。乃稍止。兼令兩人各以管吹其兩耳。彌好。此最善。無不活者。並皆療之。肘後備急文仲古今録驗同

備急方。

以蜀衣若氍毹厚毡物覆其口鼻抑之。令兩人極力吹其兩耳。一炊頃可活也。肘後千金文仲集驗小品同

又方

懸牽其頭髮。塞兩耳。勿令通氣。以葱葉刺鼻中。兩人極力痛吹之。噏其兩脚踵。即活。亦可塞鼻而吹口活也。小品古今録驗同

范汪療自縊死方。

懸其髮。令足裁至地。一時許即活。

又方

急手掩其口鼻。勿令内氣稍出。二時許氣至即活。備急文仲古今録驗肘後同

又方

以綃急絞身體令堅。以車牛載行三十里許。使人於車上行踏肩引髮吹耳。

又方

以松子油内口中。令得入咽中。則便活。

千金療自縊死方。

以藍青汁灌之。又極須安定身心。徐徐緩解。慎勿割繩抱取。心下猶温者。刺雞冠血滴口中。即活。男用雌雞。女用雄雞。

又方

雞屎白以棗許。酒半盞和。灌口鼻中即活。

又方

梁上塵如大豆。各内一筒中。四人各一筒同時吹兩耳鼻中。極力吹之即活。

又方

尿鼻口眼耳中。並捉頭髮一撮如筆管大掣之。立活。並出第二十六卷中

刪繁療五絶死方。

一曰自縊。二曰牆壁所迮。三曰溺水。四曰魘魅。五曰産乳。皆取半夏一兩擣篩。吹一大豆內鼻孔中。即活。心下温。一日者亦可活。千金同

熱暍方七首

病源夏月炎熱。人多冒涉途路。熱毒入內與五藏相并。客邪熾盛。欝瘀不宣。致陰氣卒絶。陽氣暴擁。經絡不通。故奄然悶絶。謂之暍也。然此乃外邪所擊。真藏未壞。若遇便療救。氣宣則蘇也。夫熱暍不可得冷。得冷便死。此謂外邪卒似冷觸其熱。蘊積於內。不得宣發故也。又冒熱困乏。候人盛暑之時。觸冒大熱。熱毒之氣入藏。則悶鬱冒至於困乏也。並出第二十三卷中

肘後夏月中熱暍死。凡中暍死。不可使得冷。得冷便死。療之方。

以屈革帶繞暍人臍。使三四人尿其中。令温。亦可用泥土屈草。亦可扣瓦椀底若脫車釭以著暍人臍上。取令尿不得流去而已。此謂道路窮急無湯。當令人尿其中。仲景云。欲使多人尿。取令温。若有湯便可與之。仲景云。不用泥及車釭。恐此物冷。暍既在夏月。得熱土泥暖車釭。亦可用也。備急文仲集驗小品千金同

又方

灸兩乳頭各七壯。千金同

又方

取道中熱塵土。以積暍人心下。多爲佳。少冷即易。通氣也。千金同

又方

擣菖蒲汁飲之一二升。

又凡此療自經溺暍之法。並出自張仲景爲之。其意理殊絶。殆非常情所及。亦非本草之所能開悟。實拯救人之大術矣。傷寒家別復有暍病。在上仲景論中。非此遇熱之暍。文仲同出第七卷中

千金療熱暍方。

可飲熱湯。亦可用少乾薑橘皮甘草煮飲之。稍稍嚥。勿頓使飽。但以熱土及熱灰土擁其上。佳。古今錄驗同

文仲療夏月暍死方。

濃煮蓼汁。灌三升。不差更灌之。肘後千金同

古今錄驗療熱暍方。

令人口噓心前令暖易人爲之肘後同

溺死方九首

病源人爲水所投溺水從孔竅入灌注腑藏其氣擁閉故死早拯救得出卽泄瀝其水令氣血得通便得活又云經半日及一日猶可療氣若已絶心下暖者亦可活出第二十三卷中

肘後療溺死一宿者尚可活方

以皂莢末綿裹內下部中須臾出水則活古今錄驗同

又方

倒懸解衣去臍中垢極吹兩耳卽活集驗千金小品文仲備急同

又方

倒懸死人以好酒灌鼻中立活千金備急文仲古今錄驗同

又方

取甑傾之以死者伏甑上令口臨甑口燃以蘆火二七把燒甑中當死人心下令煙出小入死者鼻口中鼻口中水出盡則活蘆盡更益爲之取活而止常以手候死人身及甑勿令甚熱冬天常令火氣能使死人心下得煖若卒無甑可就岸穿地令如甑燒之令煖乃以死人著上亦可用車轂爲之當勿隱其腹及令得低頭使水出并熬灰數斛以粉身濕卽易千金同

小品療溺死若身尚暖者方

取灶中灰兩石餘以埋人從頭至足水出七孔卽活備急千金肘後同

又方

便脫取暖釜覆之取溺人伏上腹中出水便活也肘後同並出第十卷中

千金療落水死方

以灶中灰布地令厚五寸以甑側著灰上令死人於甑上使頭小垂下炒鹽二方寸匕內管中吹下孔中卽當吐水水下因去甑以死人著灰中擁身使出鼻口卽活矣

又方

掘地作坑中熬灰數斛內坑中下死人覆灰濕徹卽易之勿令灰熱絡煿人冷卽易之半日卽活

備急療溺死方

屈死人兩脚著人肩上以死人背向生人背負持走吐出水便活肘後云亦治凍死千金肘後文仲集驗小品古今錄驗同出第八卷中

凍死方一首

病源人有在途路逢凄風苦雨繁霜大雪衣服霑濡冷氣入藏致令陰氣閉於內陽氣絶於外榮衛結澁不復流通故致噤絶而死若早得救療血溫氣通則生又云凍死一

日猶可活。過此即不療。出第二十三卷中

肘後療冬天墮水凍四肢直口禁。裁有微氣出方。

以大器中多熬灰。使煖囊盛以薄其心上。冷即易。心煖氣通目則得轉。口乃開。可溫尿粥清稍稍含之即活。若不先溫其心。便持火炙其身。冷氣與火相搏則死。集驗備急文仲千金古今録驗同

入井塚悶方二首

肘後云此事他方少有其說。且人爲之寡。不俟別條。今於水凍之後附此。乃是地氣薰烝。蓋亦瘴霧之例。服諸解毒犀角。雄黃。麝香之屬。豉豆竹瀝升麻諸湯。亦應爲佳。出第三卷中

小品療入井塚悶冒方。

凡五月六月井中及深塚中皆有伏氣。入中令人鬱悶殺人。如其必須入中者。先以雞鴨雜鳥毛投之。直下至底則無伏氣。毛若徘徊不下。則有毒氣也。亦可內生六畜等置中。若有毒其物即死。必須入不得已當先以酒若無以苦酒數升先灑井塚中四邊畔停少時然後可入。若覺中有些氣鬱悶奄奄欲死者。還取其中水灑人面令飲之。又以灌其頭及身體即活。若無水。取他水用也。肘後千金録驗同出第十卷中

千金療入井塚毒氣方。

取他井中水灑身上。至三食頃便活。若東井取西井。南井取北井中水用之。出第二十六卷中

右迪功郎充兩浙東路提舉茶鹽司幹辦公事張　寔　較勘

重訂唐王燾先生外臺秘要方第二十八卷終

重訂唐王燾先生外臺秘要方第二十九卷目録墜墮金瘡等四十七門

唐王燾先生外臺秘要方第二十九卷

宋朝散大夫守光祿卿直秘閣判登聞簡院上護軍臣林億等　上進

新安後學程衍道敬通父訂梓

從高墮下方三首

千金療丈夫從高墮下。傷五藏。微者唾血。甚者吐血。及金瘡傷絶崩中皆主之方。

阿膠（炙）　乾薑（各二兩）　艾葉　芍藥（各三兩）

右四味切。以水八升。煮取三升。去滓。入膠令消。分二服。羸人三服。女人産後崩中傷下血過多虚喘。腹中絞痛。下血不止。服之悉愈。

又療從高墮下瀉血。及女人崩中方。

當歸（二分）　大黄（一分）

右二味擣爲散。酒服方寸匕。日三。（范汪同。並出第二十六卷中）

千金翼膠艾湯。主男子傷絶。或從高墮下傷五藏。微者唾血。甚者吐血。及金瘡經内絶者方。

阿膠（炙）　艾葉　芍藥　乾地黄（各三兩）

乾薑　當歸　甘草（炙）　芎藭（各二兩）

右八味切。以水八升。煮取三升。去滓。内膠令烊。分再服。羸人三服。此湯正主婦人産後崩中傷下血多虚喘欲死。腹痛血不止者。服之良。（出第十九卷中）

從高墮下瘀血及折傷内損方一十八首

廣濟療從高墮下内損瘀血消血散方。

蒲黄（十分）　當歸　乾薑　桂心（各八分）

大黄（十二分）　䗪蟲（四分，去足，熬）

右六味擣爲散。空腹以酒服方寸匕。日再。漸漸加至一匕半。忌生葱、猪犬肉。（出第四卷中）

肘後療卒從高墮下瘀血脹心。面青短氣欲死方。

取胡粉一錢匕。以水服之。（備急、文仲同）

又方

煮大豆或小豆令熟。飲汁數升。和酒服之彌佳。（千金、備急、文仲同。一云大豆二升，煮令熟，取汁二升，去豆，以醇酒六七升和飲之，一日飲盡。小豆亦佳）

又方

生乾地黄二兩。熬末。以酒服之。

又方

生地黄擣取汁。服一升或二升。尤佳。

又方

烏鴉翅羽二七枚。燒末。酒和服之。即當吐血也。如得左羽尤佳。

又療從高墮下。若爲重物所頓笮得瘀血方。

豆豉三升沸湯二升漬之食頃絞去滓內蒲黃三合攪調頓服之不過三四服神良刪繁小品文仲備急集驗千金同

又方

烏梅五升去核以飴糖五升煮稍稍食之自消文仲備急千金同

又方

取茅連根葉擣絞取汁一二升服之不過三四服愈冬用根

又方

刮琥珀屑酒服方寸匕取蒲黃二三匕日四五服良

又方

末鹿角酒服三方寸匕日三千金同

又方

取敗蒲薦燒灰以酒服方寸匕並出第三卷中

深師療從高墮下傷內血在腹聚不出療下血方

取好大黃二兩　桃人三十枚

右二味擣以水五升煮取三升分爲三服去血後作地黃酒服隨能服多少益血過百日成微堅者不可復下之虛極殺人也

又療墮落瘀血桃枝湯方

桃枝一握中指長剉　芒硝五分　大黃四兩　當歸　甘草炙　桂心各二兩　虻蟲二十枚去翅足熬　水蛭二十枚熬　桃人五十枚去尖皮熬

右九味㕮咀以水八升煮取三升去滓溫分三服內消

又療墮落積瘀血消血理中膏方

大黃二兩　猪脂二斤　桂心一兩　乾薑一兩　當歸二兩　通草　亂髮各一兩

右七味切以膏煎髮令消盡擣藥下篩須令絕細下膏置地內諸藥攪勻微火煎之三上三下即藥成去滓以好酒服一兩日二服一方不去滓並出第二十六卷中

千金療從高墮下及被木石所迮或因落馬凡是傷損血瘀凝積氣急欲絕無不療方

淨土五升蒸之令極熱分半以故布數重裹之熨病上勿令大熱恐破肉候冷即易之以痛止即已但有損傷並以此法療之神效已死不能言者亦活三十年亦差

又療從高墮下損有瘀血方

蒲黃八兩　附子一兩炮去皮末

右二味爲散以酒服五六錢匕日三不知增之並出第二十六卷中

近効土質汗療折傷内損有瘀血每天陰則疼痛兼療産婦産後諸疾神効方。開寶本草云質汗主金瘡傷折瘀血内損補筋消惡血下血婦人産後諸血並酒消服之亦敷病處出西蕃如凝血蕃人煎甘草松淚檉乳地黄並熱血成之今以益母成煎故謂之土質汗也

三月採益母草一重擔 一名夏枯草

右一味揀擇去諸雜草及乾葉以新水淨洗於箔上攤曬令水盡則用手捩斷可長五寸勿用刀切即置鑊中量水兩石令水高草三二寸則縱火煎候益母草糜爛水三分減二漉去草取五六斗汁瀉入盆中澄之半日以綿濾取清汁盆中滓澱並盡弃之其清汁於小釜中慢火煎取一斗如稀餳每取梨許大煖酒和服之日再服和羹粥喫並得如遠行不能將稀煎去即更錬令稠硬停作小丸服之七日内則疼痛漸瘳二七日平復或有産婦惡露不盡及血運一兩服即差其藥兼療風益心力無所忌 鄭長史處吏部李郎中服之得力

墜損方三首

廣濟療墜損骨肉苦疼痛不可忍方

故馬氊兩段其氊欲得故膩者於鐺中以酒五六升著一抄塩煮令熱即内氊於鐺中看氊熱便用裹所損處冷即易之勿令久熱傷肉如是三五遍痛定即止仍服止痛藥散即漸差

又療男子虚勞墜傷内損吐血不止欲死面目黒如漆者悉主之方

黄耆　芎藭　當歸　芍藥各三兩
甘草三兩炙　生薑八兩

右六味切以水九升煮取二升五合去滓分温三服服別相去六七里 並出第四卷中

近効療墜損方

生地黄一斤分爲三分

右每服取一分熬令焦黄以酒半升煎一兩沸絞去滓令温煖得所食前日三無所忌馬墜亦療之

墜落車馬方六首

肘後療忽落馬墮車及墜屋坑崖腕傷身體頭面四肢内外切痛煩躁叫喚不得卧方

急覓鼠矢無問多少燒擣末以猪膏和塗封痛處急裹之仍取好大黄如雞子大以亂髮裹上如鴨子大以人所裁白越布衫領巾間餘布以裹髮外乃令火燒烟斷擣末屑薄以酒服日再三無越布餘布可強用常當預備此物爲要 備急集驗古今録驗同出第三卷中

千金療凡人墜落車馬心腹積血唾吐血無數方

乾藕根末酒服方寸匕日三如無取新者擣取汁服

之尤妙。

又療墮馬及樹崩瘀血腹滿短氣方。

大豆五升水一斗煮得二升半去豆頓服劇者不過三服並出第二十六卷中

千金翼療落馬墮車及諸傷腕折臂脚疼痛不止方。

黄耆 芍藥各三兩 乾地黄 當歸

附子炮 通草 續斷 桂心

乾薑各二兩 蜀椒一合汗 烏頭半兩炮

右十一味擣爲散先食酒服五分匕日三忌如常法。本方有大黄一兩又云服方寸匕出第十九卷中

救急療墜馬落車被打傷腕折臂呼喚痛聲不絶服此散呼噏之間不復大痛三日筋骨相連當歸散方。

當歸熬令香 桂心 甘草炙 蜀椒汗各二分

芎藭六分熬 附子炮 澤蘭熬各一分

右七味擣爲散酒服方寸匕日三小兒被奔車馬所損裂其膝皮肉決見骨卽絶死小蘇啼不可聽聞服之便眠十數日便行走其神驗如此忌同前方。千金翼深師同出第六卷中

近効療墮馬内損方。

取盧藥一小兩擣爲末牛乳一盞煎五六沸和服李諫議云。盧藥以羊肉汁和服一日内不用喫菜極効。

出第一卷中

折骨方三首

肘後療凡脱折折骨諸瘡腫者愼不可當風卧濕及多自扇若中風則發痓口噤殺人若已中此覺頸項強身中急束者急服此方

竹瀝飲三二升若口已噤者可以物拗開内之令下。禁冷飲食及飲酒竹瀝卒燒難得多可合束十許枚併燒中央兩頭承其汁投之可活。小品備急文仲古今録驗同出第三卷中

千金療腕折骨痛不可忍方。

取大麻根葉無問多少擣取汁飲一小升。無生青者以乾者煮取汁服亦主墮墜打𢶏瘀血心腹脹滿短氣良。出第二十六卷中

救急療骨折接令如故不限人畜也方。

取鈷鉧銅錯取末仍擣以絹篩和少酒服之。亦可食物和服之不過兩方寸匕以來任意斟酌之。出第九卷中

傷筋方三首

千金療被傷筋絶方。

取蟹頭中腦及足中髓熬之内瘡中筋卽續生。

又方

擣葛根汁飲之。葛白屑熬令黃。敷瘡止血。並出第二十六卷中

救急續斷筋方。

取旋復草根淨洗去土。擣量瘡大小取多少敷之。日一易之。以差爲度。必効同出第九卷中

筋骨俱傷方七首

肘後療腕折四肢骨破碎及筋傷蹉跌方。

爛擣生地黃熬之。以裹折傷處。以竹片夾裹之。令遍病上。急縛勿令轉動。一日可十易。三日卽差。千金劉繁備急文仲古今録驗同

又方

取生栝樓根擣之。以塗損上。以重布裹之。熱除痛止。備急同

又方

擣大豆末。合猪膏和塗之。乾卽易之。並出第三卷中

深師療折腕傷筋骨槐子膏方。

槐子中人　秦艽　白朮　續斷各一兩

桂心六分　巴豆十枚去皮心熬　大附子一枚炮

右七味㕮咀。以醇苦酒漬槐子等一宿。以成鍊猪脂二斤。於微火上煎三上三下。候膏成絞去滓。温酒服棗子許一枚。日三。并塗敷。忌生葱猪肉冷水蘆笋桃李雀肉等。出第二十卷中

千金療四肢骨碎及傷筋蹉跌方。

生地黃多少熟擣熬。以裹傷骨處。頻易。古今録驗同

又方

豉三升。以水七升漬之。絞去滓。取汁飲。止煩悶。古今録驗同

又方

乾地黃　當歸　獨活　苦參各二兩

右四味擣末。以酒服方寸匕。日三服。並出第二十六卷中

折腕方一首

深師卓氏膏。

大附子四枚生用去皮

右一味切。苦酒漬三宿。以脂膏一斤煎之。三上三下。膏成敷之。亦療卒中風口噤頸項強。出第二十六卷中

折腕瘀血方四首

千金療折腕瘀血方。

虻蟲去足翅熬　牡丹等分

右二味爲散。以酒服方寸匕。血化成水。

又方

大黃六兩　桂心二兩　桃仁六十枚去皮

右三味切。以酒六升煮取三升。分三服。當下血。差。並出第二

十六卷中

千金翼療折腕瘀血方。

菴蔄草汁飲之。亦可作散服。出第十九卷中

古今錄驗療折腕瘀血方。

蒲黃一升　當歸二兩

右二味擣散。酒服方寸匕。日三。先食服之。千金同 出第三十四卷中

蹉跌方三首

深師療蹉跌補絶復傷。地黃散方。

乾地黃十分　桂心　乾薑　芎藭

甘草炙　當歸各二分　芍藥五分

右七味擣爲散。先食以酒服方寸匕。日三服。

又方

大豆熬令黑　大黃各二兩　桂心一兩

右三味擣爲散。分爲三劑。酒和服。忌生葱。又大黃一兩

生地黃三兩切熬。以水酒二升。煮取一升。頓服之差。出第二十六卷中

范汪蹉跌膏兼療金瘡方。

當歸　續斷　附子去皮　細辛

甘草炙　通草　芎藭　白芷

牛膝各二兩　蜀椒二合

右十味㕮咀。以豬膏二斤煎。以白芷色黃膏成。絞去滓。日再以摩損處。出第十卷中

被打有瘀血方一十三首

肘後療若爲人所打。舉身盡有瘀血方。

刮青竹皮二升　亂髮如雞子大四枚燒灰　延胡索二兩

右三味擣散。以一合酒一升煎三沸。頓服日三四。備急范汪同

又療被打擊有瘀血在腹內久不消。時時發動方。

大黃二兩　乾地黃四兩

右二味擣散爲丸。以酒服三十丸。日再。爲散服亦妙。備急文仲小品范汪等同 並出第三卷中

范汪療被打有瘀血方。

大黃二兩　桃人去尖皮熬　䖟蟲去足翅熬各二十一枚

右三味擣蜜丸四丸。即內酒一升。煎取七合服之。備急肘後同

又方

藘葉一升切　當歸三兩

右二味爲末。以酒服方寸匕日三。並出第十卷中

備急若久血不除變成膿者宜此方。

大黃三兩　桃人三十枚去皮尖

右二味切以水五升煮取三升分三服當下膿血不盡更作　文仲肘後同

又若久宿血在諸骨節及脅肋外不去者方

牡丹　虻蟲去足熬等分

右二味擣末以酒服方寸匕血化成水　小品文仲千金並翼古今録驗同

又方

大黃如雞子一枚　蚯蚓矢一合

右二味酒半升煮取三沸服之

又方

鐵一斤酒三升煮取一升服之又燒令赤投酒服之

小品文仲肘後同出第八卷中

千金療被打傷破腹中有瘀血方

蒲黃一升　當歸　桂心各二兩

右三味擣散以酒服方寸匕日三夜一不能酒飲服之

劉涓子方

又方

擣莨菪子末以敷瘡上

又凡有瘀血者其人喜忘不欲聞人聲胷中氣塞短氣方

甘草一兩炙　茯苓二兩　杏人五合

右三味切以水一斗煮取三升分爲三服　范汪同

又被毆擊損傷聚血腹滿方

豉一升以水二升煮三沸去滓再服不差重服之　范汪同並出第二十六卷中

張文仲劉涓子療被打腹中瘀血白馬蹄散方

白馬蹄燒令烟斷擣末以酒服方寸匕日三夜一亦療婦人瘀血消化爲水　肘後備急千金同

被打損青腫方七首

千金療被打頭眼青腫方

用新熱羊肉敷之

又方

大豆黃末和敷之

又方

牆上朽骨唾於石上研摩塗之乾即易

又方

釜月下土細末塗之

又方

羊皮上卧之

又方

炙肥猪肉令熱搨上又炙猪肝貼之亦佳　出第二十六卷中

文仲療被打青腫方

以水磨桂塗之。赤則以牆中朽骨磨塗之。則平復也。梁都督侍中傳効也出第八卷中

許仁則療吐血及墮損方三首

許仁則論曰。此病有兩種。一者緣墮打損內傷而致此病。一者緣積熱兼勞而有此病。若內傷。自須依前墮墜內損大便血等諸方救之。若積熱累勞吐血。狀更無餘候。但覺心中悁悁似欲取吐。背上煩熱。便致此病。宜依後雞蘇七味湯桑白皮八味散療之方。

雞蘇五兩　生地黃切　青竹茹各一升　生薑　桑白皮各六兩　小薊根切六合　生葛根切六合

右藥切。以水九升。煮取三升。去滓。分溫三服。服別相去如人行十里久。若一劑得力。欲重合服。至四五劑尤佳。隔三四日服一劑。如未定。則宜合後桑白皮八味散服之。

桑白皮散方。

桑根白皮六兩　生薑屑六兩　柏葉　雞蘇各四兩　小薊根五兩　乾地黃七兩　青竹茹一升新者　地菘三兩

右藥擣散。煮桑白皮飲和一方寸匕。日再服。漸漸加至二三匕。以竹瀝下亦得。

又此病有兩種。一者外損。一者內傷。外損因墜打壓損。或手足肢節肱頭項傷折骨節。痛不可忍。覺內損者。須依前內損法服湯藥。如不內損。只傷肢節。宜依後生地黃一味薄之法。及芥子蘇等摩之方。

生地黃無問多少。淨洗擣碎令爛。熬之。候水氣盡。及熱以薄折處。冷即易之。如骨蹉跌。即依療折傷法。縹縛兼薄羊腦生龜生鼠等法。爲有所損。此不復載。如傷損處輕。擣芥子和蘇以摩傷處。若被打墜壓傷損急卒雖不至昏悶。腹內無覺觸。然身之中相去非遠。外雖無狀。內宜通利。或慮損傷氣不散。外雖備用諸方。腹內亦須資藥。但不勞大湯。如前內損欲死者服湯取利。欲用時間小小諸物服之。理應無嫌。其法略出如後。小便酒煮生地黃。毋始王木緅木梓葉盧藥桧藥豬脂。及石蜜白石地菘延胡索赤泥藥。以上十一物並出下卷吳昇同

金瘡禁忌序一首

肘後凡金瘡去血。其人若渴。當忍之。常用乾食並肥脂之物以止渴。慎勿鹹食。若多飲粥輩。則血溢出殺人。不可救也。又忌嗔怒大言笑思想陰陽行動作勞。勿多食酸鹹。飲酒熱羹臛輩。皆使瘡痛腫發。甚者即死。瘡差後猶爾。出百日半年。乃稍復常耳。凡金瘡傷天窻眉角腦戶臂裏跳脈。

髀內陰股。兩乳上下心。鳩尾小腸及五藏六腑輸。此皆是死處。不可療也。又破腦出血而不能言語。戴眼直視。咽中沸聲。口急唾出。兩手妄舉。亦皆死候。不可療。若腦出而無諸候者可療。又療卒無汗者。中風也。瘡邊自出黃汁者。中水也。並欲作痓候。可急療之。又痛不在瘡處者。傷經也。亦死之兆。又血出不可止。前赤後黑。或白肌肉腐臭。寒冷堅急者。其瘡難愈。亦死也。並出第三卷中

金瘡預備膏散方三首

肘後療金瘡膏散三種。宜預備合。以防急疾之要。續斷膏方。

蜀續斷　蛇銜　防風各三兩

右三味。切。以猪脂三斤。於東向露竈煎之。三上三下。膏成去滓。若深大瘡者。但敷四邊。未可使合。若淺小瘡者。但通敷便相連。令止血住痛。亦可以酒服如杏子大。

又冶葛蛇銜膏方。

蛇銜　薔薇根　續斷　冶葛各二兩

當歸　附子各一兩半去皮　防風　黃芩

澤蘭各一兩　松脂　柏脂各三兩

右十一味。㕮咀。以猪脂二斤煎之。別以白芷一枚內中。候色黃即膏成。去滓濾。以瓷器收貯之。以塗瘡。無問大小。皆差。不生膿汁也。出第　卷中

深師預備金瘡散方。

乾薑　甘草炙　桂心各一兩　當歸三兩

芎藭四兩　蜀椒三兩汗

右六味。擣散。以酒服方寸匕。日三。肘後同出第二十九卷中

金瘡方一十一首

肘後療金瘡方。

割甑方一寸。燒灰。研。以敷之。差。

又方

杏人去皮尖。擣如泥。石灰分等。以猪脂和之。淹足合煎。令杏人黃。絞去滓。以塗瘡上。日五六遍。愈。

又方

燒故青布作灰。敷瘡上。裹縛之。數日差。可解去。

又方

以蛇銜草擣敷之。差。

又方

狼牙草莖葉熟擣。敷貼之。兼止血。一方燈草挼敷之

又方

五月五日掘葛根。暴乾。擣末。敷瘡上。止血止痛

又方

鈎樟根出江南。刮取屑敷瘡上。有神驗。

又方

紫檀末以敷金瘡。止痛止血生肌。

又方

燒牡蠣末敷之佳。凡裹縛瘡。用故布帛。不寬不急。如繫衣帶即好。並出第七卷中

近效金瘡或壓損斷裂方。

剥取新桑皮作線縫之。又以新桑皮裹之。以桑白汁塗之。極驗。小瘡但以桑皮裹即差。

又金瘡灸瘡火燒瘡等方。

蠟如胡桃人　杏子一掬爛擣　檳榔人一枚　薰陸香半合

右四味和擣。以猪脂煎。即以此藥塗帛上。貼瘡。此方甚効。

金瘡續筋骨方三首

千金療金瘡粉散。辟風水。續筋骨。止血方。

石灰　地菘苗　細辛　旋復根

葛葉　猪膏　青蒿　麥門冬苗

益母苗不限多少切

右九味擣取汁。和石灰作餅子。暴乾末如粉。以敷傷瘡上。止血止痛生肌。五月五日合之神効。出第二十六卷中

必効療被斫筋斷者續筋方。

旋復根擣汁。瀝瘡中。仍用滓封瘡上。即封裹之。十五日即斷筋便續矣。更不須開易。此方出蘇景仲家獠奴用効出第四卷中

古今録驗療金瘡中筋骨續斷散方。

續斷五兩　乾地黄　蛇銜　地榆

杜蘅各四兩　乾薑　蜀椒汗　細辛

桂心各一兩　當歸　芎藭　蓯蓉

芍藥各三兩　人參　甘草炙　附子炮去皮各二兩

右十六味擣爲散。以酒飲和服方寸匕。日三服。忌海藻菘菜生菜生葱猪肉冷水。一方無杜蘅有杜礪出第三十四卷中

金瘡止痛方五首

范汪療金瘡內塞止痛地榆散方。

地榆根　白歛各二分　附子炮一分　當歸四分

芎藭　白芷　芍藥各三分

右七味擣散。以酒飲服方寸匕。日三服。忌同前方。

又金瘡內塞逐痛方。

黄芩　當歸各三兩　甘草炙二兩　細辛

烏頭炮各二兩　乾薑一兩　白芷四兩

右七味擣篩。以酒飲服一錢匕。日三。可至二錢匕。忌同前方。

又金瘡止痛方。

馬蹄燒灰三指撮，以酒和服之。並出第十九卷中

千金凡金瘡若刺瘡痛不可忍者方。

葱白一把，水三升，煮數沸，漬洗瘡上，痛即止。亦治因水入疼痛。翼、深師同。出第二十六卷中

古今錄驗療金瘡止痛牡蠣散方。

牡蠣二分，熬　石膏一分

右二味，下篩，以粉瘡，痛即止。出第三十四卷中

金瘡生肌方四首

廣濟療金瘡生肌破血補勞消瘀輕身紫葛湯方。

紫葛三握，細剉之，以順流河水三大升，煎取一升二合，去滓，空腹分三服；若冷，以酒一大升、水二升和煮取一大升。無忌。出第六卷中

范汪療金瘡內塞止痛生肌肉散方。

當歸　甘草炙　肉蓯蓉　芎藭
芍藥　蜀椒汗　吳茱萸　乾薑
桂心　白及　黃耆　厚朴
人參

右十三味，等分，擣為散，以酒飲服一方寸匕，日三服。忌如前方。

又療金瘡生肌白膏方。

白芷一兩六銖　乾地黃一兩半　芎藭一兩六銖　甘草半兩，炙
當歸　白斂　附子各十八銖，去皮　蜀椒二合半，汗

右八味，㕮咀，以豬脂五斤合煎，三上三下，藥成，去滓，塗瘡上，日再。忌同前方。並出第九十五卷中

古今錄驗療金瘡生肌散方。

甘草一斤，炙　黃蘗八兩　當歸四兩

右三味，擣末，以封瘡上，日再。出第三十四卷中

金瘡去血多虛竭內補方二首

千金療金瘡去血多虛竭內補方。

當歸三兩　芍藥　細辛各五分　乾薑三分
甘草二分，炙

右五味，為散，以酒服方寸匕，日三夜一。忌同前方。出第二十六卷中

古今錄驗療金瘡去血多虛竭內補方。

蜀椒三分　乾薑二分　蓯蓉　甘草炙
芍藥　當歸　芎藭　桂心
黃芩　人參　黃耆　厚朴炙
吳茱萸　桑白皮各一兩

右十四味，擣散，以酒服方寸匕，日三。一方有白及，無桑白皮。千金翼同。出

第三十四卷中

金瘡中風方八首

肘後療金瘡中風方。

蜀椒量瘡大小用麪作餛飩塘灰中炮令熟及熱開一小口當瘡上掩之即引風出可多作取差。備急小品同出第三卷中

必効療金瘡中風角弓反張者方。

取杏人碎之蒸令餾擣絞取脂服一小升許兼以摩瘡上即差。

又方

取蒜一大升破去心以無灰酒四升煮蒜令極爛並滓服一大升以來須臾汗如雨出則差。

又療口噤不能語方。

蔓菁子淨洗一升擣令細粘手撮爲炷以炙瘡上一兩度熱徹即差兼服後方。

又療因瘡著風方。

雞糞一合烏豆二升皺令淨二味相和於鐺中熬令焦黑及熱瀉出以酒二大升淋之與服隨多少令盡取汗差如無汗更作服。

又療因瘡著風角弓反張方。

取莨菪根可瘡大小截令平如無大者並縛數根稱瘡以爲限豬脂一大合鹽末一雞子黃大和膏於火上溫之令膏鹽相得不用過熱熱即傷肉以煖得炷瘡上冷即易之爲兩炷於垍器中燒之更相用以差止驗。

又方

生雞子烏麻沙二味合煎稍稠待冷以封瘡上。

古今録驗療金瘡得風身體痓強口噤不能語或因破打而得及斧刀所傷得風臨死總用此方無有不差瓠𤬋燒麻燭熏之方。

取未開瓠𤬋一枚長柄者開其口隨瘡大小開之令瘡相當可繞四邊閉塞勿使通氣上復開一孔如盌口取淨麻子燭兩條並然瓠𤬋向上燭盡更續之不過半日即差若不止亦可經一兩日熏之以差爲度若燭長不得內入瓠𤬋可中折用之。出第三十四卷中

諸瘡中風寒水露方五首

文仲云凡以八九月刺手足金瘡及諸瘡中寒露水冷毒皆殺人不可輕也療之方。

生竹若桑枝兩條著塘火中令極熱斫斷炷瘡口中熱氣盡更易一枚盡二枚則瘡當爛乃取薤白擣以

綿裹著熱灰中。使極熱。去綿。以薤白薄瘡上。布帛急裹之。肘後千金同

又療若已中水及惡露風寒腫痛方。

以鹽數合著瘡上。以火灸之。令熱達瘡中畢。以蠟內竹管插熱灰中令烊。以滴入瘡中。即便愈。若無鹽用薤白。但單用蠟亦良。肘後同出第五卷中

備急療諸瘡中風寒水露腫痛云。因瘡而腫者。皆中水及中風寒所作也。其腫氣入腹則殺人也方。

燒黍穰或牛馬乾糞桑條輩多烟之物。掘地作坎。於中燒之。以版掩坎上。穿版作小孔。以瘡口當孔上熏之。令瘡汁出盡乃止。又滴熱蠟瘡中佳。集驗肘後文仲同

又方

以桑灰汁温之。以漬瘡。大良。姚云神驗。肘後千金同出第十八卷中

近効療瘡因水入疼痛方。

取生葱一束。擣。以脚踏上。須臾更著之。差。李諫議房給事録試効

被刀箭傷方一十一首

劉涓子療金瘡箭在肉中不出方。

半夏三兩洗　白歛三兩

右二味下篩。以酒服方寸匕。日三。淺者十日出。深者二十日出。終不住肉中。肘後千金文仲小品同出第三卷中

肘後療卒被毒箭方。

擣藍青。絞取汁飲之。並薄瘡上。若無藍。取青布漬之。絞取汁飲之。亦以汁淋灌瘡中。肘後范汪文仲備急千金同

又方

煮藕取汁飲之。多多益善。肘後文仲備急同

又方

但多食生葛根自愈。或擣生葛絞取汁飲之。乾者煮飲之。小品千金集驗備急文仲同

又方

乾薑鹽等分。擣末。敷瘡上。毒皆自出。范汪肘後備急同一作乾葛

又凡毒箭有三種。交廣夷俚用焦銅作鏃。次嶺北用諸蛇蟲毒螫物汁著管中。漬箭鏃。此二種纔傷皮便洪腫沸爛而死。唯射猪犬雖困猶得活。以其噉人糞故也。人若有中之。便即飡糞。或絞濾取汁飲之。並以塗瘡上。須臾即定。不爾不可救也。又一種是今之獵師射麞鹿用射罔。以塗箭鏃。人中之。當時亦困頓。著寬處者不死。若近胷腹。亦宜急療之。今葛氏方是射罔者耳。

又療箭鏑及諸刃刀在咽喉胷膈諸隱處不出者方。

牡丹一分　白歛二分

右二味擣末。以温酒服方寸匕。日三服。刃自出。肘後備急千金

同出第九卷中

小品療被毒箭傷方。

雄黄末敷之愈。肘後千金集驗同此方亦療蛇毒

又方

食麻子數升愈。擣飲其汁亦佳。肘後范汪千金同出第十卷中

集驗療毒箭方。

以鹽滿瘡中。灸鹽上三十壯。肘後同

又方

煮蘆根汁。飲一二升。范汪小品同一云煮蘆汁飲二三升

又療刀箭瘡有血不止方。

以小兒矢塗封之。三日即差。並不傷人。出第九卷中

竹木刺不出方一十六首

劉涓子竹木刺不出方。

鹿角燒灰末。以水和塗之。立出。久者不過一夕。集驗文仲備急肘後范汪古今録驗深師同出第三卷中

肘後療竹木刺不出方。

取羊糞燥者燒灰。和脂塗之。刺若未出。重敷之。刪繁集驗千金備急深師同一云用乾羊糞末

又方

嚼白梅塗之。集驗千金同

又方

王不留行末服之。並敷上即出。集驗文仲深師千金同

又方

擣烏梅水和塗之。刺上立出。千金用白梅並出第三卷中

深師療刺不出方。

以鹿腦厚敷上。燥復易之。半日即出。出第二十九卷中

集驗療刺藏在肉中不出方

用牛膝根莖合擣以敷之。即出。縱瘡合。其刺猶自出。肘後備急文仲范汪深師千金同出第九卷中

千金療刺在人肉中不出方。

煮瞿麥汁飲之。日三。立出。

又方

温小便漬之。

又方

白茅根燒末。以膏和塗之。亦主諸瘡因風致腫。肘後同

又方

薔薇燒灰。以水服方寸匕。日三度。十日刺出。

又方

燒鑿柄爲灰。酒服二方寸匕。

又方

酸棗核燒末服之差。

又方

頭垢塗之。並出第二十六卷中

文仲療竹木刺不出方。

刮象牙屑水和塗刺上立出。肘後范汪備急深師同出第八卷中

救急療竹木刺傷方。

嚼豉封之立差。千金肘後同出第九卷中

狐尿刺方二首

千金翼論凡諸螳蜋之類。盛暑之時。多有孕育。遊諸物上。必有精汁其汁乾久則有毒人手觸之不疑之間。則成其疾故曰狐尿刺日夜慘痛不識眠睡百方療不能差方。

但取蒲公英莖葉根斷之取白汁塗令厚一分。即差。神驗。出第二十四卷中

肘後療狐尿棘刺人腫痛欲死方。

以熱桑柴灰汁漬之。冷復易永差。備急崔氏同出第八卷中

狐刺方五首

崔氏療狐刺方。

取好豉心以足爲限但覺被刺。即熟嚼豉以薄之。少頃看豉中當見毛不見又速嚼豉數薄之以晝夜勿絕但以毛盡便愈。

又方

熱擣杏人細研煮一兩沸。承熱以浸刺處。數數易之大良。古今録驗同

集驗療狐刺方。

熱魚汁灌瘡中。

備急療狐刺方。

以熱蠟灌瘡中。又烟熏之。令汁出愈。此狐所溺之木。猶如蛇螫也。肘後小品文仲同出第八卷中

必効主狐刺痛如烏啄者方。

生括樓香豉二味等分擣之爲餅敷患處乾即易之効。段家方出第六卷中

惡刺方三首

千金翼療惡刺方。

五月蔓菁子擣末和烏牛乳封之。無烏牛但是牛乳亦得。本方云人乳亦得出第二十四卷中

古今録驗療惡刺方。

取末煮餅油脂以麪和油調須臾著瘡上。即愈。一云蔓菁根和粉以麪和油

又方

取麴末和獨頭蒜擣之內瘡孔中。蟲出即差。出第三十五卷中

灸瘡方四首

肘後論曰凡灸不依明堂脉穴或是惡日神惡時殺病人年神人神所犯天地昏暗日月無光久積陰沉及灸日食毒物方畢或灸觸犯房室等其灸瘡洪腫發作疼痛病人加甚灸者疾本不瘥增其火毒日夜楚痛遇其凡愚取次亂灸此皆因火毒傷藏即死矣今用方療之

栢白皮三兩　當歸一兩　薤白一握

右三味切以猪脂一升煎三上三下以薤白黄絞去滓以塗瘡上亦療風水中瘡火瘡出第三卷中

集驗療灸瘡痛腫急方

擣竈中黄土末之以水和煮令熱以漬之深師千金肘後同

又療灸瘡薤白膏生肌肉止痛方

薤白　當歸各二兩　白芷一兩　羊髓一斤

右四味㕮咀以羊髓煎白芷色黄藥成去滓以敷瘡上日二肘後千金文仲同出第八卷中

千金療灸瘡方

甘草炙　當歸各一兩　胡粉六分一作胡麻　羊脂六分

右四味切以猪脂五合煎之去滓以敷瘡上忌海藻菘菜出第二十六卷中

灸瘡膿不差方三首

肘後療灸瘡膿不差方

白蜜一兩　烏賊骨一兩末

右二味相和以塗之千金同

千金療灸瘡膿壞不差方

臘月猪脂一斤　薤白一升切　胡粉一兩

右三味先煎薤白令黄去之綿裹石灰一兩更煎去之入胡粉令調敷之日三

又方

石灰一兩末細絹篩以猪脂和相得微火上煎數沸先以煖湯洗瘡訖以布裹灰熨瘡上三過便以藥貼瘡上灸之又擣薤敷之肘後同出第二十六卷中

火燒瘡及火油天火瘡方三首

集驗凡被火燒者初慎勿以冷水冷物並井下泥火瘡得冷即熱氣更深轉入至骨爛壞人筋攣縮者良由此也

又療卒被火燒苦劇悶絶不識人方

取新熱小便飲一升及冷水和蜜飲之口噤不開者可拗開灌之其悶差然後療外乃善千金古今録驗崔氏小品同出第八卷中

千金療火瘡方

未熬麻油和梔子人末塗之唯厚爲佳已成瘡者篩

白塘灰粉之卽差。出第二十六卷中

近効療火油及天火瘡初出似沸子漸漸大如水泡似火燒瘡赤色熱翕翕須臾浸淫漸多急速者是也方。

芸薹菜不限多少。擣絞取汁。芒硝大黃生鐵衣各等分。擣大黃末相和芒硝等以芸薹汁調如稀糊以禿筆點藥敷瘡上。乾卽再點。頻用極有効。闍師云芸薹冬月煮取汁洗亦可。

火灼爛壞方五首

劉涓子療火燒人肉爛壞麻子膏方。

麻子一合　栢白皮　山梔子碎　白芷

甘草各一兩　栁白皮一兩

右六味㕮咀。以猪脂一升煎。三上三下。去滓。以塗瘡上日三。出第五卷中

集驗療火爛瘡膏方。

栢白皮　生地黃研各四兩　苦竹葉　甘草各四兩

右四味切。以猪脂一斤煎。三上三下。藥成。濾去滓。以摩瘡上。日再摩。千金無地黃。深師千金劉涓子范汪同出第八卷中

千金療火灼爛瘡方。

楡白皮熟嚼封之差。

又火瘡敗壞方。

栢白皮切。臘月猪膏合淹相和煮四五沸。色變去滓。塗瘡。范汪同出第二十六卷中

又方

栢白皮　生地黃　黃芩　虵銜

梔子　苦竹葉各一兩

右六味切。以羊髓半升煎之。三上三下。去滓塗瘡上差

湯火所灼未成瘡及已成瘡方一十一首

肘後療湯火所灼未成瘡者方。

取煖灰以水和胃胃爾以敷之。亦以灰汁洗之。

又方

黍米　女麴分等

右二味各異熬令黑如炭。擣下。以雞子白和塗之良。

又方

取菰蔣根洗去土。燒灰。雞子黃和塗之。

又方

取栁白皮細切。以猪膏煎以塗之。以栢白皮彌佳。凡此以上三方。皆能止痛。疾仍不成瘡也。

又方

以小便漬洗之。

又方

以苦酒和雄黄塗之

又若已成瘡者方。

以白蜜塗瘡上。取竹幕貼之。日三。出第七卷中

范汪療湯火灼瘡方。

破雞子取白塗之。肘後同

又方

以豆醬汁塗之。肘後文仲同並出第九十一卷中

備急療湯火灼瘡方。

柳皮燒灰如粉敷之。肘後同

又方

豬膏和米粉塗之。日五六過良。此二方既令不痛。又使速愈。又無瘢痕。已試有効。肘後同出第八卷中

湯火瘡無問大小方四首

崔氏療湯火瘡無問大小秘要方。

取狗毛碎剪烊膠和之。以遍封瘡上。一封之後。比至痂落亦不痛。救急同出第五卷中

文仲療湯火瘡無問大小秘要方。

新熱牛糞塗之良。崔氏同出第十七卷中

救急療湯火瘡無問大小秘要方。

取粟熬令焦黑投水中。攪之良久。濾取汁。重煎如糖。以敷瘡上。並滅瘢。崔氏同

又方

取黍米煮粥。和雞子白敷瘡良。並出第五卷中

湯火爛瘡方五首

肘後療湯火爛瘡方

取石膏擣末。以敷之。立愈。古今録驗同出第三卷中

備急湯火灼爛方。

白斂末塗之。立有効。

又方

以竹中蠹蟲末塗之良。

又方

石灰末以水和塗之。乾即易之。並出第八卷中

古今録驗療湯火爛方。

取商陸根擣末。以粉瘡上。出第四十卷中

湯煎膏火所燒方四首

肘後療爲沸湯煎膏所燒火爛瘡方。

丹參細切。以羊脂煎成膏。敷瘡上。千金備急文仲集驗同

又方

熟擣生胡麻如泥。以厚塗瘡上。並出第七卷中

集驗被湯火熱膏所燒不問大小梔子膏方。

梔子三十枚　白斂　黄芩各五兩

右三味切。以水五升，麻油一升，煎令水氣竭，去滓，冷之。以淋瘡，令溜去火熱毒，肌乃得完也。作二日，任用膏塗湯散治之。千金並翼、古今録驗、小品同。出第八卷中

文仲滚湯煎膏所灼、火焰所燒方。

牛糞新者，和以雞子白塗之。比常用之，亦不作瘢，不痛，神効。出第七卷中

漆瘡方二十七首

廣濟療漆瘡方。

煮椒湯洗，頻三五度。又嚼糯米敷上，乾即易之，頻四五度即差。忌熱麪、肉、飲酒。出第五卷中

肘後療卒得漆瘡方。

以雞子黄塗之，乾即易之，不過三五度。文仲同

又方

煮柳葉湯，適寒温洗之，柳皮尤妙。集驗、必効、文仲、千金同

又方

取生蟹黄塗之。

又方

煮香薷以漬洗之。深師、古今録驗同

又方

濃煮鼠查莖葉洗之，亦可擣取汁以塗之。集驗、千金同，赤爪木也

又方

嚼秫米以塗之。

又方

以造酒小麴擣末，以粉之，乾即以雞子白和塗之，良。

又方

挼慎火草若雞腸草以塗之，漆姑草亦佳。深師、千金翼同

又方

以羊乳汁塗之。千金翼、深師同

又呪漆法：畏漆人見漆，便漆著之。

唾之曰：漆奕丹陽，漆無弟無兄，漆自死，丹亾。二七須臾傷三唾之，又呪三過止，則不復生瘡也。出第四卷中

删繁療漆瘡方。

取蓮葉乾者一斤，以水一斗，煮取五升，洗瘡上，日再。肘後、崔氏、文仲、千金同

又方

芒硝五兩，湯浸洗之。肘後、千金翼、深師同，出第九卷中

千金療著漆洗湯方。

取磨石下滓泥塗之，取差止，大驗。翼同

又方

礬石著湯中令消。以洗之。翼肘後同出第二十六卷中

千金翼療漆瘡方。

貫衆擣末以塗之。良。乾以油和塗之。集驗文仲肘後同

又方

取猪膏塗之。文仲刪繁千金同

又方

宜噉肥肉。集驗深師千金同

又方

嚼秫穀塗之。出第十九卷中

崔氏療漆瘡方。

頻以鹽湯洗之。大良。

又方。

以馬尿洗之。差止。

備急療漆瘡方。

擣韭根如泥塗之。煮薤葉洗之。佳。肘後深師崔氏同

又方。

取蟹擣以塗之。最妙。或以水浸之。取水數數洗之。亦効。

救急療漆瘡方。

以鐵漿洗之。隨手差。頻爲之妙。出第八卷中

必効療漆瘡方。

取漆姑草擣汁二分。和芒硝一分。塗之。若無芒硝。即朴硝最妙。灸韭熨之効。

又方

濃煮杉木汁洗之。數數用即除。小兒尤佳。出第四卷中

古今録驗療漆瘡方

黄櫨木一斤剉。鹽一合。二味以水一斗。煮取五升。去滓。候冷。以洗之。即差。王長華家神方出第四十三卷中

論曰。此疾雖小。有著者遍身頭面似瘮癩浮腫。生瘡痛痒。毛髮脱落。心煩恍惚。不得眠睡。因療之遲。遂爲他疾。或便成風癩。亦可畏也。

侵淫瘡方七首

肘後療卒得侵淫瘡。轉廣有汁。多起於心。不早療之。繞身周匝。則能殺人方。

以雞冠血塗之。良。

又方

取牛糞新者。絞取汁以塗之。亦燒煙熏之。

又方

胡鷰窠末。以水和塗之。文仲備急同

又方

取鯽魚長三寸者以少豉合擣塗之亦療馬鞍瘡若先起四肢漸向頭面者難療也又取鯽魚油煎去魚塗之 文仲備急同出第四卷中

集驗療卒毒氣攻身或腫或赤痛或痒弁分散上下周匝煩毒欲死方

取生鯽魚切之如鱠以鹽和擣遍塗瘡上乾復易之此爲侵淫瘡也 備急同出第八卷中

古今録驗療侵淫瘡苦瓠散方

苦瓠一兩 蛇皮半兩燒 露蜂房半兩熬 大豆半升 梁上塵一合

右五味爲散以粉粥和塗紙貼赤處日三甚良

又療侵淫瘡戎鹽散方

戎鹽二分 大黃四分 蕳茹一分

右三味擣散以酒和敷瘡上日三良

月蝕瘡方一十二首

廣濟療月蝕瘡方

自死青蛙一枚燒灰 母猪蹄一枚燒灰 甘草末 救月杖燒灰

右四味等分蜜和塗瘡上日二差止

又方

五月五日乾蝦蟇一枚燒灰 石䟽黃一兩研 礬石一兩熬令汁盡

右三味爲散以敷瘡上日二差止 小兒耳後瘡同用並出第五卷中

肘後療大人小兒卒得月蝕瘡方

五月五日蝦蟇灰以猪膏和塗之差止 文仲備急集驗同

又方

於月望夕取兔矢仍內蝦蟇腹中合燒爲灰末以敷瘡上差止 集驗崔氏同崔氏云兎矢七枚

又方

取蘿摩草擣末塗之差

又方

燒蚯蚓矢令赤末以猪膏和敷之 文仲備急千金古今録驗同

又云此瘡多在兩耳上及七孔邊隨月死生故名月蝕瘡也世言小兒夜指月所爲實多著小兒也 文仲備急同

又方

水銀 黃連末各二兩 胡粉熬 松脂各一兩研

右四味相和合研水銀消以塗瘡瘡如乾以臘月猪脂和先以鹽湯洗拭然後敷之 出第十六卷中

集驗療月蝕瘡方

救月蝕鼓皮如手許大一片以苦酒三升漬一宿以塗瘡上或云燒作灰脂和敷之 崔氏同

又方

虎頭骨二兩碎　浮萍一兩

右二味，以猪脂一斤煎，取骨黄成膏，以塗瘡上。崔氏同

又方

茱萸根　地榆根　薔薇根

右三味，各等分為散，作湯洗瘡，取藥塗瘡上，日三。崔氏同

又方

然燭照瘡，使燭熱氣相及瘡，即愈。崔氏古今錄驗同，並出第九卷中

千金翼療月蝕瘡惡肉方。

班猫去足翅熬　石硫黄　蔄茹各一兩末

右三味，擣篩，以塗瘡上，如瘡乾，以猪脂和塗之，日三。出第二十四卷中

代指方一十一首

小品代指者，其狀先腫焮焮熱痛，色不黯黑，然後緣爪甲邊結膿，劇者爪皆脱落，亦謂之代指病也。又代指無毒，正繇人筋骨中熱盛擔結故耳。吳人名遭指，野夫名為土盧，即皆是代指疾也。療方

單煮甘草汁漬之，或用芒硝湯漬之，擣青菜汁搨之。但得一種浸搨之，即差。千金同

肘後療代指方。

以猪膏和白善敷之，數易，差止。深師千金翼同，白善一作曲蟮土

又方

以指刺炊上熱飯中七遍。文仲集驗深師千金范汪同

又方

取梅核中人熟擣，以淳苦酒和敷之，須臾差止。文仲同

又指忽掣痛不可忍方。

灸指頭痛處七壯，愈。千金同

又指端忽發瘡方。

燒鐵令熱，勿令赤，以灼之。上二方俱主代指。並出第五卷中

千金翼療代指方。

先刺去膿，炙鮓皮令熱，以裹縛指，令周匝，痛即止，便愈。千金同，出第二十三卷中

崔氏論代指者，是五藏之氣使然，流注於十二源經脉，熱衝手指不還，即代指也。

當取熱湯急漬之，即出，使滿七度，便以冷水中浸之，訖又復浸之，如此三度，即塗羊膽，愈。未成膿，此方甚効，或以猪膽盛代指纏之，差。本方云訖乾封桂末，便愈。出第四卷中

備急療手指忽腫痛不已者，名為代指方。

和泥泥指，令遍周匝，厚一寸許，以熱灰中炮之，令燥，視皮皺，即愈，不皺者更為之良。文仲深師范汪同

又方

取粱米粉鐵鐺中熬令赤以衆人唾和之塗上令厚一寸即消

又方

小便和鹽作泥厚裹之數易差纔針刺血出最妙出第五卷中

甲疽方五首

崔氏夫甲疽之爲病或因割甲傷肌或因甲長侵肉成瘡腫痛復緣靴窄研損四邊腫焮黄水出侵淫相染五指俱爛漸漸引上脚趺泡漿四邊起如火燒瘡日夜倍增萬醫所不能療之方

緑礬石五兩形色似朴消而緑色

右一味置於鐵版上聚炭封之以囊袋吹令火熾即沸流出色赤如融金看沸定汁盡去火待冷收取挼爲末色似黄丹先以鹽湯洗瘡拭乾用散敷瘡上唯多爲佳著藥訖以軟綿纏裹當日即汁斷瘡乾若患急痛即塗少酥令潤每日一遍鹽湯洗濯有膿處則洗使淨其痂乾處不須近每洗訖敷藥如初似急痛即塗酥五六日即覺瘡上痂漸剥起但依前洗敷藥十日即瘡漸漸總剥痂落軟處或更生白膿泡即㨯破敷藥自然總差神驗無比刑部張侍郎親嬰此病卧經六十餘日困頓不復可言在京衆醫並經造問皆随意處方了無効驗唯此法得効如神今故録之以貽好事者出第五卷中

救急療甲疽方

屋上馬齒菜　崑崙青木香　印成鹽

右三味各燒成灰並等分又取光明砂少許於諸藥中拌總和下篩爲細散以敷瘡上乾即易之以差止當瘡未差以前不宜食雞猪魚肉腥穢酒蒜等差後仍三十日忌酒良出第九卷中

必効療甲疽赤肉生甲邊上裹甲者方

取瓜州礬石燒令沸定末敷之濕即刮却更著日數易即消散竇宣城綽云効亦主雜瘡有蟲有黄水若得呉白礬石亦佳若無雞矢礬亦好

又療甲疽瘡腫爛生脚指甲邊赤肉出時差時發者方

黄耆二兩　藺茹三兩

右二味切以苦酒浸一宿以猪脂五合微火上煎取二合絞去滓以塗瘡上日三兩度其息肉即消散出第四卷中

近効療甲疽瘡神妙方

熏黄慳好者　蛇皮燒灰

右二味等分更和研之先以温泔清浸洗瘡令軟以尖刀子割去甲角入肉處裹乾取藥棗栗許大以敷瘡

上用軟綿裹之。半日許藥濕卽易之。一日許卽永除。其先痛者敷藥訖一飯頃卽宜痛定差。訖一二日勿著窄靴鞋。若能斷酒及猪雞魚蒜麪等。其効愈速。其藥不過三四度。永差。蕭十四郎中有効

肉刺方二首

古今錄驗療肉刺方。

好薄刮之。以新酒醋和羊腦敷之。一宿洗去。常以綿裹之良。出第四十一卷中

近効療肉刺方。

以黑木耳取貼之自消爛。又不痛。宜以湯浸木耳軟乃用之。

手足皸裂方五首

深師療手足皸裂方。

蜀椒四大合。汗。以水一升煮之七沸。去滓。漬之半食頃出令燥。須臾復浸塗羊猪髓腦尤妙。范汪同出第二十九卷中

集驗療手足皸裂血出痛方。

若涉冰霜凍面及手足皸裂瘃壞。取麥窠濃煮汁及熱以浸洗之。卽差。

又方

取葱葉萎黃。及籜煮。以漬洗之。范汪同

又療人脚無冬夏常坼裂。名曰尸脚。此因履踏洗尸水及惡物故也方。

取雞屎一升。以水二升。煮數沸。待小冷。以漬脚半日。不過三四度差。深師千金范汪同出第九卷中

千金療手足皴裂血出疼痛方。

猪脏著熱酒中。以洗之。卽差。深師集驗同云無酒用湯亦佳出第二十四卷中

手足逆臚及瘃壞方二首

范汪療手足指逆臚方。

眞珠一分　乾薑二分

右二味擣末。以塗瘡指上。日三。千金深師同

深師療冬月冒涉凍凌面目手足瘃壞及始熱痛欲瘃者方。

蜀椒二分　芎藭二分　白芷　防風各一分　薑一分。一作鹽

右五味以水四升煎令濃。以洗之。出第二十九卷中

疣目方一十九首

肘後療疣目方。

月晦日夜。於廁前取故草二七莖。莖研二七過。粉疣目上訖。咒曰。今日月晦。疣驚。或明日朝乃棄。勿反顧之。

又方

取亡人枕若席物。以二七拭之。亡人近。彌易去也。並出第五卷中

集驗療去疣目方。

七月七日以大豆一合。拭疣目上三過訖。使病疣目人種豆著南向屋東頭第二霤中。豆生四葉。以熱湯沃殺。疣目便去矣。千金肘後范汪同

又方

取松柏脂合和塗其上。一宿即不知處。千金同

又方

作艾炷著疣目上灸之。三炷即除。范汪千金同

又方

以石硫黃突疣目上六七過除。千金同

千金去疣目方。

取月十五日月正中時望月。以禿苕帚掃疣目上三七遍差止。

又方

以豬脂痒處揩之。令少血出。即差。神驗不可加也。

又方

以苦酒漬石灰六七日。取汁點疣上。小作瘡即落。

又方

杏人燒令黑。研如膏塗之。令差止。

又方

以牛涎數塗之。自落。並出第二十四卷中

崔氏疣目方。

取月盡日平旦井花水。月生一日煮作湯。竈突北面南自洗。呪曰。日盡水。月初湯。竈突北。干疣死。百疣亡。凡七度洗及呪。甚良。

又方

先布紙一張於牀上。即以筆點疣一下。還點紙一下。無問多少。皆一一點。每點即呪曰。紙亦爛。疣亦散。點一遍訖。乃深埋點紙於屋溜下。久當疣散。

又方

以蜘蛛網絲繞纏之。自落良。

又方

盜取一酘酒醋以摩疣上。呪曰。疣疣不知羞。一酘酒醋洗你頭。急急如律令。呪滿七遍。久即自愈。並出第四卷中

張文仲療手足忽生疣目方。

又方

蒴藋赤子挼使壞。疣目上塗之。即去。范汪同

以鹽塗疣上。令牛舐之。不過三度。出第五卷中

近効療疣子法。

以墨塗之。不過五度即差

又方

以屋溜下水塗疣上。帝給事方

去黒子方二首

集驗去黒子及贅方。

生藜蘆灰五升　生薑灰五升　石灰二升半

右三味合和。令調。蒸令氣溜。取甑下湯一斗。從上淋之。盡。湯取汁。於鐵器中煎減半。更閙火煎。以雞羽摇中即然斷。藥成。欲去黒子疣贅。先小傷其上皮。令裁破。以藥點之。此名三灰煎秘方。古今録驗范汪同出第九卷中

救急去黒子方

夜以煖漿水洗面。以布揩黒子令赤痛。挑動黒子。水研白旃檀取濃汁。以塗黒子上。旦又復以煖漿水洗面。仍以鷹屎粉其上。出第三卷中

疣贅瘢黒子雜療方六首

深師灰煎。療瘤贅瘢痕疵痣及癰疽惡肉等方。

石灰一斗五升　濕桑灰四斗　柞櫟灰四斗

右三味合九斗五升。以沸湯令浥浥調濕。内甑中蒸之。從平旦至日中。還取釜中沸湯七斗。合甑三淋之。澄清。内銅器中煎。令至夜。斟量餘五斗汁。微火徐徐煎。取一斗。洗亂髮。乾之。如雞子大。内藥中即消盡。又取五色綵剪如韭葉大。量五寸。著藥中亦消盡。又令不强。藥成。以白甖子中貯之。作藥時不得令婦人小兒雞犬臨見之。灰煎亦療瘤。驗。其肉瘤石瘤。藥敷之皆愈。其血瘤瘤附左右胡脉及上下懸癰舌本諸險處。皆不可令消。消即血出不止。殺人。不可不詳之。

又療疣贅方。

取速讀子熟時壞破之。以塗其上。便落。並出第二十九卷中

千金療皮中紫赤瘢痣靨穢方。

乾漆熬　雌黄　礬石各三兩熬　巴豆五十枚

炭皮一斤　雄黄五兩

右六味爲散。以雞子白和。塗故綿。貼病上。日二易之。即除。深師加莽草三兩。餘同。出第二十四卷中

又療疣贅瘢痣方。

雄黄　硫黄　真珠　礬石熬

蕳茹　巴豆去皮心　藜蘆各一兩

右七味爲散。以漆和令如泥。以塗貼病上。須成瘡及去面上黒子。點之即去。深師同出第二十四卷中

古今録驗療黒子去疣等五灰煎方。

石灰　蒴藋灰　桑灰　炭灰

蕈灰各一升

右五味以水溲蒸令氣匝仍取釜中湯淋取清汁五升許於銅器中東向竈煎之不得令雞犬小兒女人穢者見之膏成好凝強如細沙糖即堪用量以點封之出第五卷中

廣濟療疣贅赤黒疵痣靨䵟瘡疽息肉強結瘤等神効灰煎方。

炭灰三升湯拌令濕徹以熱湯漬令半日後還以湯淋之稍稍點湯不得太速下即灰汁不驗候汁下得三二升即内一小鐺中煎令一兩沸即別取一兩石灰風化者爲佳恐中濕者須熬令極熱内灰汁中和煎以杖箄攪之勿住手候如煎餅麪少許細細取成膏急瀉著一瓷器中攪令冷不然須臾乾燥不堪用。常候此煎十分有一分堪久停但有傷損肉色須臾變赤黒色痛如火燒狀若灸瘢發焮經二十餘日病自然脱落無瘢痕欲衝風冷遠行貼烏膏亦神効痂亦易落瘡未差間忌小豆薑外縱有瘢亦不凸出烏膏在二十四卷中

滅瘢痕方一十七首

廣濟療人面瘢痕滅之方。

取白雞以油脂和水煮小麥令熟純以飼雞三兩日。大肥安雞著版上作籠籠之七日莫與雞食空飼清水七日取猪脂去脉膜切啾飼如食糞皆凝白開收煖水取塗瘢上十度平復舊欲用塗以麤葛布揩微赤離離訖然後塗之男女俱用効也。

又療人面及身瘡瘢不滅方。

鷹白糞　爛腐骨　屎白鹹各四分　麝香二分

右四味研令如粉以葛布揩令赤微離離以脂和敷之。日二度差止並出第五卷中

劉涓子六物滅瘢膏方。

衣中白魚　雞屎白　鷹糞白　芍藥

白斂　白蜂等分

右藥研如粉以乳汁和塗瘢上日三良出第五卷中

小品滅瘢方

雞矢白一兩　辛夷四分　白附子二分　細辛二分

右四味酒浸一宿以羊脂六合微火煎三上三下去滓傷瘢以甘草洗訖塗之。一方有桂心二分

又方

鷹屎白一兩研白蜜和塗瘢上日三並出第十卷中

千金翼凡面皰瘡瘢三十年以上并冷瘡蟗瘢金瘡等方。

斑猫三枚去足翅熬 巴豆三枚去心皮 蜜陀僧 胡粉二兩

鵝脂三兩 煎金鉼洮沙三兩 高良薑三兩去皮 海蛤三兩取中者

右八味爲粉。用鵝脂和。夜半塗之。旦以甘草湯洗之。差止。出第五卷中

救急滅瘢方。

猪脂三斤。飼烏雞。令三日使盡。收取白矢。内白芷、當歸各一兩。煎。白芷令黃。去滓。内鷹矢白二分。攪令調。塗之。旦洗之。千金同

又方

蒺藜子 山梔子人各一合

右二味爲散。醋漿和如泥。臨卧時以塗之。旦洗之。千金同

又方

痕凸出。秋冬小麥麫。春夏大麥麫。下篩。令細。以酥和封之。良。千金同

又方

夏以熱瓦熨。冬以凍凌熨之。千金同

又方

鷹矢白一兩 白魚二七枚

右二味爲散。蜜和塗之。日三。即差。千金同

又方

鷹矢白十分 白殭蠶八分

右二味研如粉。白蜜和敷之。日三。差。慎五辛、肥膩、生冷物。千金同

又方

臘月猪脂四升。煎大鼠一枚。令消盡。以生布摩傷。以塗之。日四五過。千金同並出第三卷中

必效滅瘢方。

禹餘糧 半夏

右二味等分。末。以雞子黃和之。先以新布拭瘢上。令赤。以塗之。勿令見風。二十日滅矣。十年瘢無不愈。平復如故。救急、范汪、千金同

又療灸瘡及金瘡。凡百瘡瘢。能令高者平。下者起方。

雞屎白 鷹屎白各二合 辛夷人四分 白附子

杜若各三分 細辛二分

右六味。下篩。以赤蜜少少和。先以布揩瘢微破。塗之。日二。差。後忌五辛、小豆、油膩及酢、飲酒等。若慎口味。如大小淺深無不差。一本無杜若有桂心並出第四卷中

古今録驗療面上瘢滅之方。

白殭蠶一兩 珊瑚一兩 白芷一兩 雞矢白一兩

朱砂研一兩

右五味擣蜜和敷之。尤良。

又方

木蘭香一斤。以三歲米醋浸令没。百日出。暴乾。擣末以塗之。一方用醋漿水浸百日出。暴乾。末。服方寸匕日再。出第三卷中

右廸功郎充兩浙東路提舉茶塩司幹辦公事張寔較勘

重訂唐王燾先生外臺秘要方第二十九卷終

重訂唐王燾先生外臺秘要方第三十卷目録惡疾大風癩瘡等二十三門

唐王燾先生外臺秘要方第三十卷

宋朝散大夫守光祿卿直秘閣判登聞簡院上護軍臣林億等　上進

新安後學程衍道敬通父訂梓

惡疾大風方一十首

千金論曰。惡疾大風有多種不同。初得雖遍體無異。而眉鬚已落。有遍體已壞。而眉鬚儼然。有諸處不異好人。而四肢腹背皆有頑處。重者手足十指已有墮落。有患四體大寒而重裘不煖者。有尋常患熱不能暫凉者。有身體枯槁者。有津汗常不止者。有身體乾痒徹骨搔之白皮如麩卒不作瘡者。有瘡痍荼毒重疊而生晝夜痛不已者。有直置頑鈍不知痛痒者。其色亦有多種。有青黄赤白黑光明枯闇。此疾雖種種狀貌不同。而難療易療。皆屬在病人。不繇醫者。何則。此病一著。無問賢愚。皆難與語。口順心違。不受醫教。直希望藥力。不欲求已。故難療易療屬在病人。不關醫藥。臣當手療六百餘人。差者十分有一。莫不一一親自撫養。所以深細諳委。知其情性。若覺難共語。不受人教。即不須與療。縱與療終有觸藥力。病既不差。乃勞而無功也。仁者易共語。故可療也。

又論曰。神仙傳有數十人。皆因惡疾而致仙道者。何皆繇割棄心累。懷頴陽之風。所以非止差病。乃至因禍而取福也。故臣所覩病者。其中頗有士大夫。乃至有異種名人。乃遇斯患。皆戀愛妻孥。繫著心髓。不能割捨。直望藥力。未肯近求諸身。若能絕其嗜慾。斷其所好。非但愈疾。因茲亦可自致神仙。嘗問諸病士人。皆云自作不仁之行。久久並爲極猥之業。於中仍欲更作云爲。雖有悔言而無悔意。但能自新。受師教命。飡進藥餌。何有不除。臣以正觀中。嘗將一病士入山。教服松脂。欲至百日。鬚眉皆生。由此觀之。唯須求之於己。不可一仰醫藥者也。然有人數年患身體頑痺。羞見妻子。不告之令知。其後病成。狀候分明。乃云卒患。此皆自誤。然斯疾也。雖大治之於微。亦可即差。此疾一得。多者不過十年皆死。近者五六歲而亾。然病者皆自謂百年不死。深可悲悼。

又論曰。一遇斯疾。即須斷鹽。常進服松脂。一切公私物務。釋然皆棄。猶如脫屣。凡百口味。特須斷除。漸漸斷穀。不交俗事。絕乎慶弔。幽隱巖谷。周年乃差。差後終身慎房室。犯之還發。茲疾有吉凶二義。修善則吉。若還同俗類。必是凶矣。今略述其繇致。以示後之學者。可覽而思焉。

又蔄豆療惡疾方。

細粒烏豆。擇取摩治之。去有皮不落者。三月四月取天雄烏頭苗及根淨去土勿洗擣絞取汁漬豆一宿。豆如熟豆大漉出暴乾。如此七度始堪服。每服三枚。漸加至六七枚。日一。忌房室猪魚雞雉肉。畢三十日。毛髮即生。犯藥即不差。

又岐伯神散療萬病癰疽疥癩風痿骨肉疽敗百節疼眉毛髮落身體淫淫躍躍痛痒目痛爛眥耳聾齲齒痔瘻等方。

天雄炮去皮 附子炮去皮 細辛 烏頭炮去皮
茵芋炙各一兩 乾薑二兩 石南 菖蒲
防風各二兩 白朮 獨活各三兩 躑躅一兩
椒汗二兩 防葵二兩 枳實炙二兩

右十五味擣散。以酒服方寸匕。日三。勿加。

又療惡疾狼毒散方。

狼毒炙 秦艽

右二味等分爲散。酒服方寸匕。日二服。五十日愈。切須忌慎。

又方

松脂鍊投冷水中二十遍。杵末蜜丸。服二兩。饑即服之。日三。鼻柱斷離者二百日差。斷鹽及雜食房室。

又石灰酒主生髮毛長鬚眉去大風方。

松脂成鍊者十斤 黍米一石 石灰一石拌和濕蒸令氣足 上麴一石二升

右四味先於大鐺中炒石灰。以木著灰中火出爲度。枸杞根剉五斗。以水一石五斗。煮取九斗半。去滓以淋石灰三遍。澄清。以石灰汁和釀漬麴。用汁多少一如釀法。訖封四七日開。飲一二升。常令酒氣相及爲度。百無所忌。不得觸風。其米泔水及飯糟。不得使六畜犬鼠食之。皆須令深埋却。此方九月作至二月止。恐膈上熱。服後進三五口冷飯壓之。婦人不能食飲。黃瘦積年。及蓐風。不過一石即差。

又療風身體如蟲行方。

鹽一斗水一石。煎減半。澄清。溫洗浴三四遍。亦療一切風。

又方

以淳灰汁洗面。不過一月愈。

又方

以大豆漬飯漿中。旦溫洗面。頭中痒。加少麪沐頭。勿以水濯之。十洗必差。

又方

成鍊雄黃松脂等分。蜜和丸。以飲服十丸。丸如桐子大。日二。百日差。慎酒肉鹽豉生冷生血物等。神秘不

傳。出第二十四卷中

近効婆羅門僧療大風疾並壓丹石熱毒熱風手脚不隨方。

消石一大兩　生烏麻油二大升

右二味內鐺中以土墼蓋口以紙泥固勿令氣出細細進火煎之其藥未熟氣腥候香氣發即熟更以生烏麻油二大升和之更微火煎之以意斟量得所訖內不津器中服法患大風者用火爲使在室中重作小紙屋子屋子外然火令病人在紙屋中發汗日服一大合病人力壯日二服服之三七日頭面皰瘡皆滅若服諸藥丹石熱發不得食熱物著厚衣臥厚牀牀風者即兩人共服一劑服法同前不用火爲使忌風二七日或但取一匙內口待消咽汁熱除忌如藥法呂員外處得

諸癩方九首

病源凡癩病皆是惡風及犯觸忌害得之初覺皮膚不仁或淫淫苦痒如蟲行或目前見物如垂絲或癮瘮輒赤黑此皆爲疾之始起便急療之斷米穀肴鮭專食胡麻松朮輩最善也夫病之生多從風起當時微發不將爲害初入皮膚之裏不能自覺或流通四肢潛於經脉或於五藏乍寒乍熱縱橫脾腎蔽諸毛腠理壅塞難通因茲氣血精髓乖離久而不療令人頑痺或汗不流泄手足酸疼針灸不痛或在面目習習奕奕或在胷頸狀如蟲行或身體徧痒搔之生瘡或身面腫痛徹骨髓或頑如錢大狀如毦毒或如梳或如手錐刺不痛或青黃赤黑猶如腐木之形或痛無常處流移非一或如酸棗或若懸鈴或似繩縛拘急難以俛仰手足不能摇動眼目流腫內外生瘡小便赤黃尿有餘瀝面無顏色恍惚多忘其間變狀多端毒蟲若食人肝眉睫墮落若食人肺鼻柱崩倒或鼻生息肉塞孔氣不得通若食人脾即語聲變散若食人腎耳鳴啾啾或如雷鼓之音若食人筋脉支節墮落若食人皮肉頑痺不覺痒痛或如針錐所刺名曰刺風若蟲乘風走於皮肉猶若外有蟲行復有食人皮肉徹外從於頭面即起爲皰肉如桃核小棗從頭面起者名曰順風從兩脚起者名曰逆風令人多瘡猶如癬疥或如魚鱗或痒或痛黃水流出初起之時或如榆莢或如錢孔或青或白或黑或黃變易無定或起或滅此等皆病之兆又云風起之漸皆是冷熱交通流於五藏徹入骨中虛風因濕和合蟲生便即作患論其所犯多因用力過度飲食相違房室太過毛孔既開冷熱風入五藏積於寒熱寒熱之風交過通徹流行諸脉急者即患緩者稍遠所食穢雜肉蟲生日久冷熱至甚暴蟲遂多

食人五藏骨髓及於皮肉筋節乆乆皆令壞散名曰癩風。若其欲療先與雷丸等散服之出蟲。見其蟲形靑赤黑黃白等諸色之蟲。與藥療者無不差。然癩名不一。木癩者初得先當落眉睫面目痒如復生瘡三年成大患急療之愈不療患成火癩者生瘡如火燒瘡或斷肢節七年落眉睫。急療可愈。八年成疾難可療金癩者。是天所爲也負功德崇初得眉落。二年食鼻鼻柱崩倒叵療。良醫能愈土癩者作病身體塊磊如雞子彈丸許此病宜急療之六年成大患十五年不可療水癩者先得水病因即留停風觸發動落人眉鬚急療之經年病成蟋蟀癩者。如蟋蟀在人身體內。百節頭皆欲血出三年叵療麪癩者蟲出如麪舉體艾白難療熏藥可愈多年叵療白癩者。班駁或白或赤眉鬚墮落亦可療之多年難療疥癩者狀似癬瘙身體狂痒十年成大患可急療之愈風癩者風從體入或手足刺瘡風冷痹癡不療二十年後便成大患急療之愈蚼癩者得之身體沉重狀似風癩可療之至乆積歲成大患疾速療之。酒癩者酒醉卧黍穰上因汗體虛風從外入落人眉鬚令人惶懼小療大愈養生禁忌云醉酒露卧不幸生癩也又云魚無鰓不可食食之令人五月發癩出第二卷中

肘後凡癩病皆起於惡風及觸犯忌害得之初覺皮膚不仁淫淫若痒如蟲行或眼前見物如番絲或癮瘮赤黑氣滯流。此皆爲疾之始便急療之此疾乃有八九種大都皆須斷米穀鮭肴專食胡麻松朮最善別有蠻夷酒決疑丸諸大方數首亦有符術今只取小小單方。

苦參五斤剉之

右一味以好酒三斗漬四五日稍稍飲之二三合。備急同本方療白癩

又方

苦參根皮三斤

右一味麤擣以酒三斗漬二十一日去滓服一合日三

若是癩疾。即應覺痹禁雜食

范汪療癩方。

取馬新蒿。一名馬矢蒿。一名爛石草擣末服方寸匕日三百日如更赤起一年都差平復。肘後同

又方

灸兩手約指中理左右及手足指虎口中隨年壯。

深師療癩身體面目有瘡必死方。

取白艾蒿十束如升大煮取汁釀米七斗一如釀法酒熟稍稍飲之。

又方

水銀研　蔄茹　藜蘆　真珠研

丹砂研　雄黄研

右六味各一斤。皆研如粉。以三歲苦酒三石五斗。於瓮中漬諸藥。令耗七日。於爭温密室中漬浴。始從足漸至腰浸之日一。以綿拭面目訖。以水洗兩目。勿令入目也。可七日爲之。勿令冷。神効。忌狸肉生血等。范汪同

又療通身癩瘡方。

蓮荷二十枚。石灰一斗。淋取汁。合煮令極濃。以漬瘡半日許。可數爲之。

又方

取水中浮萍青者一秤。濃煮以漬浴半日。用此方多愈。並出第九卷中

集驗療癩方。

取葎草一擔。以水二石。煮取一石。以漬洗瘡。不過三五度差。

烏癩方一首

病源夫癩病皆是惡風及犯觸忌害所得。初覺皮毛變異。或淫淫若痒如蟲行。或眼前見物如番絲。言語無定。心常驚恐。皮肉之中或如桃李隱軫。赤黑。手足頑痺。針刺不覺痛。脚下不得踏地。凡食之時開口而鳴。語亦如是。身體瘡痛。兩肘如繩縛。此名黑癩。出第二卷中

集驗烏癩白癩丸方。

猬皮炙　魁蛤　蝮蛇頭炙　木寅四枚去翅足熬

寅蟲去翅足熬　蠐螬各一枚並炙　陵鯉甲去頭足炙　葛上亭長七枚炙

班猫七枚去翅足炙　蜈蚣去頭足炙　附子三枚炮去皮　蜘蛛五枚炙

水蛭一枚　雷丸三十枚　巴豆十五枚去皮心熬　水銀研

大黄　真丹　桂心　射罔各一兩

黄連一分　石膏二兩研　蜀椒三分汗　芒硝一分研

龍骨三分　甘遂熬　礬石燒　滑石各一分

右二十八味。擣篩。蜜和丸如胡豆。服二丸。日三。加之。以知爲度。忌猪肉冷水生葱。此方分兩多不同。爲是古方傳寫差錯。若臨用時。即以意量之。一方有七蟲無木寅班猫蜈蚣蝮蛇作蚺蛇范汪同出第八卷中

白癩方五首

病源凡癩病語聲嘶破。目視不明。四肢頑痺。肢節火然。一作大熱心中煩熱。手脚俱緩。背膂至急。肉如遭劈。身體手足隱軫起。往往正白在肉裏。鼻有息肉。目生白珠當瞳子。視無所見。此名白癩。出第二卷中

集驗療白癩釀酒方。

苦參二斤　露蜂房五兩炙

右二味切。以水三斗。法麴二斤。和藥漬經三宿。絞去滓。炊黍米二斗。釀準常法作酒。候酒熟。壓取。先食一飲一雞子。日三。稍稍增之。以差爲度。一云亦療風瘙惡瘡肘後同出第八卷中

范汪療在身白屑虛搔之。或呼作白癩方。

苦參五升 露蜂房五兩炙 猬皮一具炙剉之 麴三升

右四味切。以水三斗五升。合藥漬四宿。去滓。炊米二斗。釀如常法。酒熟。食後飲三五合。漸增之。以知爲度。

千金療白癩大風。眉鬚落。赤白癩病。八風十二痺。筋急肢節緩弱。飛尸遁注。水腫癰疽疥癬惡瘡。脚攣手折。眼闇血淋瘀。飲宿癖寒冷方。

商陸根二十五斤如馬耳薄切之 麴二十五斤

右二味。以水一斛漬之。炊黍米一石。釀之如家造酒法。使麴末相淹。三𨢊之。訖。封三七日。開看麴浮。酒熟。澄清。温服之。至三斗。稍輕者二斗。藥發吐下佳。宜食粥飯牛羊鹿肉羮。忌生冷酢滑猪肉魚雞犬肉等物。出第二十四卷中

文仲療白癩方。

乾艾葉濃煮。以漬麴作酒如常法。飲之。令醺醺。姚氏范汪同

又方

大蝮蛇一枚。乾者。并頭尾全。勿令欠少。以酒漬之。大者一斗。小者五升。以糠火温令酒盡。稍稍取蛇一寸許。以臘月猪膏和傅瘡上。忌小麥熱麴。肘後范汪同並出第五卷中

十三種丁種方一十二首

千金論曰。夫禀形之類。須存攝養。將息失度。百病萌生。故四時代謝。陰陽遞興。此之二氣。更相擊怒。當其時也。必有暴氣。夫暴氣者。每月必有。卒然大風大霧大寒大熱。若不將避。人忽遇之。此皆入人四體。頓折皮膚。流注經脉。遂使腠理擁隔。榮衛結滯。陰陽之氣不得宣瀉。變成癰疽丁毒惡瘡諸腫。至于丁腫。若不預識。令人死不旋踵。若著。訖乃欲求方。其人已入木矣。所以養生之士。須早識此方。凡是瘡痍。無所逃矣。

又一曰麻子丁。其狀肉上起頭。大如黍米。色少烏。四邊微赤。多痒。忌食麻子及衣麻布并入麻田中行。二曰石丁。其狀皮肉相連。色烏黑如烏豆。甚硬。刺之不入。肉內陰陰微疼。忌瓦礫磚石之屬。三曰雄丁。其狀疱頭烏黶。四畔仰瘡。疱漿起。色黃。大如錢孔許。忌房室。四曰雌丁。其狀瘡頭少黃。向裏黶亦似灸瘡。四畔疱漿起。色赤。大如錢孔。忌房室。五曰火丁。其狀如火瘡。頭烏黶。四畔有疱漿。漿如赤粟米。忌火灸爍食灸煿等物。六曰爛丁。其狀色少黑。有白斑。瘡

中有膿水。形大小如匙面。忌熱食爛臭物。七曰三十六丁。其狀頭烏浮起。形如烏豆。四畔起火赤。今日生一。明日生二。後日生三。乃至十。若滿三十六。藥所不療。如未滿者可療。俗名黑皰。忌嗔喜愁恨。八曰蛇眼丁。其狀瘡頭黑皮浮生。形如小豆。狀似蛇眼。體大硬。忌惡眼人見之。及嫉妬人看之。九曰鹽膚丁。其狀如匙面。遍瘡皆赤。有黑粟起。忌鹹食。十曰水洗丁。其狀大如錢形。或如錢孔。大瘡頭白裏黑。靨汁出中硬。忌飲漿水洗渡河。十一曰刀鐮丁。其狀瘡闊狹如韭葉。長一寸。側內黑。忌燒爍刺及刀鐮切割。十二曰浮漚丁。其狀如浮漚。瘡體曲圓少許。不合長。闊狹如薤葉大。內黃外黑。曲黑曲處刺不痛。裏黃處刺痛。十三曰牛拘丁。其狀肉皰起掐不破。

右十三種丁瘡。初起必先痒後痛。先寒後熱。熱定多四肢沉重。頭痛心驚眼花。若大重者則嘔逆。嘔逆者難療。其麻子丁一種。始末唯痒。所錄之忌。不得犯觸。犯觸者難療。其浮漚牛拘兩種。無禁忌。縱不治亦不殺人。其狀寒熱與諸丁同。皆以此方療之。萬不失一。欲知犯觸。但春強瘡痛極甚。忍不可得。則是犯之狀。療之方。用枸杞。春名天精。夏名枸杞。秋名卻老。冬名地骨。春三月上建日採葉。夏三月上建日採枝。秋三月上建日採子。冬三月上建日採根。四味並暴乾。若得五月五日午時合和大良。如不得依法採者。但得一種亦得。緋繒一片以裹藥為限。亂髮一雞子大。牛黃如梧子大。反勾棘刺針二七枚。末。赤小豆七枚。末。先於緋繒上薄布亂髮。以牛黃末等布髮上。即卷緋繒作團。亂髮作索。十字縶之。熨斗中急火熬令沸。以沸定自然乾。即刮取擣作末。絹下之。以方寸一匕。取枸杞根四味合和擣篩二七。和合前一匕。共為三七。和令相得。又分為三分。旦空肚酒服一分。日三。

又凡是丁腫用之。齊州榮娀方。

白姜石一斤，軟黃者　枸杞根皮二兩　牡蠣九兩，爛者

鍾乳一兩，下者，研　白石英一兩，研　桔梗一兩

右六味各擣篩。乃秤之。合和攪令相得。先取伏龍肝九升末之。以清酒一斗二升攪令渾渾。澄取清二升。和藥捻作餅子。大六分。厚二分。其濁滓仍置盆中。布餅子于籠上。以一重紙藉盆上。以泥酒氣熏之。仍數攪令氣發。經半日。藥餅微乾。乃內瓷坩瓶中。一重紙一重藥。遍布勿令相著。密以泥封之。三七日乾。以紙袋貯。乾處舉之。用法以針刺瘡中心。深至瘡根。并刺四畔。令血出。以刀刮取藥如大豆許。內瘡上。若病重困。日夜三四度。輕者

一二度著。重者二日根爛始出。輕者半日一日爛出。當看瘡浮起。是根出之候。若根出已爛者。勿停藥。仍著之。藥甚安穩。令生肌易。其病在卩咽及胷腹中者。必外有腫異相也。寒熱不快。疑是此病。卽以飲或淸水和藥如二杏仁許服之。日夜三四服。自然消爛。或以物剔吐根出卽差。若根不出亦差。當看精神自覺醒悟。合藥以五月五日爲上。七月七日次之。九月九日臘月臘日皆可。若急須藥。他日亦得。要之不及良日也。脩合須淸淨燒香。不得觸穢。毋令孝子不全之人及產婦六畜雞犬等見之。凡有此病。忌房室猪牛雞魚生韭葱蒜芸薹胡荽醋麪等。若犯諸忌而發動者。取枸杞根湯和藥服並如後方。前二家方。本是一家。智者平論。以爲後方最是眞本。其病通忌酒肉五辛芸薹胡荽油麪生冷酢滑耳。

後方如左（崔氏同）

白薑石（二十五兩） 牡蠣（十兩） 枸杞根白皮（四兩） 茯苓（三兩）

右四味細篩合和。先取新枸杞根切六升。水一斗半煮取五升。去滓。內狗屎二升攪令調勻。澄取淸。和前藥熟擣。捻作餠子。陰乾。取兩刃針當頭直刺瘡痛徹。拔出刮取藥末塞孔中。拔針出卽內藥。勿令歇氣。并遍封瘡上。頭卽脹起。針挑根出。重者半日以上卽出。或已消爛。挑根不出自差。勿憂之。其病在內者。外當有腫相應。並皆惡寒發熱。疑有瘡者。以水半盞刮取藥如梧子五枚。和服之。日夜三四服。外自消也。若須根出。服藥後一日以上。以雞羽剔吐出根。縱不出根。亦自消爛。在外者亦日夜三四遍敷藥。根出後常敷。勿休。生肉易差。若犯者取枸杞根切三升。以水五升。煮取三升。去滓。研藥一錢匕。和枸杞汁一盞服之。日二三服。并单飲冷枸杞汁三盞彌佳。

又以枸杞汁絞狗屎取汁服之最良。合訖卽用。不必待乾。所言白狗屎是狗食骨。其屎色如石灰。故直言狗白屎也。如預造。取五月五日七月七日臘日合者。其用療病尤良。但有人卒患喉中痛。乍寒乍熱者。卽是其病。當急以此藥療之。腹中無故而痛。惡寒發熱者。亦是此病。前二方同是一方。法用一同。亦主癰疽。（吳昇同）

又方

以針刺四邊及中心。塗雄黃立愈。（一云塗黃土）

又方

馬齒菜（二分） 石灰（三分）

右二味和擣。以雞子白和塗之。（文仲備急等同出第二十三卷中）

又療一切丁腫方。

取蒼耳根莖子等燒作灰。以酢泔淀和如泥塗上。乾卽易。不過十餘度。卽拔根出。

又論曰。臣以正觀四年。忽口右角患丁腫。造甘子振。其子振每爲貼藥。十日不差。臣以此療之。一如方說。自是常作此方以救諸人。未說有不愈者。故特論之。以傳後世。丁腫方殆有千首。皆不及齊州榮姥方。亦不勝此物。造次易得也。

又方

飲鐵漿一碗。卽差。

又方

蒺藜子一升作灰。以酸醋和封塗瘡上。一宿差。

又方

皂莢子中人末敷之。數貼。五日愈。

又論曰。凡療丁腫。皆刺中心至痛。又刺四邊十餘下。令血出。去血後敷藥。藥氣入針孔中佳。若不達瘡裏。則不得力也。

又論曰。其腫好著口邊頰中舌上。赤黑如珠子。疼痛應心。是寒毒久結。變作此疾。不卽療。日夜根長。流入諸脉數道。如箭入身。捉人不得動搖。若不慎口味房室。死不旋踵。經五六日不差。眼中火光生。心神惛昧。不可具論。此其狀也。

並出第二十三卷中

備急療丁腫。姚方云。丁毒爲瘡。肉中突起如魚眼狀。赤黑磣痛。是寒毒之結。變作此疾。始作服湯。及如療丹法便差。又支太醫云。有一十三種丁瘡。其狀在大方中。初起皆患寒熱。又三十六丁亦是十三種數內。或今日生一。明日生二。或生三。或生十。滿三十六丁。皆療之方。

蛇皮炙末。和鼠矢。以針刺破瘡。內中。卽拔出。差止。文仲同

又方

取人糞乾者末之。挑腫破。敷瘡大良。若犯瘡未死者。開口灌厠清一大升。須臾立差。

又方

取白馬牙齒燒作灰。先以針刺瘡令破。以灰封之。用麪周匝圍之。候腫軟。用好酢洗却灰。其根卽出。當便差。

又內令消神驗方。

反勾棘針三十二枚一年以上陳者　生大豆黄四十枚全者

緋頭帶三條條闊一寸　亂髮三雞子許

右四味。作三分。先將緋一片裹棘針豆黄各三十枚。用髮一塊纏緋。令周匝牢固。又取兩段緋各如法裹之訖。

各於炭火上燒令煙盡。且以兩段於瓮器中熟研之。和酒半盞。空腹服之。半日瘡四邊軟。內舒適。即差。半日不覺。可更服一段。必差。若後犯之。有三五豆赤黑膿出。不經犯者。十八日即差。此方甚効。勿犯之。

丁腫方二十首

廣濟療丁腫毒氣敷藥差方。

白馬牙（燒令赤內米醋中更燒）　附子（生用）　雄黃（研）　半夏

右四味各等分為末。以臘月豬脂和如泥。封腫上一兩遍即差。先以針刺至痛處。後可封藥即効。

又方

爛棘刺三枚反勾者。丁香七枚。並燒令煙斷。以未滿月孩子糞和塗腫上。頻頻三兩度。根爛差。

又方

車轄軸脂　白鹽　蕪菁根　釜底墨（等分）

右四味等分為末。和以臘月豬脂敷上。以醋及水亦得。

又療丁腫封藥後。宜常服散方。

亂髮（雞子大）　反勾棘針（爛者二升）　露蜂房（一升）

蛇脫皮（一升）　絳緋（一尺）

右五味分作五分。以緋裹之。用麻急纏之。於炭火上燒。如煙欲斷即收。勿令作白灰。末。以酒和。空肚服方寸匕。日二夜一。差止。

又方

半夏（生用）　石灰（等分）

右二味擣末。以敷瘡上。（並出第五卷中）

備急療丁腫方。

乾薑　胡椒　龍骨　斑猫（去翅足熬）

皂莢（炙去皮子）

右五味各等分擣篩。以酒和封瘡上。日一敷之。

又方

以針刺破瘡頭。取熱人糞塗上。乾易之。不過十五遍即出。又以硇砂封上。若毒入腹。以枸杞根切煎服之。如犯觸亦然。

又方

露蜂房（二七枚）　曲頭棘刺（二七枚）　蒼耳子（七枚）

緋（一寸）　亂髮（雞子大）　腐蒿草節（二七枚）

右六味熬令黑。末。研朱砂少許。和酒服方寸匕。日三服。後加酒。令微有酒色。禁食如常。療肉腫癰疽。（文仲同）

又方

斑猫一枚。捻破。然後以針畫瘡上。作米字。以封上。根乃出也。

又方

生大豆黄三十二枚生者　緋頭繂三條如無用五寸緋代　亂髮一雞子許

右三味以緋裹亂髮牢纏於炭火上燒得黑煙欲盡即出之冷瓷器中研如粉以酒空腹服之方寸匕平明至午時覺四體舒通覺瘡輕即差如未依前服之差止若犯之瘡即出膿血未經犯六七日平貼忌如常法

必効療丁瘡方

取舊厠清絞取汁青竹茹燒作灰

右二味研和清攪一百遍稀稠成膏刺瘡四邊令遍先以唾和麪圍瘡四面寫藥漸漸令滿其中仍三五度換之瘁時瘡即爛以針挑之拔去根即差止未出更著之神効

又方

蜂窠露者七枚　真緋手掌大　亂髮拳大

右三味各燒爲灰作末酒一小升和頓服之差止未差更作之並出第六卷中

古今録驗療丁腫方出徐王

大黄　秦艽　藜蘆　石硫黄研

硇砂各一兩研

右五味擣篩爲散以刀子頭取和冷水量瘡大小封之若腫大悶可作五香湯服之并取麪和塗腫上乾即易之差止一方無大黄封之須刺四面麪糊紙貼勿令乾數著也

又方

白馬齒　亂髮　髑髏各一分　枸杞白皮三分

右四味燒作灰以酒和服方寸匕不差至二匕

又方

曲頭棘刺四百枚　橘皮三兩

右二味以水三升煮取半升服一合塗腫上亦得

又方

取磁石擣爲粉醶醋和封之立抜根出

又方

五月五日取壯狗矢燒作灰敷瘡數易之通按壯一作牡

又方

巴豆二七枚去皮半夏二七枚擣末以寒食餳和之以針刺瘡四邊即以藥塗之立抜出以澤瀉末塡瘡孔中便差侍郎崔世謨送

又方

蛇脫皮四分燒灰　露蜂房灰一分　髮灰一分

右三味並用五月五日採燥之相和以新瓦碗內燒灰白飲服棗許大令汗出未汗更服以汗爲度七日不得

食鹽酒肉五辛房室生冷醋滑等。不得食蝟肉雞肉。食者難差。蛇皮不得帶赤色有毒純白者上。此高獺奴法邪長史傳之

又方

亂髮一雞子許　緋帛三寸　曲頭棘刺七七枚東枝白腐者

蒼耳三七枚

右四味合燒作灰。研成散。每以水半盞許服方寸匕。日二三。差止。慎風熱。餘忌同前。慮有犯觸加鹿角一方寸匕。鼈甲三方寸。蜂房三寸。三物等分。燒灰爲散。若有犯者依前方服之甚效。並出第三十卷中

犯丁腫重發方二首

廣濟療丁腫犯之重發方。

青羊糞一升

右一味以水二升漬少時。煮兩沸。絞取汁一升頓服。無所忌。出第五卷中

古今錄驗療犯丁腫方。

枸杞白皮一方寸匕　麥七粒燒灰　麻子七粒燒灰

緋帛一方寸燒灰　勾頭棘子二七枚燒灰　亂髮灰半七

半夏一七枚大小如羊糞者熬令黃

右七味藥。不問冬夏悉須溫酒和服。多少任人性。此方無所忌。不宜犯麻子。多致死。晉熙公上出第三十卷中

惡腫一切毒瘡腫方一十八首

廣濟飛黃散療諸惡瘡腫方。

曾青　雌黃　白礬石　磁石

雄黃　丹砂各一兩

右六味各細研。依四方色以藥置色處。曾青東方。丹砂南方。白礬石西方。磁石北方。雄黃中央。瓦甕二枚。以黃泥下再三過。使厚五六分。以雌黃屑著下。合篩諸藥著上。後以半雌黃屑覆上。以泥密塗際。勿令氣泄。土須厚。一宿如常點火。點火用二年陳蘆作樵中調火。以新布泲水中。覆釜上。乾復易。九十沸止。若日暮七十七沸亦足止。太熟一斛米飯頃發出藥。惡肉青黑乾。不復出汗愈。無甕以土釜二枚如上法也。第二十四卷緩疽中有此方更有石英石膏鍾乳雲母爲十味出第三十一卷中

千金療惡毒腫或著陰卵或偏著一邊疼急攣痛牽少腹不可忍。一宿殺人方。

茴香苗

右一味擣取汁。飲一升。日三四服。其滓以貼腫上。冬中根亦可用。此外國神方。從永嘉以來用之起死神効。

又凡風勞毒腫疼攣痛或牽引少腹及腰髖痛方。

桃人一升去尖皮兩人熬令黑煙出熟擣研如脂膏。

以酒三升攪令相和。一服覆取汗。不過三差。甚妙。

又大麻子小豆湯。主毒腫無定處。或嗇嗇惡寒。或心腹刺痛煩悶者。此由毒氣深重也方。

射干 三兩　商陸 二兩薄切　赤小豆 一升　麻子 五升

附子 三兩炮　升麻 四兩

右六味。切。以水二斗煮麻子。取一斗半。去滓。研麻子令破。以麻子汁煮藥。令豆極熟。去滓。可得六七升。一服一升。日夜令盡。小便當利。大下。即毒腫氣當減。食此豆益佳。如湯沃雪也。出第二十三卷中

崔氏五香湯。療毒腫方。

麝香 研　青木香　雞舌香　藿香

薰陸香　當歸　黃芩　升麻

芒硝 各三分　大黃 五分

右十味。切。以水六升。煮取二升。去滓。入芒硝令烊。分為二服。相去六七里久。亦療諸卒尸注惡氣也。

又療惡腫犀角湯方。

薰陸香　青木香　雞舌香　藿香

犀角 各二分屑　沉香 二分　升麻 七分

右七味。切。以水六升。煮取二升半。去滓。分三服。其間消息以意量之。出第五卷中

又烏膏。療一切瘡。引膿生肌。殺瘡中蟲方。

烏麻油 一升生清者　黃丹 二兩羅之　薰陸香 一兩乳頭者

松脂 半兩　蠟 半兩

右五味。先空煎油三分減一。停待冷。次內黃丹。更上火緩煎。又三分減一。又停冷。次內薰陸香末。不冷即恐溢沸出。煎候香消盡。次下松脂及蠟。看膏稍稠。即以點鐵物上試之。斟酌硬軟適中。乃罷。先問所患瘡是熱。即減薰陸及松脂。若瘡如久不差。此法於冷。依方煎之。其貼杖瘡者。油若一升。地黃汁半合。黃丹二大兩。蠟一小兩。餘準上法。此膏不須硬。出第二卷中

必効療惡瘡方。

熱毒腫。以瓮近下鑽孔。盛水。令水射腫。又以雞子清封腫上。熱即易之。

又方

取茺蔚臭草。擣汁服一雞子許。滓封腫。熱則易之。甚良。

又方

擣地松汁服之。每日兩三服。即差止。

又方

大黃　石灰　赤小豆 各等分

右三味擣末。以苦醋和塗之効。出第四卷中

經心録療諸毒腫。升麻膏方。

升麻三兩　白斂　漏蘆　連翹

芒硝各二兩　黃芩　蛇銜各三兩　蔛藋根四兩

山梔子二十枚　枳實二兩

右十味擣碎。以酒浸半日。以猪膏五升煎之。膏成去滓。以器盛。有毒熱腫。取塗貼上。摩之即消散。日三。小品同

又大淊潰腫毒。升麻湯方。

升麻一兩　黃芩三兩　梔子二十枚　漏蘆二兩

蔛藋根五兩　芒硝二兩

右六味切。以水一斗。煮取七升。候冷。分用漬淊腫。常令濕潤即消。小品集驗同

又漏蘆湯方。

漏蘆無用梔子　白斂　黃芩　麻黃

白薇無用知母　枳實炙　升麻無用犀角　芍藥

甘草炙各二兩　大黃三兩無用芒硝

右十味切。以水一斗。煮取三升。分三服。若無藥處。單服大黃一兩。取利。忌海藻菘菜等。千金云療一切癰小品亦治丹毒並出第五卷中

近効療一切熱毒腫驗方。并主乳癰。

青木香　紫葛　紫檀　朴硝各二兩

赤小豆一合　蜀升麻　白斂　生礬石各一兩

右八味擣篩。以水和如稀麪糊。又以榆皮汁和之亦佳。以布剪可腫大小。仍每片剪三兩箇小孔子。塗藥貼腫上。乾即易之。王度支處

又貼毒熱腫消方。

蔓菁根三兩　芸薹苗葉根三兩

右二味擣。以雞子清和貼之。乾即易之。當日消。

又方

商陸根　芸薹苗葉根等分

右二味擣之。依上方貼之効。

又療一切熱瘡腫。硝石膏方。

硝石一斤　生麻油三升

右二味先煎油令黑臭。下硝石。緩火煎。令如稠餳。膏成。以好瓷器中收貯。以塗貼瘡腫。或熱發服少許妙。用好酥煎更良。忌生血物。

反花瘡及諸惡瘡方四首

病源反花瘡者。由風毒相搏所爲。初生如飯粒。其頭破則血出。便生惡肉。漸大有根。膿汁出。肉反散如花狀。因名反花瘡。凡諸惡瘡久不差者。亦惡肉反出如反花形也。出第三十五卷中

千金療一切久不差諸惡瘡兼反花瘡大神驗方。

鼠粘子草根細切熟擣和以臘月豬脂封貼腫瘡上。取差止。出第二十三卷中

必効療反花瘡方。

柳枝葉以水煎成膏如稠餳塗之良。

又方

取馬齒草燒灰敷之頻貼差止。千金同

又方

鹽灰敷之神驗。並出第四卷中

魚臍瘡方一十首

千金療魚臍瘡似新火針瘡四邊赤中央如欲黑色可針刺之若不痛即可畏也方。亦名魚臍丁

臘月魚頭灰以亂髮灰等分以雞稀溏屎和令相得。封瘡上頻貼差止此瘡見不足言而能殺人。

又方

以寒食餳封之又硬者燒灰塗貼敷之即差。

又療魚臍瘡其頭白似腫痛不可忍者方。

先以針刺瘡上及四畔作孔擣白苣取汁滴著瘡孔中如無以乾白苣末用敷。一云白苣

又方 本方云赤根丁瘡

取鼢鼠壤土以水和如泥塗貼上熱則易之差。

又方

馬牙齒擣末以臘月豬脂和塗之拔根出即止亦燒灰用。

又方 本方云療犯丁瘡

刺瘡頭及四畔令汁極出擣生栗黃敷上以麪圍之勿令黃出自旦至午根必出。

又方 同上

以麪圍瘡如前法以針亂刺瘡上及四畔取銅器煎醋令沸寫著麪圍中令容一盞冷即易之不過三度即拔根出

又方 同上

以水四升煮蛇脫皮如雞子大三四沸去滓服之立愈又燒蛇皮灰以雞子清和塗上差。並出第二十三卷中

崔氏療魚臍毒瘡腫方。

瘡初生之時頭白如黍米許大當中黑如蟻四畔赤。至四五日之後疼痛不可忍似潰不潰雖至潰破膿出廻轉還滿疼痛不止者便是其候取猘屎以水和封腫處及瘡上即得膿出止痛消腫慎口味與患丁腫同。千金同

又方
取瞿麥和生油。熟擣塗之亦佳。並出第五卷中

丹毒方九首

肘後夫丹者。惡毒之氣。五色無常。不即療之。痛不可堪。又待壞則去膿血數升。或發於節解。多斷人四肢。蓋疽之類。療之方。
煮栗脥有刺者洗之。姚同

又療發足踝方。
擣蒜如泥。以厚塗。乾即易之。集驗文仲備急同出第二卷中

小品說丹毒一名天火也。肉中忽有赤如丹塗之色。大者如手掌。其劇者竟身體。亦有痛痒微腫方。
赤小豆一升
右一味末下篩。以雞子白和如泥。塗之。乾復塗之。逐手消也。竟身者倍合之。晝復作。刪繁千金同

又療丹諸單行方。或得一物差。
水苔　生蛇銜　生地黃　生菘葉
蒴藋葉　五葉藤　慎火草　浮萍草
豆豉　大黃　梔子　黃芩
芒消
右十三味。但得一物擣以貼之。即差。赤小豆末和雞子白塗。無雞子水和用之。千金同

又方
新附淋草半斤　蛇退皮一條　露蜂房三兩
右二味。以水一斗。煮取四升。以帛搨洗之。隨手消。神妙。經用効。故附此卷傳之

又方
煮栗取濃汁。以洗之妙

又方
取曲蟮糞。水和如泥。塗之

千金論曰。丹毒一名天火。肉中忽有赤如丹塗。大者如手掌。甚者竟身痒微腫。又白丹肉中起。痒痛微虛腫如吹瘾瘮起。亦有雞冠丹。赤起。大者如錢。小者如麻豆粒。如雞冠上澀。一名茱萸火丹。有水丹。由體熱遇水濕搏之結丹。晃晃黃赤色。如有水在中。喜著腹及陰處。此雖小疾。不治令人至死。療之皆用升麻膏方。
升麻　白薇　漏蘆　連翹
芒硝各二兩　黃芩　蛇銜　枳實炙各三兩
梔子二十枚　蒴藋四兩
右十味。擣碎令細。以水三升漬半日。豬脂五升煎之。候水氣竭。去滓。乾器中收之。量取敷丹毒上。頻塗敷之。以

差止凡種丹及熱瘡腫皆用之効忌如常內宜服漏蘆湯文仲備急集驗無白薇崔氏同

又療丹神驗方

芸薹菜莢擣令熟厚封之隨手即消散餘熱未愈再封臣以貞觀七年三月八日於內江縣飲多至夜睡中覺四體骨肉並疼比至曉頭痛目眩額左角如彈子大腫痛不可得近至午時近右角至夕諸處皆到眼遂閉合不暫開幾致殞斃其縣令周公以種種方藥治皆不差經七日臣自處此方其驗如神故疏之以傳來世云爾

赤丹方五首

病源赤丹者初發㽲起大者如連錢小者如麻豆肉上粟如雞冠肌理由風毒之重故使赤也亦名茱萸丹出第三十一卷中

肘後療面目身體卒得赤斑或黑斑如瘡狀或痒搔之隨手腫起不急療之日甚殺人方

羚羊角煎以摩之數百遍若無用牛脂及豬脂有解毒藥者皆可用摩務令分散毒氣神妙

又若已遍身赤者方

生魚合皮鱗燒擣末以雞子白和遍塗之文仲備急同

又新附方

羚羊角無多少即燒之為灰令極細以雞子清和塗之極神効無雞子以水和塗之亦妙出第二卷中一云赤小豆一升羊角燒之三兩為末雞子白和敷之無羊角單用赤小豆良備急文仲同

集驗療人面目身體卒赤黑丹起如疥狀不療日劇遍身即殺人也

煎羊脂以摩之青羊脂最良千金文仲肘後刪繁同

又方

以豬槽下土泥塗之千金同又以飼豬杓炙熨之即差並出第八卷中

白丹方一十三首

病源白丹者初發痒痛微虛腫如吹軫起不痛不赤而白色由挾風冷故然色白也出第三十一卷中

肘後療白丹方

末豉以酒和塗之擣香薷葉苦蓼敷之

又方

屋上塵以苦酒和塗之

又方

燒鹿角作灰以豬膏敷之

又方

蜜和乾薑末敷之

又方

酸模草五葉草煮飲汁。又以滓薄丹。以莽亦佳。備急文仲同出第二卷中

集驗云。有白丹者。肉中起痒痛。微虛腫如吹癮瘮起者。療之亦如赤丹法。有雞冠者。赤色丹起。大者如連錢。小者如麻麥豆粒。肉上粟粟如雞冠肌理也。方說一名爲茱萸火丹。療之如天火法。有水丹。由體熱過水濕搏之結丹。晃晃黄赤色。如有水在其中。喜著腹及陰處。療之亦如火丹法。其水丹著人足趺及腨脛間者作黄色如火丹狀。經久變紫色。不療皆成骨瘡也。無毒非殺人疾。若成骨瘡。即難差也。經言風邪客於肌中。則肌虛真氣發散。又被寒氣搏皮膚外發腠理。開毫毛。淫淫氣妄行之。則爲痒也。所以有風瘮風瘙疾。皆由於此。有赤瘮者。忽起如蚊蚤喫煩痒。劇者連連重沓壟腫起。搔之逐手起。有白瘮者亦如此證也。療之皆如療丹法也。療之方。

擣白瓷器屑。猪膏和塗之。

又方

燒猪矢灰。和雞子白塗之。肘後千金備急文仲同

崔氏療丹毒或發背及諸腫方。

取馬齒草熟擣敷之。數數易。勿住。若得藍淀和之更良。

又方

以生羊牛肉貼。數數易之良。

又方

鼠粘草根勿使見風及犬見。洗去土。熟擣以敷腫處。兼絞取汁飲之佳。

又方

茺蔚草　蛇銜草　愼火草相和。熟擣敷之良。數數易之。

又方

擣鯽魚敷之。數數易之良。出第五卷中

備急療白丹方。

苧根三斤。小豆四升。水二斗煮以浴。日三四遍。肘後文仲同出第四卷中

丹瘮方四首

病源丹瘮者。肉色不變。又不熱。但起癮瘮相連而微痒。故謂之丹瘮。出第三十一卷中

千金翼療丹癮瘮方。

酪和鹽熱煮以摩之。手下消也。

又方

白芷根葉煮汁洗之効。

又方

擣愼火葉封之神良。

又方

以一條艾蒿燭竿。以兩手極意尋之。著壁伸十指當中指頭。以大艾炷灸燭竿上。令燭竿斷卽止。灸十十差。於後重發。更依此灸永差。

千金云。凡赤㾦熱時發。冷卽止。白㾦天陰冷卽發方。

赤㾦白㾦方一十一首

白㾦以水煮白礬汁拭之。又煮蒴藋著少酒以浴。又以酒煮石南拭之。又以水煮雞屎汁拭之。又枳實汁拭之。所療一如療丹法。集驗同

又方

末白术。酒服方寸匕。日三。盡五斤。

又方

淋石灰汁漬洗之。

又方

煎白芷根葉作湯。洗之。

又方

芥子末。以醋漿水服方寸匕。日三服差

又療身體赤癮㾦而痒。搔之隨手腫方。

莽草二分 當歸 芎藭 躑躅花 大戟 細辛 芍藥 芫花 附子炮 蜀椒各四分 猪脂二升半

右十一味切。以猪膏合煎之。候附子色黃。膏成。濾去滓。收貯以敷病。日三。以差爲度。

又方

礬石二兩 酒三升漬令煬。拭上立差。

延年療赤白二㾦丸方。

白术一斤 蔓荊子四分 防風四分 附子二分炮 桂心二分

右五味擣篩。蜜和爲丸如梧子大。酒服十丸。日二服。稍加至十五丸。若能作散。服一錢匕。此療風㾦正方。凡風皆由舊來有風氣。所以方中不得不用桂心附子。白术旣用一斤。附子只有二分。復有防風。其防風卽能斷附子毒。所以一物毒亦無所至。伏聽進止

又其赤㾦。心家稍虛。熱氣相搏。其色赤。宜作芒硝湯拭之方。

芒硝三兩

右一味。用湯一升。內芒硝令消散。以帛子沾取拭㾦。卽漸除。湯盡更合。以前二件赤白㾦方許崇處並出第十三卷中

古今錄驗云。赤㾦者由冷濕折於肌中。甚卽爲熱。熱成赤

瘮也。得天熱則劇。取冷則減。療之方。

取生蛇銜草擣極爛。以塗之最驗。集驗小品同

又白瘮者。由風氣折於肌中之熱。熱與風相搏。遂爲白瘮也。得天陰雨冷則劇。出風中亦劇。得晴暖則減。著衣身暖亦差。療之方。

水煮枳實拭之佳。又擣末熬之。青布裹熨之。集驗同 出第三十卷中

肺風冷熱瘮方二首

延年論曰。凡風瘮有二。先受風寒氣。其瘮色白厚。搔之即破。應手下有道生。此是肺家風冷氣。宜外洗拭即定方。

吳茱萸一兩 清酒一升。煮取五合。以軟帛取汁拭瘮處。不過三兩度即定。如瘮處多。用盡更合。白瘮即是肺藏受寒冷氣所發也。

又療肺風熱。皮膚生風結狀如瘮。或生風搔如水疥粟粒戢戢然方。

天門冬八分去心 枳實十二分 白朮 人參各六分

獨活 苦參各五分有冷不用

右六味擣篩。蜜和爲丸。梧子大。食後以飲下七丸。日再服。加至十丸。忌如常法。出第十三卷中

雜丹瘮毒腫及諸色雜瘡方五首

删繁療丹走皮中淫淫。名火丹方。

取蠐螬末。水和敷之。出第九卷中

千金療赤流腫方

榆根白皮擣末。以雞子白和塗之。出第二十三卷中

近効梔子湯。主表裏俱熱。三焦不實。身體生瘡。或發癰癤。大小便不利方。

芒硝四分 大黃四分 梔子 甘草炙

黃芩 知母各六分

右六味切。以水二升。煮取九合。去滓。分溫服。忌如常法。此方甚佳。一方芒硝三兩大黃四兩梔子二七枚黃芩知母各三兩甘草二兩右以水五升煮減半下大黃煮取一升八合去滓內芒硝分三服

又療諸色瘡腫神驗方。考功韋郎中處

胡粉熬令赤 赤小豆熬 糯米 吳茱萸

黃連各一兩 水銀二分

右六味擣篩。以生蘇油和如稀麪糊。然後取水銀於手掌中。以唾指研熟訖。入藥中令勻。先椒湯洗瘡。乾拭。以藥塗之。日再。以差爲度。療孩子瘡佳。一云用泔清洗瘡

又牛蒡粥。療瘡腫方。

取牛蒡根二莖。淨洗。煮令爛。於盆中研令細。去筋脉汁中即下米煮粥。鹹淡任性。服一碗甚良。無忌。

瘑瘡方一十二首

病源瘑瘡者。由膚腠虛。風濕之氣折於血氣。結聚所生。多著手足間遞相對。如新生茱萸子。痛痒抓搔成瘡。黃汁出。侵淫生長。折裂時差時劇。變化生蟲。故名瘑瘡。出第三十五卷中

深師療瘑瘡方。

荆木燒取汁塗之差。救急同

又方

炙瘑上周匝最良。並出第二十九卷中

集驗療瘑瘡方。

苦酒一升溫令沸。以生韭一把內中。以薄瘡上即差。范汪同

又方

雄黃一兩 黃芩二兩 松脂二兩 髮灰如彈丸大

右四味。以白膏與松脂合擣。以敷瘡上。范汪文仲備急用黃連餘同

又方

亂髮頭垢等分。螺殼二十枚。燒以臘月猪脂和如泥。以敷之。范汪同

又方

羊躑躅花三升。以水漬之半月。去滓。以汁洗瘡。一方炙鮓以敷瘡上。蟲當出也。范汪同

又方

桃花塩等分。熟擣。以醋和敷之。范汪同

又方

皂莢十枚。苦酒四升煮之。去滓煎如飴。以敷瘡上。范汪同

又方

新瓦罐一口。安雞屎一合。酒煎成膏塗之。

又方

穀木白汁一合 苦酒一合 小蒜半合 釜月下土一合

右四味。和如泥塗之。乾復塗。並出第八卷中范汪同

刪繁療瘑瘡螺殼膏方。

螺殼二七枚燗者 亂髮燒灰 頭垢 龍膽末

右四味。各等分。合研如粉。以三年油淀和敷之。加膩粉妙。

又療瘑瘡多汁方。

水銀八分以唾手掌中研令入藥用 黃連八分 胡粉八分熬令黃

右三味。黃連爲末。和以粉敷瘡上。並出第二十九卷中

瘑瘡久不差方五首

病源瘑瘡積久不差者。由膚腠虛。則風濕之氣停滯。蟲在肌肉之間。則生長常痒痛。故經久不差。出第三十五卷中

廣濟療瘑瘡久不差方。

豆豉熬令極乾爲末。先以泔清洗瘡拭乾。以生麻油和之敷上。差以油單片裹之。三日開。未差更塗。差止。

又療諸瘑瘡經年依手拂疽痒引日生不差瘡久則有疽蟲。藜蘆膏方。

藜蘆六分 黃連八分 礬石熬汁盡 松脂

雄黃研各八分 苦參六分

右六味擣以厚絹篩之。用豬脂二升煎之。候膏成去滓。入雄黃礬石末。攪令和調。待凝以敷之。諸瘡經年或搔之汁出不生痂。百藥療不差。悉主之。瘑疥痒頭瘡亦効。熱瘡者。起瘡便生白膿是也。黃爛瘡者。起瘡淺但出黃汁。若肥瘡是也。侵淫瘡者。淺瘡黃汁出。兼搔之漫延長不止是也。瘑瘡者。喜著手足相對。痛痒折裂。春夏隨差。集驗同

又方

剉羊桃枝葉

右一味水煮以洗之。三四度。

劉涓子療久瘑疥癬諸惡瘡毒五黃膏方。

雄黃二兩研 亂髮如雞子大燒 黃連一兩 黃蘗二兩

黃芩二兩 青木香二兩 雞舌香一兩 白芷二兩

狼跋子四十枚 雄黃二兩研

右十味㕮咀。以苦酒半升漬諸藥一宿。以臘月豬膏三升煎。取髮三四沸。內諸藥又三沸止。絞去滓。膏成敷瘡。日五過。出第五卷中

崔氏療瘡積年不差。瘡汁浸四畔。好肉復變成瘡。瘡色赤黑。痒不可耐。搔之並汁出者方

黃連 黃蘗 豉心各三分擣爲末一方加蔓菁子亦有加杏人者與黃連等分擣篩之 胡粉 水銀 油脂以上三物和之如泥

右六物。若慮水銀不散。可內掌中細細和唾研之。自當散訖。然後攪胡粉等。以塗瘡上。仍取黃連末粉之。此瘡多有黃汁。著藥候汁徹即易之。以差爲度。出第五卷中

癬瘡方一十一首

病源癬病之狀。皮肉瘾疹如錢文。漸漸增長。或圓或斜。痒痛有匡郭。裹生蟲。搔之有汁。此由風濕邪氣客於腠理。復值寒濕。與血氣相搏。則血氣否澁。發此疾。按九蟲論云。蟯蟲在人腸內。變化多端。發動亦能爲癬。而癬內實有蟲也。養生方云。夏勿露面臥。露下墮面皮。厚及喜成癬。出第三十五卷中

肘後療癬瘡方。

獨活根去土擣之一把許。附子二枚炮擣。以好酒和塗之。三日乃發。欲敷藥先以皂莢湯洗拭令乾。然後

敷藥便愈。出上卷中

深師療癬秘方。

雄黄一兩，研　硫黄一兩，研　羊蹄根一兩　白糖一兩　荷葉一兩

右五味，以後三種擣如泥，合五種更擣，和調以敷之。若強，以少蜜解之令濡，不過三差。

又療癬神驗方

用雄黄研，以淳苦酒先和，以新布拭癬上令傷，以藥塗之，神効。

又方

菖蒲細切，取五升，以水五斗，煮取二斗，以釀二斗米，如酒法，熟，極飲，令得極醉，即愈。未差更作，無有不愈。一云長服菖蒲末，酒調，並作丸佳。

又方

取乾蟾蜍燒灰末，以猪脂和塗之，良。出第二十卷中

千金翼療癬秘方。

擣羊蹄根，分著瓷中，以白蜜和之，刮瘡四邊令傷，先以蜜和者敷之，如炊一石米久，拭去，更以三年大醋和之，以敷癬上，燥便差。若刮瘡處不傷，即不差。深師同，出第二十三卷中

救急療癬方。

先以針鑱癬上，即擣瓜蒂末敷上，仍先以泔洗之。

又方

烊松脂，擣熏黄末，和，更煎，仍以泔清洗癬，乃熱敷之，一兩度即差。並出第五卷中

必効療癬方。

淳甲煎塗之，愈，好口脂亦得。

又方

附子一枚，炮　大皂莢一枚，炙　九月九日茱萸四合

右三味為散，指癬上令汁出，敷之，乾癬苦酒和塗之。深師、古今録驗同，並出第四卷中

古今録驗療癬方。

作麻浮敷癬上，裹之，差。麻浮不差，以鹽及豉和擣塗之，即差止。

乾濕癬方一十五首

病源乾癬，但有匡郭，皮枯索痒，搔之白屑出是也。皆是風濕邪氣客於腠理，復值寒濕，與血氣相搏所生。若其風毒氣多，濕氣少，故風沉入深，故無汁，為乾癬。其中生蟲。又濕癬者，亦有匡郭，如蟲行，侵淫赤，濕痒，搔之多汁成瘡。是其風毒氣淺，濕多風少，故為濕癬也。其中亦有蟲。出第三十

五卷中

肘後療燥癬方。

水銀和胡粉。研令調以塗之。范汪同

又方

以雄鷄冠血塗之。范汪同

又方

胡粉熬令黄赤色。苦酒和塗之。乾即易。差止。

又方

以穀汁塗之。

又方

擣桃白皮。苦酒和敷之。佳。千金同

又療濕癬方。

刮瘡令坼。火炙指摩之。以蛇床子末和猪脂敷之。差止。

深師療乾濕癬神方。

取狼毒末。以苦酒研之如墨法。先洗刮令傷。以敷之。不用大塗。恐壞人肉。范汪同

又烏梅煎治燥濕癬方。

烏梅十四枚　大蒜十四枚　屋塵三合　鹽三合

大麻子四合

右五味相和熟擣。以苦酒一升半。拌和以敷之。日三。過差。

又香瀝療燥濕癬及㾴疥百瘡方。

栢節　杉節　沉香節　松節各一斤

右四味悉碎。一如指大。以布囊盛之。竟令囊注麻腴中半食頃。出漉。先取一枚白坩。穿去底。令孔如雞鴨卵大。以松葉一小把。籍孔上。以坩安著白鹽。以黄土泥塩坩合際。令厚敷分畢。以藥内坩中。以生炭著藥上。使然。其瀝當流入塩中。須然盡。乃開出。取塩中汁。以薄瘡上。日再用之。療白秃疽疥惡瘡神効。出第二十九卷中

崔氏療乾濕癬方。

取楮葉面著癬。用匙背打葉。葉碎即換。可三四度換。即差。亦可只用一葉。唯熟打使極碎。即褁之。勿令碎葉落。即差。

又療乾癬積年痂厚。搔之黄水出。每逢陰雨即痒方

取巴豆肥者一枚。炭火上燒之令脂出。即於斧上以指研之。如杏瀣法。以塗癬上。薄敷之。不過一兩度便愈。

又療乾癬諸治不差者方。

但看癬頭有痱瘤子處。即以小艾炷灸之。差。出第五卷中

古今録驗療濕癬方。

石硫黄研大醋三年者和。數數敷瘡上。

又方

蛇床子一兩 黄蘗一兩 黄連一兩 胡粉一兩研

右四味擣篩爲散。内水銀一棗大和。猪膏研入相和。以塗瘡。云是驗方。

又方

取肥猪肉薄劄之。於鏊上炙之令熱。以薄瘡上。日三四度。出第四十卷中

疥癬惡瘡方五首

廣濟療疥癬惡瘡方。

石硫黄六兩 白礬十二兩熬。並於瓷器中研。以烏麻油和稠調如煎餅麪。更熟研敷之。熱炙疥癬上摩一二百下。乾即移摩之。取差。出第五卷中

劉涓子療疥癬惡瘡膏方。

丹砂研 雄黄研 亂髮 白蜜

松脂別入各一兩 藺茹三兩 巴豆十四枚去皮 猪膏二升

右八味。先煎猪膏。亂髮消盡。内松脂蜜。三上三下。絞去滓。末藺茹石藥内膏中。更一沸。以攪令極調。以敷瘡上。日三。差止。神効。出第五卷中

救急療癬瘡方。

白礬石熬 多年韭根 雄黄研 藜蘆

瓜蒂 胡粉各一分 水銀三分

右七味。以柳木杵研水銀使盡。用猪脂一升煮藜蘆韭根瓜蒂三沸。去滓。入石藥等。攪令相得。以敷瘡上。甚妙。

近効療熱瘡疥癬痒痛不可忍者方。

硝石一物。先用泔清洗瘡。去痂。拭乾。看瘡大小。研硝石末。和生麻油如麪糊。以塗瘡上。三兩度差。

又方

水銀蕪荑酥和塗之。 薑黄塗之。 牛李子塗之。

醋煎艾塗之。 羊蹄根和乳汁塗之。出第三卷中

疥風痒方七首

肘後療疥方。

石灰二升。以湯五升浸取汁。先用白湯洗瘡。拭乾。乃以此汁洗之。有効。出第六卷中

深師療疥大黄膏方。

黄連十四銖 藜蘆十二銖 大黄一兩 乾薑十四銖

藺茹十銖 莽草十二銖 羊躑躅十銖

右七味。擣篩。以成煎猪脂二斤。微火向東煎之。三上三下。膏成。去痂。汁盡付之。神効。合時勿令婦人雞犬見之。

出第二十九卷中

集驗療疥方。

擣羊蹄根和猪脂塗上，或著少鹽佳。范汪同

又療疥及風瘙瘡苦痒方。

丹參四兩 苦參四兩 蛇床子一升

右三味，切，以水六升煎之，以洗疥瘡，以粉粉身，日再爲之，即差。

備急葛氏療疥瘡方。

取楝根，削去上皮，切，皂莢去皮子，等分，熟擣下篩，脂膏和，搔痒去痂，以塗之，護風，勿使女人小兒雞犬見之。范汪同

又療方。

石硫黄無多少，研粉，以麻油或以苦酒和塗摩之，以酒漬苦參飲之。並出第五卷中

薰疥法。

取艾如雞子大，先以布裹亂髮，於紙上置艾，熏黄末、朱砂末、杏人末、水銀各如杏人許，水銀於掌中以唾研，塗紙上，以卷藥末，炙乾，燒以熏之。一云備瓦一口，一同安灰蓋上，以繩束之，用熏疥於脚頸被內，置之少時，火盡止，隔日一薰，不過再即差，無所損

右從事郎充兩浙東路提舉茶鹽司幹辦公事趙子孟校勘

重訂唐王燾先生外臺秘要方第三十卷終

國醫典藏影印系列